Jane Mulvagh

VIVIENNE WESTWOOD

Jane Mulvagh

Vivienne Westwood

DIE LADY IST EIN PUNK

Biographie

Aus dem Englischen
von Christiane Bergfeld

Marion von Schröder

Die Originalausgabe erschien 1998 unter dem Titel
Vivienne Westwood, An Unfashionable Life *bei HarperCollinsPublishers, London, Großbritannien.*

Der Marion von Schröder Verlag ist ein Unternehmen der Econ & List Verlagsgruppe

ISBN 3-547-76941-8

Gesetzt bei Franzis print & media GmbH, München
Druck und Bindung: Pustet, Regensburg

Für Anthony

Inhalt

»Das Kind sieht alles im Lichte der Neuheit; es ist immer *berauscht*. Nichts gleicht mehr dem Zustande, den wir Inspiration nennen, als die Freude, mit der das Kind Formen und Farben in sich aufnimmt... Aber das Genie ist doch anderes als die freiwillig *wiedergefundene Kindheit*, die nun, um sich Ausdruck zu verschaffen, begabt ist mit mannbaren Organen und mit dem analytischen Geist, der es erlaubt, die Gesamtheit des unwillkürlich aufgespeicherten Materials zu ordnen.«

Charles Baudelaire, *Das Schöne, die Mode und das Glück*, in: *Der Maler des modernen Lebens*[*)]

On the Tree of Knowledge
I have carved »amour«
The answer's not in looks, but books
If you want Glamour.

Vivienne Westwood, Text für »Choice«, 1987

---

*) zitiert nach: »Baudelaires Werke«, Bd. 4, Panorama Verlag, o. O., o. J., S. 278. Übersetzung: Max Bruns

Vorwort

Meine erste Begegnung mit Vivienne Westwood fand im Herbst 1983 statt, als ich für mein Buch *The Vogue History of Twentieth-Century Fashion* recherchierte. In den zwei Jahren davor hatte ich mich daran gewöhnt, erfolgreiche Modedesigner in ihren Luxusbehausungen in den Metropolen der Mode zu interviewen. Das lief fast immer nach dem gleichen Muster ab, nämlich recht förmlich und in einem beeindruckend noblen Ambiente, wobei vor allem auf die Regeln nutzbringender Public Relations Wert gelegt wurde. Zuerst ging ich durch ein Spalier von Empfangsdamen und Assistenten, danach folgte normalerweise ein ein- bis zweistündiges Gespräch mit dem Designer in seinem gut ausgestatteten Büro. Über ein imposantes Blumenarrangement hinweg und vor einer Kulisse von Fotografien, mit denen er sich seiner Bekanntschaft mit den Berühmten und Schönen rühmte, pflegten wir darüber zu plaudern, welche Motivationen und Einflüsse sein Werk geprägt hätten.

Nichts davon bereitete mich auf das Zusammentreffen mit Vivienne vor.

Ihr Atelier, das aus zwei Zimmern im zweiten Stock bestand, war verdreckt und vollgestopft. Das Treppengeländer der Gemeinschaftsaußentreppe hing voller nasser handgefärbter Stoffe. Die Eingangstür war durch halbvolle Kisten mit verspäteten Lieferungen oder zurückgegangenen Bestellungen blockiert, und drinnen schien es noch kälter zu sein als draußen in der frischen Oktobernacht. Ich kletterte über ein umgefallenes Bügelbrett und wich einem wackligen Tapeziertisch voller dreckiger Tassen und überquellender Aschenbecher aus und drang bis in eine Ecke vor, wo die Designerin, in wadenlange graubeige wattierte Lagen gefilzter Wolle gehüllt, mir abwesend zunickte.

Zur Begleitmusik des zögerlichen Geklappers einer uralten Schreibmaschine, die ein nervöses junges Ding traktierte, versuchten wir, mit unserem Interview zu beginnen. Von Zeit zu Zeit nahm Vivienne einen tiefen Zug aus ihrer Gitane, drehte sich zur Maschinenschreiberin um und schnauzte sie an: »Mach doch nicht so einen Krach, das stört mich echt. Dabei kann ich mich nicht konzentrieren.« Das Hacken ging weiter. Nach einer halben Stunde, in der sie immer wieder den Faden verloren hatte, sagte sie schließlich: »Tut mir leid, es langweilt mich fürchterlich, über meine Vergangenheit zu sprechen.« Wir schienen festzustecken, und ich wollte schon gehen, als sie unerwartet die Rede auf Inzest brachte. In ihrer jüngsten Kollektion hatte sie Hieroglyphen verwendet, inspiriert von Inzest und naiver Kunst und vom New Yorker Graffito-Künstler Keith Haring gezeichnet. Sie begann, mir Fragen zu stellen. Gab es gute Bücher über Inzest? Das Thema faszinierte sie. Wußte ich, daß er in primitiven Gesellschaften weitverbreitet war? Sie zelebrierte gern Tabus; das Unorthodoxe daran interessierte sie, »um zu schockieren, um die Öffentlichkeit zur Revolte zu verführen«.

Wie sie denn an Harings Werk gekommen sei, fragte ich. »Über meinen Freund Malcolm«, sagte sie freudestrahlend. Wie ein verliebter Teenager erwähnte sie immer wieder Malcolm McLaren, während sie über ihre Arbeit sprach, froh, seinen Namen in den Mund nehmen zu können. Schließlich, wie um zu beichten, senkte sie den Kopf, nestelte am Saum ihres schweren Rocks und gestand: »Ich lebe nicht mehr mit Malcolm zusammen, wissen Sie. Ich sehe ihn nicht mehr oft, aber er ist immer noch mein Freund.« Sie seufzte und fügte dann mit emotionsgeladener Stimme hinzu: »Vielleicht arbeiten wir in Zukunft wieder enger zusammen.« Offensichtlich wollte sie kein Mitleid, was sie aber gerade dadurch weckte. Ich kam mir wie ein Eindringling in einen tiefen persönlichen Kummer vor. Ihre Verzweiflung und Offenheit gegenüber einer vollkommen Fremden berührte mich. Es konnte nicht ausbleiben, daß ich neugierig wurde.

In den folgenden Jahren schlug mich Viviennes außergewöhnliches Werk in seinen Bann, es war völlig anders als das anderer Modemacher, die mit der jeweiligen Modeströmung schwammen und den Einkäufern gefallen wollten. Vivienne war stolz auf ihren fast schon militanten Widerstand gegen die Orthodoxie und scherte sich wenig um den Kunden. In den Achtzigern wurden üppig-aggressive Kleider Mode. Röcke waren kurz, Schultern breit, Absätze hoch. Frauen wollten hart, dünn, durchtrainiert, maskulin, stark und finanziell unabhängig wirken. Viviennes Thema dagegen waren die Armen, die Besitzlosen, die Anarchisten. Sie propagierte eine kurvenreiche, ja mollige weibliche Figur und kleidete sie in Lagen von weiten Lumpen und flache Schuhe wie Turnschuhe und Plastiklatschen, die mit Stoffstreifen an den Knöcheln befestigt wurden. Und dann machte sie offensichtlich eine völlige Kehrtwendung und begann, elitäre Kleider im Edellook zu produzieren, als Persiflage auf das englische Establishment und seine von Klassenzugehörigkeit und Tradition geprägten Uniformen. Ihr ganzes kreatives Leben lang pickte sie respektlos Teile der Modegeschichte heraus, begutachtete sie, nahm sie auseinander und setzte sie neu zusammen, zu etwas Modernem und gleichzeitig Befremdendem. Als Modehistorikerin war ich darüber verblüfft, wie es ihr gelang, Modernität und – noch überraschender – Erotik aus einer viktorianischen Krinoline oder der spießigen Garderobe des britischen Königshauses herauszufiltern.

Mein damaliger Arbeitgeber, die britische *Vogue*, mochte Viviennes früheste und kreativste Arbeit nicht. Gelegentlich erwähnte man sie zwar, doch nie lobend. Sie war eine Einzelgängerin: unbeständig, unkommerziell, oft untragbar, aber vor allem anti-Establishment, und das war gefährlich. Vor den neunziger Jahren wurden nur ihre Kollektionen »Pirates« (Herbst/Winter 1981/82) und »Harris Tweed« (Herbst/Winter 1987/88) ausgiebig von der *Vogue* oder irgendeinem anderen

Mainstream-Hochglanzmagazin in England abgebildet; beide würdigte man als schön romantisch, englisch und frei von Polemik. Die italienische *Vogue* dagegen war seit jeher von ihrer Arbeit fasziniert.

In der ersten Hälfte der achtziger Jahre knüpften die Moderedakteurinnen von *Vogue* zarte Bande zum Buckingham-Palast, wo man, so glaubten sie damals, die künftige Königin von England anzog. Diana und Vivienne, die in ihrer Punkphase gegenüber der Monarchie eine respektlose, um nicht zu sagen staatsfeindliche Position bezogen hatte, wollten nicht so recht zusammenpassen, und das Magazin entschied sich verständlicherweise dafür, seine Beziehungen zum Establishment aufrechtzuerhalten.

Doch genau wie Diana ist Vivienne ihrem Wesen nach eine waschechte Engländerin. Sie konnte nur aus einer Gesellschaft hervorgehen, die einerseits übergroßen Respekt vor Tradition und Klasse hat und sich andererseits als Wiege des Liberalismus und der Toleranz gegenüber exzentrischem Nonkonformismus und Satire rühmt – solange daraus keine allzugroße Gefahr erwächst. Vivienne brauchte die Tabus und Rituale dieser relativ kleinen und homogenen postkolonialen Gesellschaft, die sich an ihr Klassensystem und den sentimentalen Respekt vor der Monarchie klammert, als Hintergrund für die Kreation und Zurschaustellung ihrer parodistischen Auffassung von Mode. In ihre Kleider nähte sie bedeutungsschwangere Anspielungen und Botschaften für alle, die sich in ihrer Respektlosigkeit suhlten, aber auch für jene, die an den darin enthaltenen Beleidigungen Anstoß nahmen. Die Häme, mit der sie ihre »Seditionaries«-T-Shirts vollkritzelte, die feine Ironie ihrer Schottenkaros, königlichen Tweeds, Henley-Streifen, Schuluniformen und roten Jagdröcke ergäben ohne diesen gesellschaftlichen Kontext gar keinen Sinn.

Mitte der achtziger Jahre lernte ich Vivienne allmählich immer besser kennen. Sie kam ab und zu mit ihrem Sohn Joseph auf eine meiner sporadischen Partys, und die beiden betraten immer als erste die Tanzfläche, wenn noch gar nicht alle Gäste eingetroffen waren. Sie wirkte selbstvergessen, ja schamlos, kindlich, aber dennoch tiefernst. Ihr Tanzen war manisch; eine Explosion von Energie, in der sie sich in eine Trance fallen ließ: ein Rock 'n' Roll-Shaker, ein tanzender Derwisch als Punker.

Manchmal rief mich ihre Assistentin an, um mir zu sagen, daß Vivienne sich über »ernste Dinge – Literatur, Kunst und so 'n Zeug« unterhalten wolle. Ob ich mich mit ihr zum Dinner im indischen Restaurant am Westbourne Grove treffen würde? Meist kam sie sehr spät, nachdem sie viele Meilen von ihrem Atelier, das sich damals in Nordlondon befand, mit dem Rad zurückgelegt hatte. Das Essen bei ein, zwei Flaschen Rotwein – ich trank nichts – dauerte dann so lange, bis die Kellner das Licht ausknipsten. Es war nie ein Gespräch, eher ein Monolog. Sie erzählte mir, was sie gelesen hatte, dann ritt sie eine leidenschaftliche Attacke gegen die moderne Welt, die ungerecht, dumm, konservativ und schlecht sei. Aus ihrer verschwommenen, selektiven Idealisierung der Vergangenheit konnte man die unverbesserliche Romantikerin heraushören, trotz ihrer Position in der Modebranche und des revoluzzerhaften Agitpropgeredes. Von ihrem Talent überzeugt und in dem Wissen um ihre prekäre finanzielle Lage, wollte ich versuchen, ihr zu helfen.

1991 munkelte man bei den Frühjahrskollektionen in Pariser Modekreisen, daß Gianfranco Ferrés Fünfjahresvertrag als Chefdesigner bei Christian Dior nicht verlängert würde. Ich wußte, daß Vivienne den Ehrgeiz hatte, in der Haute Couture zu arbeiten und bot ihr daher an, sie bei Dior einzuführen. Ich hoffte, man würde sie entweder als Ferrés Nachfolgerin in Erwägung ziehen – eine vage Hoffnung – oder aber bereit sein, ihr ein eigenes Label zu finanzieren und zu entwickeln.

Im Morgengrauen brachen wir von Heathrow auf, sie mit ihrer Mappe und wir beide mit soviel Chuzpe, wie wir nur aufbieten konnten. Wir müssen einen seltsamen Anblick geboten haben, Vivienne bewältigte den frisch gewischten Fußboden auf ihren Plateausohlen, mit einer Hand schwenkte sie eine Reisetasche, die andere zog ihr wurstpellenartiges Samtkleid mit Golddruck bis zum Saum ihrer Tweedjacke hoch. Ich trug zu meinen Pumps mit den fünfzehn Zentimeter hohen Absätzen eine »Rob-Roy«-Jacke aus schwarzem Samt mit dazu passendem Mini und einer Jabotbluse. Vivienne war in voller Fahrt, sie dozierte über das klassische Altertum, die Mißstände in der Demokratie, die Legitimität von Elitetum und der weisen Herrschaft eines Philosophenkönigs. Der Monolog war nicht nur an mich gerichtet, sondern an alle, die ihr über den Weg liefen – auch Paß- und Taschenkontrolleure. Fragen wie: »Haben Sie die Tasche selbst gepackt?« beantwortete sie mit Häppchen klassischen politischen Gedankenguts. Nachdem sich eine Meute saribehangener Inderinnen in der Wartehalle auf sie gestürzt hatte, weil sie sie erstaunlicherweise erkannten, gingen wir schließlich an Bord. Erschöpft von Viviennes Eigenheiten – so banale Dinge wie das Flugzeug erwischen, waren für sie überhaupt nicht von Belang – nahm ich meinen unsteten Schützling vom Einchecken bis zur Landung unter meine Fittiche.

Am nächsten Morgen hatten wir einen Termin bei Christian Diors Directeur Général, Daniel Piette. Dior, eins der wahrhaft großen Modehäuser, nahm einen ganzen Block der breiten, baumgesäumten Avenue Montaigne ein. Alle paar Meter unterbrach ein grandioses Schild die taubengraue Fassade, geschmückt mit den Initialen des Hauses in klassischer Goldschrift. Die Boutique im Erdgeschoß war mit feingedrechselten Holzschaukästen ausgestattet, mit denen es wenige zeitgenössische Schreinerarbeiten aufnehmen können, darauf funkelnden Vitrinen – und nicht ein Fingerabdruck war zu sehen. In einer Vitrine befand sich eine jungfräulich weiße Abendbluse aus Organza für 800 Pfund, großartiger in ihrer schlichten Eleganz als jede bestickte Rivalin; in einer anderen standen schmale auberginefarbene Seidenrips-Abendpumps für 220 Pfund. Und die *vendeuses*, viel zu professionell, um Sloane-Street-Genervtheit zur Schau zu tragen und alle in elegantes Grau oder Schwarz gekleidet, stellten das fleischgewordene Motto dar, das Galliens Mütter an ihre Töchter weitergeben: »Ich kann es mir nicht leisten, billig zu kaufen.«

Vivienne und ich stiegen die Treppe zu den Couture-Salons hinauf, wo die Proportionen immer größer, die Decken immer höher wurden und nichts auf das Gewerbe hinwies. Man führte uns durch einen stillen Korridor, an Türen mit der Aufschrift

»Chef de Cabine«, »Atelier Flou« und »Atelier Tailleur« vorbei und in Daniel Piettes Büro. Nach der gegenseitigen Vorstellung kam Viviennes Auftritt. Ich hatte fest damit gerechnet, daß sich diese tapfere, redselige Nordengländerin gut verkaufen würde, doch sie brachte keinen Ton heraus, zupfte nervös an ihrem Saum, drehte ihre Löckchen und rieb sich die Mundecken mit dem Zeigefinger.

Unerwartet in die Fürsprecherrolle gezwungen, übernahm ich das Kommando, während ein skeptischer Piette zuschaute. Nach einer Viertelstunde war klar, daß Worte nicht ausreichten, die Mappe wurde herangezogen. Erinnerte sich Piette an Lacroix' großen Erfolg mit der Mini-Krinoline? Er nickte. Nun, Vivienne war Lacroix um drei Saisons voraus gewesen. Und Lagerfelds Korsagen für Chanel? Vivienne hatte drei Jahre vorher den Weg bereitet: Eine Liste mit Beispielen wurde zitiert, wo Vivienne Vorreiterin gewesen war und andere ihr folgten. Piettes Kopf war jetzt aufmerksam über die sensationelle Mappe gebeugt. Schließlich schlug ich ihm vor, sich ein paar Topmodelle aus Viviennes Archiven anzusehen. Er war einverstanden und ließ so die Tür für weitere Diskussionen offen. Vivienne fand ihre Sprache erst wieder, als sie außer Hörweite war. Die Kleider wurden nie an Piette geschickt, aufgrund von mangelnder Kommunikation und dem heillosen Durcheinander in ihrem Büro. Ferrés Vertrag wurde um weitere fünf Jahre verlängert.

Dieses Buch handelt nicht von der Modeindustrie. Obwohl Vivienne ständig die neuen Looks als erste brachte, mißlang es ihr ebenso regelmäßig, Kapital aus ihrer modischen Vorreiterrolle zu schlagen. Sie hat absolut keinen Geschäftssinn. Mode ist keine Kunst, sondern ein Gewerbe, und um zu überleben, muß ein Designer auch verkaufen. Vivienne hat kein Auge und wenig Sinn für den Kommerz. Doch trotz dieses Mankos hat sie sich behauptet.

Als John Fairchild, Eigentümer und Verleger von *Women's Wear Daily*, dem mächtigsten Blatt der Modebranche, sie als eine der sechs wichtigsten Modemacher unserer Tage bezeichnete – die anderen waren Saint Laurent, Emanuel Ungaro,

Giorgio Armani, Karl Lagerfeld und Christian Lacroix – war sie buchstäblich bankrott. Während die anderen in ihrem Alter Villen, Jachten und Kunst sammelten, gehörte ihr nicht einmal ihre bescheidene Wohnung. Noch 1993, nachdem sie zum zweitenmal zur britischen Designerin des Jahres gekürt worden war und ihr die Königin den Orden verliehen hatte, lebte sie in einer Sozialwohnung in Südlondon von der Hand in den Mund. Der Gesamtjahresumsatz ihres Geschäfts belief sich auf lumpige 600 000 Pfund. Im Unterschied zu den anderen fünf Modeschöpfern, die Fairchild würdigte, ist Vivienne weder ein Mann noch wurde sie in eine wohlhabende oder zumindest gebildete Familie hineingeboren (Ungaro, der aus bescheidenen Verhältnissen stammt, lernte das Handwerk von der Pike auf durch seinen Vater, der Schneider war). Anders als ihre Kollegen stieg sie außerdem erst mit über dreißig und nicht blutjung in die Modebranche ein.

Kompromisse zu kommerziellem Vorteil zu schließen, liegt nicht in Viviennes Natur. In ihrem etwas solipsistischen Universum sind andere Menschen (falls Solipsismus überhaupt andere Menschen mit einbezieht) verrückt, wenn sie die Dinge nicht so sehen wie sie selbst. Es ist ihr nicht gelungen – wobei es zweifelhaft ist, ob sie es je ernsthaft versucht hat – sich einzuschmeicheln oder beliebt zu machen, sei es im Kollegenkreis, bei der Presse oder den Mächtigen, den »Obermotzen«, wie sie es rüde ausdrückt. André Leon Talley von *Vanity Fair* sagt: »Die meisten Redakteurinnen haben ganz einfach Angst vor ihr. Sie möchten lieber nichts mit ihr zu tun haben.«

Für jemanden, der so notorisch ungehobelt und undiplomatisch ist, hat Vivienne eine außerordentliche soziale Begabung. Sie kann nach Belieben Hilfe und Sympathie abfordern, und zwar zu ihren Bedingungen. Und doch, egal was jemand für sie tut, sie fühlt sich nicht zu Dank oder Loyalität verpflichtet. Sie kann streitlustig, grob, rüde und selbstsüchtig sein. Dennoch verlangt sie eine bemerkenswerte Loyalität von Angestellten und Geschäftspartnern. Immer wieder sagten diese zu mir, sie sei zu ihnen gemein, grausam, herzlos und sogar bösartig. Dennoch schätzen sie sich – von wenigen Ausnahmen abgesehen – durchaus glücklich, an der Seite eines wahrhaft originellen Talents gearbeitet zu haben, das sie mit schöner Regelmäßigkeit mit seinen schöpferischen Fähigkeiten verblüffte. Ihre Kreativität kann man nicht kopieren, vorausahnen oder nachempfinden. Sie ist unnachahmlich.

1993 bat mich Vivienne, ihre Autobiographie zu schreiben. Ich lehnte ab. Ich wollte nicht in die unangenehme Rolle eines Ghostwriters schlüpfen, besonders nicht für eine Frau mit einer derart starken Persönlichkeit, die stets einen kompromißlosen Standpunkt vertritt. Das ganze folgende Jahr über versuchte ich sie zu überreden, an einer Biographie mitzuarbeiten, die ich schreiben wollte. Meine Bedingungen waren, daß sie sie autorisieren sollte, daß ich stets Zutritt zu ihr haben würde, sie aber unter keinen Umständen mein Manuskript lesen dürfte. Im August 1994 willigte sie ein.

Binnen vier Monaten erzählte mir Vivienne, sie habe ihre Meinung geändert. Als ich nach dem Grund fragte, wollte oder konnte sie mir keine Erklärung anbieten. In der Zwischenzeit hatte sie Familienmitglieder, Freunde, Kollegen, augenblickliche und frühere, gebeten, nicht mit mir zu sprechen. Abgesehen von den Gesprächen mit ihrer Familie, die ich in den elf Jahren unserer Bekanntschaft hatte, erhielt ich keine weiteren Informationen mehr und erfuhr daher auch vergleichsweise wenig über Viviennes Vater und ihren ersten Ehemann, Derek Westwood. Zum Glück hatte ich schon einige Freunde aus Schulzeit und Kindertagen erreichen können. Und die meisten Mitarbeiter und Freunde haben sich glücklicherweise nicht um die Verfügung gekümmert und waren bereit, mit mir zu reden (daher wurden die Namen einiger Leute geändert). Dann erlaubte sie 1996 seltsamerweise mehreren Freunden und Mitarbeitern, die ihr immer noch nahestanden, wie zum Beispiel Gene Krell und John Walford, mit mir zusammenzuarbeiten. Auch andere, die ursprünglich ihren Wunsch respektiert hatten, änderten ihre Meinung und sprachen offen mit mir. Ihnen allen bin ich zu Dank verpflichtet.

Warum beschloß Vivienne ohne Angabe von Gründen, nicht mit der Autorin zusammenzuarbeiten, die sie doch selbst gebeten hatte, ihre Autobiographie für sie zu schreiben? Bei der

Recherche zu diesem Buch drängten sich einige mögliche Erklärungen auf. Zuerst und verständlicherweise ist sie wahrscheinlich argwöhnisch. Ihrer Auffassung nach wurde sie in den Medien ständig falsch dargestellt. Und selbst wenn man von dem Risiko einer falschen Darstellung absieht, so mag es niemand, wenn man seinen Charakter und seine Schwächen bloßstellt. Was würde ich herausfinden und was würde ich über sie schreiben? Zweitens entdeckte ich, daß viele Jahre, bevor ich mich ans Werk machte, ein anderer Verleger eine Autobiographie bei ihr in Auftrag gegeben hatte. Bis dato hat er kein Manuskript zu sehen bekommen. Drittens gründet sich Viviennes berufliches Überleben auf die Beziehung zu ihrem Direktor Carlo D'Amario. Er führt das Geschäft, und sie hat dafür vollkommene kreative Freiheit. Vielleicht möchte D'Amario nicht mit einem Projekt kooperieren, das der Firma nicht nützt und keine gute Presse garantiert. Egal, was für eine Beziehung Vivienne mit einem Partner anfängt, letztlich muß diese von D'Amario gebilligt werden. Sie bleibt ihm zu Dank verpflichtet und ihm allein, was die lange Liste von Freunden und loyalen Mitarbeitern zeigt, die sie im Lauf der Jahre fallenließ.

Vivienne ist eine schwierige, außerordentlich begabte und faszinierende Frau. Ihre unentwegte Kreativität läßt sich nicht unterdrücken und speist sich vor allem aus ihrer stets wachen Neugier. Ihr visueller Forscherdrang ist ungewöhnlich in dieser Intensität und mit diesem Skeptizismus. Sie widerspricht, um neu zu erfinden. Obwohl unser Zeitalter als »visuell« bezeichnet wird und Bilder rund um den Erdball live übertragen werden, nehmen sich heute wenige die Zeit, richtig hinzuschauen; wir konsumieren statt dessen nur häppchenweise Ton- und Filmausschnitte. Vivienne dagegen inspiziert, stellt Fragen, nimmt auseinander und setzt wieder zusammen – als Kunsterzieherin marschierte sie mit ihren Schülern zum Fischhändler im Ort, damit sie sich den Fisch genau ansahen, bevor sie ihn malten. Mit dieser Biographie wollte ich ihre Persönlichkeit etwas näher beleuchten und zeigen, wie ihre grenzenlose Kreativität funktioniert.

Jane Mulvagh
London, im März 1998

TEIL I

Die Hobbyschneiderin

1 Das Mädchen vom Snake pass

1941–1965

»Als Kind war ich sehr beflissen.«
Vivienne Westwood, 1995

»Sie vergöttert ihre Mutter.«
Bella Freud, 1997

Kurz vor Weihnachten 1938 fuhr die dreiundzwanzigjährige Dora Ball, rosige Wangen und energischer Gang, lebenslustig und tanzwütig, aus ihrem Heimatdorf Tintwistle an der Grenze zwischen Cheshire und Derbyshire in das nahegelegene Marktstädtchen Glossop, um Stoff für ein neues Tanzkleid zu kaufen. Als sie den letzten Bus für die Heimfahrt verpaßte, machte sie sich zu einer anderen Haltestelle am Stadtrand auf und kam dabei an der Dance Hall von St. Mary's vorbei. Dort lungerte gerade Gordon Swire am Eingang herum, glattrasiert und smart und vier Jahre älter als sie. Dora, die nicht wußte, was sie von ihm halten sollte, lehnte es ab, sich von ihm zur Bushaltestelle begleiten zu lassen. Er bestand aber darauf, und so kamen sie ins Plaudern.

Am 19. August 1939, zwei Wochen vor Ausbruch des Zweiten Weltkriegs, heirateten sie in der Christ Church von Tintwistle in der Grafschaft Cheshire. Gordon wurde in der Heiratsurkunde als Obsthändler bezeichnet, wohnhaft in der Market Street Nr. 96 in Hollingworth, Sohn des verstorbenen Schusters Ernest Swire. Doras Adresse war West Street Nr. 25, Tintwistle, und sie war die Tochter des Arbeiters Edward Ball. Das junge Paar verlebte die Flitterwochen in Scarborough, Yorkshire. Ihr erstes gemeinsames Heim richteten sie sich im Millbrook Nr. 6 ein, in einem von zwölf Reihenhäuschen mit je zwei Zimmern oben und unten. Es lag zwischen Tintwistle und Hollingworth an der A 57, dem Snake Pass, der kurvenreichen Landstraße, die von Sheffield über das Penninengebirge nach Manchester führt. Die Toilette lag im Hinterhof, typisch für die meisten englischen Arbeiterwohungen der damaligen Zeit. Das Paar wusch sich in einer Zinkwanne, das Wasser erhitzten sie auf dem offenen Kaminfeuer.

Das erste Kind der Swires, Vivienne Isabel, kam am Dienstag, dem 8. April 1941, zur Welt. Sie war ein Kriegskind, die Älteste und wuchs im Baumwolland Englands auf, Umstände, die sowohl ihren Charakter als auch ihre Interessen prägen sollten.

Die Ankunft ihrer Schwester Olga am 14. Januar 1944 erzürnte Vivienne dermaßen, daß sie gelobte: »Ich mach' sie tot und steck' sie in den Ascheimer!« Vivienne erinnert sich noch mehr als fünfzig Jahre später, wie es war, als Olga aus der Klinik nach Hause kam: »Ich war außer mir. Ich hatte nicht gewußt, daß sie unterwegs war. Ich war drei und beschloß auf der Stelle, so bald wie möglich erwachsen zu werden.« Viviennes Groll gegen den Eindringling ging weit über das normale Maß frühkindlicher Eifersucht unter Geschwistern hinaus; ja, er war so stark, daß er womöglich den Grundstein zu dem argwöhnischen Konkurrenzgefühl gegenüber anderen Frauen legte, das sie später zeigen sollte. Als Kind erwähnte sie ihre Schwester selten, und wenige ihrer Freundinnen wußten überhaupt von Olgas Existenz. Zwei Jahre später, 1946, wurde ihr Bruder Gordon geboren und vereitelte nun vollends Viviennes Wunsch, im Mittelpunkt des Interesses zu stehen.

In der Nacht, als Vivienne geboren wurde, erlebte London den bislang schwersten Luftangriff des Krieges. Der Blitzkrieg war eskaliert, und die deutschen Flieger bombardierten Englands Industriestädte und die Hauptstadt. Sicher wird die Familie Swire während der Verdunklung den Nachthimmel beobachtet haben, während die Explosionen das zehn Meilen westlich gelegene Manchester erschütterten. Während des Krieges arbeitete Viviennes Vater als Lagerverwalter beim Flugzeughersteller A. V. Roe in Trafford Park, zwölf Meilen vor Manchester. Das war eine überaus kriegswichtige Fabrik – denn dort wurden die Lancaster-Bomber produziert, und die Luftwaffe versuchte wiederholt, sie zu bombardieren. Die berüchtigte Roll- oder Rotationsbombe [eigens zur Zerstörung der Möhnetalsperre entwickelt; Anm. der Übers.] wurde am Derwent-Damm am anderen Ende des Snake Pass getestet, wo Vivienne als Kind öfter spazierenging. Dora hatte inzwischen eine Stelle in einer örtlichen Baumwollspinnerei angenommen. Die Regierung verpflichtete das Unternehmen zur Herstellung von Kriegsmaterial: Stoffe für Uniformen, Zelte, Tarnnetze, Gurte, Fallschirme und Fesselballons.

Da beide Eltern in Lohn und Brot waren und der Gemüseladen von Viviennes Großmutter väterlicherseits die Kriegsrationen ergänzte, litten die Swires keinen Mangel. Später übernahmen Dora und Gordon den Laden für eine Weile. Gordon stand der Familienwagen zur Verfügung – ein beachtlicher Luxus in jener Zeit –, um in Manchester die Vorräte aufzustocken, und er brachte wohl auch Neuigkeiten aus der Stadt mit nach Hause. Sparsamkeit war ein prägendes Merkmal in Viviennes früher Kindheit, nicht nur wegen ihrer bescheidenen Herkunft aus der Arbeiterschaft, sondern auch aufgrund der entbehrungsreichen Jahre im England der Kriegs- und Nachkriegszeit. Bis zum Oktober 1951 blieb die Lebensmittelrationierung in Kraft, und das Kabinett Attlee erwartete von der Nation Opferbereitschaft für den Wiederaufbau, mit Sparsamkeitsparolen wie »Aus Alt mach Neu«.

Mittlerweile schwelgten Englands Kriegsverbündete in einem Nachkriegs-Konsumrausch, der sich in Frankreich im stoffaufwendigen Luxus von Christian Diors New Look zeigte, den die meisten Frauen in Großbritannien zwar bewundern, sich jedoch nicht leisten konnten. Aus Sparsamkeit eine Tugend zu machen, das blieb ein typischer Charakterzug von Vivienne, der ihr über Zeiten schlimmer finanzieller Engpässe hinweghalf, und selbst als sie mit fünfzig relativ wohlhabend wurde, verfiel sie nie dem Konsumrausch.

Vivienne widerstrebte es stets, über ihre Kindheit zu sprechen. 1994 gab sie im Gespräch mit der Lokalzeitung *Derbyshire Now!* als Grund dafür an, daß sie befürchte, »man würde es langweilig finden«. Bis zu ihrem sechzehnten Lebensjahr wohnten die Swires in Tintwistle oder im nahegelegenen Glossopdale, das durch hohe Berge und ein Flußtal von Lancashire und Cheshire abgeschnitten ist und am westlichen Fuß der Penninen liegt, dem Gebirgskamm, der Nordengland in zwei Hälften teilt. Westlich der Penninen, in Lancashire, florierte die Baumwollindustrie. Östlich davon, in Yorkshire, hatte sich die Wollindustrie etabliert. Seit Mitte des achtzehnten Jahrhunderts hatte man in diesem Gebiet Spinnereien und Webereien gebaut, wobei man die Kraft der Wasserfälle ausnutzte. Unmittelbar nach dem Ersten Weltkrieg hatte die Baumwollindustrie nahezu achtzig Prozent der arbeitenden Bevölkerung beschäftigt. Nach hoher Arbeitslosigkeit während der Weltwirtschaftskrise, als das Arbeitsamt von Hadfield und Tintwistle eine verheerende Arbeitslosenquote von 67 Prozent verzeichnete, lebte die örtliche Wirtschaft jetzt wieder auf. Textilbetriebe rund um Tintwistle boten vielen von Viviennes Verwandten Beschäftigung, und sie wußte die Qualität traditioneller englischer Stoffe stets zu würdigen, aus sentimentaler, aber auch sachkundiger Erinnerung an gestärkten Kattun, Kammgarn-Nadelstreifen, Feinstrick, satinglatten Gabardine und haarige Tweeds. Sie inspirierten sie später zur Nostalgie-Mode, die zu einem ihrer Markenzeichen werden sollte.

Nach Kriegsende fand Gordon Swire senior Arbeit bei Wall's, der örtlichen Eiskremfabrik. Er besserte das Haushaltseinkommen mit Gelegenheitsarbeiten auf, zum Beispiel sammelte er Stechpalmenzweige und band daraus weihnachtliche Kränze, die er an Nachbarn verkaufte. Die ganze Familie beteiligte sich mit Feuereifer am *Aus-Alt-mach-Neu*, alle versuchten sich an einfachen handwerklichen Arbeiten wie dem Schneidern oder funktionierten Haushaltsgegenstände in Zierat um. Den Weihnachtsbaum schmückten sie zum Beispiel mit den silbernen Lochdeckeln von Salz- und Pfefferstreuern.

Dora, die jetzt im Gemischtwarenladen arbeitete, schneiderte nicht nur ihre eigenen Tanzkleider, sondern nähte auch die Garderobe der ganzen Familie; vielleicht nahm sie dafür Reste aus der Fabrik, in der sie gearbeitet hatte. Die Zeiten waren gut. Die Textilbranche florierte auch in der zweiten Hälfte der vierziger Jahre, da die Regierung zur Finanzierung der Kriegsschulden den Export förderte. Die Produktion konzentrierte sich auf lange Bahnen billiger Baumwolldrucke für die afrikanischen und fernöstlichen Märkte. Die Arbeiterinnen hatten eine sichere Beschäftigung und lasen mit patriotischem Stolz die überall angeschlagenen Plakate mit dem Slogan »Englands Brot hängt an Lancashires Faden«.

Viviennes Eltern sorgten für ihre Familie und waren lieb und nett, aber völlig ungebildet: Dora hielt Lesen für Zeitverschwendung. Sie förderte körperliche Betätigungen wie Tanzen und Wandern. Die Kinder hielten Hamster und Meerschweinchen im Hinterhof und bastelten sich Spielzeug aus ausrangierten Sachen. Wenn Vivienne ihre Kindheit schildern sollte, sagte sie: »Was wir zu Hause nicht hatten, waren Bücher. Ich erinnere mich, wie meine Mutter mal irgendwelche Lexika gekauft hat, aber sie waren nicht die richtige Sorte, wo man etwas nachschlagen kann.«

Was Vivienne vor allem von ihrer Mutter mitbekam, war ein entschiedenes Auftreten, ein auffallendes Selbstvertrauen und ein gewisses Stilempfinden. Dora wählte ungewöhnliche Vornamen für ihre Kinder und legte Wert darauf, sie gut anzuziehen. Entweder kaufte sie gute Qualität bei C & A in Manchester, oder sie schneiderte selbst. Freunde aus Viviennes Kindheit haben Dora als »perfekte Hausfrau« in Erinnerung – etwas, das Vivienne nie werden sollte –, die Wert auf ihr Äußeres legte, auch als sie schon über siebzig war. Das allerdings erbte Vivienne von ihr. Ein Mitschüler, Bob Noton, erinnerte sich an Vivienne als stets makellos gekleidetes Schulmädchen, das gut auf seine Sachen achtgab. »Das hat viele Leute für sie eingenommen.«

Für damalige Verhältnisse waren die Swires relativ liberale Eltern. Die drei Kinder blieben oft unbeaufsichtigt, da Dora und Gordon tagsüber arbeiteten, und abends ließen sie sie oft in der Obhut eines Babysitters, um tanzen zu gehen (ein Hobby, dem sie bis ins hohe Alter frönten), in den Schulen von Tintwistle und Hollingworth, in Glossops Victoria Hall und im sechs Meilen entfernten Ashton-under-Lyne. Sie verließen sich schon früh darauf, daß ihre älteste Tochter die Verantwortung für die jüngeren Geschwister übernahm. Vivienne beschrieb ihre Eltern als »ihr Leben lang verliebt. Sie hatten eine ganz innige Beziehung.« Vielleicht fühlte sie sich von dieser Liebe ausgeschlossen. Ein früherer Angestellter von Vivienne sagt: »Ihre Mutter und ihr Vater waren sich so nah. Bis zuletzt hat er sie vergöttert. Dora kam immer zuerst. *Sie* war der Star der Familie.«

Vivienne mußte ihren Bruder und ihre Schwester jeden Morgen zur Hollingworth-Dorfschule und sonntags zur St. Mary's Anglican Church bringen. Obwohl ihre Eltern keine eifrigen Gemeindemitglieder waren – sie versicherten ihr, daß sie am Abendgottesdienst teilnehmen würden, aber das geschah nur selten – war Vivienne vom Glauben tief beeindruckt. Als sie mit vier Jahren von der Kreuzigung hörte, war sie so entsetzt, daß sie gelobte, gegen jede Unterdrückung zu kämpfen: »Ich glaubte, daß ich Freiheitskämpferin werden müßte, damit so was nicht mehr passierte. Ich wollte wirklich etwas tun, um diese schreckliche Welt zu verändern.«

Trotziger Widerstand wurde schon früh charakteristisch für dieses selbstbewußte und unabhängige Mädchen. An ihrem ersten Tag im Kindergarten in Hollingworth sah sie eine Schlange vor der Mädchentoilette stehen. Sie sah keinen Grund zu warten und benutzte kurzentschlossen die Jungentoilette. Sie behauptet, das sei ihre »erste Konfrontation mit der Tyrannei« gewesen, es brachte ihr eine Ohrfeige von der Erzieherin ein. Mit fünf Jahren untergrub sie die Autorität des Lehrers, weil sie den Buchstaben »R« lieber ganz rund malte wie eine Schnecke (»ich fand es hübscher so«), statt ihn genau von der Tafel abzumalen. Obwohl sie wieder Ohrfeigen bekam, wollte sie nicht einlenken. Sie hatte schon eine unabhängige Ansicht darüber, was sich gehört. »Ich habe so einen angeborenen Starrsinn, eine Art innere Uhr, die immer gegen alles Orthodoxe rebelliert«, sagte sie dreißig Jahre später.

Im Alter von acht Jahren kam Vivienne in die Tintwistle Church School, die auch ihre Mutter besucht hatte. In ihrer Klasse waren Mädchen und Jungen unterschiedlichen Alters. Die Eltern interessierten sich nur vage für die schulischen Fortschritte ihrer Kinder, da sie weder großartige Ambitionen für sie hegten, noch, so Gordon junior, mit ihnen darüber redeten, was sie einmal werden wollten. »Wir haben den Eltern nie unsere Zeugnisse gezeigt«, erinnert sich Gordon, obwohl in

Viviennes ständig ihre »Kreativität« hervorgehoben wurde. »Es war nicht so, als ob es ihnen egal gewesen wäre. Sie hielten uns eben für aufgeweckt und ließen uns einfach gewähren.«

Trotz des vergleichsweise ungebildeten Milieus, aus dem sie stammte, erinnert sich Vivienne, anregende Gesellschaft in Büchern gefunden zu haben, die ihre Phantasie beflügelten und sie aus der kleinen Welt ihrer Familie hinausführten. Man kann sich ausmalen, wie sie der Enge ihres Zimmerchens entfloh, das sie mit Olga und Gordon teilte, und die Winterabende lesend am Herd verbrachte oder sich in das Elternschlafzimmer schlich und an die Tür gelehnt unter den Tanzkleidern ihrer Mutter, den Lagen von kratzigem Tüll, kauerte und sich in Enid Blytons Fünf-Freunde-Abenteuer, Grimms Märchen und Walter Scotts »Lochinvar« vertiefte. Diese Autoren, so berichtet Vivienne, wurden bald von Dickens, Buchan, Chaucer und Keats abgelöst. An Sommermorgenden kletterte sie über die Mauer hinter dem Häuschen, lief durch einen alten Steinbruch und stieg zu einer hochgelegenen Wiese hinauf, um dort zu lesen: »Ich weiß noch, wie ich auf der Wiese in der Sonne saß, im taunassen Gras, und die Maienblüte riechen konnte. Und obwohl ich noch klein war, wußte ich, daß ich es gut hatte.«

Vivienne hatte eine unbeschwerte, glückliche Kindheit. Es machte ihr Freude, die wunderschöne Landschaft der Umgebung mit ihren Bergen und Tälern zu durchstreifen. Sie suchte sich Schlupfwinkel in den Wäldern um den Snake Pass und den Devil's Elbow in Richtung Cut-Throat Bridge, wo sie Abenteuergeschichten las oder sich an Schleckereien aus dem Krämerladen ihrer Tante gütlich tat und sie mit selbstgemachter Löwenzahn-Klettenlimonade hinunterspülte. Diese sorglosen Tage in jener leicht verschleierten, regenreichen Landschaft weckten in ihr das Gefühl, das sie »mein Herz fürs Land« nennt, die später nostalgisch verklärte Sehnsucht nach der ländlichen Idylle Englands und ihre Kenntnisse von Flora und Fauna. Zwei Jahrzehnte später nutzte sie ihr Wissen über eßbare Wildpflanzen, um ihre Familie durchzubringen. Als Designerin sollte sie sich auf ländliche Freizeitbeschäftigungen rückbeziehen – Wandern, Reiten, Angeln, Schießen – und Kleider kreieren, die, obwohl sie von gehetzten Stadtbewohnern getragen wurden, das beschauliche, idealisierte Arkardien ihrer Kindheit heraufbeschworen.

Seit 1951 geriet die britische Baumwollbranche in die Krise, da Billigimporte aus Hongkong, Indien und Pakistan den heimischen Markt zu überschwemmen begannen. Sehr viele Arbeitsplätze in den Glossopdaler Spinnereien gingen verloren, und während einige von Viviennes Nachbarn Beschäftigung in den neuen Chemie- und Kunststoffabriken fanden, die sich in der Gegend niederließen, reihten sich viele in das Heer der Arbeitslosen oder Wirtschaftsemigranten ein. Die schweren Zeiten, die Vivienne miterlebte, gingen nicht spurlos an ihr vorüber. Es sollte viele Jahre dauern, bevor sie das, was sie als den Luxus höherer Bildung ansah, für wichtiger hielt als die Sorge um das tägliche Brot.

Fast mühelos bekam Vivienne 1952 einen Platz im Glossoper Gymnasium. Ethel Mitchell, eine Schwester ihrer Mutter, die einen Süßwarenladen in Tintwistle besaß, erinnert sich: »Ich weiß noch, wie Dora Vivienne riet, für die Aufnahmeprüfung zu büffeln. Vivienne fragte nur: ›Warum?‹ Sie wußte alles und bestand mit Gut.«

Das Gymnasium von Glossop lag drei Meilen vom Haus der Swires entfernt und war mit dem Bus zu erreichen. Die Strecke führte über die Wolley Bridge, die Cheshire mit Derbyshire verbindet, an mehreren Kleiderfabriken vorbei, unter einem Viadukt hindurch und in die Marktstadt Glossop. Der schmucke Steinbau, 1899 von Francis Fitzalan, dem zweiten Lord Howard, als Kunst- und Technikfachschule für Lehrlinge der Textilbetriebe erbaut, stand an der Ecke Talbot Street und Fitzalan Street. 1903 wurde er zum Gymnasium, und die gescheitesten Kinder des Orts bewarben sich um die Plätze. Reginald Barnsley, der zur gleichen Zeit wie Vivienne die Schule besuchte, erinnert sich, daß Naturwissenschaften, Mathematik und Englisch die Hauptfächer waren. »Musik, Turnen und Werken zählten kaum … es war eine Paukschule mit sieben Unterrichtsstunden täglich.«

Vorschriften und Benimmregeln waren bezeichnend für dieses stolze Gymnasium, das heute ein Zentrum für Erwachsenenbildung ist. Nur Lehrer und Oberstufenschüler durften den Haupteingang benutzen, über dem das in Stein gemeißelte Motto der Schule verkündete: *Virtus, Veritas, Libertas* (Tugend, Wahrheit, Freiheit). Unterstufenschüler mußten durch die Hintertür gehen, wo sie ihre Straßenschuhe gegen Halbschuhe für drinnen austauschten. Die Jungen durchquerten in grauen Hosen und braun-marineblau gestreifte Blazern die schwarzweißgeflieste Halle und stiegen auf der linken Seite die Rosenholztreppe zur Aula hinauf, während die Mädchen, in grauem Falten- oder Trägerrock, Blazer, weißer Bluse und grauen Strümpfen, den rechten Flügel hinaufmarschierten. Das Lehrerzimmer und die Büros hatten breite Flügelfenster mit Aussicht auf den Nab, einen gewaltigen Berg hinter dem Gebäude, doch in den Klassenzimmern lagen die Fenster hoch, damit die Schüler nicht durch Tagträume abgelenkt würden.

Ein denkwürdiges Ereignis in Viviennes Jugend war die Krönung von Königin Elizabeth II. am 2. Juni 1953. Es war ein Regentag, und die Swires wohnten einer Feier in der Tintwistle Sunday School bei, die mit patriotischen Girlanden und Spruchbändern geschmückt war. Sie schwenkten rotweißblaue Fähnchen, und dann begab sich die ganze Gesellschaft zu einem Häuschen in der Nachbarschaft, wo sich alles ins Wohnzimmer drängte, um das Ereignis am Bildschirm zu verfolgen. Das Bild der königlichen Familie im traditionellen Gepränge muß einen tiefen Eindruck auf die visuell sehr empfängliche Zwölfjährige hinterlassen haben, denn viele Jahre später wußte sie es im positiven wie im negativen Sinn für ihre Kreativität zu nutzen.

Ein paar Monate nach der Krönung bezogen die Swires eine neue Sozialwohnung im nahegelegenen Hollingworth, und 1954 ergriff Dora die Gelegenheit, Posthalterin von Tintwistle zu werden. Die Familie zog in die Wohnung über dem steingepflasterten Postamt im Souterrain der Manchester Road 36, die am Ende von fünf Reihenhäuschen lag. Dora, die wie alle Frauen in ihrer Familie eine starke Unabhängigkeit zur Schau trug, brüstete sich damit, daß das Postamt unter ihrem Namen lief. Alle drei Kinder erbten dieses »ausgeprägte Sclbstbewußtsein«, das ihre Tante Ethel Mitchell auch beobachtete und selbst aufwies. Viviennes frühe Vorbilder waren matriarchalisch. Die Frauen hatten das Sagen in dieser Familie, und bei Vivienne zeigte sich bald dieselbe augenfällige Entschlossenheit.

In dem Lädchen, das zum Postamt gehörte, verkaufte Dora unter anderem auch ein paar der billigeren Frauenzeitschriften wie *Woman's Own* und *Women's Weekly*, die die aktuelle Mode in verwässerter Form verbreiteten und Schnitt- und Strickmuster lieferten. Sie hatte auch eine kleine Auswahl an Textilien auf Lager, Unterwäsche von John Smedley, dem Spezialisten für Trikotwaren aus Derbyshire, und die traditionellen Trägerröcke der Schuluniform (die beide eine Rolle in Viviennes Kollektionen der achtziger Jahre spielen sollten. Auch als Viviennes Schuluniform auf Rock und Bluse umgestellt wurde, bestand sie darauf, ihren Trägerrock zu behalten).

Die kleine Vivienne war fest entschlossen, sich in der neuen Schule hervorzutun, »extremer« zu sein als die Masse. In ihrer Aufmerksamkeit heischenden Art meldete sie sich immer als erste als Antwort auf die Frage eines Lehrers, zum Verdruß ihrer Klassenkameraden. Eine Mitschülerin, Eileen Mellish, erinnert sich an Vivienne als streitlustig und »ziemlich aufmüpfig«, wenn der Biologielehrer sie bestrafte und daß sie einmal aus dem Fenster kletterte, als man sie zum Nachsitzen im Klassenzimmer eingeschlossen hatte. Viviennes origineller Geist fand ungewöhnliche Lösungen für gestellte Aufgaben: »Als die Klasse ein Bild zum Thema ›Fledermäuse im Glockenturm‹ malen sollte«, so erinnert sich Eileen Mellish, »haben wir uns alle eine Kirche vorgestellt, aber sie wurde psychologisch und machte daraus ›im Oberstübchen‹ und malte Fledermäuse im Kopf. Ganz schön pfiffig.« [Engl. Wortspiel: Fledermäuse im Glockenturm haben = spinnen; Anm. d. Übers.]

Ihr Mathematiklehrer, Jack Holden, kann sich dagegen nur schwer an Vivienne erinnern: »Sie war ein unauffälliges Mädchen, man nahm sie kaum wahr.« Vivienne war sicherlich keine Musterschülerin, trotz recht guter Leistungen in Englisch, Sport und Kunst. Bei Gordon Bell, dem Kunstlehrer, nahm sie außerhalb der Schule zusätzlich Unterricht. Sie wurde dritte im Hochsprung am Schulsporttag, und als sie mit fünfzehn Jahren am jährlichen Plakatwettbewerb teilnahm, erhielt sie eine offizielle Belobigung, »was ja bedeutet, daß sie es nicht ganz geschafft hatte«, sagt Holden. »Wenn ich mir heute Vivienne Swire und Vivienne Westwood so ansehe, bin ich völlig perplex. Wie in aller Welt sich die eine in die andere verwandeln konnte, ist mir schleierhaft. Aber wir waren ja auch brav und bieder. Skandale gab es bei uns nicht.«

Es war genau dieser Sinn für Anstand und Sitte, den Vivienne herausfordern wollte, mit wagemutigen Taten wie »immer diejenige zu sein, die zu Weihnachten den Lehrer unter dem Mistelzweig küßt«. Bob Noton, ein Verehrer aus der Grundschule, war in sie verliebt, weil sie »einfach toll aussah und so gelassen auftrat. Und wegen ihrer langen dunklen Haare, die sie straff zum Pferdeschwanz zurückgebunden trug.« Er fand sie direkt und kokett. Doch als die beiden aufs Gymnasium kamen, gab sie ihm ganz plötzlich den Laufpaß: »Die Konkurrenz durch die anderen Jungen war zu groß – Vivienne war sehr gefragt, und sie wußte, daß sie ein hübsches Mädchen war.« Man erinnert sich auch, wie Vivienne einmal ganz bewußt einen unbeliebten Außenseiter zum Freund wählte – eine moralisierende Geste, die der Selbstdarstellung diente.

Mit einsetzender Pubertät begann Vivienne, die behauptet, seit dem Alter von zehn Jahren immer einen Freund gehabt zu haben, ein Interesse am Sex zu entwickeln, das ihre Mutter wohl »frühreif« genannt haben dürfte. Sie ging mit ihrer Schulfreundin Anne Shaw zu den Tanztees der Sunday School und freute sich auf Regentage, wenn in der Schulturnhalle statt Sport Gesellschaftstänze unterrichtet wurden. Sie prahlte, daß sie jede Woche einen neuen Freund hätte: »Ich war brav, bis ich vierzehn war. Dann bin ich ausgeflippt … aus Langeweile, schrecklicher Langeweile.« Obwohl sie sagt, daß sie keinen richtigen Geschlechtsverkehr hatte, bis sie fast zwanzig war (ihre Eltern hatten ihr beigebracht, daß man damit bis zur Ehe warten sollte), waren ihre körperlichen Beziehungen »ganz heftig, mit ganz viel Geknutsche und so«. Eine ehemalige Mitschülerin erinnert sich, wie die fünfzehnjährige Vivienne mit einem Ring protzte und stolz ihre Verlobung bekanntgab.

Wegen ihrer vorstehenden Zähne (die sie später richten ließ) und ihrer flachen Brust hielt sich Vivienne nicht für hübsch, wenn sie auch damit rechnete, es noch zu werden. Vielleicht rührte ihr Mangel an Selbstvertrauen daher, daß sie eine ebenso hübsche wie eitle Mutter hatte. Da Dora immer tadellos gekleidet war und dies seine Wirkung auf den Vater nicht verfehlte, glaubte Vivienne schon früh an die Macht von Schönheit und schicken Kleidern. Sie beschloß, durch ihre Kleidung etwas aus sich zu machen. Oft brachte sie ein Stück Stoff aus der Schule mit, schnitt ein Kleid zu, nähte es und trug es noch am gleichen Abend. In der Schule trug sie zwei verschiedenfarbige Strümpfe zu ihrer Uniform, der sie eine persönliche Note gegeben hatte, indem sie den Rock über dem Po enger machte und hinten einen provozierenden Schlitz anbrachte. Sie fing an, ihre Büstenhalter auszustopfen, sehnte sich nach der Erotik kurvenreicher weiblicher Formen – »große Titten sind das, was Jungen interessiert«. Ihre Idole waren die Sanduhrfiguren von Sophia Loren, Marilyn Monroe und Jayne Mansfield. Die Kleider, die sie später entwarf, waren für alle durch Sport mühsam abgemagerten Figuren von einer herausfordernden Üppigkeit, die durch Korsetts und hohe Absätze noch verstärkt wurde. Damals begann sie auch, sich die Haare einzudrehen und ließ die Locken so steif, daß es aussah, als ob sie die Wickler nicht herausgezogen hätte.

1957 verbrachte Vivienne mit ihrer Schulfreundin Maureen Purcell die Ferien in einem Butlin's Camp in Skegness, einem Badeort, der in der Unterschicht sehr beliebt war. Das Lager hatte eine freizügige Atmosphäre, und viele junge Männer verdingten sich als »Rotröcke« (»Mädchen« für alles) für eine lächerlich niedrige Bezahlung, doch in der absoluten Gewißheit, sexuelle Kontakte mit den weiblichen Gästen zu bekommen. Hier merkte Vivienne, wie sexy Schuhe sein können: »Da stelzten diese supereleganten Mädchen aus Essex auf ihren Pfennigabsätzen herum. In Manchester sah ich dann solche wahnsinnig hochhackigen Schuhe in einem Schaufenster, und ich habe mir ein Paar gekauft … Ich trug sie auch in der Schule, zu einem knallengen Bleistiftrock, sehr zum Verdruß der Schulleiterin Dolly Greenwood. Maureen Purcell erinnert sich, daß Vivienne eine Kollektion ihrer spitzen Schuhe mitbrachte, wenn sie bei ihr auf dem Wohnzimmersofa übernachtete, und sie vor der Fußleiste in einer Reihe aufstellte. »Kleider rücken dich in den Mittelpunkt des Interesses«, sagte Vivienne 1995. »So wie ich als Mädchen immer gedacht habe, wenn schon, denn schon. Ich glaubte damals, der Unterschied zwischen Swing und Rock 'n' Roll besteht darin, wie man den Hintern ausstreckt, und so habe ich ihn immer *richtig* rausgestreckt, und die Jungs haben mich ausgelacht. Aber das war mir gleich, denn ich habe gedacht, okay, ich weiß schon, was ich tu.«

Vivienne kam Mitte der fünfziger Jahre in die Pubertät, unmittelbar vor dem Beginn einer dramatischen gesellschaftlichen Veränderung – der Geburt des »Teenagers«. Die großstädtischen Teenage-Mädchen der Mittelklasse verabscheuten die Mode der Erwachsenen, bevorzugten eine lässige Kleidung, die dem eigenen Alter und Musikgeschmack entsprachen, zum Beispiel italienisch inspirierte Kombimode, weite Röcke aus Baumwolle und amerikanische Söckchen. Vivienne jedoch wurde in die konservative Arbeiterschicht der Provinz hineingeboren, die die Eleganz, den »guten Geschmack« und arrogante Attitüde der höheren Gesellschaftsschichten bewunderte. Beeinflußt vom romantischen New Look und seinen glamourösen Auswüchsen à la Hollywood eiferte eine modebewußte Jugendliche mit diesem Hintergrund eher dem Bild einer eleganten und gut verheirateten Dreißigjährigen im adretten Kleid oder feschen Kostüm mit den passenden Accessoires nach. (Eine Altersgenossin bestaunte Vivienne, weil sie immer so tadellos gekleidet war, »alles paßte zusammen, sogar Schuhe und Taschen«. Sie hätte es wohl nicht riskiert, lässig zu wirken, denn damit hätte sie womöglich einen ärmlichen Eindruck erweckt.

Ihre Mode-Idole waren die aristokratischen Mannequins, die die Seiten der Hochglanzmagazine für den gehobenen Geschmack – *Vogue, Harper's Bazaar* und *Vanity Fair* – zierten, wie Barbara Goalen, Fiona Campbell Walter (die spätere Baronin von Thyssen) und Bronwen Pugh (die spätere Lady

Astor) und Hollywood-Stars wie Lana Turner, Marilyn Monroe, Jane Russell, Elizabeth Taylor, Grace Kelly und Audrey Hepburn. Die großen amerikanischen Filmstudios scheuten keine Kosten, um diese Traumfrauen herauszuputzen und zu vermarkten und bedienten sich dabei der außerordentlich kreativen Schneiderkunst von Edith Head, William Travilla und Orry-Kelly und der Pariser Couturiers wie Christian Dior, Pierre Balmain und Elsa Schiaparelli. Die Zelluloidgöttinnen erreichten Vivienne und ihre Freundinnen durch das Kino in Glossop, das diese im Schnitt einmal die Woche besuchten.

Ganz gleich, ob sie zur Schule oder woandershin ging, Vivienne war stets darauf bedacht, sich wie eine erwachsene Frau, nicht wie ein junges Mädchen anzuziehen; es gab »nichts Spannenderes« für sie, und sie bildete sich ein, besser auszusehen als alle anderen – »einfach sensationell«. Die ersten Kleidungsstücke, die sie sich aussuchte, waren ein modisch enger Bleistiftrock, den sie später als »soo sexy« beschrieb, und ein Paar hochhackiger Pumps. Sie experimentierte mit ihrem Image, färbte sich eine Woche die Haare rot, bleichte sich in der nächsten einen hellen breiten Dachsstreifen hinein. Ihre Mutter erinnerte sich, daß sie »schon mit sechzehn Kleider trug, die aus dem Rahmen fielen«. Als zarte Gänseblümchenohrringe auch in Glossop in Mode kamen, bastelte Vivienne sich riesige Margeritenclips, weil sie unbedingt auffallen wollte. Als sie einmal die Dance Hall betrat und der Posaunist das Instrument von den Lippen nahm, auf Vivienne zeigte und zischte: »Nun seht euch mal das Mädchen an!« war sie hochentzückt. Bei anderer Gelegenheit, als die anderen Mädchen mit Zuckerwasser gestärkte Tüllpetticoats unter wippenden weiten Röcken trugen, »kam sie im engangliegenden schwarzen Suzy-Wong-Kleid, das sie selbst geschneidert hatte, aber sie hatte auch die Figur dafür«.

Vivienne, die sich der Beschränktheit ihrer Herkunft nur zu bewußt war, beschloß, sich darüber zu erheben. Nicht gerade fair prahlte sie später: »Ich bin sehr froh, daß ich meine Familie nicht brauchte. Sie war mir nicht skeptisch genug, stellte nichts in Frage – sie war zu angepaßt.« Trotz ihres offenkundigen Selbstvertrauens meinte sie, sie sei »dumm ... ich dachte, daß niemand aus meinem Umfeld mir genügend Wissen vermitteln könnte«. Dieses Gefühl sollte sie nie verlassen, und darauf läßt sich vielleicht auch ihre intellektuelle Unsicherheit zurückführen und der Drang, sich – meist männliche – Mentoren zu suchen.

Immer bereit, eine Chance zu ergreifen, wählte sich Vivienne auf dem Gymnasium als beste Freundin Maureen Purcell, die aus etwas besseren Kreisen kam – ihre Familie besaß den Gemischtwarenladen beim Marktplatz von Glossop. In der Mittagspause besorgten sich die beiden Teenager Schlagertexte und -noten aus der Stadt und sangen dann bei den Purcells die Schlager mit, die sie auf Mrs. Purcells Plattenspieler abspielten. Wenn Vivienne nicht gleich nach der Schule in das langweilige Dorf Tintwistle zurückfuhr, konnte sie sich bei den Purcells aufhalten oder zu Freunden gehen, zu Anne Shaw und den Jungen im Café von Glossop. Ihre Mutter mochte es nicht, wenn sie spät nach Hause kam, also begann sie, bei den Purcells zu übernachten, deren Heim sie noch heute als »zweites Zuhause« bezeichnet.

Maureen Purcell war Jüdin, wodurch sie sich von den meisten ihrer Klassenkameradinnen unterschied. Und sie besaß eine »viel stärkere Persönlichkeit als Vivienne«. Wenn man sich die Fotos der beiden Freundinnen mit fünfzehn ansieht, fällt auf, wie raffiniert sie im Vergleich zu ihren Altersgenossen wirken – von Unschuld, zumindest äußerlich, keine Spur. Eileen Mellish sagt: »Die Jungen fuhren auf Vivienne ab – mit der konnten sie sich prima amüsieren.« Das Selbstbewußtsein der beiden rührte wahrscheinlich daher, daß sie sich relativ frei bewegen durften. Die Swires und die Purcells erlaubten ihren Töchtern, an Sonnabenden nach Manchester zum Einkaufen oder zum Tanzen zu fahren. »Etwas, das meine Eltern mir nicht erlaubt haben – Punktum!« wie sich Eileen Mellish emphatisch erinnert. Die beiden Mädchen durften sogar die Ferien in einem Butlin's Camp verbringen; Vivienne behauptete, sie habe »über hundert Typen abgekriegt«.

In der Vor-Profumo-Ära, als noch strenge moralische und gesellschaftliche Werte galten, hätte das Treiben der beiden Mädchen wohl Anlaß zu Kommentaren geben können. Doch wie so oft hatte die Unterschicht weniger engstirnige Vorstellungen von dem, was sich schickt, als die »anständige« und nach Höherem strebende Mittelschicht. Überdies wehte in urbanen jüdischen Kreisen ein fortschrittlicher, toleranter und lebenslustiger Geist. Da Vivienne in Manchester mit Maureens Verwandten verkehrte, von denen einige im Konfektionsgeschäft waren – auch Maureens Eltern hatten dort in den dreißiger Jahren in einer Kleiderfabrik als Näher gearbeitet – bekam sie vermutlich auch etwas von dem Glamour mit. Damals sagte man (wenigstens in Manchester): »Was Manchester heute denkt, denkt London morgen«, und die King Street in der Stadt nannte man stolz »die Bond Street des Nordens«. Vivienne und Maureen pflegten auch Umgang mit den Vettern der Purcells, den McCofskis, jüdischen Schneidern in Leeds.

Vivienne tat sich in dem vom Wettbewerb bestimmten Umfeld des Gymnasiums als Schülerin nicht hervor; sie war eher gesellschaftlich als schulisch ihrer Zeit voraus. Als sie im Sommer 1957 im Alter von sechzehn Jahren die Schule verließ, hatte sie erst ein einziges Mal eine Kunstgalerie besucht – in Manchester –, tat das Theater als Sache der Vergangenheit ab und hatte nur Märchenbücher und die vom Lehrplan vorgeschriebene Lektüre gelesen, darüber hinaus nichts Tiefergehendes. Obwohl sie behauptet, »wißbegierig« gewesen zu sein, gibt sie zu, nichts vom Vorhandensein des »riesigen Sees von Wissen«, wie sie es ausdrückte, geahnt zu haben. Nie spielte sie mit dem Gedanken, auf die Universität zu gehen, denn die assoziierte sie mit »diesen Snobs ... die Jungen trugen alle Regenschirme, was wir für weibisch hielten«. Ihr Horizont war beschränkt. »Ich wollte bloß weg von daheim und mein eigenes Geld verdienen. Hätte jemand zu mir gesagt, ich könnte Bibliothekarin werden, hätte ich gedacht: ›Toll!‹ Aber ich hatte keine Ahnung. Wie konnte ich bloß so dumm sein?« Eileen Mellish erinnert sich, daß Vivienne einmal bemerkte, sie habe nur die Wahl zwischen einer Krankenschwester- oder einer Friseusenausbildung. Sowohl Maureen Purcell als auch Anne Shaw wurden Friseusen: »Ich glaube, sie wollte etwas anderes machen, aber sie wußte wohl nicht was.«

Im Juli 1957 nahm Vivienne mit Maureen und Eileen einen sechswöchigen Ferienjob in der Konservenfabrik Pickering an. Die Arbeiterinnen dort – wegen ihrer grünen Kittel und Kappen »Erbsenfeen« genannt – arbeiteten von 7.30 bis 16.30 Uhr. »Es war schrecklich, weil die Hände von den Säften ganz wund wurden«, erinnerte sich Vivienne. »Es war nur wegen des Geldes.« Zuerst waren die drei Mädchen am Obstsalat-Fließband eingesetzt, aber bald irritierten sie das Stammpersonal, weil sie schneller arbeiteten und Produktionsstaus verursachten. Sie wurden in die Erbsenabteilung versetzt, und Viviennes Mutter wurde böse, wenn die Tochter mit hellgrün verfärbten Kleidern nach Hause kam.

Später im Jahr nahm Viviennes Leben eine entscheidende Wendung. Ihr Vater war arbeitslos, und die Familie zog auf Doras Betreiben in den reicheren Süden. Die Eltern übernahmen ein Postamt in der Station Road in Harrow in Nordwestlondon. »Wir mußten umziehen«, sagt Dora. »Es gab keine Arbeit.« Für Vivienne war es ein Kulturschock. »In Cheshire«, sagt Malcolm McLaren, »dominierte sie Bruder und Schwester, links und rechts, und hatte ihr Leben völlig im Griff. Als sie nach London kam, verlor sie die Kontrolle. Sie fand die Menschen unfreundlich und schwer zugänglich und jammerte ständig: ›Ich will wieder in den Norden, ich halte es hier nicht aus.‹ Es war hart für sie.« Ihr Horizont erweiterte sich zwar, aber sie fand sich schwer damit zurecht.

Der gesellschaftliche Status der Einwohner von Harrow war klar definiert durch die Lage ihrer Wohnhäuser auf der Anhöhe, die von Wealdstone heraufführte, am Stadtzentrum vorbei und bis zu den Wipfeln von Harrow-on-the-Hill anstieg, wo die Betuchten wohnten, hoch über dem Smog, der ständig über dem London der fünfziger Jahre lag. Gordons und Doras Nebenpoststelle und kleiner Gemischtwarenladen in der Station Road 31 lag buchstäblich am Fuß des Berges.

Die Station Road war eine Hauptdurchgangsstraße, gesäumt von Reihenhäusern aus der Zeit Eduards VII. mit drei Schlafzimmern. In manchen Häusern waren die Erdgeschosse in Geschäfte wie Tabakläden, Bestattungsinstitute und Bäckereien umgewandelt. Nummer 31 war ein bescheidenes, aber durchaus angemessenes Heim. Die Swires hatten über dem Laden drei Schlafzimmer, ein Wohn-/Eßzimmer, eine Küche und ein kleines Bad. Nach einem Jahr übernahm Gordon noch ein Postamt und einen Gemüseladen im nahegelegenen Stanmore, während Dora das Postamt in der Station Road weiterführte.

Vivienne, das überspannte sechzehnjährige Schulmädchen aus Glossop, fühlte sich vorübergehend von der neuen Umgebung eingeschüchtert und verunsichert. Sie meldete sich im Gymnasium an, fand aber schwer Anschluß, was sie auf ihren breiten nordenglischen Akzent zurückführte. Nachdem sie die Schule beendet hatte, begann sie, an der Kunsthochschule von Harrow Schmuckgestaltung zu studieren, brach aber nach einem Trimester plötzlich ab und absolvierte einen Sekretärinnenkurs bei Pitman's. Dann verdiente sie ihren Lebensunterhalt als Stenotypistin in einer örtlichen Firma, nachdem sie deren Stellenangebot in der U-Bahn gelesen hatte. Ihr liebstes Hobby war immer noch das Tanzen, und sie besuchte viele der örtlichen Veranstaltungen. Dabei lernte sie 1961 einen jungen Mann namens Derek John Westwood kennen, der zwei Jahre älter als sie war. Vivienne verliebte sich prompt in den gutaussehenden Westwood, der selbstbewußt und temperamentvoll war und ihre Begeisterung für den Rock 'n' Roll teilte: »Als ich Derek kennenlernte, sprühte er vor Energie und war ein phantastischer Tänzer«, sagte sie später. Seine Familie wohnte in Belvedere Way in Kenton, dem nächsten Vorort, und sein Vater war Qualitätsprüfer in einer Fabrik. Derek arbeitete als Lehrling in der Werkstatt des örtlichen Hoover-Werks und besserte seinen Lohn mit Gelegenheitsjobs als Clubmanager in Bingohallen und Hotels auf. Er träumte aber davon, Pilot zu werden, und nicht lange, nachdem er Vivienne kennengelernt hatte, ergatterte er eine Stelle als Steward bei British European Airways. Da Dereks Aussichten gut waren, schlug er Vivienne vor zu heiraten. Vivienne, die ihren Tippjob aufgegeben hatte und jetzt als Grundschullehrerin in Willesden, Nordlondon, arbeitete, nahm an, obwohl sie später sagte: »Eigentlich wollte ich ihn gar nicht heiraten, aber er war so nett, und ich konnte einfach nicht Schluß machen.«

Obwohl das junge Paar auf dem Standesamt heiraten wollte, setzte Dora eine kirchliche Trauung und eine Hochzeit in Weiß durch. Vivienne schneiderte sich das Hochzeitskleid selbst, was damals nichts Ungewöhnliches war, und die Trauung fand am 21. Juli 1962 in der Kirche St. John the Baptiste in Greenhill statt, einem großen Steinbau aus der Zeit Eduards VII., eine halbe Meile hügelan vom Haus der Swires. Der Reverend J.R. Maxwell Johnstone vollzog die Trauung, anschließend verbrachten sie die Flitterwochen in Norddevon. Vivienne und Derek zogen in die Station Road, dreihundert Meter von der Postnebenstelle der Swires entfernt. Am 3. September 1963 kam ihr Sohn Benjamin Arthur Westwood im Edgware General Hospital in Hendon zur Welt.

Um sich an den Lebenshaltungskosten zu beteiligen, nahm Vivienne einen einfachen Job im nahegelegenen Kodakwerk an. Sie arbeitete am Stapelschneider, wo sie die Rollen mit den fertigen Abzügen durchtrennte. (»Ich war die Schnellste in der ganzen Fabrik«, prahlte sie später.) Obwohl Derek nett war und seine frisch Angetraute sehr liebte, langweilte sie sich. Sie spürte, daß ihr Leben in frustrierend vorgeschriebenen Bahnen verlief, und sie beobachtete neidvoll, wie ihr jüngerer Bruder Gordon sich in einem neuen, aufregenden Zirkel an der Kunsthochschule in Harrow bewegte. Durch ihn sollte sie dann den Mann kennenlernen, der sie endgültig aus ihrer proletarischen Konformität herauslockte.

2 Malcolm

1965–1971

»Ich war eine Münze,
und er zeigte mir meine andere Seite.«

Vivienne Westwood
über Malcolm McLaren

Vivienne verfiel nie dem Zauber der sechziger Jahre, und deren Politik, Musik und Mode beeinflußten sie nicht maßgeblich. Doch ihr Leben änderte sich in diesem Jahrzehnt. Sie lernte Malcolm McLaren kennen, der ganz im Einklang mit der Zeit ihre schlummernde Kreativität in Richtung Mode lenkte, ein Medium, in dem er seine politischen und künstlerischen Posen und sie ihren missionarischen Eifer zur Schau stellen konnte. Unter seinem Einfluß wandelte sich Vivienne von der schlichten Hausfrau und Kirchgängerin, die gern ordinär daherredete, zur subversiven Näherin von Agitprop-Kluft.

Im Freundeskreis ihres Bruders Gordon lernte Vivienne 1965 Malcolm Robert Andrew Edwards (geb. McLaren) im Eisenbahn-Hotel an der Station Harrow und Wealdstone kennen, wo Derek mittlerweile als Clubmanager und sie abends als Garderobenfrau arbeitete. McLaren amüsierten die Seitenhiebe, die Vivienne ihrem Mann versetzte. Als Kind aus zerrütteter Familie wurde er gern Zeuge ehelichen Zwistes, und vielleicht bildete er sich sogar ein, daß sie nur seinetwegen so aggressiv auftrat.

Malcolm Edwards (so nannte sich McLaren bis 1971), wurde am 22. Januar 1946 in seinem Elternhaus in der Carysfort Road in Stoke Newington geboren, einem Arbeiterviertel in Nordostlondon. Seine Eltern waren Emily (geb. Isaacs), Tochter jüdischer Diamantenschleifer aus der unteren Mittelschicht und Peter McLaren, ein schottischer Arbeiter, der im Krieg beim Königlich-britischen Pionierkorps gedient hatte und danach Kfz-Schlosser geworden war. Emily meinte, unter ihrem Stand geheiratet zu haben. Das Paar hatte zwei Söhne, Stuart und den zweieinhalb Jahre jüngeren Malcolm. Als Malcolm achtzehn Monate alt war, ließ Peter die Familie im Stich. Er war insgesamt fünfmal verheiratet.

Emily heiratete daraufhin Mike Edwards, einen Schneider (der ursprünglich Levi hieß und seinen Namen, vermutlich, um seine Herkunft zu verschleiern, geändert hatte) und beschloß, sich von nun an Eve zu nennen. Eve Edwards war ein Flittchen und flirtete gern. Sie brüstete sich, mit dem millionenschweren Industriellen Sir Charles Clore intim gewesen zu sein. McLaren verabscheute seinen Stiefvater und fühlte sich von der Mutter verraten, die ständig auf Achse war. Tagsüber leitete sie das kleine Familienunternehmen mit, die Textilfabrik Eve Edwards Ltd., und nachts ging sie mit ihren Liebhabern aus. Ihre Söhne wurden von der Großmutter Rose Isaacs erzogen, die im Haus nebenan wohnte.

Rose Isaacs war 1887 geboren. Da sie Schauspielerin werden wollte, hatte sie Sprechunterricht genommen, was sie prätentiös und affektiert klingen ließ. Von ihrem Mann getrennt und frustriert vom Alltagseinerlei lebte sie ihre Phantasien durch ihren Enkel Malcolm aus, mit dem sie in einem Bett schlief, bis er zehn Jahre alt war: »Sie erschuf sich ihre eigene Welt, und ich lebte und fand Schutz darin«, erinnerte er sich 1996. »Sie erlaubte mir alles; alles, was in ihren Augen nicht langweilig war. Ihr Motto war, wenn du schlimm bist, bist du brav, und wenn du brav bist, bist du langweilig.«

Da Rose Malcolm seinen Bruder Stuart vorzog, gab sie ihm ein Verhaltensmuster vor, das er als Vater und Stiefvater wiederholen sollte. Er wurde angehalten, sich jeder Autorität zu widersetzen, besonders der seiner Lehrer. Angestachelt von seiner Großmutter, konnte er sich in der William Patten School in Stoke Newington nur einen Tag lang halten. Nach einem kurzen Zwischenspiel mit einem Privatlehrer besuchte er die kostenpflichtige jüdische Avigdor-Schule in der nahegelegenen Lordship Lane. Seinen Schulabschluß machte er 1961 am Orange-Hill-Gymnasium in Burnt Oak mit drei nicht weiter erwähnenswerten O-Levels. Von der Großmutter verwöhnt und von den Eltern ignoriert, entwickelte McLaren eine zynische Einstellung zum Familienleben. Er wurde ein Unruhestifter, fühlte sich von jeder Weltanschauung angezogen, die zur Anarchie aufrief und Aggressivität rechtfertigte.

McLaren trat in Stuarts Desert-Boots-Stapfen und verwandelte sich in einen »Mod«. Diese Jugendmode hatte bis 1958 den insularen britischen Lokalpatriotismus der Teddy-Boys abgelöst. Den Mods hatten es der rassige italienische Schnitt und amerikanische Freizeitkleidung angetan: Windjacken, Strickhemden mit Karo- oder geometrischen Mustern und kurze, enganliegende, einreihige Jacketts mit schmalen Revers. Die Mode der Mods war eine Reminiszenz an die erotisch-hautenge höfische Kleidung der italienischen Renaissancezeit mit ihren kurzen Jacken, Hosenlätzen und Langstrümpfen. Bei der Sechziger-Jahre-Version zeichnete sich jede Muskelbewegung ab. Das kastenförmige, untaillierte und »arschfreie« Jackett mit den schmalen Aufschlägen hing von ungepolsterten Schultern herab. Es war einreihig und hatte drei Knöpfe (von denen nur der mittlere geschlossen wurde) und keinen oder doch fast keinen Schlitz. Eine Reihe von klappenlosen Taschen wurde »unsichtbar« in den schlichten schwarzen Stoff eingelassen. Das Jackett trug man zu hautengen, aus Amerika importierten Jeans oder Khakihosen, die eng an den Oberschenkeln anlaen und sich nach unten hin immer weiter verengten. Die Hosen hingen jetzt eher auf den Hüften, statt mit Hosenträgern unter den Achselhöhlen aufgehängt zu werden, und der Reißverschluß verbannte den geknöpften Hosenschlitz auf den Schrotthaufen der Mode. Ein weißes pflegeleichtes oder wollenes Hemd, Boots und kurze Socken und kurzes, ordentlich frisiertes Haar gehörten auch dazu. Das Ganze wirkte kantig, sauber und modern.

Im Herbst 1964 hatte McLaren, der mickrige, aggressive Taugenichts, der seiner Großmutter inzwischen ausgerissen war, Arbeit bei einem Weinhändler im Londoner Westend gefunden. Im Jahr davor hatte er Abendkurse am St. Martin's College of Art belegt, und 1964 immatrikulierte er sich an der Kunsthochschule von Harrow, wo er sich mit Viviennes Bruder Gordon anfreundete. Dank einer Reihe anderer Stipendien konnte er die nächsten sieben Jahre weiterstudieren (in Reigate, Walthamstow, Chelsea, Chiswick, Croydon und Goldsmith's). McLaren gehörte einer Generation britischer Kunstakademieabsolventen an, die in der phänomenal erfolgreichen Popmusik, Pop-art, Werbe- und Medienbranche Berühmtheit erlangte und damit Englands Bruttosozialprodukt und kulturelles Prestige beträchtlich erhöhte.

1965 konnte Vivienne den Ehetrott nicht länger ertragen. Obwohl Derek Westwood ein lieber, netter und gutaussehender Mann war und gut tanzen konnte, langweilte sie sich. Sie konnte seine Allerwelts-Hobbys nicht teilen; außerdem wurmte es sie, daß sie »nichts von ihm lernen konnte«. Eine verführerische Welt hatte sich in der Harrow Art School vor ihr aufgetan, durch ihren Bruder Gordon und dessen Freund, der fünf bis sechs Jahre jünger war als sie. Trotz Dereks inständiger Bitten bemühte sie sich, der Ehe zu entkommen. Nach mehreren Ausbruchsversuchen trennte sie sich schließlich 1965 von ihrem Mann und nahm den dreijährigen Ben mit in die elterliche Wohnung über der Poststelle. Im folgenden Jahr wurde das Paar geschieden. (Später räumte Vivienne ein, daß Derek ein guter Ehemann und lieber Mensch gewesen sei – »zu gut für mich«.)

Jeden Tag schob Vivienne nun Bens Sportkarre an Gordons Morris Cowley vorbei, der vor der Wohnung der Swires parkte, und spähte durch die beschlagenen Autofenster. Dort kauerte, in einen alten Mantel gehüllt, Malcolm McLaren. Er hatte Gordons Angebot angenommen, seine vorige Bleibe »unter einem Baum auf dem Friedhof von Harrow-on-the-Hill« zu verlassen und in dem Wagen zu wohnen. Dora Swire lehnte diesen Penner ab und ließ ihn nicht über ihre Schwelle, aber wenn sie erst hinter dem Postschalter saß, schlich sich McLaren die Treppe hinauf, badete und schnorrte sich ein Frühstück.

Vivienne bewunderte diesen eitlen Dandy in seinem mobilen Heim, und er amusierte sich über ihr feuriges Temperament und ihr braves Konfirmandinnengetue. Sie kam ihm vor wie die Karikatur einer schüchternen Betschwester aus der *Picture Post*, in Selbstgestricktem und Schottenrock, wie er immer wieder gern erzählte. Sie erinnert sich, »eine Katastrophe« gewesen zu sein, als sie ihn kennenlernte: »Ich hatte damals meine Püppchen-Look-Phase: fisseliges Haar und Pelzmantel. Ich sah grauenhaft aus.« McLaren stellte liebend gern ihren Provinzialismus bloß: »London kam ihr vor wie eine Stadt der Snobs ... sie fand die Menschen einschüchternd, arrogant und unfreundlich und konnte damit nicht umgehen.« Obwohl Welten zwischen dieser wißbegierigen Landpomeranze und dem sich als weltoffen gerierenden McLaren lagen, war seine Rebellion nur eine aggressivere Spielart ihrer eigenen Unzufriedenheit. Außer ihrer blühenden Phantasie hatten sie beide eine Neigung, Jugend und Kindheit in rosigem Licht zu sehen; er, weil ihm keine schöne Kindheit beschert war und sie, gerade weil sie eine schöne hatte. Auch waren beide schnell gelangweilt und sprachen nur ungern von ihren Vätern. Doch in anderer Hinsicht waren sie sehr verschieden. Während Vivienne eine Ernsthaftigkeit besaß, die an Humorlosigkeit grenzte, behandelte McLaren das Leben als Spiel und legte sich eine respektlose und sarkastische Pose zu.

Wie bei Viviennes Schulfreundin aus Glossop, Maureen Purcell, waren auch McLarens Verwandte jüdische Schneider. Und so wie Maureen sie in Manchester und Leeds in neue Kreise eingeführt hatte, so glaubte Vivienne, daß McLaren ihr Zugang zu einer faszinierenden Welt verschaffen könne: »Ich spürte, daß noch viele Türen zu öffnen waren und er den Schlüssel zu allen hatte. Außerdem hatte er eine politische Meinung, und ich mußte mich erst noch orientieren.« Sie suchte seine Gesellschaft, beeindruckt, weil er »kultiviert« war. »Seine Familie stammte von portugiesischen Diamantenhändlern ab und war ganz kosmopolitisch eingestellt.« Doch McLaren hatte Angst vor Frauen: Sie waren entweder unzuverlässig, wie seine Mutter, oder erdrückend manipulativ, wie Großmutter Rose. Er war unfähig, Beziehungen mit ihnen einzugehen, und obwohl seine Freunde während der nun heraufziehenden Promiskuität munter experimentierten, blieb er sexuell unerfahren.

Unzufrieden mit ihrem Bildungsstand, beschloß Vivienne, sich in der Gesellschaft von McLaren und den Kommilitonen ihres Bruders weiterzuentwickeln. Doch eine Zeitlang argwöhnte sie noch, Künstler seien »Anarchisten, Tagediebe oder Vagabunden«, und ihr Realitätssinn hielt sie davon ab, von ganzem Herzen deren Desinteresse an der praktischen Seite des Lebens zu teilen. Hin- und hergerissen zwischen dem Wunsch, sich durch ein Studium weiterzuentwickeln, und der Notwendigkeit, einen Job zu finden, schrieb sie sich für einen Diplomstudiengang in Pädagogik am St. Gabriel's Teacher Training College in Camberwell, Südlondon ein, weil sie meinte, wenigstens Kunstlehrerin werden zu können. »Ich dachte, falls ich mein Geld nicht mit Malen verdienen kann« – was sie unter dem Einfluß ihres Bruders und seiner Freunde von der Kunsthochschule mittlerweile für das erstrebenswerteste Leben hielt – »dann kann ich wenigstens Lehrerin werden und anderen das Malen beibringen.«

Gordon verließ Harrow, um am Londoner College of Film Technique zu studieren. Er mietete ein baufälliges Haus in der King's Avenue Nummer 31, in der Nähe der U-Bahn-Station Clapham North in Südlondon. Zwei Studienfreunde von der Filmhochschule, John Broderick und Chuck Coryn, die McLaren abwechselnd als »fahnenflüchtige Amis« und dann wieder als »Vietnamveteranen« bezeichneten, teilten sich das Haus mit ihm, und einige Monate später stieß auch Malcolm zu ihnen.

Zu McLarens Entsetzen zogen auch Vivienne und ihr Sohn bald ein, eine Gefährdung seines reinen »Männerreviers«. Zugleich fand er Vivienne auch attraktiv und »sexuell bedrohlich.« Aber die Faszination beruhte nicht auf Gegenseitigkeit. Vivienne mochte hübsche Jungen, und McLarens klapperdürre Gestalt, die beim Gehen nach innen gedrehten Füße, die widerspenstige rote Mähne und die zornrote Gesichtsfarbe, die er hoffnungsvoll unter Puder zu verbergen suchte (daher sein Spitzname »Talcy Malcy«), entsprachen nicht dem herkömmlichen Schönheitsideal. Abgesehen von seinem Äußeren irritierte sie auch, daß sich seine aufgestaute Wut von Zeit zu Zeit explosionsartig entlud. Doch langsam, über die Wochen, schmolz sie durch eine Kombination aus Langeweile, Neugier und ständiger Nähe zu ihrer Gleichgültigkeit gegenüber diesem faszinierenden Geschichtenerzähler dahin. Während die anderen zur Filmhochschule gingen, hockten die beiden stundenlang vor einer unzulänglichen Heizsonne, teilten sich gebackene Bohnen auf Toast und Tee, rauchten Woodbines und kippten bis spät in die Nacht Whiskey.

Während McLaren ihr Vorträge über die politische Macht der Kunst und den besonderen Reiz von Kultmoden hielt, fertigte Vivienne die Modeschmuckkreuze an, die sie am Wochenende in der Portobello Road verkaufte, um ihr kleines Stipendium und ihren Unterhalt aufzubessern. Der Schmuck sollte ihr erstes gemeinsames Unternehmen werden. McLaren beobachtete seine methodische Gefährtin dabei, wie sie die Schmucksteine plazierte – Rot, dann Orange, Violett, dann wieder Rot – bevor er sich einmischte, um die Farben neu anzuordnen. »Sie fing Feuer, weil ich ihre Perlen auf weniger langweilige Art arrangierte, und … mich faszinierte an ihr, daß sie an meinen Lippen hing«, erinnert er sich in seiner typischen Ichbezogenheit. Vivienne ging bereitwillig auf seine Vorschläge ein, die ihrer Meinung nach »eher wie Übungen waren, ausgewogener, nach Art moderner Kunst und nicht so zusammengeschustert wie meine Sachen. Bei ihm war es mehr Kunst, bei mir eher Kunsthandwerk. Ich habe seine Ideen immer so viel besser gefunden als meine eigenen.« In diesen Wochen wurden ihre Rollen festgelegt und für das nächste Jahrzehnt festgeschrieben: Sie wurde zur lernwilligen Kunsthandwerkerin, er zum selbstherrlichen Art-director.

Besessen von Mode- und Stilfragen, kümmerte sich McLaren auch um Viviennes Äußeres. Sie gab den »Püppchen-Look« auf. »Er nahm mich an die Hand und stylte mich. Ich war fünfundzwanzig und fuhr total auf den Schulmädchen-Look ab.« Die Schuluniformen kaufte sie in der Kinderabteilung des Kaufhauses John Lewis in der Oxford Street und trug dazu Söckchen. Diese prägende Lektion in Stil, verbunden mit der Erinnerung an eine unbekümmerte Liebesbeziehung, sollte zwei Jahrzehnte später in Viviennes Kollektionen wiederauftauchen.

Sie erzählten sich intime Dinge. McLaren sprach über seinen Groll gegen seine polygamen und ständig abwesenden Eltern, die einen »komischen Kauz« aus ihm gemacht hätten und über die ständigen Alpträume über seine Mutter. »Er hatte auf sehr traumatische Art sein Elternhaus verlassen, ein sehr jüdisches Elternhaus, und er fühlte, daß er außerhalb der jüdischen Gesellschaft keine Wurzeln hatte«, sagt Vivienne und romantisiert seinen familiären Hintergrund etwas. Sie ihrerseits vertraute ihm ihre Erleichterung darüber an, daß sie der Ehe mit einem »hoffnungslosen Fall« entronnen war, in der sie »an die Küchenspüle gefesselt« gewesen sei »und ein brüllendes Balg meine Beine umklammert hielt«.

McLarens Wut kanalisierte sich, indem er sich auf alles stürzte, was den Ruch der Anarchie hatte. Laut seinem ersten Kunstlehrer in Harrow, Theodore Ramos, »war die Kunst für ihn nur ein Spiel«, doch Vivienne ließ sich von McLarens anarchistischen Hirngespinsten faszinieren, die ihr ein Ventil für ihre gerechte Empörung über »diese schreckliche Welt« boten. Dennoch war sie nicht in diesen schwadronierenden Revoluzzer verliebt, obschon seine manischen Anfälle von Hysterie ihren sexuellen Appetit weckten. »Er erregte damals wirklich Aufsehen mit seinem ganz, ganz blassen Gesicht (das er dem Puder verdankte), und er hatte einen ganz leichten Haarflaum auf der Haut und sehr, sehr kurzgeschorenes Haar. Aber ich erinnere mich, wie ich mal was zu ihm sagte und er dann vor meinen Augen explodiert ist … Die tiefroten Lippen leuchteten in dem bleichen Gesicht, und ich erinnere mich an seinen Mund – er hat einen wohlgeformten Mund, sehr markant – also, der ging einfach auf und entblößte das ganze Zahnfleisch, ein einmaliger Anblick. Ich hatte großen Repekt vor dieser Art von Intensität.« Kein physisches Detail entging Vivienne, die über ein außerordentliches optisches Gedächtnis verfügt.

Als Vivienne von einem Italiener schwärmte, den sie in einem Café kennengelernt hatte und der sie angeblich mit nach Italien nehmen wollte, erregte sie McLarens Eifersucht. Er spielte den uneigennützigen Freund und warnte sie vor diesem »italienischen Gigolo«. Merkte sie denn nicht, daß der sie mit seinen trickreichen Versprechungen nur herumkriegen wollte? Viele Jahre später gab er zu, daß er sich selbst für sie »interessierte« und dies das Motiv für seinen gar nicht so selbstlosen Rat war.

Obwohl McLaren glaubte, die von ihm so beeindruckte und

seiner Meinung nach sexuell erfahrene ältere Frau mental zu beherrschen, fühlte er sich unbehaglich, wenn sie ihn provozierte, indem sie nackt im Haus herumlief. Da er keinen direkten Annäherungsversuch machen wollte, griff er zu einem emotionalen Klischee, um sie zu verführen – er appellierte an ihren Mutterinstinkt. Er schlief auf einer Matratze im Wohnzimmer, und eines Morgens simulierte er Bauchschmerzen, stöhnte und jammerte, bis Vivienne ihm den bequemeren Diwan überließ und ihm Medizin aus der Apotheke holte. Dann hätschelte sie ihn bis zum Anbruch der Nacht, und da er sich weigerte, auf sein eigenes Lager zurückzukehren, zog sie sich aus und legte sich neben ihn, da ihr angeblich keine andere Wahl blieb. Endlich vollzogen sie ihre zwei Jahre lange Freundschaft, die fünfundzwanzigjährige Lehrerin übernahm die Führung über den unerfahrenen Einundzwanzigjährigen, der »sich tagelang weigerte, das Bett wieder zu verlassen«.

Da McLaren gewohnheitsmäßig vor jeder gefühlsmäßigen Bindung zurückschreckte, spielte er das ganze spaßhaft als die amüsante sexuelle Initiation eines unschuldigen Knaben durch eine männermordende Nymphomanin herunter. Vivienne sah das anders: »*Er* war ständig hinter mir her. Er hat mich mürbe gemacht, bis ich schließlich nachgegeben habe.« Doch selbst wenn McLaren sie aus lauter Geilheit ins Bett gelockt haben sollte, kann ihr Widerstand doch nicht gerade sehr stark gewesen sein.

Die verlorene Unschuld brachte McLaren aus der Fassung. Er wurde besitzergreifend, bestand darauf, daß Vivienne ihrem italienischen Freund den Laufpaß gab. Wenn ein Mann zum Tee kam oder auf der Straße mit ihr gesehen wurde, hatte er »einen Anfall«. (Bis heute hat er ein leicht aufbrausendes Temperament.) Bei einer Gelegenheit schor er sich vor Verzweiflung den Kopf und trat ihr blutüberströmt entgegen. Diese masochistischen Posen verfehlten nicht ihre Wirkung auf Vivienne, die sich selbst in der Rolle der Krankenschwester für diesen triebhaften jungen Mann sah und sich einredete, ihn nicht verlassen zu dürfen: »Er dachte, ich hätte mich gebunden, aber nur, weil er mir so vertraut hatte. Und dann dachte er, ich hätte ihn einfach abserviert und den Ernst der Lage nicht erkannt. Vor mir hatte er nie eine Freundin gehabt. Und so habe ich dann angefangen – ich weiß nicht recht, wie ich es sagen soll –, nicht mit ihm zu bumsen, nicht Liebe zu machen, weil ich nicht in ihn verliebt war – ich glaube, man könnte sagen, daß ich anfing, mit ihm zu schlafen.«

Ihr Sexualleben war unregelmäßig. Während der ganzen fünfzehnjährigen Beziehung stillte McLaren nur sporadisch Viviennes Appetit, zum Teil auch, um die Kontrolle über sie zu behalten. Obwohl er berüchtigt dafür wurde, sexuelle Freiheit und Perversion zu propagieren, war er bemerkenswert prüde in seinem eigenen Sexualleben. Auf Drängen sagte er höchstens: »Ich konnte Viviennes Einstellung zum Sex nie begreifen« und fügte entschuldigend hinzu: »Soweit ich weiß, hatten wir guten Sex, und sie war glücklich dabei.« Ihre Arbeitsbeziehung nahm weit größeren Raum ein als der Sex.

Binnen Wochen entdeckte Vivienne, daß sie schwanger war. McLarens Einstellung ihr gegenüber veränderte sich schlagartig. Er behauptete, sie habe ihn zu der Annahme verleitet, daß sie verhüte, und die Aussicht auf eine drohende Vaterschaft deprimiere ihn. Da Vivienne nicht in ihn verliebt war, sprachen sie von Abtreibung. Doch 1967 war Abtreibung in England noch illegal. Die meisten Frauen, die eine Schwangerschaft abbrechen wollten, setzten ihre Gesundheit, ja sogar ihr Leben aufs Spiel, entweder durch barbarische oder gefährliche Selbsthilfeverfahren oder auf schmuddeligen Küchentischen, was sie teuer bezahlen mußten. Für eine Abtreibung machte sich besonders die besitzergreifende Großmutter Rose stark, die Vivienne als Nichtjüdin und raffinierte ältere Frau aus dem falschen Stall diffamierte, die zudem mit dem Kind eines anderen Mannes belastet war. Sie war entschlossen, einen Keil zwischen die beiden zu treiben.

Da Vivienne ein enges Verhältnis zu ihrer Mutter hatte (»Vielleicht haben das alle außer mir, vielleicht ist das normal«, räumte er ein), versuchte McLaren, die Kommunikation zwischen Mutter und Tochter zu unterbinden. Ihre Eltern waren wütend und fanden ihn völlig verantwortungslos. Als er sie eines Tages auf das Haus zukommen sah, sprang er aus dem Fenster, um eine Konfrontation zu vermeiden. Seine

»Wohltäterin«, wie er seine Großmutter nannte, erbot sich, für die Abtreibung zu bezahlen. »Vivienne war schon dafür«, sagt er. Aber sie dachte noch wochenlang darüber nach, bis zu dem Augenblick, als Vivienne, mit Großmutter Roses Bargeld in der Hand auf der Schwelle einer Arztpraxis in der Harley Street stand und endlich eine Entscheidung traf. Sie ging in die Bond Street und kaufte sich statt dessen einen Mantel. McLaren glaubte, in eine Falle getappt zu sein. Er warnte Vivienne, er werde keine Verantwortung für das Kind übernehmen, aber sie war emotional schon zu engagiert, um die Schwangerschaft noch abzubrechen.

Heute auf seine Beziehung zu Vivienne angesprochen, schlägt McLaren ganz erstaunliche Haken. Mal leugnet er kaltschnäuzig, daß sie ihm je etwas bedeutet habe, dann wieder kommt das Eingeständnis tiefer Zuneigung und vielleicht sogar Liebe – auf seine Art. Und was empfand er für die Frau, die sein Kind trug? »Nie war sie so schön wie in der Schwangerschaft ... da war sie am freundlichsten, offensten, ruhte vollkommen in sich, anscheinend völlig mit sich im Einklang ... Es sollte einfach sein. Ich werde nie vergessen, wie sie aussah, als sie schwanger war.« Diese zärtlich erinnerte Vision von ihr ist nicht typisch für McLaren, der sonst die Maske zynischer Beherrschtheit aufsetzt.

Das Kind war zwei Wochen über die Zeit, und die stoische Mutter arbeitete bis zum letzten Augenblick, verkaufte ihren Schmuck und hoffte, daß das Baby nicht gerade heute kommen würde. Schließlich wurde sie zur Einleitung der Geburt in die Klinik in Streatham bestellt. Nach schweren, aber kurzen Wehen kam ihr zweiter Sohn am Nachmittag des 30. November 1967 zur Welt. Sie hatte sich eine Tochter gewünscht.

Großmutter Rose überredete McLaren, der Geburt nicht beizuwohnen, und erst mehrere Tage später ging er in die Klinik, um seinen Sohn zu sehen. Nachdem eine überkorrekte Krankenschwester ihn wegen seines Fernbleibens ausgefragt hatte, näherte er sich Viviennes Bett. Sie erinnert sich, daß seine erste Reaktion war: »Der ist nicht von mir! Er sieht mir nicht mal ähnlich!« McLaren erinnert sich: »Nie habe ich Vivienne glücklicher gesehen.« Vivienne behält ihren Liebhaber in wehmütiger Erinnerung, wie er in einem schweren, schneebedeckten Tweedmantel ankam – auf dem Weg zur Klinik in einem Secondhandladen in der Vauxhall Bridge Road gekauft – und erwähnt dieses Kleidungsstück oft, wenn sie sentimentalen Erinnerungen an ihre Zeit auf der Wöchnerinnenstation nachhängt. Das traditionelle schottische Tuch sollte zwanzig Jahre später eine wichtige Rolle in ihrem Leben spielen.

Der Junge wurde auf den Namen Joseph Ferdinand Corré getauft. Den mittleren Namen bekam er nach McLarens Lieblingsporträt von Velázquez in der National Gallery, *Erzbischof Fernando de Valdés y Llanos,* während Corré der Mädchenname von Großmutter Rose war. Vivienne rief ihren Sohn »Joe«, McLaren sagte immer »Joseph«. Mit der Weigerung, dem Kind seinen eigenen Nachnamen zu geben, distanzierte er sich nicht nur von der Vaterschaft, sondern auch von den eigenen Eltern, was er später noch unterstrich, indem er Joseph nicht erlaubte, ihn »Dad« oder »Daddy« zu nennen. Die Geburt des Kindes bedeutete für McLaren eine Belastung der Beziehung, während sich Vivienne dadurch an ihn gebunden fühlte.

Im Herbst 1967 hatte sich McLaren im Croydon College of Art and Design in Südlondon für das Fach Malerei eingeschrieben, und er und Vivienne zogen in eine Parterrewohnung in den Aigburth Mansions in der Hackford Road in der Nähe vom Kennington Oval, die McLaren über eine Kleinanzeige in einem Süßwarenladen gefunden hatte. Die Wohnung, die in einer Reihe aus dreistöckigen Häusern mit Rauhputzfassade lag, befand sich nach studentischen Maßstäben in einem guten Zustand, und die Familie erlebte dort ein kurzes Glück; Gordon und seine Freunde aus Croydon wurden zu makrobiotischen Mahlzeiten eingeladen. Sechs Wochen nach der Geburt kehrte Vivienne aus Geldmangel notgedrungen zu ihrer Arbeit als Lehrerin zurück und brachte Joseph in einer Krippe unter.

Einer von McLarens Freunden aus Croydon war Jamie Reid, Sohn einer politisch radikalen schottischen Familie. Obwohl der Einfluß von McLarens unaufrichtigem Radikalismus sein politisches Engagement vorübergehend minderte, blieb Reid aktiv und arbeitete nach dem Hochschulabschluß für eine kommunale Zeitung in Croydon, die für die Rechte von Schwarzen, Feministinnen, Gefangenen und Gewerkschaftlern focht. An der Kunsthochschule hoffte er, an McLarens Seite die Welt zu verbessern; sein Gefährte begnügte sich dagegen gern damit, sich aufzuspielen und zu verkleiden.

1967 standen die radikalen Elemente in den Studentenkommunen überall in Europa im Bann einer Neuerscheinung, Guy Debords *Societé de Spectacle* [dt. Titel: *Die Gesellschaft des Spektakels*]. Debord war Cheftheoretiker der Situationistischen Internationale, die sich 1957 in Italien konstituierte und erklärte, daß Künstler die Schranken zwischen Leben und Kunst niederreißen und in städtischem Umfeld groteske Situationen provozieren sollten, als nihilistische Reaktion auf den Status quo. Die Situationisten verknüpften die marxistische Maxime, daß jeder Aspekt des kapitalistischen Lebens auf seinen Warencharakter reduziert sei, mit der künstlerischen Agitation des Dadaismus, den Absurditäten des Surrealismus und dem hemmungslosen Hedonismus ihrer Zeit. Das Inszenieren absurder Happenings sollte ein moderner Ausdruck des Volkswiderstands werden.

Debords Bestseller sezierte die wuchernde Vermarktung von Kulturdenkmälern und wurde zum heimlichen Drehbuch der Maiunruhen, *les évenements de Mai*, die im folgenden Jahr in Paris ausbrachen. Von dieser internationalen Spaßguerilla und von Debord lernte McLaren, wie man die Medien durch die Produktion von Manifesten, Zeitungen, Collagen und Desinformationen für eigene Zwecke instrumentalisiert. Durch einen britischen Ableger der Bewegung, King Mob, wurde er mit den Schriften des schottischen Beat-Autors Alexander Trocchi und der amerikanischen Anarcho-Feministin Valerie Solanas, Autorin von »The SCUM« (Society for Cutting up Men), bekannt, die 1968 in die Schlagzeilen geriet, weil sie auf Andy Warhol schoß. McLaren ließ sich vom Situationismus inspirieren, um seine Fertigkeiten als großer Verstellungskünstler zu perfektionieren.

Ein Freund von der Harrow Art School, Fred Vermorel, der in Paris als »Sympathisant« dieser Szene an der Sorbonne war, korrespondierte in den Monaten vor *les évenements* vom Mai 1968 mit McLaren. Wie die Rassenunruhen 1965 in Watts, im Schwarzenghetto von Los Angeles, und die Massenkundgebungen gegen den Vietnamkrieg wurden die französischen Studentendemonstrationen durch das Fernsehen hautnah dokumentiert und vereinten die jüngere Generation rund um den Erdball in ihrer Verurteilung dessen, was sie als brutale Unterdrückung von Regierungsseite ansah.

Man kann die Bedeutung der Studentenrevolte gegen de Gaulles konservative Herrschaft in Frankreich nicht hoch genug einschätzen. *Les évenements* nahmen ihren Ausgang von einem Protestmarsch, der am 22. März in Nanterre begann, einer Universität in den Vorstädten von Paris, und vom »Roten Dany«, dem Studenten Daniel Cohn-Bendit, organisiert wurde. Er fand Unterstützung von Studenten und Arbeitern und gipfelte schließlich in schweren Ausschreitungen, die sich auf die Sorbonne im Herzen der französischen Hauptstadt konzentrierten. Die Demonstranten wurden von Polizeikräften, der *Compagnie Republicaine de Securité*, brutal unterdrückt. Vermorel schickte lebhafte Schilderungen dieser Ereignisse an McLaren und seine Kommilitonen, die als Ausdruck ihrer Solidarität die französischen Proteste auf ihre Art nachahmten.

Am 5. Juni verbarrikadierten sich McLaren, Reid und andere Kunststudenten, unter anderem auch Robin Scott, der 1969 auch in die Wohnung in der Hackford Road ziehen sollte, im Croydon College of Art and Design. Getreu dem Sponti-Motto »Verlang das Unmögliche!« stellten sie groteske Forderungen, zum Beispiel nach purem Gold für ihre Bildhauerarbeiten. Die Außenwelt wurde durch eine Reihe von Pressemitteilungen über ihre Kümmernisse auf dem laufenden gehalten, und am 12. Juni druckte die *Times* June Scotts Ansichten ab. Revoltieren ging über Studieren, und hinter den Rufen der Studenten nach einer Revolution steckte neben Idealismus ein schönes Stück Hedonismus. Mit dem Anbruch der Sommerferien erlosch allmählich das Feuer der Proteste.

Die Teilnahme an solchen Streichen ließ McLaren wenig Zeit für seine Familie: »Ich war berauscht von der Idee, die Kultur auf die Straße zu tragen und dadurch die ganze Lebensweise umzukrempeln – Kultur als Mittel zum Unruheschüren. Das waren keine leeren Worte, das war ›Action‹.« McLarens »Actions« wirkten jetzt eher wie höherer Blödsinn, der einzig dazu diente, Aufmerksamkeit zu erregen. So verteilte er einmal mit vierundzwanzig anderen in der Spielzeugabteilung von Selfridges Spielsachen. Ihr Flugblatt lautete: »Weihnachten sollte was Tolles sein, aber es ist schrecklich. Laßt uns die große Illusion zerstören. Zündet Oxford Street an, tanzt um das Feuer.« Bei anderer Gelegenheit zog er schwarze Handschuhe über, um »Steaks aus der College-Mensa zu stehlen und sie spätabends im College zu braten – ohne Fingerabdrücke! Es hat Spaß gemacht. Man hatte das Gefühl, seine schönsten Jahre zu erleben.« Vivienne hielt sich aus diesen Spielchen heraus, sie konzentrierte sich auf das Wesentliche: Mutter zu sein und den Lebensunterhalt zu verdienen.

1968 besuchte McLaren Paris, und im nachhinein übertrieb er gern seine Rolle in der »Revolution«. Er behauptete, im Mai Seite an Seite mit *les enragés* marschiert zu sein, während er in Wahrheit erst im August in Paris eintraf. Zusammen mit einem Freund aus Croydon inspizierte er ehrfürchtig die restlichen Spuren des Studentenprotestes. Nicht ein Backstein war von der Fassade der École des Beaux Arts in der Rue Bonaparte zu sehen, sie war völlig mit Postern zugekleistert und mit Graffiti verziert, mit Spontisprüchen wie »Verbote sind verboten«, »Unter dem Pflaster liegt der Strand« und »Phantasie an die Macht«. Galeristen lösten diese Andenken von den Wänden, wohl wissend, daß die Nachwelt sie schätzen würde (so vermachte auch der avantgardistische Londoner Kunsthändler Robert Fraser zehn Jahre später seine Sammlung von Punk-Postern dem Victoria and Albert Museum). McLaren fand Unterschlupf in den Cafés am linken Seine-Ufer und bildete sich ein, daß die Kellner »die anarchistische Idee goutierten und auch daran glaubten«, besonders, da sie ihm keine Rechnung präsentierten. Anders als Vivienne, die nur sparsam war, war er geizig.

Angezogen von den Ideen algerischer Freiheitskämpfer und Schwarzer-Panther-Revolutionäre, reisten die beiden Studenten gen Süden, mit Ziel Nordafrika. Aber die schnöde Bürokratie bremste den hoffnungsvollen Rebellen; McLaren war nicht geimpft. Er war gezwungen, die Zeit an der Südküste Frankreichs totzuschlagen und auf die Rückkehr seines Freundes zu warten, der nach Libyen weitergereist war.

Plötzlich fehlte ihm Vivienne, nicht aus Liebe, sondern aus Einsamkeit. Er schrieb ihr von seinem Leben unter Matadoren und Zigeunern und daß er mit den Arbeitern vor Ort über den Kommunismus diskutiere. Unwahrscheinlich, daß sein gebrochenes Französisch für philosophische Feinheiten ausreichte. Nach wenigen Tagen des Alleinseins bestellte er Vivienne zu sich. Sie borgte sich das Fahrgeld von ihrer Mutter, ließ ihre Söhne in einer Krippe zurück und fuhr nach Süden, auf ihre erste Auslandsreise.

Gemeinsam kauften sie ein kleines Zelt, bauten es am Strand von Le Trayas auf und zelteten dort ein paar Wochen. Dora unterstützte sie mit Geldsendungen an das örtliche Postamt. Vivienne, an Entbehrungen gewöhnt, streckte die bescheidenen Finanzmittel durch Sammeln weggeworfener Früchte, die sie unter Marktständen fand, und briet billige Sardinen am Strand. Zum erstenmal allein, war das Paar glücklich und entspannt. Vivienne, einmal nicht von Kindern abgelenkt, ließ sich von McLarens Schilderungen seiner imaginären Heldentaten auf den Pariser Barrikaden fesseln, und er freute sich, ein Publikum zu haben. Seine exzentrischen Marotten amüsierten sie. So beharrte er darauf, sie müsse alle Kleider ausziehen, um sich warm zu halten und weigerte sich, zum Urinieren das Zelt zu verlassen. Lieber benutzte er dafür eine Flasche, die er von ihr draußen ausleeren ließ. In späteren Jahren dachte sie wehmütig an diese Wochen des vollkommenen Glücks zurück. »Wenn sie fällt, dann fällt sie tief«, sagt die Modejournalistin und frühere Vivienne-Angestellte Caroline Baker. »Sie hat ihn wirklich geliebt und hat so romantisch [von diesem Urlaub] geschwärmt. Jede Kleinigkeit an Malcolm beeindruckte sie, selbst die Tatsache, daß er nur einmal am Tag pinkeln mußte. Sie sagte, seine starke Blase habe sie schwer beeindruckt!«

Aus dem August wurde September. Eines Nachts, so erinnert sich McLaren, erwachten die Liebenden unter ihrem Zeltdach von dem Gepolter und Geklapper der Töpfe und Pfannen. Eine Flutwelle hatte ihr Zelt ins Meer geschwemmt. Sie krabbelten an den Strand, hatten alles verloren: Kochutensilien, Kleidung, Pässe und Geld. Es war 3 Uhr morgens. Nackt und bibbernd rannten sie ins nächste Dorf, wo sie den Bäcker überredeten, sich zum Trocknen hinter die Öfen hocken zu dürfen.

Das Ferienidyll fand ein jähes Ende. Sie trampten nach Marseille, wo sie sich auf die Kirchenstufen am größten Platz der Stadt setzten und besprachen, wie sie nach England zurückkehren könnten. Es hatte keinen Zweck, sich mit Dora in Verbindung zu setzen und um das Fahrgeld für den Bus zu bitten, das würde zu lange dauern. Vielleicht sollten sie sich hilfesuchend an das Britische Konsulat wenden, in der Hoffnung, daß das Auswärtige Amt ihre Rückreise bezahlen würde. Laut McLarens unglaubwürdigem Bericht kam just in diesem Augenblick ein kleiner Kombi vorgefahren, dem McLarens Freund, frisch aus Afrika zurück, entstieg. Er stürmte die Treppe hinauf, um sie zu begrüßen. »Toll! Du hast also meine Postkarte bekommen?« fragte er. Anscheinend hatte er in der Annahme, McLaren hielte sich noch in Aix-en-Provence auf, ihm eine Karte geschrieben, per Adresse der Universität, mit der Anweisung, sich mit ihm an ebendiesem Tag, dem 7. September, um 15 Uhr auf den Stufen der Kirche des größten Platzes in Marseille zu treffen. Die drei kletterten in den Wagen und brachen nach England auf.

Zu Hause erwartete Vivienne und McLaren ein Schock. Joseph war in eine »katatonische Trance« gefallen, wie McLaren es nannte. Sie nahmen ihn mit in den Park und versuchten, ihm eine Reaktion zu entlocken, aber er saß regungslos da und starrte ins Leere. Schließlich reagierte Joseph auf McLaren – »nicht auf mich, denn ich hatte ihn schwer enttäuscht« [weil sie ihn allein gelassen hatte] –, erinnerte sich seine von Gewissensbissen geplagte Mutter. Am folgenden Montag kündigte sie in der Schule, fest entschlossen, Joseph nie wieder zu verlassen. McLaren unterstützte sie in dieser Entscheidung.

Nach und nach zerbrach die Familie an Geldmangel und an McLarens mangelndem Engagement. Als der Mietvertrag in Kennington auslief, flüchtete er sich wieder zu seiner Großmutter, die in eine Sozialwohnung über der U-Bahnstation South Clapham gezogen war. Da sie sich weigerte, auch Vivienne und die Jungen aufzunehmen, zog diese zu ihren Eltern, die jetzt Rentner waren und aus Harrow in ein Häuschen bei Banbury in Oxfordshire umgezogen waren. Eine ehemalige Angestellte erinnert sich, wie Vivienne ganz trocken erzählte, daß ihr Vater sie im Geräteschuppen schlafen ließ.

Die Beziehung zwischen Vivienne und McLaren befand sich jetzt in einer Krise, sehr bequem für ihn, obwohl sie mit einer Versöhnung rechnete. McLaren hielt Kontakt, indem er etwa einmal im Monat den Zug nach Oxfordshire nahm, um Joseph zu besuchen (Ben kommt in seinen Erinnerungen nicht vor). Dora behandelte ihn schroff, sie nannte ihn »den Eindringling«.

Trotz der Mißbilligung ihrer Eltern wollte Vivienne zu ihrem Mann halten. Bei vielen Gelegenheiten versuchte McLaren, die Beziehung zu beenden. Da sie nicht mehr zusammen schliefen, argumentierte er, und auch nicht zusammenwohnten, sei es doch nur Heuchelei; er wolle sich überhaupt in eine Studentin verlieben – irgendeine, mit der er das freie Studentenleben in London genießen könne, statt sich mit einer alleinstehenden Mutter aus dem Arbeitermilieu zu belasten, die auch noch auf dem Land wohnte. Doch binnen einer Stunde nach seiner Ankunft bewirkte Vivienne jedesmal einen Sinneswandel, teils, weil Joseph so glücklich aussah und teils, weil McLaren keine andere Frau fand. »Es ist einfach nicht passiert«, sagte er, »vielleicht weil ich so komisch war, also ging unsere Beziehung weiter.« Manchmal gelang es ihm, Großmutter Rose auszutricksen, und dann verbrachte sie ein Wochenende mit ihm in deren Wohnung.

Im Oktober 1968, während Vivienne sich um ihre beiden Söhne in Oxfordshire kümmerte und die Romane von Thomas Hardy las, begann McLaren am Goldsmith's College of Art in Südlondon Film und Fotografie zu studieren. Dort traf er Helen Mininberg (mit späterem Namen Wellington-Lloyd), eine wohlhabende südafrikanische Jüdin, die zur Mitstreiterin in seinem Chaos-durch-Kunst-Kampf wurde. Teils, um Viviennes Klauen zu entrinnen und teils, weil es ihn reizte, daß Helen eine Zwergin war, begann er eine Affäre mit ihr. Er quälte Vivienne vorsätzlich, indem er Helen trotz ihres häßlichen Aussehens als interessanter darstellte als sie und ihr auch von anderen Schilderungen berichtete. Er behauptete, als Künstler experimentieren und frei sein zu müssen. Weder ihre Beziehung noch ihr gemeinsames Kind sollte seiner Bestimmung im Weg stehen.

McLarens flammendrote Mähne und seine antiautoritären Streiche an der Kunsthochschule hatten ihm den Beinamen »Red Malcolm« eingebracht. Schließlich zog er mit seinen Aktionen die Aufmerksamkeit der Polizei auf sich, die ihn verhaften wollte, doch von der Schulleitung am Betreten des College-Geländes gehindert wurde.

Ben war jetzt sechs und Joseph knapp zwei. Vivienne konnte nicht länger das enge Häuschen in Oxfordshire mit ihren Eltern teilen, und so zog sie im Herbst 1969, ermutigt von McLaren, für acht Monate mit den Kindern in den Wohnwagen ihrer Tante auf dem Campingplatz der Tan-y-Rogo-Farm bei Prestatyn an der Nordküste von Wales. McLaren freute sich, daß sich Vivienne auf diese Weise dem Einfluß ihrer Mutter entzog, denn in den nächsten zehn Jahren lockerten sich die ehemals starken Bande zu Dora. Erst nachdem McLaren endgültig von der Bildfläche verschwand, versöhnten sich Mutter und Tochter wieder.

In Viviennes Abwesenheit heiratete McLaren Jocelyn Hakim, eine jüdische Studentin türkisch-französischer Abstammung, die eine Aufenthaltsgenehmigung brauchte. Sie zahlte ihm 50 Pfund dafür, daß er auf einem Standesamt in Lewisham heiratete (die Scheidung sollte Großmutter Rose 2000 Pfund kosten). Die 50 Pfund, die er für seine Bemühungen bekam, flossen in sein Studentenprojekt, einen Sponti-Film mit lockerer Szenenfolge, der den Titel *Oxford Street* trug. Der nie fertiggestellte Streifen beleuchtete schlaglichtartig die menschenunwürdigen Absurditäten des Konsumdenkens und der Mode.

Der Wohnwagen von Viviennes Tante stand auf einem Campingplatz zwei Meilen vor der Stadt Prestatyn, am Fuß der Clwyd-Berge. Ohne Arbeit war Vivienne buchstäblich mittellos, abgesehen von mageren Unterhaltszahlungen, und Ben erinnert sich, wie sie sich und die Söhne mit »Löwenzahnwurzeln« und einfachem Essen durchfütterte. Zu Bens großer Freude mußte er nicht die Schule am Ort besuchen, sondern wurde ganz locker von seiner Mutter unterrichtet, die Geschichts- und Erdkundeunterricht in Museen und auf Märkten abhielt, Botanik und Kunst an Uferböschungen und Hecken unterrichtete, womit sie in ihm und seinem Bruder Phantasie und die Fähigkeit zum Staunen weckte. »Sie meinte, ich würde davon mehr profitieren als von einem Klassenzimmer voller Kinder. Es war rechtmäßig – sie war ja Lehrerin«, sagte Ben.

Ohne die Einmischung von Viviennes Eltern war McLaren eher dazu aufgelegt, Vivienne in Nordwales zu besuchen. Hier führte die Landfrau den Mann aus der Stadt und die Jungen auf Wanderungen in die Clwyd-Berge, wo McLaren gern saß und malte, während Vivienne auf die Kinder aufpaßte und mit ihnen spielte. Fern von den Ablenkungen des Studentenlebens fühlte sich McLaren wohl. Doch für Ben waren es »schreckliche Ferien«, da er allmählich McLarens abgrundtiefe Antipathie spürte. McLaren hatte Vivienne eingeredet, ihr Ältester sei zurückgeblieben und nannte ihn stets »das quengelige kleine Balg, das immer an Mamas Schürzenzipfel hängt«. McLaren untergrub auch Bens Achtung vor seinem leiblichen Vater, diffamierte Ben als den Sprößling eines »hoffnungslosen Falls«. »Joseph ist ein Teil von mir und Ben Teil von jemandem, für den sie nie Respekt empfand«, sagte er. Viviennes mangelndes Vertrauen in die eigenen Gene und in ihre Fähigkeit als Bens Mutter, bewies eine fundamentale Unsicherheit, was ihre Begabungen und ihre Herkunft betraf.

Obwohl sich McLaren so aufführte, vertraute Vivienne darauf, ihn zumindest durch das gemeinsame Kind in der Hand zu haben. Tatsächlich verlieh ihr aber nicht seine Vaterschaft an Joe Macht über ihn, sondern ihre Loyalität und die starke Liebe, die ihm in der Kindheit gefehlt hatten. Mit ihrer gleichbleibenden und nachsichtigen Liebe nabelte sie ihn allmählich von Großmutter Rose ab, und McLaren merkte, daß sie ihn zwar mehr liebte als er sie, sie ihn aber nicht unter Druck setzte, sich ehelich zu binden: »Ich erinnere mich nicht, daß sie so etwas je angesprochen hätte.« Trotz ihrer gelegentlichen Verzweiflungsausbrüche ließ sie die Zügel schleifen.

McLaren fand eine Wohnung in der Nightingale Lane, bei der Großmutter um die Ecke. Vivienne und ihre Söhne kehrten nach London zurück und bewohnten vorübergehend ein Zimmer, das McLaren für sie in Balham fand. Nachdem er und seine Freunde seine neue Wohnung renoviert hatten, ließ er sie mit Joseph und Ben nachkommen. Laut Helen Wellington-Lloyd fand McLaren das Zusammenleben mit Vivienne zwar äußerst schwierig, aber er wollte sich um das Kind kümmern, damit es nicht in so einem Kleinbürgermief aufwachsen müßte, wie er in ihrer Familie herrschte.

Betrat man die im ersten Stock gelegene Wohnung in einem Block von Sozialwohnungen aus den dreißiger Jahren, schien man in einen Zug zu steigen. Ein langer schmaler, fensterloser Korridor, buchstäblich unbegehbar durch übereinandergestapelte Fahrräder, Kisten und Gerümpel, führte geradeaus. Davon gingen eine winzige Kochnische, ein primitives Bad, eine Abstellkammer ab, in der die Kinder in einem Etagenbett schliefen, und ein ausreichend großes Wohnschlafzimmer. Es kam häufig zu Spannungen wegen der Sauberkeit. Vivienne war nicht nur unordentlich, sondern ein richtiges Ferkel – »die Toilette, wissen Sie – total verdreckt«, sagt Helen Wellington-Lloyd. McLaren dagegen war fast fanatisch ordnungsliebend: »Wenn er zu Bett ging, zog er sich aus und faltete alles ordentlich zusammen – immer in der gleichen Reihenfolge.« Dennoch sollten McLaren und Vivienne mit wenigen Unterbrechungen weiterhin zusammen in der Nightingale Lane wohnen, bis er 1980 endgültig auszog. Vivienne blieb und obwohl sie seit einiger Zeit Geld hat, wohnte sie 1998 immer noch dort.

Wieder zurück in London schrieb sich Vivienne noch einmal am Goldsmith's College für einen Lehrerstudiengang ein. Ein Kommilitone, Peter Silverstone, erinnert sich an sie als »den Star unter den Studentinnen … die potentiell tollste Grundschullehrerin ihrer Generation«. Während die Mutter studierte, besuchte Joseph den Kindergarten und Ben die Grundschule. McLaren studierte immer noch, also bestritt Vivienne den Lebensunterhalt nach Beendigung ihres Studiums. Sie übernahm die Miete in Höhe von 3 Pfund und 10 Schilling wöchentlich und die meisten anderen Haushaltsausgaben – McLaren gab sein Stipendium größtenteils für sich und seine Kunst aus. Zu einem bestimmten Zeitpunkt waren die Haushaltsmittel dermaßen beschränkt, daß Ben vorübergehend zu seinem Vater ziehen mußte, der jetzt neu verheiratet war und in Ashby de la Zouch wohnte, was Ben als schweren Schlag empfand. Dank Viviennes stoischer, praktischer Veranlagung hatte die Familie immer zu essen und etwas anzuziehen. »Vivienne kommt aus dem Penninengebirge und ist aus jenem englischen Urgestein, das in den tiefsten Wäldern überleben kann«, sagte McLaren damals. Sie durchsuchte die Gärten der Umgebung, den Park von Clapham Common und die örtlichen Märkte nach Kräutern, Obst und Gemüse: »Ich habe makrobiotisch gekocht, nur Reis, Gemüse und ein paar Nüsse«, erinnerte sie sich.

Als Mutter war Vivienne altmodisch und legte Wert auf Disziplin. McLaren dagegen schwor auf die progressive Ideologie, die linkslastige Pädagogen in den sechziger Jahren entwickelt hatten und die sich an den Theorien eines seiner Helden, A. S. Neill, orientierte, der 1921 das berühmte Internat von Summerhill in Suffolk gegründet hatte. Von der Mutter im Stich gelassen und von der Großmutter verhätschelt, argumentierte McLaren, daß der Einfluß einer Mutter auf ihr Kind nur schädlich sein könne. Er bevorzugte ein Umfeld von kreativem Chaos, von dem er meinte, es würde vorgefaßte Meinungen über das Familienleben niederreißen und schon in jungen Jahren dem Kind Selbstvertrauen und Unabhängigkeit einflößen. Viviennes Ansichten verwarf er als puritanisch, er war jedoch kaum jemals da, um sich mit den Kindern oder den Folgen seiner radikalen Erziehungstheorien auseinanderzusetzen.

Joseph hatte eine extrem enge Mutterbindung, und diese Zuneigung sollte sich in galanten Gesten manifestieren: »Er wollte für mich einkaufen gehen, als er erst drei war«, erinnerte sich Vivienne. »Ich ließ ihn gehen, folgte ihm aber heimlich. Er war so umsichtig, daß ich ihn nach einer Weile allein losziehen ließ.« Im folgenden Jahr wurden Joseph und Ben auf Internate geschickt. Joseph war erst vier, was selbst für englische Public Schools ein grausam frühes Alter war. McLaren behauptete, diese Entscheidung habe man getroffen, damit die Kinder »schon früh politisiert würden«, damit sie in einem »faschistischen Staat« gedeihen könnten. Doch war der eigentliche Grund nicht, sie sich vom Hals zu schaffen? Unter McLarens Einfluß und trotz ihrer früheren Versprechungen hatte Vivienne Joseph doch wieder verlassen. Sie sah die Folgen, als sie ihn besuchten: »Er sah aus wie ein verkleidetes rosa Schweinchen in seinem Blazer, marineblauen Regenmantel und Zipfelmütze. Und alles, was er auf Fragen antwortete, war ein kieksendes: ›Kann schon sein‹ mit gesenktem Kopf. Als man ihm versicherte, daß er nicht in dieser Schule bleiben müsse, brach er schluchzend in Tränen der Erleichterung aus.«

Auch Ben verzehrte sich nach seiner Mutter, als er ins Internat abgeschoben oder in die neue Familie seines Vaters verbannt wurde. Als liebevoller und treuer Sohn besteht er darauf, eine »wirklich glückliche Kindheit« gehabt zu haben, räumt jedoch ein, daß die Mutter zum Schaden der Söhne unter der Fuchtel seines Stiefvaters stand: »Eins war nicht perfekt: daß Malcolm für sie immer an erster Stelle stand.« Viviennes abgöttische Liebe zu McLaren und dessen Gleichgültigkeit gegenüber den Kindern führte sicher dazu, daß sich die Jungen völlig ausgeschlossen fühlten. Wiederholte Vivienne damit das Lebensmuster ihrer Eltern, das sie durch ihre ausschließliche Liebe so früh in die Unabhängigkeit getrieben hatte?

Obwohl McLaren sich nichts aus Viviennes Liebe machte, verlangte er von ihr ungeteilte Aufmerksamkeit und wachte eifersüchtig darüber. Wenn er spät nachts nach Hause kam und sie eng an Joseph geschmiegt im Bett fand, bekam er einen Wutanfall und stieß den Jungen in seine eigene Koje. Vielleicht beunruhigten ihn solche Zärtlichkeiten, weil er zehn Jahre an Großmutter Roses Seite geschlafen hatte.

Unter McLarens Einfluß verwandelte sich Vivienne allmählich in eine raffinierte Londonerin. Seinem Modetick frönend, nahm er sie mit in die King's Road und brachte ihr bei, sich aufzutakeln, getreu seinem Motto »Schönheit ist, vor nichts zurückzuschrecken«: »Als sie das einmal kapiert hatte, drückte sich ihr ganzes kritisches Denken und Handeln in der Kleidung aus.« Die Rock-'n'-Roll-Mode ihrer Jugend, die sie in der Zeit mit Derek getragen hatte, wurde durch parodistische Versionen der Retro-Eleganz ersetzt, im Einklang mit dem Revival der Teds-Mode.

Ende der sechziger Jahre gaben in der Londoner Szene die Hippies den Ton an. Die Mode hatte keinen Schwung mehr, die Luft war heraus. Als Ossie Clark Celia Birtwells Blümchenchiffons und Diagonalvolants schneiderte und 1967 den Saum um sechzig Zentimeter herunterließ, verdrängte die flatterige, verspielte Nostalgie-Mode den strengen, kurzen Look, der die Energie von Swinging London verkörpert hatte. Der modische Blick rutschte anatomisch gen Süden, das heißt beinwärts, vom Oberschenkel bis ans untere Ende der Wade und geographisch nach Westen, die King's Road entlang, vom optimistischen, frisch-fröhlichen Modernismus, wie er bei Glass & Black, Mary Quant und John Bates zu finden war, zu den unerträglich nostalgischen Klamotten von »Granny Takes a Trip«, 1966 von Nigel Weymouth eröffnet und bei Michael Raineys »Hung on You«. Der Name »Granny Takes a Trip« – Oma geht auf Reisen bzw. wirft einen Trip ein – spielte sowohl auf den Gebrauch halluzinogener Drogen als auch auf den Oma-Look an, den vor allem Weymouths Kunden aus Kreisen der Aristokratie, von der Kunsthochschule und aus der Musikbranche favorisierten. In den nächsten zwei Jahren wurde ein Potpourri von Hippie- und Pop-art-Boutiquen eröffnet und bereits vorhandene Läden zogen in die World's End in der Nähe der King's Road um (diese apokalyptisch klingende Bezeichnung trug die Gegend nach dem Namen einer dort ansässigen Kneipe), darunter Thomas Roberts' »Kleptomania« und »Mr. Freedom« und John Lloyds »Alkasura«.

In ihrer schleppenden Trauerkleidung und unter dem Einfluß psychedelischer Drogen verbreiteten die Exponenten der Jugendkultur eine müde und matte Atmosphäre. Doch nachdem der Idealismus 1967 im »Sommer der Liebe« die Hochwassermarke erreicht hatte, machte sich am Ende der sechziger Jahre eine allgemeine Desillusionierung breit. Die Protestbewegung gegen den Vietnamkrieg schien wenig Einfluß auf die Weltpolitik zu haben, de Gaulle hatte die Studentenunruhen in Paris im Keim erstickt und sein rechtes Regime im Juni 1968 mit einem erdrutschartigen Sieg stärken können, während in Nordirland die Bürgerrechtsbewegung eine Polarisierung mit gewalttätiger Konfrontation auslöste.

In England endeten im November 1967 Harold Wilsons Jahre des Booms mit der Pfundabwertung. 1970 brachte die Konservativen wieder ans Ruder, die Arbeitslosenziffer stieg ständig, erreichte einen (damaligen) Nachkriegsgipfel von 967 000 im ersten Quartal des Jahres 1972. Im Oktober 1973 kletterte der Ölpreis in schwindelerregende Höhen infolge des Jom-Kippur-Kriegs zwischen Ägypten und Israel. Eine Wirtschaftsmalaise, die die Keynesianer nicht vorhergesehen hatten, die Stagflation war die unmittelbare Folge. Im Februar 1974 verlangten die Bergleute eine dreißigprozentige Lohnerhöhung und legten die Arbeit nieder.

Wilde Streiks gipfelten in der Dreitagewoche und einem Grabenkrieg mit Klassenkampfparolen, wie sie das Land seit dem Generalstreik von 1926 nicht mehr erlebt hatte. Brendon Sewill, damals Regierungsberater und Assistent für besondere Aufgaben von Schatzkanzler Anthony Barber, faßte die Lage folgendermaßen zusammen: »Damals blickten viele in einflußreichen Positionen in einen Abgrund und hielten es für möglich, daß das Land binnen weniger Tage ins Chaos stürzen könnte, etwa wie nach einem kleinen atomaren Angriff. Das mag melodramatisch klingen, doch damals zog man diesen Vergleich tatsächlich heran – kein Wunder angesichts des drohenden Zusammenbruchs der Stromversorgung, Abwässerbeseitigung, Kommunikation, einer funktionierenden Regierung und von Recht und Ordnung.«

Drogenkonsumierende Jugendliche nahmen jetzt betäubende Opiate statt der aufputschenden Amphetamine, die man Anfang der sechziger Jahre favorisiert hatte, obwohl schon einige ihrer Popidole – Brian Jones, Jim Morrison, Jimi Hendrix, Janis Joplin – an den Folgen des Drogenmißbrauchs gestorben waren oder es bald darauf taten. Der schwungvolle Optimismus aus der Anfangszeit des Jahrzehnts wich einer freudlosen Nabelschau an seinem Ende. Mary Hopkin landete im Sommer 1967 mit dem wehmütigen »Those Were the

Days« einen Hit, der die Sehnsucht nach einer besseren Zeit reflektierte.

Die Desillusion gebar Freizügigkeit. Die allmähliche Lockerung der Gesetze, die bis dahin »akzeptables Verhalten« in ein starres Korsett gezwungen hatte, zeugte von wachsender Permissivität, förderte sie sogar. 1960 wurde das Verbot für D. H. Lawrence' *Lady Chatterley* aufgehoben. Brenda Maddox, Lawrence' Biographin, beschreibt die symbolische Auswirkung des Prozesses: »Das Urteil ... schaffte praktisch die Zensur der Literatur in England ab ... Manche glauben sogar, allein der Umstand, daß daraufhin eine billige Buchausgabe in Umlauf kam, in der Constance Chatterley die Freuden herzhaften Fickens entdeckte, begleitet vom überschwenglichen Lob des Wildhüters für ihre Möse und ihren Arsch, habe bereits genügt, um die permissiven sechziger Jahre zwangsläufig ins Rollen zu bringen.«

Der Prozeß der Befreiung hatte bereits Ende der fünfziger Jahre eingesetzt und immer wieder zu brodeln begonnen. 1959 beendete das bahnbrechende Gesetz über obszönes Schrifttum die jahrhundertealte Rolle des Lord Chamberlain als Theaterzensor. 1967 wurde Homosexualität zwischen Erwachsenen legalisiert und im April 1968 ein Gesetz verabschiedet, das den legalen Schwangerschaftsabbruch zuließ. 1969 war die Antibabypille bereits weithin verfügbar. Das Scheidungsgesetz von 1969 erleichterte die Auflösung der Familienbande und ermöglichte eine einvernehmliche Scheidung nach zweijähriger und ohne beidseitiges Einverständnis nach fünfjähriger Trennung. Im darauffolgenden Jahr wurde das Drogenmißbrauchsgesetz verabschiedet. Zum erstenmal wurde offen über vorehelichen und gleichgeschlechtlichen Sex, Freizeitdrogen und zerrüttete Familien geredet.

Die »Retro-Mode« kleidete den *ennui* der Jugend sehr gut. Ursprünglich als »klassische Eleganz« Mitte der sechziger Jahre aus New York kommend, wurde der Begriff »retro-chic« – für Mode und Film – Anfang der siebziger Jahre in Frankreich geprägt. Die Retro-Eleganz ist janusköpfig: Sie wirft einen Blick zurück in die Vergangenheit und behält zugleich das Hier und Jetzt im Auge. Die Retro-Eleganz kam von unten, von der

Straße und den Kunsthochschulen her und nicht wie üblich von oben, von Designern und Massenkonfektionären. Sie wurzelte in der abnehmenden Faszination der kommerziellen Mode und bot eine billige (da secondhand), demokratische Alternative. Für diese Mode brauchte man zwar Zeit – um auf Dachböden und in Billigläden herumzustöbern – aber kein Geld, und Zeit war etwas, was die Jungen reichlich hatten.

Trendsetter wie Catherine Tennant, Moderedakteurin bei *British Vogue*, flüchteten sich aus der Gegenwart in eine idealisierte Vergangenheit, durchwühlten die Truhen der Großeltern nach Federhüten und Capes im Stil des siebzehnten Jahrhunderts und farbenprächtigen alten Armeeuniformen. Die weniger Begüterten stöberten in Trödelläden und auf den Märkten in der Portobello Road oder Petticoat Lane herum. Anna Piaggi vom Verlagshaus Condé Nast in Italien und ihr Gefährte Vernon Lambert waren unter den ersten Stylisten, die die mit heißer Nadel genähten Neuheiten der Sixties-Mode gegen antike Kleidungsstücke austauschten. Sie schätzten die Qualität und hervorragende Verarbeitung viktorianischer Voiles und Samtmuster, von Pannesamt, von Federschmuck aus der Epoche Eduards VII., vom schräg verarbeiteten Crêpe de Chine aus den dreißiger und Pelzen aus den vierziger Jahren und die bezahlbaren edlen Stücke vergangener und offenbar besserer Tage. Die Praxis, sich in einem Cocktail der Stile und Epochen zu kleiden, verbreitete sich unter der Jugend der westlichen Welt. Anfang der siebziger Jahre präsentierten sogar die Mainstream-Designer historisch inspirierte Kollektionen, so zum Beispiel Yves Saint Laurent 1970 mit seinen Turbanen und Schulterpolstern im Stil der vierziger Jahre, und Thea Porters Maxistufenkleider aus Chiffon, die von Viscontis Film *Tod in Venedig* aus dem Jahr 1971 inspiriert waren.

McLaren und Vivienne allerdings hatten mit dem Kleidermix – sei er gebraucht oder neu – oder der philosophischen Toleranz und dem Relativismus der Hippie-Ära nichts im Sinn. Sie wählten für sich eine Art Bekennerkluft, die Uniform des Teddy-Boy-Revivals, um sich vom Hippietum abzugrenzen und ihre Leidenschaft für den Rock 'n' Roll der fünfziger Jahre auszudrücken.

Das Paar hatte erzreaktionäre, keine progressiven Verbindungen. Die beiden schlossen sich den Teddy-Boys an und wurden Kunden bei Tommy Roberts' »Mr. Freedom«, wo sie Teddy-Boy-Sakkos mit Samtbesatz, Röhrenhosen, schmale *Slim-Jim* oder Teddy-Boy-Strick genannte Binder, Gürtel mit Widderkopfschnallen, »Leisetreter«-Schnürschuhe mit dicker Kreppsohle [im Engl. scherzhaft *brothel-creeper*, »Bordellschleicher« genannt], Tellerröcke und Strickjacken fanden. Anders als die Vorbilder aus der Zeit Edwards VII. in feierlich-elegantem Schwarz und Grau, die den höheren gesellschaftlichen Rang des Trägers als Gentleman der Londoner City verrieten, waren diese modernen Hochstapler aus Gabardine- und Samtstoffen in Zinnoberrot, Neonlila und Signalorange geschneidert. Doch trotz der neuen Farbgebung mit den schrillen Tönen der Pop-art waren sie immer noch mit dem kühnen Widerstand der fünfziger Jahre geladen: Trotziger Protest gegen die Wiedereinführung der steifen Formen aus der Zeit zwischen den Weltkriegen, gegen die unaufhaltsame Überflutung durch die amerikanische Popkultur und gegen die Ungleichheit von Rassen und Geschlechtern. Vor allem waren sie unbestreitbar britisch, proletarisch und bewußt konservativ in ihrer aggressiv zur Schau getragenen Kleidung. Als Gegengewicht gegen die vorherrschenden – und für Viviennes und McLarens Begriffe undifferenzierten – Hippie-Werte, nämlich Internationalismus, klassenlose Gesellschaft und Toleranz (selbst der letztgenannte Wert war nicht so allumfassend, wie er schien) – symbolisierten sie eine romantische, nostalgische und elitäre Auslese. Ihr maßgeschneidertes Konstrukt suggerierte Machotum und Selbstdisziplin, im Gegensatz zum lässigen Unisex- und Einheitsklassen-Hippie-Look.

Tommy Roberts war einer der liebenswertesten Charaktere der britischen Modeszene. Dieser rauhbeinige Cockney, der kein Blatt vor den Mund nahm, war – anders als viele der anderen Boutiquenbesitzer – gänzlich unaffektiert. Er war da, um Geschäfte zu machen, nicht um über mögliche Utopien zu dozieren. So klein wie ein Jockey und so breit wie ein Sumoringer, führte Roberts die kommerzielle Mode ihrem ersten Flirt mit der Retro-Eleganz entgegen. Bezeichnend für sein

Benehmen, seinen Humor und seine Kreationen war das Parodistische. In seinem Laden hingen die Vergänglichkeiten des Rock 'n' Roll der fünfziger Jahre, die Kitschexzesse aus dem Hollywood der dreißiger Jahre und die vergnügt-simplen Bilder der Pop-art und amerikanischer Comics aufgereiht.

Unter Viviennes Outfits von »Mr. Freedom« waren ein giftgrünes Kleid mit Pop-art-Silbersternen, das sich vom Hals bis zum Knöchel um ihren geschmeidigen Körper schmiegte und ein Jitterbug-Reifrock. Auf der King's Road erstand sie bei Terry de Havilland, dem Schuhmacher der Rockstars, Schlangenledersandalen mit zehn Zentimenter hohen Absätzen und bei »Jane & Jane« (Jean Muirs erster Boutique) einen tomatenroten Babydoll aus Jersey. Auf Anregung von »Mr. Freedom« fand sie billige Stoffe in ungewöhnlich leuchtenden Farben, so wie Neonorange und Schockrosa, und verwandelte sie in weite oder bleistiftenge Teddy-Girl-Röcke und enganliegende Blusen und trug dazu Pfennigabsätze und Söckchen. »Sie war wie ein farbenprächtiger Pfau, eine wandelnde Verkehrsampel, obwohl sie sich nie für schön hielt«, sagt McLaren.

McLaren bestärkte Viviennes Hang, durch ihre Kleidung Aufmerksamkeit zu erregen, der sich schon in ihrer Jugend abgezeichnet hatte. Den damals aktuellen Hippie-Look ignorierte sie, ihr persönlicher Stil näherte sich immer mehr dem Rock 'n' Roll der fünfziger Jahre. Viviennes letzter Rest von provinzieller Konformität schwand 1971 dahin, als sie sich mit neunundzwanzig Jahren die langen Haare ratzekahl kurz schneiden ließ. McLaren überredete sie, dazu in den Salon Leonard, der in Mayfair lag und sehr *en vogue* war, zu gehen. Ihr Liebhaber überzeugte sie, daß ihr Haar kurzgeschoren sexy, cool und großstädtisch aussehen würde. Sie färbte es selbst wasserstoffblond und rasierte es in stufige Fransen im Nacken und unregelmaßige kurze Borsten, die dank Haargel senkrecht in die Höhe standen. Vivienne behauptete, daß sie als erste den wasserstoffblonden »Igel« spazierenführte, eine aggressiv und artifiziell wirkende Frisur, die zum Markenzeichen der Punks werden sollte. Simon Barker glaubt, daß David Bowie und seine Frau Angie den Look kopiert haben: »Ich bin sicher, daß sie ihn von Vivienne abgeguckt haben. Bowie war schon immer ein Stildieb, und sie sah schon Anfang 1971 so aus, bevor *Ziggy Stardust* herauskam. Kannst du dir vorstellen, was die Friseure gedacht haben müssen? Kinder, die sich selbst das Haar schneiden – toll! Sie [die Friseure] lancierten danach den sogenannten ›*coup sauvage*‹, holten die Punkfrisur in ihre Salons und nahmen sie in ihr Repertoire auf – sonst wären sie brotlos geworden.« Binnen vier Jahren hatte sich die brav und bieder gekleidete Landpomeranze zur Vorreiterin einer knallharten städtischen Kultmode gemausert. Die Verwandlung des Mädchens vom Snake Pass war vollzogen.

Obwohl sich McLaren über Viviennes ländliche Herkunft seit langem mokiert hatte, war es gerade ihr »Herz fürs Land« und nicht ihre äußere Verwandlung, die ihn wieder zu ihr hinzog. Ab und zu begleitete er sie auf Schulausflüge in die Umgebung Londons mit den beiden Jungen und den in der Mehrzahl afro-karibischen Kindern aus der Grundschule in Brixton, an der sie unterrichtete. Ihm, dem Stadtkind, war das Land fremd, aber er kam mit, wenn sie mit dem Zug zu den grünen Wiesen und Wäldern von Kent fuhr. Seine Beziehung zu Vivienne vertiefte sich während der vergnügten und unkomplizierten Stunden dieser idyllischen Nachmittage – sie auf den Spuren ihrer Kindheit, er in der Hoffnung, etwas zu erleben, nach dem er sich immer gesehnt hatte.

Am Lagerfeuer erzählten die beiden Erwachsenen dann den Kindern Zaubermärchen. Wie ein Dämon hüpfte McLaren durch das hohe Gras und warnte seine gebannt lauschenden Zuhörer, sie dürften das Feuer nicht ausgehen lassen, sonst würden die Schlangen – Giftschlangen natürlich – angreifen. Er war ein faszinierender Schauspieler. Seine Vortragskunst konnte heillose Verwirrung stiften, wenn er mit wild fuchtelnden Armen und blitzenden Augen die natürliche Unruhe der Kinder schürte und sie zu grobem Unfug verleitete. Er war ein Erwachsener, der wie ein ungezogenes Kind dachte. Es war ein Zug, den er noch viele Jahre kultivieren sollte. Sowohl er als auch Vivienne schöpften aus dem Schatz der Erinnerungen an dieses Arkadien eines wilden Naturkindes, als sie in den frühen achtziger Jahren ihre Mode kreierten.

Wenn ihr Freund eine Pause einlegte, begeisterte Vivienne die Kinder mit ihrem Wissen von Flora und Fauna. Auch für ihn konnte sie einmal die Lehrerin spielen, ihm die Natur erklären und ihr Selbstwertgefühl stärken. »Ich habe es richtig toll getrieben mit diesen schwarzen Kindern«, erinnert sich McLaren, »und Vivienne paßte auf uns alle auf. Ich holte sozusagen meine Kindheit nach. Bei Vivienne fühlte ich mich sicher und geborgen, darum habe ich viel für sie empfunden.«

Vivienne war unwiderruflich und bis über beide Ohren verliebt, aber McLaren war gefühlsmäßig unfähig, das Wort »Liebe« auf ihre Beziehung anzuwenden und verschleierte das mit der Behauptung, es sei »mehr als Liebe«. Obwohl er »Verantwortung für das Kind« übernahm (ohne ein Wort über Ben zu verlieren), behauptete er, immer noch nach der »idealen Liebe« zu suchen und hielt sich eine Hintertür offen: »Vivienne war wie alle Frauen ruhiger und klarer in ihrem Denken und hoffte, daß sich alles noch regeln würde. Aber wir waren beide auf der Suche, und ich war der einsamere Typ; viel verlorener und unreifer und getriebener.« Im Gegensatz zu Vivienne, die sich gern in ihre eigene Welt zurückzog, um Kleider zu nähen, fürchtete sich McLaren vor dem Alleinsein. Aber er wollte sich nicht auf ein richtiges Familienleben einlassen und suchte immer noch den Reiz einer »zufälligen Begegnung«.

Im Sommer 1971 beendete McLaren mit fünfundzwanzig Jahren endlich seine Studentenzeit, indem er sein Studium am Goldsmith's abschloß. Prompt wurde er depressiv. War es Zeit, erwachsen zu werden? Was sollte er jetzt anfangen? Passend zu seiner Stimmung strich er die Diele und den Fußboden der gemeinsamen Wohnung schwarz. Er war besessen von der Idee, daß dieser Fußboden makellos sauber zu sein habe. Fand er ihn abends nicht so vor, mußte Vivienne es ausbaden. Das Paar mußte sich nach der Decke strecken, aber in dieser Phase hegten sie keinerlei Ambitionen, in die Mainstream Mode einzusteigen. Musik war seine Leidenschaft – vielleicht könnte er damit Geld verdienen; erst einmal würde er einen Stand aufmachen und seine Sammlung alter fünfundvierziger Platten und den ganzen Rock-'n'-Roll-Plunder verkaufen. Und das Handeltreiben lag Vivienne natürlich im Blut. Seit ihrem dreizehnten Lebensjahr bis zu ihrem Auszug hatte sie immer über den Läden ihrer Eltern gewohnt.

Da McLaren wie Vivienne den herrschenden Trend ablehnten, entschloß er sich, die Lehre von der Reinheit und Energie der Wurzeln des Rock 'n' Roll zu verbreiten. Er verachtete die ungeheuer erfolgreichen »Supergruppen« wie Emerson, Lake and Palmer, Yes, Pink Floyd und andere, die in den späten sechziger Jahren aufgekommen waren. Rockmusik war zum Big Business verkommen, und diese Bands, die vor riesigem Publikum in riesigen Stadien auftraten, teilten weder den Lifestyle noch die Erwartungen ihrer Fans.

McLaren nahm für sich in Anspruch, daß seine Waren eine »Aussage über Kunst« seien und gleichzeitig eine politische Anklage gegen die Supergruppen und die dandyhaften Glamrockstars wie David Bowie und Roxy Music. So posierte er, der Händler schlechthin, als eifriger Missionar. Da der Name Edwards mit einem Vorstrafenregister besudelt war (man hatte ihn beim Stehlen einer Rolle Linoleum erwischt und ihn außerdem verhaftet, weil er auf einer Demonstration die griechische Flagge verbrannt hatte), nahm Malcolm wieder den Namen seines Vaters, McLaren, an. Im Oktober 1971 trug er seinen neuen Namen, einen Teddy-Boy-Gehrock und eine lurexdurchwirkte Röhrenhose auf der King's Road spazieren, auf der Suche nach einer Zufallsbegegnung, die über sein künftiges Schicksal entscheiden würde.

3 Der Spassvogel als Händler

1971–1975

»Be Childish
Be Irresponsible
Be Disrespectful
Be Everything
This Society Hates.«

Malcolm McLaren,
Skript für den Film
»Oxford Street«, 1969

Nachdem McLaren seinen Optimismus wie eine Fahne zweieinhalb Meilen weit vor sich her geschwenkt hatte, bog er ins World's End ab. Dort endete der elegante Teil der King's Road und verlor sich zwischen schäbigen Hochhäusern und Kneipen, wo man sich Drogen beschaffen konnte. Als er an der Nummer 430 vorbeikam, winkte ihm eine Gestalt, die an einer Bambusfassade lehnte, in die Retro-Boutique »Paradise Garage« hinein.

»Ey, wo willst du denn hin, Mann? Echt stark, deine Röhren«, eröffnete Bradley Mendelssohn, der aus Brooklyn stammende Geschäftsführer, das Gespräch mit Blick auf McLarens Laméhosen. McLaren erklärte, daß er eine Verkaufsfläche für seine Rock-'n'-Roll-Platten und -Memorabilien suche. Bradley bot ihm die hintere Ladenhälfte an. Ein ekstatischer McLaren kehrte mit dem Plan heim, ein Geschäft zu eröffnen, und zwar mit seinem Kumpel Patrick Casey von der Harrow Art School, der auch Trödel aus den fünfziger Jahren sammelte. Praktisch wie immer, nahm Vivienne die Idee anfangs skeptisch auf, doch wie gewöhnlich ging sie schließlich auf McLarens Wünsche ein.

Die beiden Geschäftspartner warfen ihre Arbeitslosenunterstützung zusammen, zusätzliches Kapital brachte der Verkauf einer Filmkamera, die McLaren auf Dauer vom Goldsmith's College »geborgt« hatte, Helen Wellington-Lloyd lieh ihm auch noch 50 Pfund, und dann belegten sie den hinteren Teil des Ladens und kauften noch mehr Ware. Draußen auf dem Gehweg stellten sie eine Klapptafel auf, illustriert mit Gitarren und Noten und der Aufschrift »Let it Rock at Paradise Garage«, und im November 1971 begann der Verkauf. Am zweiten Tag kam Bradley Mendelssohn nicht, darum sprangen Casey und McLaren für ihn ein. Nach drei, vier Tagen war Bradley immer noch nicht wiederaufgetaucht, und seine Ladenkasse quoll über. »Was sollen wir mit den Einnahmen anfangen?« rätselte McLaren. »Einfach im Laden lassen, sie uns unters Bett schieben oder was?« Er requirierte den Laden.

Einige Wochen später kehrte Trevor Miles, der eigentliche Eigentümer, der die Geschäfte in Bradleys Hände gelegt hatte, von seinen Flitterwochen in der Karibik zurück und entdeckte die Eindringlinge. Nach einigem Hickhack willigte er ein, daß sie gegen Zahlung von 40 Pfund Ladenmiete wöchentlich bleiben könnten. Miles nahm wie viele der jungen Boutiquenbesitzer am Ende der King's Road Drogen und brauchte nur etwas zusätzlichen Cash. McLaren beschloß, die Sache auszusitzen und auf »Hausbesetzer«-Rechte zu pochen. Er spekulierte darauf, daß ihnen mindestens drei, vier Monate zum Verkaufen blieben, falls Miles vor Gericht ziehen sollte. Doch bereits nach einer Woche fand McLaren den Laden verrammelt. Die Ware lag auf dem Gehweg.

Außer sich über diese »Gemeinheit«, wandte sich Vivienne an ihren Ladenbesitzerfreund Tommy Roberts. »O, Tommy«, jammerte sie ins Telefon, »der Hauswirt hat unser ganzes Lager auf die Straße geschmissen und den Laden dichtgemacht.« Das sei illegal, meinte Roberts, sie solle eine einstweilige Verfügung erwirken. Er rief seine Anwälte in der City an und vereinbarte einen Termin für Vivienne. Als sie ankam, sah sie wie die letzte Schlampe aus – Laufmaschen, knapper Minirock, wasserstoffblonde Punkfrisur. Nach dem Treffen sagte der verblüffte Anwalt – nach Roberts Aussage »ein altmodischer Typ« – zu Roberts: »Miss Westwood kam zu mir ins Büro, und wir mußten gemeinsam zum Gericht gehen, sie mit ihren spitzen Schuhen, den Haaren, Strümpfen und wer weiß was alles!« »Er hat jede Minute davon ausgekostet«, mutmaßt

Roberts, »auch wenn seine Rechnung jahrelang nicht beglichen wurde.«

»Let it Rock« war wieder im Geschäft und füllte jetzt die gesamte Ladenfläche aus. McLaren, Casey und Vivienne (wenn sie gerade nicht unterrichtete) durchkämmten die weniger angesagten Märkte in den Londoner Randbezirken wie Hackney, Streatham, Leytonstone und Hendon nach Ware. Sie sammelten alte Bakelitradios, die McLaren reparierte und auf dem Gehweg ausstellte, fanden einen Spiegel in Form einer Gitarre, von dem sie Kopien anfertigen ließen, alte Platten, Fan-Magazine, Nachkriegs-»Schmuddelhefte« wie *Photoplay* und *Spick*, Postkarten von Pin-ups von damals und Retro-Klamotten. Die Ausbeute karrten sie in die King's Road 430.

Sie dekorierten den Laden im Stil einer kitschigen Wohnzimmereinrichtung der fünfziger Jahre mit einer authentischen Tapete der Festival-of-Britain-Ära [Anm. d. Übers.: Das Festival fand 1951 statt] (aus einem muffigen Heimwerkermarkt in Streatham), einem Fünfziger-Jahre-Kühlschrank, angemalt in Kaugummirosa und Schwarz, Teak-Sideboards und Resopal-Regalen. Rock 'n' Roll dröhnte aus einer Musikbox, und eine Leuchtschrift verkündete in rosa Lettern den Namen des Ladens und dessen Motto: »Teddy Boys are Forever – Rock is our business«. Neben alten Schallplatten, teils mit Mainstream-Interpreten wie Billy Fury, Little Richard und Elvis Presley, teils mit so esoterischen Musikern wie Hank Ballard und Johnny Guitar Watson, wurde auch das entsprechende Zubehör verkauft: Brillantine der Marke Brylcreem, hochmodische, mit Noten verzierte Socken, Plastikohrringe und schwarze Lederkrawatten mit transparenten Plastiktaschen, in die pornographische Spielkarten gesteckt wurden. Originalkleidung aus den fünfziger Jahren, oft ungetragen, bezog man aus Kaufhäusern in den Midlands und an der Südküste. Fotos von Billy Fury, James Dean und Marlon Brando waren wie Reliquien auf imitierte Leopardenfelle geheftet, ebenso wie ein Autogramm von Eddie Cochrane, das Shelley Martin, eine Verkäuferin in »Let it Rock« von Freunden bekommen, McLaren aber für sich requiriert hatte – genauso wie er sich »Paradise Garage«, die Filmkamera, Bücher aus »Foyle's Bookshop« und die Ideen anderer Leute angeeignet hatte. Er hatte wenig Respekt vor dem Konzept physischen oder geistigen Eigentums und argumentierte: »Die ganze Welt betreibt doch Plagiat. Man wäre ja schön dumm, wenn man die Sachen, die einen inspirieren, nicht klauen würde.«

»Die Hippies sind tot!« lautete McLarens und Caseys Schlachtruf. McLaren beansprucht für sich die Erfindung der Retromode, aber tatsächlich war sie bereits Ende der fünfziger Jahre aufgekommen. In den sechziger Jahren gab es immer wieder Revivals der fünfziger, aber erst 1971 verlor der Fünfziger-Jahre-Look den Ruch des Provinziellen. Trevor Miles hatte mit typisch amerikanischen Sachen aus den Fifties gehandelt, mit Hawaiihemden, Collegejacken mit Baseball- oder Football-Logos und mit knallbunten seidenen Airforce-Jacken und Overalls, zum Teil mit Applikationen der Karte von Japan oder patriotischer Adler auf dem Rücken. Aber McLarens Fifties-Revival war insofern einzigartig, als es die fünfziger Jahre Albions, nicht die Amerikas feierte. Anders als die amerikanischen Sammlerstücke – im Look der College-Kids der Mittelschicht oder der schreiend bunt gekleideten Touristen – ließen McLarens Reminiszenzen an die fünfziger Jahre die proletarisch-hurrapatriotischen Instinkte der Teddy-Boys wiederaufleben. McLaren selbst, erinnert sich William English, ein Kunde dieser Boutique, sah aus wie ein »heimisches Produkt aus der Arbeiterschicht, wie ein waschechter alter Ted«. Die Ware und die weltanschauliche Begleitmusik hatten mit der aktuellen Mode fast nichts zu tun. Trotzdem erschienen innerhalb von zwei Monaten Mode-Features über den Laden im *Daily Mirror*, im *Evening Standard* und im *Rolling Stone*.

»Let it Rock« war nicht nur ein Retro-Laden, sondern auch ein Treffpunkt. Nach dem Vorbild, das Ossie Clark und Alice Pollock Ende der sechziger Jahre mit »Quorum« im Radnor Walk in der Nähe der King's Road gaben, schuf McLaren eine Begegnungsstätte für Gleichgesinnte aus der Szene. Der Standort war von entscheidender Bedeutung – »Harrow oder Streatham ... geschenkt! Eine Adresse in *dieser* Straße bedeutete, daß die Medienleute kamen«, erinnert er sich. In ihrem Schlepptau kamen die Pop-Aristokratie (Jimmy Page, die Kinks, die

Bowies, Marianne Faithfull), Künstler, Modefreaks und Hardcore-Teddy-Boys. Wie Haight-Ashbury in San Francisco, Washington Square in New York und Saint-Germain-des-Prés in Paris war die King's Road ein Magnet für die Jungen, die Schaulustigen und Vergnügungssüchtigen. Damals hatte McLaren ein Ohr für die Kommentare der Kunden und interessierte sich für deren Lifestyle. Gern verwickelte er sie in ein Gespräch, statt ihnen seine langen Monologe aufzuzwingen, die zum Markenzeichen seines späteren Verkaufsstils werden sollten. William English verblüffte es, daß »Let in Rock« in »völliger Isolation« operierte, umgeben von lauter Hippie-Boutiquen, und er fand, daß der Laden dadurch sehr frisch und interessant wirkte. Er bemerkte, daß Vivienne und McLaren sich den Arbeiterkindern aus der Provinz stärker verbunden fühlten (er selbst kam aus Leicester) als ihren Londoner Nachbarn: »Sie meinten, in der Provinz sei mehr los als in London – beide sagten so was.« Der Nordengländer Ben Kelly, Student am Royal College of Art, fand London enttäuschend trist, bis er den Laden entdeckte, den er als »Leuchtfeuer« erlebte: »Man konnte an ihrem Leben teilnehmen. Man mußte nichts kaufen, konnte nur die *vibrations* aufnehmen. Es war spannend – eigentlich besser als Drogen.«

Beflügelt von der Aufmerksamkeit und dem bescheidenen kommerziellen Erfolg, den das Unternehmen verbuchen konnte, hatte McLaren bald noch weniger Zeit für seine Familie als vorher. Viele seiner Freunde wußten nicht einmal, daß er ein Kind hatte. Im Frühjahr 1972 starb sein Großvater. Seine Großmutter Rose fand er eines Tages Anfang Dezember tot im Bett. Ihre Wohnung lag nur fünf Minuten von der Nightingale Lane entfernt, und seine Mutter gab ihm eine Mitschuld am Tod der alten Frau, weil er sich nicht genug um sie gekümmert habe. Dann brach sie auch noch den letzten Kontakt zu ihm ab.

Innerhalb weniger Monate ging »Let it Rock« die Original-Teddy-Boy-Kleidung aus, daher spannte McLaren Vivienne, die sich ja schon als Teenager ihre eigenen Kleider geschneidert hatte, für die Anfertigung von Kopien ein. Nur zu gern hängte sie den Lehrerberuf an den Nagel, denn die großen Klassen und die Anpassung, die das staatliche System verlangte, hatten sie enttäuscht: »Es war unmöglich, in so einer großen Klasse irgend etwas zu vermitteln ... Aber die ungezogenen Kinder waren die schlauen, sie hatten was. Das Unterrichten aufzugeben war kein großer Schritt. Man empfand mich ohnehin als lästig, weil meine Sympathien auf seiten der Kinder lagen. Wenn sie mir Kraftausdrücke entgegenschleuderten, machte es mir eigentlich nichts aus. Ich hatte schon eine unorthodoxe Auffassung von dem, was Kinder tun und lassen dürfen.«

Um die Kosten für die gebrauchte Nähmaschine aufzubringen, auf der Vivienne zu Hause arbeitete, stellte McLaren das Telefon in der Wohnung ab – er konnte den Apparat im Laden benutzen, und Vivienne, meinte er, »war ein zu nervöser Mensch und ans Alleinsein gewöhnt. Sie kam nicht gern in den Laden und haßte es, Anrufe anzunehmen. Es waren sowieso meist meine Freunde.«

So bastelte Vivienne in der Nightingale Lane ungestört an ihrer neuen Karriere, indem sie Rock-'n'-Roll-Kleidung ausbesserte, änderte und schließlich auch kopierte. Sorgfältig und methodisch trennte sie Original-Teddy-Boy-Grundausstattung auf und nähte sie nach, während Sid Green, ein Schneider vom Eastend, den sie regelmäßig konsultierte, die neonfarbenen Gehröcke mit Webpelzbesatz, Pailletten- oder Lurexkragen nach ihren Wünschen anfertigte. Mit der Exaktheit des Archivars, die zu ihrer persönlichen Note werden sollte, recherchierte sie in Teddy-Boy-Clubs, wo authentische Stoffe, Knöpfe und Futterstoffe zu bekommen waren, kopierte und färbte sie um. »Sie ist ein *richtiges* Arbeitstier«, sagte Tommy Roberts. »Sie brachte sich alles selbst bei, nahm die Sachen auseinander.« Was die Ware in »Let it Rock« von den gebrauchten Kleidungsstücken, die in anderen Boutiquen verkauft wurden, unterschied, war Viviennes Perfektionismus. Sie ließ die Sachen wieder wie neu aussehen, nachdem sie sie gereinigt, das Futter ausgebessert und fehlende Knöpfe durch authentische Originale ersetzt hatte.

Trotz Viviennes großem Engagement spielt McLaren ihren Beitrag herunter: »Die Modeindustrie lag mir im Blut, nicht ihr, besonders Männerkleidung. Meine Großeltern waren Schneider. *Ich* war modebewußt, so wie der *dedicated follower of fashion*, den Ray Davies von den Kinks besingt, während Vivienne einfach nur hineinstolperte. Ich habe sie geschubst.« Er hielt Hof in der Boutique und machte Vivienne zur Befehlsempfängerin, eine sklavisch Liebende, die nach seiner Regie an seinem Schwindel mitwirken mußte, den er zum »Widerstand gegen das System« hochstilisierte. Jahrelang vermittelte er in Gesprächen mit der Presse den Eindruck, nur er habe mit dem Laden zu tun – Vivienne existierte nicht.

Auch wenn McLaren Vivienne tatsächlich ins Modegeschäft einführte, so wurde dies, in ihren eigenen Worten, »ein Baby, das ich aufhob und nie wieder absetzte«. Sie brachte sich ernsthaft das Schneiderhandwerk bei (McLaren konnte nicht einmal einen Faden einfädeln) und führte allmählich neue Designs ein. »Sie ist wie eine Naturgewalt, wenn sie sich etwas in den Kopf gesetzt hat«, erinnert sich eine Angestellte. »Sie ist wie ein Hund mit einem Knochen, und sie läßt nicht locker.« Um sie unter seiner Kontrolle zu behalten, spielte McLaren mit Viviennes Unsicherheit, ständig hielt er ihr vor, ohne ihn wäre sie »nur eine Fabrikarbeiterin«, was ganz offensichtlich nicht stimmte.

Während Vivienne schuftete, gestalteten McLaren und Patrick Casey die »Kunstinstallation« in der King's Road 430 um. Da Casey keine Bleibe hatte, schlief er in der Boutique auf dem Fußboden – daher der Mief, der den Kunden beim Eintreten entgegenschlug. Als »Speed-Freak« schlief er bis mittags, daher öffnete der Laden selten vor der Mittagszeit. Diese unorthodoxen Geschäftsstunden amüsierten McLaren, der gern die frustrierten Kunden beobachtete, die draußen warteten (die praktisch veranlagte und disziplinierte Vivienne hätte um neun Uhr morgens aufgemacht). Um die Kauflust der Kunden noch zu steigern, behauptete McLaren kapriziös, daß zum Beispiel ein Paar weiße Stiefeletten, eine fünfundvierziger Single oder eine Plastikhandtasche in Form einer Gitarre »unverkäufliche Sammlerstücke« seien. Fast die Hälfte der Ware war spaßeshalber nicht zu haben. McLaren zitierte gern Andy Warhols Bonmot, daß »Verkaufstüchtigkeit die faszinierendste Form der Kunst« sei.

Oft zitierte McLaren Vivienne abends um sieben oder acht Uhr herbei, um sich von ihr in ihrem alten olivgrünen und mit ignorierten Strafzetteln beklebten Mini chauffieren zu lassen. Manchmal gingen sie ins »Black Raven« in Bishopsgate im Eastend, einem der Stammlokale der Ted-Revivalists. Gekleidet wie eine von ihnen – mit kanariengelbem Mohairpullover und engen schwarzen Skihosen oder mit einem Tellerrock zu Stöckelschuhen, mischte sich Vivienne unter die Leute, um den Look zu recherchieren, oder sie warb um neue Kundschaft für den Laden. Sie konnte sich sehr geschickt in der Szene einschmeicheln, besonders in der Recherchephase; sie lernte ihre Tänze und begeisterte sich für dieselben Dinge. Wenn Vivienne tanzte, was sie mit großer Begeisterung tat, dann spürte man ihr überbordendes Temperament, das sie von Dora geerbt hatte. McLaren saß wie gewohnt in einer Ecke und sah ihr zu.

Gelegentlich arbeitete Vivienne auch im Laden, aber sie fühlte sich im Beisein der modebewußten King's-Road-Klientel unbehaglich. »Sie wirkte muttihaft, wie eine Hausfrau aus der Vorstadt, zwischen diesen ganzen Wahnsinnsklamotten, mit denen sie nichts zu tun zu haben schien«, erinnert sich ein Kunde. »Vivienne ließ die Kunden stundenlang Sachen anprobieren und es machte nichts, wenn man nichts kaufte.« Die streitbare Kommandeuse war noch nicht zum Vorschein gekommen.

Vor die Wahl gestellt, blieb Vivienne lieber zu Hause, entwarf und nähte Kleider und dachte über Mode nach, während McLaren, begleitet von Tommy Roberts, durch die Clubs und Bars zog. Die beiden Ladenbesitzer kabbelten sich gern: McLaren nannte Roberts' Kunden David Bowie und Roxy Music abschätzig Glamrock-Poseure: »Ich glaube, er war sauer auf mich«, sagt Roberts, »weil die Leute in seinen Laden kamen und fragten: ›Wo ist *City Light Studio* [eine von Roberts' Boutiquen]?‹ Er berechnete ihnen zehn Schilling für diese Auskunft.«

»Let it Rock« zog seine eigenen Rockmusikkunden an, darunter Ringo Starr und David Essex, die die Kostüme für ihre Rollen in der filmischen Hommage an den Rock 'n' Roll, *That'll be the Day* (1973), bestellten, und der Kabarettist Lionel Blair, der die Tänzer seiner Samstagnacht-Fernsehshow im Stil der fünfziger Jahre ausstaffierte. Obwohl McLaren im Vordergrund stand, identifizierte sich Vivienne allmählich immer stärker mit »Let it Rock«, wo sie auch immer mehr Zeit verbrachte. Für sie repräsentierte der Laden das Engagement für einen Lifestyle, den sie mit missionarischem Eifer weiterverbreitete; für McLaren war er nur eine Bühne, auf der er sich lukrativ in Positur werfen konnte.

Bei näherem Kennenlernen schlug die Begeisterung für die Teddy Boys in Verachtung um. Vivienne und McLaren behaupteten, daß sie von den rassistischen und sexistischen Tendenzen der Teds angewidert seien – Viviennes Gerechtigkeitssinn war besonders verletzt – und sie wandten sich von ihnen ab (Casey war schon aus dem Geschäft ausgestiegen). Ganz abgesehen von ethischen Überlegungen ging ihnen auch die Originalware aus, und sie waren es müde, sie einfach zu kopieren. Außerdem hatte der »Let-it-Rock-Look« Anklang gefunden. Andere Ladenbesitzer in der Gegend waren verblüfft, daß Vivienne und McLaren die Boutique Anfang 1973 schlossen, nachdem sie sich damit einen Namen und auch Kasse gemacht hatten. Doch McLaren und Vivienne langweilten sich leicht, und jetzt waren sie die allerersten, die sich mit einem anderen Außenseiter-Jugendkult verbündeten, nämlich den Motorradrockern.

James Dean, der Prototyp des jugendlichen Antihelden aus *Denn sie wissen nicht, was sie tun* (1955) und Marlon Brando, der halbstarke Motorradfahrer, der in *Der Wilde* (1953) eine Kleinstadt terrorisiert, verkörperten die entfremdete Jugend Amerikas. Im Frühjahr 1973 eröffnete in der King's Road 430 ein neuer Laden mit dem Namen »Too Fast to Live Too Young to Die« (TFTLTYTD). Den Namen hatte eine Sonnabendaushilfe als Tribut an Deans frühen Tod vorgeschlagen. Raus mit den Gehröcken und den Kreppsohlen, rein mit den nietengeschmückten Motorradmonturen aus schwarzem Leder, Ketten, allerlei Motorradzubehör und ölverschmierten gebrauchten Levis. Während viele der »Let it Rock«-Klamotten elegant geschneidert waren, karikierte die Biker-Montur die Kluft der Rocker aus den fünfziger Jahren. Der Look (den sich später die Gay Community aneignete und wie sie die amerikanische Popgruppe The Village People verkörperte) war ruppig und suchte bewußt die Konfrontation.

In der Neueröffnungsphase der King's Road 430 als »TFTLTYTD« fingen McLaren und Westwood damit an, T-Shirts mit Sprüchen zu bedrucken. Sie waren die ersten, die Kapital aus der zündenden Wirkung dieser wohlfeilen Protesthaltung zu schlagen wußten. Ihre Zielgruppe waren beeindruckbare Teenager. »Das T-Shirt ist Antimode in ihrer schlichtesten Form«, erklärten sie wiederholt, sich bewußt von der kommerziellen Mode distanzierend. Es wurde ihr Kern-Design, diente gleichzeitig als Modeartikel, Propagandawerkzeug und Aufruf zum Widerstand. Schon bald zogen die subversiven und skurrilen Slogans und Designs jugendliche Käuferscharen an, proportional zu dem Schock und dem Anstoß, den sie in der breiten Öffentlichkeit erregten.

Die ersten T-Shirt-Aufdrucke waren vergleichsweise geistlos, schlichte Reklame für Viviennes und McLarens Idole – Marlon Brando, James Dean, Buddy Holly, Elvis Presley – oder das, was man mit ihren verband – und lauteten zum Beispiel »Vive la Rock«. Nach dem erfolglosen Versuch, diese schlichten Designs auf dem Rock-'n'-Roll-Festival im August 1972 im Wembley-Stadion zu verkaufen, funktionierten sie alles in Unterhosen um. Ganz klar, die T-Shirts mußten schärfer werden. Vivienne begann, sie aufzupeppen, mit kitschigen Marabufedern und winzigen transparenten Plastikfenstern, in die sie ein Zigarettenbildchen mit einem Pin-up-Girl oder einem Rock-Idol steckte. In andere nähte sie zwei Reißverschlüsse, durch die die Brustwarzen blitzten, wenn man sie aufzog. Dann dachte sie sich etwas Makabres aus, was an einen Voodoo-Fluch erinnerte: Buchstaben, zusammengesetzt aus Hühnerknochen, die mit Ketten an den T-Shirts befestigt waren und die Worte »Perv« [= pervers] oder »Rock« bildeten. Die Knochen holte sie sich von Ricky Sky, damals Kellner in Leonardos italienischer Trattoria gegenüber der King's Road 430. Vivienne nahm die weggeworfenen Hühnergerippe, kochte sie aus, bis die Knochen blank waren, dann bohrte sie Löcher hinein. Es gab nur etwa ein Dutzend dieser Spezialanfertigungen von Knochen-T-Shirts mit hohem Sammlerwert – der Hühner schlachtende Heavy-Metal-Rocksänger Alice Cooper kaufte eins –, und in den neunziger Jahren erschienen Fälschungen auf dem Markt. Originale erzielen heute mehrere tausend Pfund, und ein Exemplar hängt heute in der King's Road 430, ein weiteres in Viviennes Laden in der Conduit Street in Mayfair.

Die Knochen-T-Shirts demonstrierten Viviennes autodidaktische Do-it-yourself-Einstellung zur Mode. Nie war sie glücklicher, als wenn sie allein an ihrem Küchentisch saß und sich handwerklich betätigte, Knochen durchbohrte, Kleidungsstücke mit Kartoffeldruck und handgefertigten Schablonen bearbeitete, überzeugt, sich damit für die Politik des Widerstands zu engagieren. Mit der Idee, die Standard-Motorradrocker-Montur mit Hell's-Angels-Slogans, Nieten, Ketten, Knochen und Rocker-Talisman-Motiven wie dem Totenschädel und gekreuzten Knochen zu verzieren, traf sie die erregbaren jungen Fans direkt ins Herz. Die Indivuidualisierung von Kleidung mit Hilfe von Slogans wurde eins ihrer dauerhaften Leitmotive.

Aufgewühlt von echten Protestgefühlen und von McLarens Schmähungen, aber frustriert von ihrer eigenen Unfähigkeit sich zu artikulieren, wurden diese didaktischen Kleidungsstücke für Vivienne ein Medium, durch das sie ihren Protest auf dem Leib ihrer Kunden auf die Straße trug. Typisch Lehrerin, wollte sie mit ihren Kleidern die Gesellschaft »erziehen«, und jedes Kleidungsstück trug eine fast fanatische Botschaft: Das »Venus«-T-Shirt hatte zum Beispiel ein Dekor aus Roßhaar, Metallnieten und Stücken aus Motorradreifen, während auf anderen mit Glimmer gezeichnete Rock-Idole prangten. Derart plakative Demonstrationen bezeugten absolute Loyalität zu einem bestimmten Musikstil und einer Jugendkultur.

Die dafür empfänglichen Kunden waren hingerissen vom Engagement und Eifer, der hinter dieser Kleidung steckte. Der französische Modedesigner und Motorradfan Jean-Charles de Castelbajac war zum Beispiel so entzückt über das unerwartete Nebeneinander von T-Shirts mit dadaistischen Collagen und ihrer amateurhaften Antimode, daß er einen Zettel für die Inhaber von »TFTLTYTD« schrieb: »Ich finde Eure Sachen toll. Ich glaube, wir haben die gleichen Vorstellungen, und ich würde Euch gern kennenlernen.« Der Zufall wollte es, daß er Kleider aus allerlei Plunder entwarf – aus alten Wischlappen und Decken – und sie mit Rabelais-Zitaten bekritzelte. McLaren war sich sehr wohl bewußt, welche Position Castelbajac in der französischen Aristokratie und der Modehierarchie einnahm, und entschloß sich, Kapital aus dieser Bekanntschaft zu schlagen, während Vivienne entzückt war, daß ein »echter Designer« ihre Arbeit gelobt hatte. Denn obwohl sie immer das Gegenteil behaupteten, waren Vivienne und McLaren empfänglich für Anerkennung seitens des Establishments. Als Peter York, Stilkritiker bei »Harper's & Queen«, damals hörte, wie sich Vivienne rühmte, ähnlich wie Castlebajac zu arbeiten, meinte er: »Sie hatte ganz offensichtlich den Ehrgeiz, Mainstream-Designerin zu werden.«

Einige Monate später machte McLaren einen Ausflug nach Paris, und mit einer riesigen Flasche Johnnie Walker »mit einem Etikett in derselben Farbe wie sein Haar« unter dem Arm, stand er unangemeldet auf Castlebajacs Matte. »Hi, Charlie!« begann er plump-vertraulich. »So hatte mich noch keiner genannt«, erinnert sich Castlebajac, und binnen weniger Stunden wurden er und McLaren dicke Freunde. Es war der Anfang einer langen Allianz.

Im August 1973 waren mehrere Boutiquen aus der King's Road eingeladen, ihre Waren in der alljährlichen National Boutique Show im MacAlpine Hotel in New York zu präsentieren. Da sich Vivienne und McLaren durch häusliche Pflichten und den Alltagstrott im Laden angebunden fühlten und sie die Aussicht auf einen werbewirksamen Auftritt lockte, sie außerdem noch nie in Amerika gewesen waren, flogen sie nach New York. Gerry Goldstein, ein Freund von McLaren aus Collegetagen, begleitete sie. Das Trio dekorierte seinen Stand, der im Hotelzimmer aufgebaut war, mit einer großen Auswahl von T-Shirts, Teddy-Boy- und Rocker-Outfits und Rock-'n'-Roll-Memorabilien. Hits von Bill Haley und Jerry Lee Lewis wummerten durch die Korridore. Trotz amüsierten Interesses orderte niemand etwas.

Allerdings bekamen sie Besuch von Alice Cooper und Sylvain Sylvain, dem Rhythmusgitarristen bei der New Yorker

Kultband The New York Dolls. Sylvain und der Lead-Gitarrist Johnny Thunders waren Kunden von »Let it Rock« gewesen, als sie kurz zuvor London besucht hatten, ohne allerdings McLaren und Vivienne kennengelernt zu haben. Beeindruckt von ihrem Retro-Dandytum und den schlüpfrigen Pin-ups der fünfziger Jahre, überredete Sylvain die beiden, ins Chelsea Hotel umzuziehen, das feuchte, düstere Etablissement in der West 23rd Street, zu dessen Gästen unter anderen Dylan Thomas, Brendan Behan, Valerie Solanas und eine Schar von Rockgruppen, Künstlern und Schriftstellern gezählt hatten.

Die Dolls machten Vivienne und McLaren mit dem Herzen der New Yorker Rockkultur bekannt. Sie fanden sich umringt von einem narzißtischen Hedonismus, der mit der Verwirrung der Sinne experimentierte. Sie wurden von Andy Warhols *Interview*-Magazin über ihre Boutique interviewt, besuchten die Clubs, hörten sich im »CBGBs« Konzerte mit Richard Hell (geb. Myers), den Ramones und Patti Smith an, die McLaren für Großstadtpoeten hielt. Besonders Hell und seine Gruppe Television hatten es McLaren angetan. Dieser zottige, degenerierte Unsympath trug zerschlitzte und mit Sicherheitsnadeln durchstochene Kleidung. Das Haar sah aus wie mit dem Rasenmäher gestutzt, den Körper hatte er mit unheilschwangerer Poesie beschmiert, und sein Publikum behandelte er mit müder Verachtung. McLaren war es, als ob die Straßen von Paris 1968 in diesem Mann wieder zum Leben erwacht wären, dessen graffitiübersäter Leib wie eine lebende Mauer des Protests anmutete.

Die süffisanten Glamrock-Dolls – der Name spielte auf ihr neckisches Transvestitentum, ihre geschmacklosen Fummel an – mischten das Theater des Absurden mit klassischer Rock-'n'-Roll-Anarchie auf. Sie täuschten sexuelle Ambivalenz vor, um das Macho-Image der Rockstars von Erfolg und Sexualität zu desavouieren. Das stieß nicht bei den jungen Groupies, sondern auch bei den Älteren (den Zwanzig- und Dreißigjährigen) der Kunst- und Theaterwelt auf Resonanz, bei Andy Warhols Anhängern und anderen Musikern wie Iggy Pop, David Bowie und Lou Reed. Ihr Auftritt war abgeklärt, zweideutig und voller Verachtung für ihre Fans, aber politisch war er nicht. In

New York erkannte McLaren einen möglichen Markt in den orientierungslosen Jugendlichen und entwickelte sich, wie Sylvain meint, zum größten Groupie der Dolls. Vivienne allerdings hatte die Reise nicht gefallen, und sie erklärte nach der Rückkehr, daß sie Amerika hasse. Sie revidierte ihre Meinung nie und verkündete später, Amerikaner seien »Barbaren« und die »hinterletzten Philister«. Sie sollte in den nächsten zwanzig Jahren keinen amerikanischen Boden mehr betreten.

In England brach mittlerweile auf wirtschaftlichem und gesellschaftlichem Gebiet eine düstere Phase an. Arbeitskämpfe eskalierten zu einer Streikserie, und nach einer Reihe von Stromausfällen wurde die Dreitagewoche eingeführt.

Angeödet von Vivienne, London und der Boutique, fing McLaren prompt etwas mit Addie Isman an, einer eigensinnigen höheren Tochter aus New Jersey, die für »TFTLTYTD« arbeitete. Wenn McLaren nach gemeinsamen Nächten mit Addie nach Hause kam, machte Vivienne ihm die Hölle heiß und wurde auch schon mal handgreiflich. Obwohl die Affäre nach ein paar Monaten endete, weil Addie nach Amerika zurückkehrte (wo sie fünf Jahre später an einer Überdosis Schlaftabletten starb), wurde Vivienne immer argwöhnischer, was potentielle Rivalinnen betraf.

Obwohl McLaren gelegentlich die gemeinsame Wohnung in der Nightingale Lane immer wieder einmal auf der Suche nach sexuellen Abenteuern verließ, erhielt Viviennes Beharrlichkeit die Beziehung aufrecht. Sie begleitete McLaren jetzt häufiger auf seinen nächtlichen Streifzügen durch die Clubs und Bars. Der aus Nordengland stammende Michael Kostiff, Mitglied der Clubszene und Träger der jeweils neuesten Chelsea-Mode, der zusammen mit seiner sensationell gewandeten deutschen Frau Gerlinde bei »TFTLTYTD« kaufte, lernte das Paar damals näher kennen. Während spätabendlicher Trinkgelage bei den Kostiffs hielt McLaren an der Ideologie der Boutique fest, während Vivienne ihm Fragen stellte. »Aber du kennst doch meine Einstellung dazu«, fuhr McLaren sie zum Beispiel an. »Ja, aber ich möchte sie noch einmal hören«, antwortete sie dann. Das war ihre Art zu lernen, wie ein Papagei die Theorien anderer nachzuplappern, um sie später auswendig herunterzubeten, auf ihre eigene, unnachahmliche Art. Sie diente McLaren als Folie, als »normale Seite« dieses komischen Kauzes. Wenn sie alle Alkoholvorräte ihrer Gastgeber vernichtet hatten, tranken Vivienne und McLaren ihnen auch noch den letzten Tropfen Milch aus dem Kühlschrank weg und gingen dann nach Hause.

Die Kostiffs wunderten sich, daß die aggressive Didaktik dieses Duos angesichts der schweren Rezession seiner vorgeblichen »Volksverbundenheit« jegliches Verständnis oder auch nur Mitgefühl für die Armen ausschloß: »Sie hatten großartige Ideen, und das ist ein Luxus ... Sie waren unversöhnlich, nicht rachsüchtig, sondern gedankenlos ... und beurteilten den Zustand des Landes nach dem Preis des Weins oder des Essens in einem Schickeria-Lokal. Bizarr – nicht wie im wirklichen Leben!« Michael Kostiff staunte über Viviennes offenkundige Hörigkeit: »Sie hing an Malcolms Lippen. Sie hatte einen Heidenrespekt vor ihm, wegen seiner sprachlichen Gewandtheit und seines Kunststudiums und weil er sich den Situationisten zugehörig fühlte.« Aber sie waren kein Liebespaar, sondern »ganz schön verbissen und ganz bestimmt nicht sentimental« im Umgang miteinander. Auch Tommy Roberts meint: »Sie waren kein liebevolles, aber ein interessantes Gespann. Sie waren stark und ehrgeizig und machten interessante Sachen.«

McLaren empfand die Anwesenheit von Ben und Joe als lästig, darum steckten sie die beiden nacheinander in verschiedene liberale Internate. Er rechtfertigte sein Desinteresse mit der Behauptung, er wolle ihnen einen unabhängigen Geist einflößen. Vivienne, ganz in seinem Bann, willigte ein – McLaren hatte immer recht. Da die beiden jedoch das Schulgeld nie bezahlen konnten, wurden die Jungen von einer Schule zur anderen gejagt, wenn die Schonfrist vorbei war: »Ständig wurden sie mitten in der Nacht abgeholt und zur nächsten Schule gebracht, weil sie [Vivienne und McLaren] das Schulgeld nicht bezahlt hatten«, berichtet John Rowley, ein Kollege von Joseph, der mit ihm zusammenwohnte. Als die Jungen die Vorbereitungsschule beendeten, war das Paar 7000 Pfund Schulgeld schuldig geblieben.

Noch nicht einmal zehn Jahre alt, mußten die Jungen ihre

Sachen im Waschsalon waschen, wenn sie von der Schule nach Hause kamen. »Vivienne hat mich so frei aufwachsen lassen, daß ich fast immer draußen war«, sagt der loyale Joe. »Einmal war ich sehr spät auf der Straße und tätigte eins meiner ersten Geschäfte; ich habe mein Vorhängeschloß gegen eine Uhr eingetauscht. Auf dem Heimweg war ich sehr zufrieden mit mir, bis ich Mums Mini sah. Sie hatte die Straßen nach mir abgesucht, offenbar krank vor Angst. Sie sprang heraus und gab mir eine schallende Ohrfeige.«

McLaren machte keinen Hehl aus seiner Abneigung für Ben. »Er konnte Kinder nicht leiden«, erinnert er sich, obwohl McLaren die Jungen auf abenteuerliche Ausflüge mitnahm. »Einmal sind wir nach Romney Marshes getrampt und über einen Truppenübungsplatz gelaufen. Dann sind wir nach Anglesey getrampt und haben in einer Scheune geschlafen, und da lag ein totes Schaf mit abgehackten Hinterbeinen. Malcolm meinte, da läuft ein Wahnsinniger frei herum, und wir mußten uns verbarrikadieren.«

Allmählich wurden die Jungen immer unsicherer. Joseph wurde für zweieinhalb Jahre auf das Internat Hawkhirt Court in Sussex geschickt. »Die waren so streng und hatten so blöde Regeln und Vorschriften«, erinnert er sich. »Man mußte seine Päckchen vor aller Augen öffnen; ein Geschenk gab es nur am Geburtstag. Sie hat mir ein chinesisches Schreibset geschenkt. Ich habe es immer noch ... Ich mochte Malcolm eigentlich nicht, aber ich habe ihn auch nicht gehaßt«, fährt er fort. »Einmal hat er uns ungefähr fünfzig Comics geschenkt und eine große Tüte Süßigkeiten, daran hatten wir fünf Stunden zu tun.«

Eine Zeitlang war Joe auch in A. S. Neills radikal-liberaler Internatsschule Summerhill in Suffolk, doch selbst für McLarens Geschmack war sie »zu wild und zu frei«. Als nächstes schickten sie ihn nach St. Christopher's. McLaren erkannte erst, wie einsam Joe war, als er von einer seiner Schulen heimkam. Er zog seinen Sohn damit auf, daß er König Malcolm von Portugal (seine Urgroßeltern waren portugiesische Juden) und daß Joseph sein Thronerbe sei. Immer wenn Briefe mit dem Aufdruck »Royal Mail« kamen, sagte er: »Das muß für dich sein, Joseph.« Aber trotz seiner neckischen Spielchen wußten die Kinder, daß sie ihm gleichgültig waren und daß ihre Mutter immer noch unter seinem Einfluß stand.

Sie liebten ihre Mutter und verteidigten ihre Unangepaßtheit mit trotzigem Stolz. Ben beschreibt ihr Aussehen um 1973 so: »Sie trug superkurze Röcke und hatte blondes Stachelhaar. Ich weiß noch, wie ich mich bei verschiedenen Internaten vorstellen mußte und die anderen Kinder ihr unter den Rock guckten, und das war mir peinlich.« Wenn er die Kommentare anderer Schüler respektlos fand, schlug er zu. »Ich liebe meine Mama, und damals habe ich sie auch geliebt. Ich habe mich mit den Leuten geprügelt, weil sie gesagt haben: ›O ... deine Mutter ist aber echt heiß ...‹«

Viele von McLarens Freunden sahen in Vivienne nur seine Süßholz raspelnde und ihm treu ergebene Freundin, doch wer sich die Mühe machte, mit ihr allein zu reden, erkannte in ihr bald die Powerfrau mit kühnen Ambitionen. Gene Krell, ein aus Brooklyn gebürtiger Jude, der im Nachtclub »Salvation« als Portier gearbeitet und die deutsche Sängerin Nico aus der Warhol Factory geheiratet hatte, betrat die Welt der Mode als Verkäufer in der New Yorker Filiale von »Granny Takes a Trip«. 1973 wurde er Geschäftsführer der Londoner Boutique (und 1996 Moderedakteur von Condé Nasts *Vogue Korea*). Krell und »Granny Takes a Trip« standen für alles, was McLaren und Vivienne verabscheuten – dandyhafte Glamrock-Ladenbesitzer und ihre Upper-class-Hippie-Klientel. Aber Krells Aufzug wie auch seine Kasperlenase und die krause Hochspannungsschockfrisur à la Groucho Marx zog die Blicke auf sich. Er favorisierte schillernde Samtanzüge, maßgeschneidertes Schuhwerk von Gohil in Camden Town, der Patchwork-Wildleder-Stiefel mit Blockabsatz für die »Eingeweihten« anfertigte, und schrill bedruckte Hemden der vierziger Jahre (aus Stoff von Pontins geschneidert, einem wunderbar altmodischen Kaufhaus in Kensington). Zur Abwechslung trug er einen mit verblühten Chrysanthemen buntbedruckten Kimono, seine acht Zentimeter langen Nägel machten sich sehr gut zu den widerspenstigen tintenschwarzen Locken.

Krell war fasziniert von dem knochigen Geschöpf im kettenbehangenen Minirock, mit Punkfrisur, Totenkopfohrringen und dem wie ein Mondrianbild in drei Farbblöcken bemalten Mund, das gelegentlich im »TFTLTYTD« aushalf (der Künstler Duggie Fields ließ sich von Viviennes merkwürdigem Make-up zu einem Acrylporträt der dreifarbigen Lippen inspirieren.) Für Vivienne waren andere Designer und Boutiquen nicht nur kommerzielle Konkurrenz, sondern rivalisierende Banden, denen man den Krieg erklären mußte. Kapierten die denn nicht, daß Billy Fury für die Geschichte der Popmusik bedeutsamer war als Bob Dylan oder die Rolling Stones? Erstaunt hörte Krell Vivienne zu, wenn sie sich über Anthony Price Glamrock-Kutten echauffierte, die er im »Plaza«, seiner Boutique in der King's Road, verkaufte, oder sich künstlich über die Glitzerkleidung aus seinem nahegelegenen »Alkasura« aufregte und Krell ins Gesicht sagte, seine Sachen seien apolitisch-dekadent. Daraus ergab sich ein Streit, bis Vivienne ganz unumwunden zugab: »Auch wenn ich deine Mode hasse, dich finde ich wirklich sehr nett.« Damit begann ihre lebenslange Freundschaft, die sich auf Krells Bewunderung für ihre Stärke, Anarchie und Ehrlichkeit gründete und ihrerseits auf die Wertschätzung seiner Loyalität und seines New Yorker Straßenhumors.

Offensichtlich begann Vivienne, die Schüchternheit abzustreifen, die sie bis dahin gehemmt hatte. »Sie stand mit Sicherheit nicht in McLarens Schatten«, erinnert sich Krell. »Sie stach sofort ins Auge, und er stand da wie Piksieben – ein langweiliger Trottel.« Krell fand Viviennes fanatische Antimode-Tour bemerkenswert, war sie doch inzwischen selbst tief in die Modeszene eingetaucht. Obwohl McLaren für sich in Anspruch nahm, »die Stimme der desillusionierten Jugend« zu sein, waren es der Kommerz und die Lust am Modemachen, die ihn umtrieben, während Vivienne tatsächlich ihrer eigenen Propaganda aufsaß.

Viviennes extreme Aufmachung und die von Herzen kommenden Tiraden, mit denen sie ihre Kunden traktierte, begannen Aufmerksamkeit zu erregen. Am 7. Dezember 1973 wählte das Magazin *West One* sie zusammen mit Nell Campbell (Nachtclub-Hosteß und Star der *Rocky Horror Picture Show*), den Stylistinnen Louise Doktor und Shelley Martin und der grünhaarigen Rae Spencer-Cullen (auch als Modedesignerin »Miss Mouse« bekannt) zu den Londoner Schönen (»London Belles«) mit dem stärksten Stil. John Bishop fotografierte sie für das Magazin als Proto-Punk in Reißverschluß-T-Shirt, Netzstrümpfen und Stachelfrisur. Nach ihren Ambitionen und Ansichten befragt, erwiderte sie, sie wolle wie ein Gorilla sein, ihr Lieblingsgericht sei Naturreis mit Gemüse, ihr Lieblingsbuch *Theorie und Praxis der antiautoritären Erziehung* von A. S. Neill und ihr Lieblings-Song »There's No One to Love Me Now« von Shaweez. Viviennes erster Auftritt in den Medien stachelte ihren Ehrgeiz an. Bei einem Fifties-Revival-Konzert von den Shananas, als die Band irgendeinen aus dem Publikum auf die Bühne baten, so erinnert sich Tommy Roberts, »tauchte Vivienne wie der Blitz auf, ohne zu zögern, und da wurde mir klar, daß sie berühmt werden wollte. Sie wußte, was gespielt wird. Sie ist clever. ›Die bekommt bestimmt, was sie will‹, dachte ich.«

Im November 1973 elektrisierte die Ankunft der New York Dolls in London McLaren erneut. Völlig hingerissen folgte er ihnen von Gig zu Gig. Im Januar begleitete er sie nach Paris, wo er sie Jean-Charles de Castelbajac vorstellte. Der Einfluß von Punk war klar in ihrem Herumgekaspere zu erkennen – sie bedienten das gängige Klischee von den Rockstars, die Gitarren zertrümmern, das Publikum und die Presse mit ätzendem Spott übergießen – und an ihren Accessoires, sprich Hakenkreuzen. McLaren, ganz im Bann der Rockmusik, träumte davon, in die Fußstapfen seines großen Vorbilds Larry Parnes zu treten, dem jüdischen Impresario, der Billy Fury gemanagt hatte. Darum freundete er sich mit Gloria Jones an, der Lebensgefährtin von Marc Bolan von T. Rex, und mit dem *New-Musical-Express*-Reporter Nick Kent und versuchte, eine Band zusammenzustellen.

Im Frühjahr 1974 steckte das vom Klassenkampf geschüttelte und wirtschaftlich am Boden liegende, offenbar führerlose England tief in der Krise. Premierminister Edward Heath setzte Neuwahlen an, bei denen es einzig um die Frage ging: »Wer regiert England?« »Du nicht!« lautete die überwältigende Antwort. In diesem politisch antiautoritären Klima inszenierte McLaren seine neue Masche. Mittlerweile vom Jugendkult angeödet, schloß er im April 1974 das »TFTLTYTD«. In New York hatte er die Auswüchse der permissiven Gesellschaft erlebt. Dort hatte sich David Bowie zum erstenmal offen zu seiner Bisexualität bekannt. »Das hätte er sich nie getraut, wenn er nicht mit Iggy [Pop] und Lou [Reed] zusammengehockt hätte, denn die standen da drüben für die Szene, in der sich die Dinge verändern, also scheiß auf die ganzen englischen Heuchler«, sagte seine Frau Angie.

Die allmähliche Liberalisierung der Gesellschaft gab den Nährboden für McLaren ab, der darauf spekulierte, mit einer Sache ganz sicher die sexuell verklemmten Engländer schocken zu können, nämlich mit fetischistischer Kleidung und deren Insignien. Angeblich hatten Vivienne und McLaren zum erstenmal mit dem Fetisch-Look geliebäugelt, als Ken Russell sie mit der Ausstattung der Motorradrocker-Ledermonturen mit expliziter Sadomaso- und Nazi-Bildersymbolik für sein Musical *Mahler* beauftragte. (Shirley Russell, die Exfrau des Regisseurs und Kostümbildnerin des Films gibt dagegen an, daß weder Vivienne noch McLaren für *Mahler* gearbeitet haben. Die Nieten-Leder-SM-Kostüme habe Lenny Pollock entworfen und geschneidert.) Jetzt im Spätsommer des Jahres 1974 eröffneten sie den umgestylten Laden unter dem Namen »SEX«, der in riesigen Lettern über der Tür prangte. Das Material dieses Logos war wattiertes PVC in der Farbe soeben gepeinigten Fleisches. Das Ganze mutete wie eine formbare Pop-art-Skulptur von Claes Oldenburg an. Im Schaufenster lagen nackte Schaufensterpuppen ohne Kopf wie bei einer Orgie übereinander. Die Kunden kamen durch die Tür, deren Sturz Rousseaus Aphorismus »Die List braucht Kleider, aber die Wahrheit geht gern nackt« als Graffito zierte, in ein Sexspielzimmer. Laken aus chirurgischem Gummi in Heftpflasterrosa, so weich und puderig zu berühren wie ein Kondom, hingen an den mit Zitaten besprühten Wänden. McLaren hatte sie aus pornographischen Schriften herausgepickt, zum Beispiel aus Valerie Solanas' ätzendem »SCUM«-Manifest und Alexander Trocchis *School for Wives* und *Thongs*.

Viel von der Bildersymbolik auf den Kleidungsstücken ähnelte den Arbeiten des amerikanischen Künstlers Eric Stanton, der in den fünfziger Jahren eine Reihe von Bildern produzierte, auf denen Frauen in schwarzem Leder und Gummi-Bondage-Anzügen, unter anderem solchen mit gesichtslosen Gummikapuzen, wie gefesselte Raubvögel steckten. Auf den Etiketten, die wie Epauletten auf die Schultern der SEX-Mode genäht waren, standen subversive Zitate wie: »Die dreckige Stripperin, die ihr Höschen auf dem Geländer hängen ließ, um trampen zu gehen, sagte: Du glaubst doch wohl nicht, daß ich die ganzen Jahre nur für Geld gestrippt habe, oder?« Ein besonders schockierendes T-Shirt zeigte einen rauchenden nackten Jungen in der Vorpubertät, der mit seiner Zigarette ein unmißverständliches Zeichen gab – und das zu einer Zeit, als die BBC mit dem Dokumentarfilm *Johnnie Go Home*, über einen Jugendlichen, der nach London ausgerissen war und als Stricher endete, einen Sturm der Entrüstung entfacht hatte. Ein anderes Bild stellte einen nackten Schwarzen mit großem Penis dar.

»Französische Wäsche« (wie man in englischen Kaufhäusern verschämt zu sagen pflegte) in schwarzer oder roter Spitze, mit Öffnungen für leichten Zugang zu den Geschlechtsorganen, ließ die Kunden nicht im Zweifel darüber, was hier gespielt werden sollte. An Turnstangen hängend präsentierte sich neben den bekannteren Sadomaso-Folterwerkzeugen – Peitschen, Ketten, Brustwarzenklammern und schwarzen schenkelhohen Stiefeln – auch Exotisches, bezogen über Versandhäuser der Subkultur: hautenge schwarze Masken ohne Sehschlitze, deren hermetische Abriegelung nur durch einen winzigen Atemschlauch durchbrochen war. Die trug man zu Bodys, die aus zwei aufblasbaren Gummi»häuten« gefertigt waren und im luftgefüllten Zustand den Körper so einschnürten, daß man nichts mehr hören oder sehen konnte. Der Blickfang des steril-düsteren Ladens war ein riesiges, schmuddeliges, mit einem Gummilaken bezogenes Doppelbett.

»Pornographie ist das Lachen im Klo deines Hirns«, wurden die Kunden belehrt, wenn man sie ermunterte, hinter einem Wandschirm die aufreizend überall im Laden hängenden Sachen anzuprobieren. McLaren war stark von dem amerikanischen »Sexfilmemacher« Russ Meyer beeinflußt, dessen Filme *Supervixens – Eruption* und *Blumen ohne Duft* nicht explizit pornographisch, sondern exzessiv theatralisch, eben »camp«, waren. McLaren und Meyer waren Gleichgesinnte.

Manche der Waren, die sie nach dem Versandhauskatalog für »skandalöse Reizwäsche und Glamourmode« in großen Mengen bei Estelle Lingerie in Walthamstow orderten und die die Firma Estelle in neutralen Paketen an die Kunden verschickte, peppte Vivienne mit Marabufedern, Spitze und Leder auf. Wieder einmal entwarf sie keine Mode, sondern variierte schon Vorhandenes. Noch war sie keine richtige Designerin.

Sex bedeutete für diese beiden etwas, das sie aggressiv propagierten, statt lustvoll zu praktizieren. Wie eine herrische Miss Jean Brodie predigte Vivienne ihren Kunden, so, als ob sie sich fest einer Sache verschrieben und kein sinnliches Vergnügen an Erotika hätte. Sie schloß sich McLarens Kampagne an, die »Engländer zu provozieren ... indem man ihre Einstellung zum Sex angreift, die puritanische, philisterhafte Basis unserer Kultur untergräbt«. Später bezeichneten sie das als »unsere erste Innovation«.

Für damalige Verhältnisse, als man nicht offen über Sexualität sprach, es sei denn in einer äußerst freizügigen Runde, bedeutete die Werbung für »Gummimode für die Straße und fürs Büro«, wie McLaren es ausdrückte, eine ungeheuerliche Provokation. *Harper's Queen* war das einzige Modejournal, das die SEX-Mode auch nur erwähnte, in einer anonymen Kolumne von Peter York, in der man den Leserinnen augenzwinkernd riet, den Blick von der King's Road 430 abzuwenden – es sei einfach zu schockierend.

Leicht vergißt man, wie grau und düster London Mitte der siebziger Jahre wirkte – sogar die King's Road. Marco Pirroni, der Lead-Gitarrist und Songschreiber von Adam and the Ants, erinnert sich: »Jeder Tag kam dir grau vor, und manchmal gab es noch den Erbsensuppennebel. Ich zog mir die Ärmel meines Mohairpullovers über die Hände, weil ich so fror. Man wurde süchtig nach dem Laden. Man wollte nirgendwo anders hin. Überall sonst wurde man enttäuscht. Es war so sinnlich; es roch nach Gummi, und das Zeug fühlte sich gut an.«

Aus der Perspektive der späten neunziger Jahre hat die

»SEX«-Mode viel von ihrem Schockeffekt eingebüßt, vergleicht man sie mit den drastischeren Bildern aus Filmen, Videoclips und der Mode, wie zum Beispiel Gianni Versaces geschöntem Dirnenlook. Doch vor dem Hintergrund der relativ naiven mittsiebziger Jahre hatte sie eine schockierende Wirkung. »SEX« erregte Neugier und Kontroversen und lockte Kundschaft an, und der infam-freizügige Charakter dieses Kreuzzugs wurde durch eine Reihe eindeutiger T-Shirts besonders herausgestrichen. Klassische weiße T-Shirts kauften sie bei Tommy Roberts oder bezogen sie in großen Mengen aus New York mit der Ladung für Terry Doktor oder David Ireland, der später Mitarbeiter der Boutique wurde. Vivienne, die nie die Finger von einem Klassiker lassen konnte, fand, das schlichte T-Shirt sei noch verbesserungsfähig – es könne noch schlichter werden. Stundenlang nahm sie es auseinander und suchte nach Möglichkeiten, es auf das Wesentliche zu reduzieren. Am Ende entschied sie sich für die Urform. Sie schnitt die Ärmel ab, trennte die Schulternähte auf und knotete sie wieder zusammen, was dem Shirt den provisorischen Touch eines zum Sonnenschutz umfunktionierten geknoteten Taschentuchs verlieh, wie es von englischen Urlaubern aus der Arbeiterschicht so gern getragen wird. Drei Tage dauerte es, bis Vivienne nach peniblem Studieren und Probieren ein minimalistisches T-Shirt kreiert hatte. Sie schnitt zwei schlichte Quadrate aus Baumwolljersey zu und nähte sie an den Schultern und Seiten mit groben Stichen zusammen. Kein Versuch, überflüssige Ärmel einzusetzen. Unwahrscheinlich, daß jemand mit einer Ausbildung an der Kunsthochschule oder im Zuschneiden auf so etwas gekommen wäre. Frauen sahen darin besonders sexy aus, sie drapierten den Stoff auf aufreizende Art um den Busen. Mit zunehmendem Selbstvertrauen drehte sie nach einiger Zeit die T-Shirts auf links, um den handgemachten Gammel-Look noch selbstbewußter zu präsentieren. Mit dem Aufreißen, Umändern und dem handwerklichen Touch wollten sie und McLaren die kapitalistischen Methoden von Produktion und Konsum angreifen; sie legten ihren Kunden nahe, nach dem Mach-es-selbst-Motto und den Spruchweisheiten auf ihrer Brust zu leben.

Die ersten neu rekonstruierten Shirts wurden nach McLarens Anleitung von Hand bedruckt. Nach 1975 fertigte sein alter Freund Bernie Rhodes, Manager von The Clash, Bilder und Texte im Siebdruckverfahren. Vivienne textete damals noch nicht die Parolen auf den T-Shirts. »Sie war nicht der Typ, der Ideen oder Gedanken artikulieren konnte«, sagt McLaren. »Sie *hatte* gar keine Ideen. Sie hielt sich nicht für kreativ, aber mit den Händen war sie unheimlich geschickt. Sie ging allem auf den Grund, bis sie heraus hatte, wie sie eine Idee umsetzen konnte.«

Vivienne befaßte sich mit dem Hintergrund fetischistischer Kleidung und war fasziniert: »Ich mußte mir die Frage stellen, warum diese extreme Form der Kleidung? Nicht, daß ich mich fesseln ließ und darin Sex hatte. Aber andererseits wollte ich nicht einfach nur »Verständnis« für Leute haben, die so was machen. Ich wollte diese irren Sachen selbst ausprobieren und wissen, wie man sich darin fühlt.«

Es ist ein weitverbreiteter Irrtum, daß Vivienne jemals an Straßen- oder Jugendkultur *per se* interessiert war. Vielmehr ließ sie sich von der Mode und der Handlungsweise jedweder lautstarken oder militant-sektiererischen, seltsam gewandeten oder subversiven Gruppe faszinieren und zu stundenlangen Recherchen zu deren Sozial- und Modegeschichte in Bibliotheken und Museen anregen. Bei den Gruppen mochte es sich um Samurais, die Tolpuddle-Märtyrer, Shaker oder Sadomasochisten handeln; wichtig war nur, ob sich deren Gewänder recherchieren und nacharbeiten ließen.

Mit einem frühesten »SEX«-T-Shirt, entworfen im Herbst 1974, wollten Vivienne und McLaren Flagge zeigen. Ganz oben stand: »Eines Morgens wachst du auf und *weißt*, auf welcher Seite des Betts du gelegen hast!« Links war unter »Hates« alles aufgeführt, was ihnen verhaßt war, insgesamt über hundert Stichworte, angefangen bei »Television (aber nicht die Band)« über Mick Jagger, Strafzettel, *Vogue*, »Die Beschränktheit des Medienmonopols, das harmlose Kreativität als subversiv darstellt«, über den Präsidenten der Metropolitan Police, Nigel Weymouth (Upper-class Eigentümer von »Granny Takes a Trip«), den Designer Ossie Clark, die Textilindustrie, Bianca Jagger bis zu »alten Kleidern, alten Ideen und Erholung auf dem Land« und den Londoner Vorstädten (aus denen, nebenbei bemerkt, die meisten ihrer Kunden stammten). Kurzum, das modische Establishment, das Gesetz, die Faulen und Trägen und jedwede Form kommerzieller und passiv konsumierter Unterhaltung. Auf der rechten Seite standen auf ihrer »Loves«-Liste: Eddie Cochrane, Christine Keeler, SCUM, Posträuber Ronnie Biggs, Buenaventura Durutti (ein spanischer Anarchist aus den dreißiger Jahren), Joe Orton, die Band »Kutie Jones and his SEX PISTOLS«, der Musikjournalist Nick Kent und die Phantasie. Kurz, Rocker, Frauenhelden, Rebellen, Renegaten und Vorbilder für die Philosophie des Selbermachens. Peter York war sofort beeindruckt von dem T-Shirt als einer »sehr ausgeklügelten In- und Out-Tabelle«. Die Zeitschriften übernahmen diese Idee in Form einer ständigen Rubrik, um die eigene Zielgruppe gegen die Leserschaft der Konkurrenz abzugrenzen.

Wieder einmal von Vivienne und dem trostlosen London angeödet, beschloß McLaren, »aus England abzuhauen«. Im November 1974 kündigte er an, daß er für immer nach New York wolle. Er spekulierte darauf, die New York Dolls zu managen, für die er immer noch schwärmte. Außerdem war er noch hinter Addie Isman her, die in die Staaten zurückgekehrt war. Während seiner sechsmonatigen Abwesenheit ging Vivienne mit anderen Männern aus, unter anderem mit dem um zehn Jahre jüngeren Bühnenautor Jonathan Gems. Gems fühlte sich von Viviennes Science-Fiction-Erscheinung angezogen, die in ihm das Bild »der blonden Arierin aus dem Film *Metropolis*« heraufbeschwor. Ihre skandalumwitterten Kreationen – sei es die Gummi-Bondage-Kluft oder ein sexuell unzweideutiges T-Shirt – trug sie jetzt jeden Tag, im Waschsalon, im Supermarkt und in der Boutique, oder nachts, wenn sie auf die Piste ging.

Gems spürte, daß Vivienne einsam war und »unbedingt irgendwo mitmischen wollte. Sie fühlte sich ausgeschlossen.« An ihrem ersten gemeinsamen Abend nahm er sie in sein neues Stück *The Dentist* ins Royal-Court-Theater am Sloane Square mit. Als sie das Theater verließen, blieb Vivienne stumm. Gems nahm an, daß »es ihr wohl gar nicht gefallen

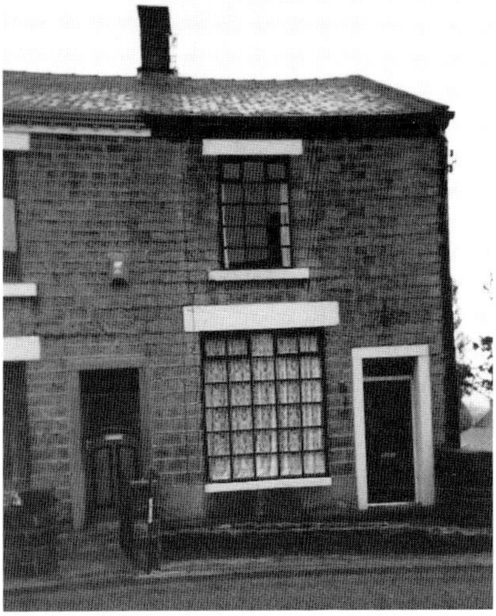

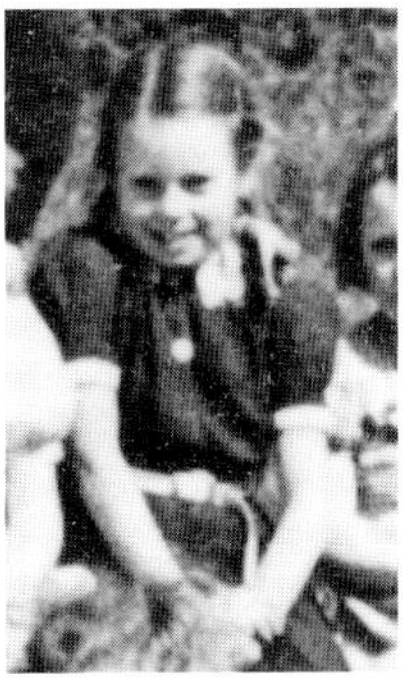

Vivienne in der Grundschule in Hollingworth.

Oben: Das Postamt in der Manchester Road 36 in Tintwistle – Viviennes Elternhaus von 1954 bis 1957.

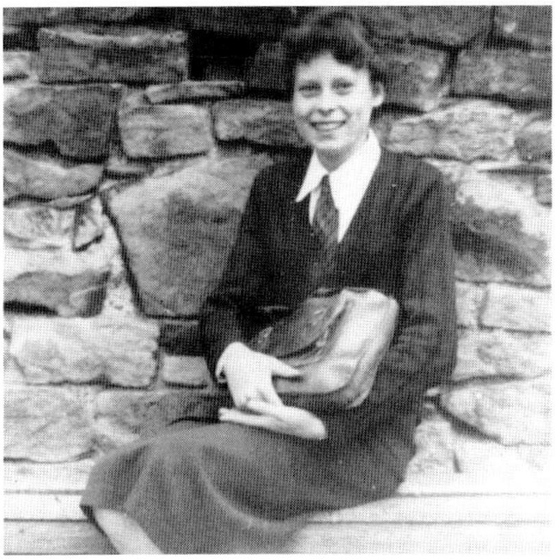

Rechts: Die Schülerin des Glossoper Gymnasiums präsentiert sich stolz in ihrer Uniform. Den Rock hat sie so abgewandelt, daß er auf den Hüften sitzt. Als zusätzlichen Effekt hat sie hinten einen Schlitz eingenäht.

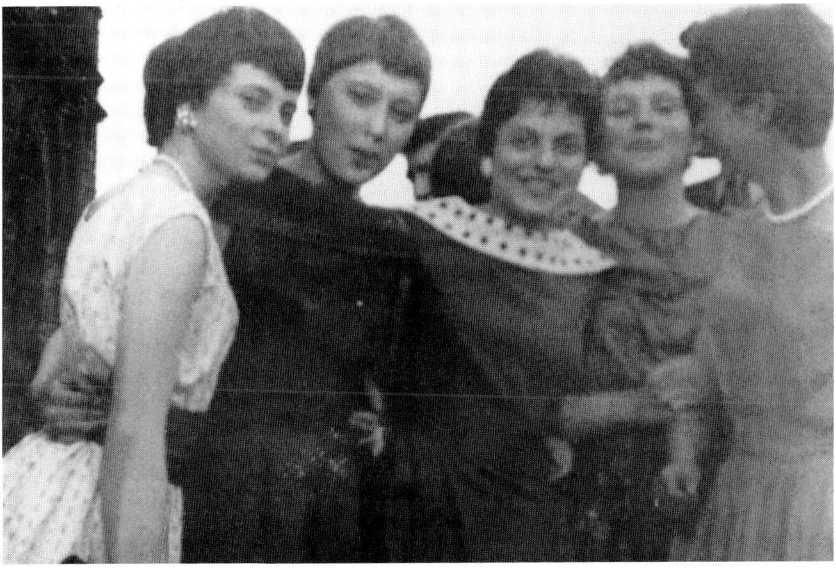

Unten: Vivienne (links) »stadtfein«, mit ihren Schulfreundinnen Maureen Purcell (Mitte) und Eileen Mellish (zweite von rechts) (1957).

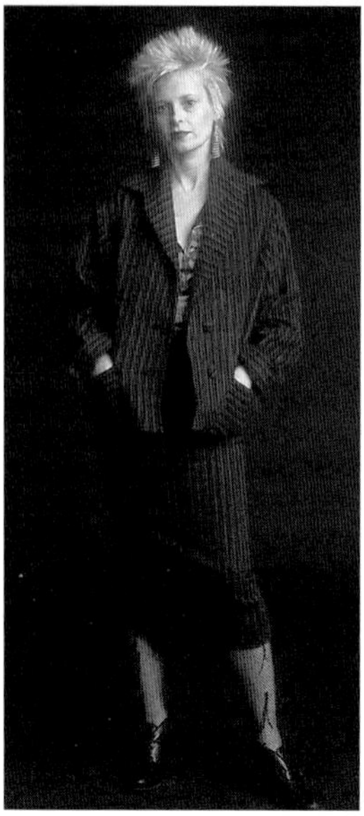

Im Dezember 1973 erscheint Vivienne zum erstenmal in der Presse, nachdem sie das Magazin *West One* zu einer der »Londoner Schönen« gekürt hat. Sie trägt ein Nadelstreifenkostüm, Netzstrümpfe und Lacklederstiefeletten von »Let it Rock«. David Bowie übernimmt später die mit der Rasierklinge gekürzte und mit Gel in Form gehaltene Frisur.

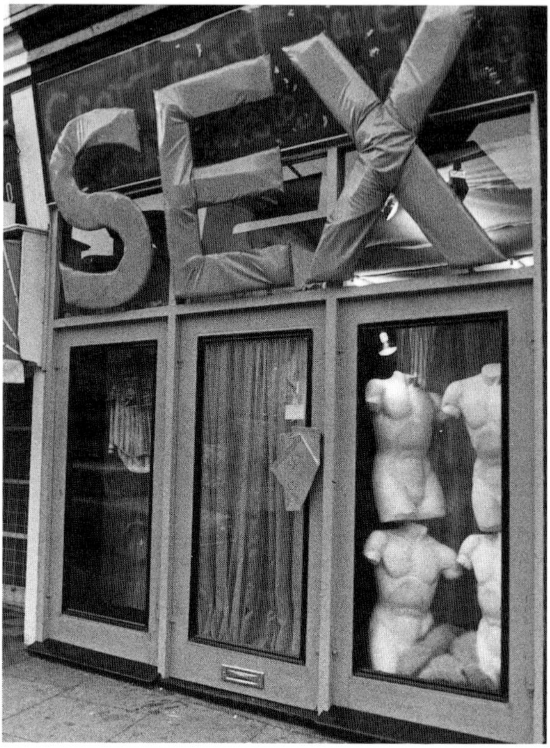

Die Fassade von »SEX« in der King's Road 430 im Jahr 1976, kurz vor der Umgestaltung als »Seditionaries«. Im rechten Fenster nackte Torsi, im linken ein »Anarchisten«-T-Shirt mit Karl-Marx-Porträt.

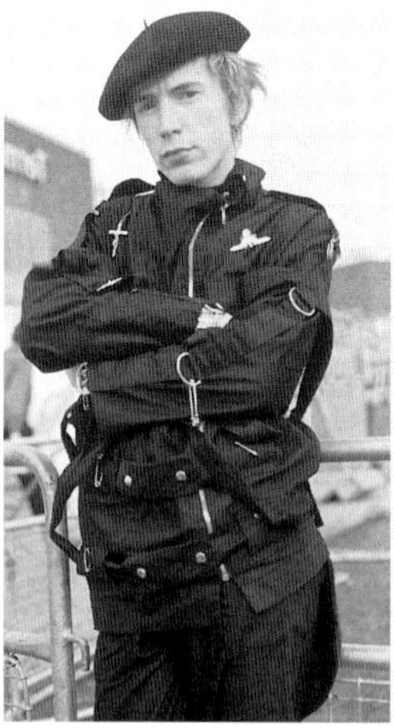

Johnny Rotten in Paris im Prototyp des Bondage-Anzugs aus schwarzem Satin.

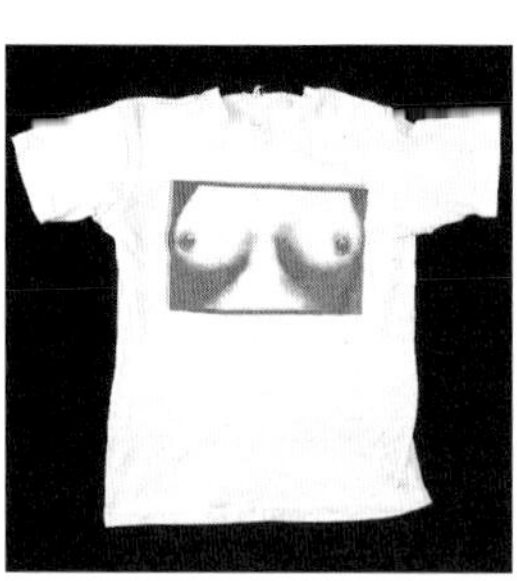

»Titten«-T-Shirt von »SEX«.

Daß sich Sicherheitsnadeln auch als Schmuck eignen, war nicht Viviennes, sondern Johnny Rottens Idee (über Richard Hell in New York). Rotten trägt einen umgeänderten Schulblazer, McLarens Baskenmütze und Karottenhosen. Bei ihm sind Paul Cook von den Sex Pistols, Sue Catwoman, Siouxsie Sioux von den Banshees und Little Debs.

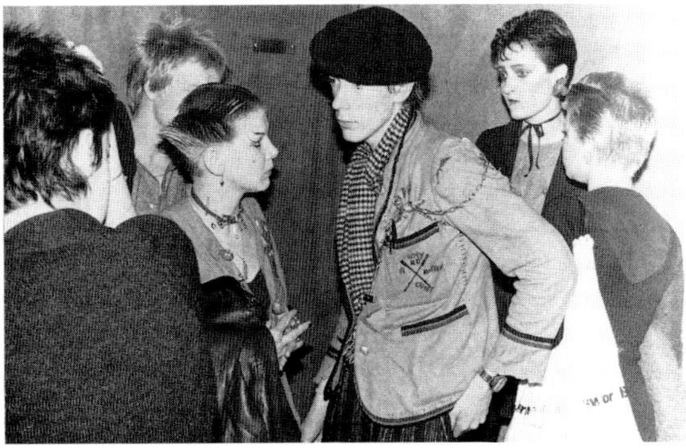

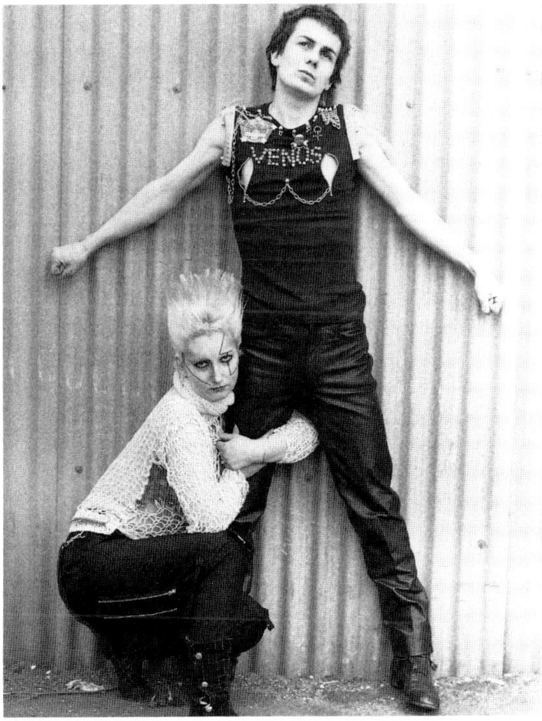

Simon Barker in einem von Hand gefertigten »Venus«-T-Shirt aus »Too Fast to Live Too Young to Die«, einer Lederhose von »SEX« und Bondage-Stiefeln. Jordan in Mohair-Häkelpulli von »Seditionaries«, Bondage-Hose und Spider-Boots.

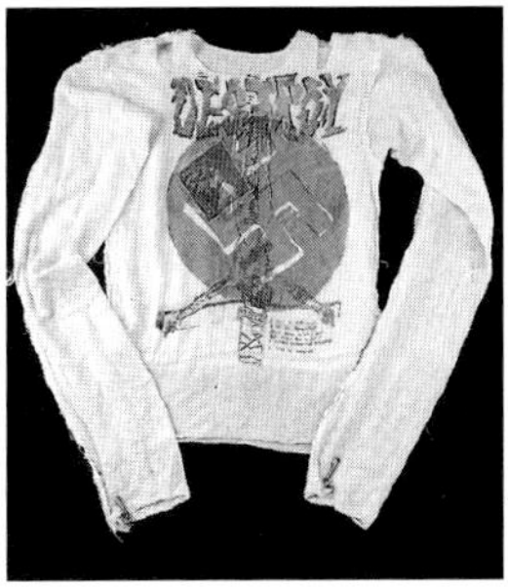

Der Inbegriff der Punkmode, ein »Destroy«-Modell aus der »Seditionaries«-Boutique mit Hakenkreuz, einem auf dem Kopf stehenden Bild des Gekreuzigten nach einem von McLarens Lieblingsgemälden, Mathias Grünewalds *Kreuzigung* (um 1505/08), einer Briefmarke mit dem abgeschlagenen Haupt der Königin und dem Anfang des Songtexts von »Anarchy in the UK« von den Sex Pistols.

Springerhemd aus blauer Baumwolle von »Seditionaries« mit einem Geschirr aus Gurten, bedruckt mit situationistischen Parolen wie »Nur Anarchisten sind schön«.

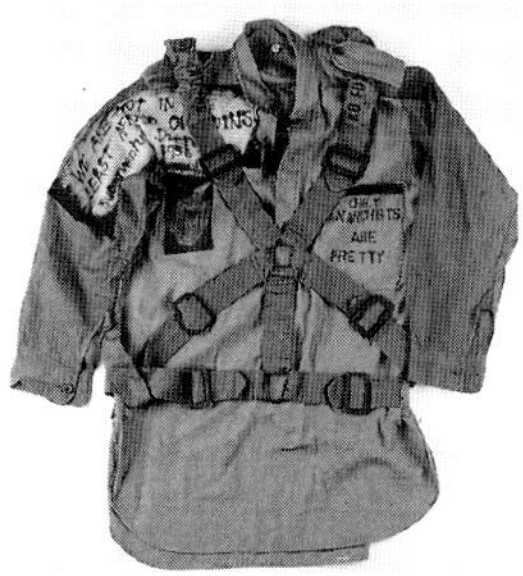

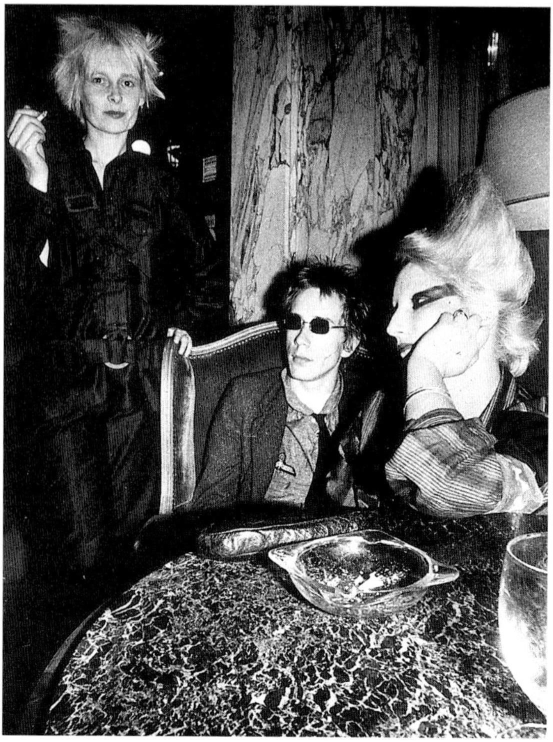

Vivienne, Johnny Rotten und Jordan 1976.

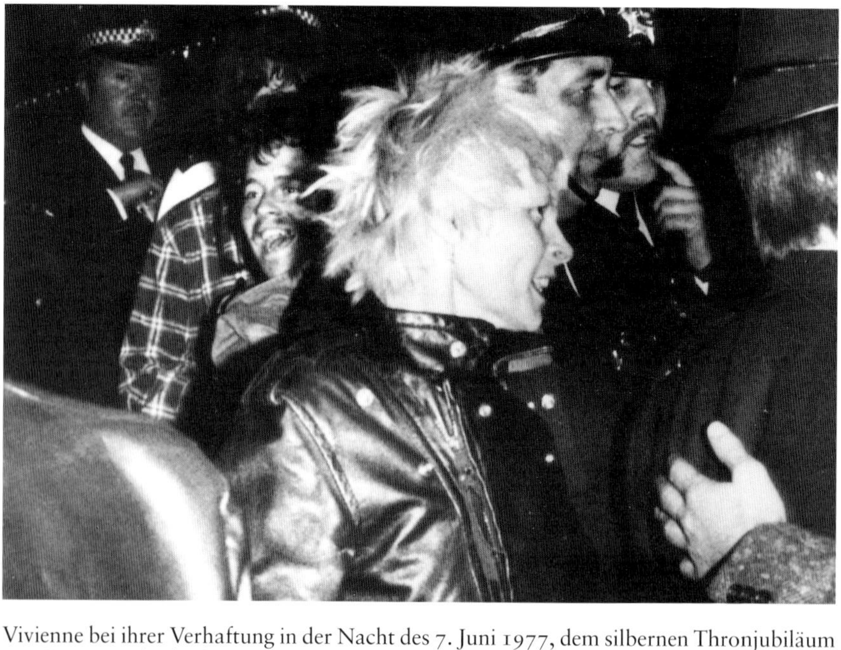

Vivienne bei ihrer Verhaftung in der Nacht des 7. Juni 1977, dem silbernen Thronjubiläum von Königin Elisabeth II. Sie amüsiert sich königlich.

Amerikanische Einkäufer verließen die Schau beim Anblick von Viviennes fleischfarbenem Slip mit aufgemaltem Penis. »Pagan V«, Frühjahr/Sommer 1990.

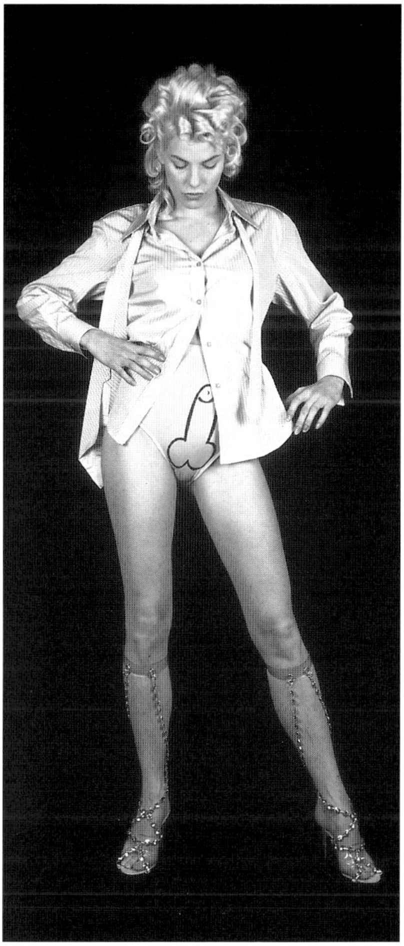

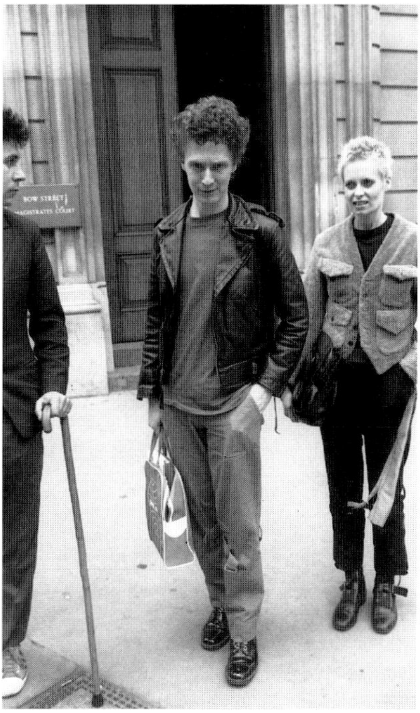

McLaren und Vivienne verlassen mit Jamie Reid das Gerichtsgebäude in der Bow Street, nachdem Richard Branson die Kaution für sie bezahlt hat. Vivienne trägt ihre Frotteejacke mit Gummiknöpfen von »Seditionaries«, dazu Bondage-Hosen. Ihr ausrasierter und gebleichter Kurzhaarschnitt nimmt Annie Lennox' Stoppelfrisur vorweg.

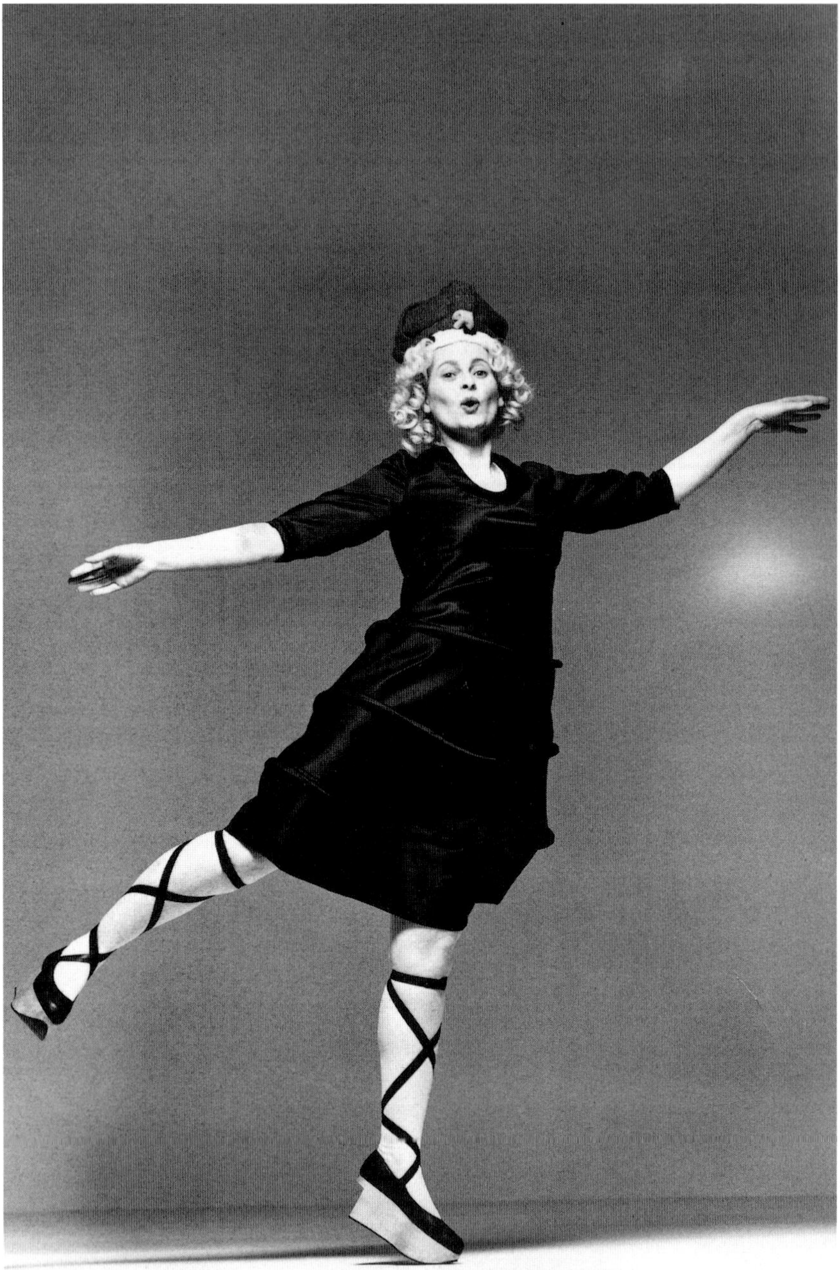

Die Königin der Modepersiflage mit Tweedkrone, »Tonnenkleid« und »Schaukelpferd«-Schuhen. Kollektion »Harris Tweed«, Herbst/Winter 1987/88.

Der italienische Außenminister (der kurz darauf in Ungnade fiel) nimmt sich während der G7-Gespräche im Juli 1991 Zeit, um seine Schneiderin zum Essen auszuführen.

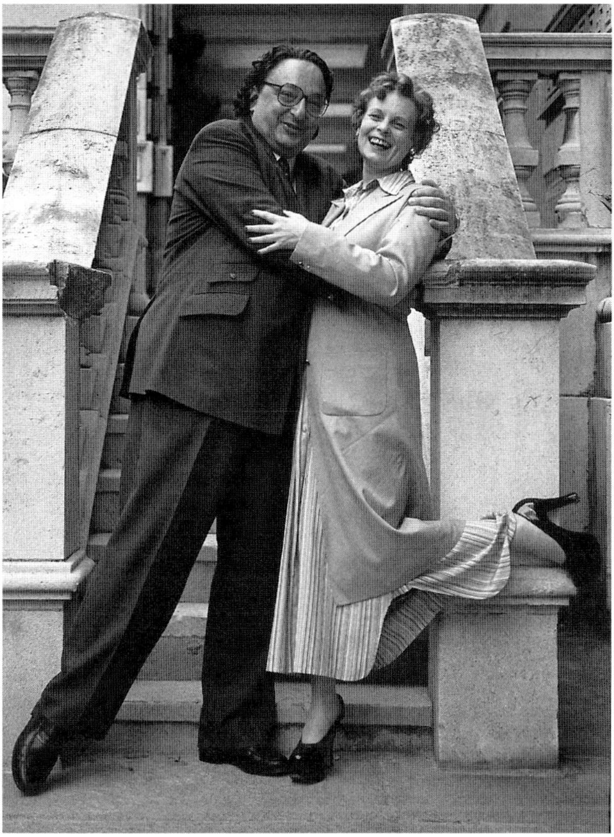

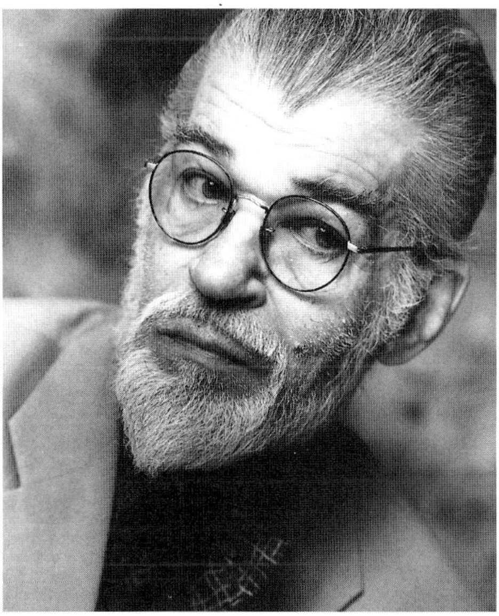

Gary Ness: laut seinem Schützling Vivienne »einer der letzten Gurus des Abendlandes«

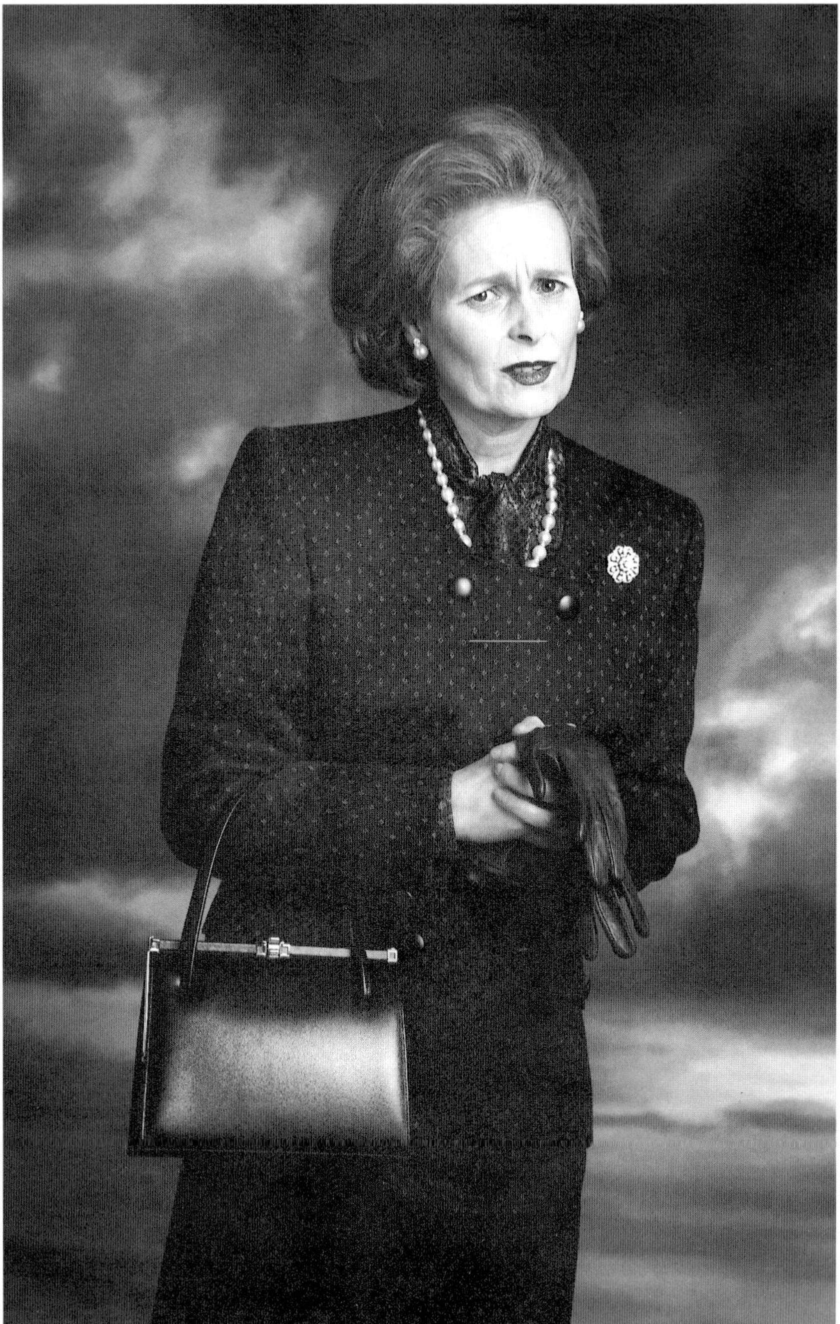

Titelbild des *Tatler* am 1. April 1989. Michael Roberts fiel die Ähnlichkeit zwischen Vivienne und Premierministerin Margaret Thatcher auf. Der *Tatler* schrieb dazu die Schlagzeile: »Diese Frau war einmal Punkerin.«

hatte, aber dann gestand sie, daß sie bis dahin erst einmal vorher im Theater gewesen war, in dem Musical *Oliver*«. Sie gingen in ein Pub, wo Vivienne »zwei Matrosen aufgabelte, was ich als demütigend empfand. Sie betrank sich sinnlos und schnappte sich einen Kerl – so wie ein Mann ein Mädchen aufreißt. Sie suchte sich immer knallharte Typen.« Ein anderes Mal lud Gems sie zu einer Aufführung von *Nicholas Nickleby* mit der Royal Shakespeare Company im Aldwych Theatre ein, aber er mußte die Verabredung wieder absagen. Wochenlang ignorierte Vivienne seine Anrufe. Gems fragte eine ihrer Mitarbeiterinnen, was los sei. »Vivienne darf man nicht so behandeln – das ist eine Todsünde!« erklärte diese verschmitzt. Vivienne, so Gems, hielt sich für »die Diva, die Königin, und ich war immer unterwürfig gewesen, darum mochte sie mich. Aber kaum trat ich einmal selbstbewußt auf, ließ sie mich fallen.« Gems war Vivienne nützlich gewesen. Er hatte sie in die Welt der bürgerlichen Theaterkultur eingeführt, und seine Freundin Jean Seel, Absolventin des Modestudiengangs am Royal College of Art und Designerin für die Boutique »Alkasura«, war oft in die Nightingale Lane gekommen, um ihr zu zeigen, wie man Schnitte anfertigt. Aber sobald er aufhörte, sich wie ein willfähriger Vasall zu benehmen, konnte sie ihn nicht mehr gebrauchen.

1975 lernte Vivienne auch Nils Stevenson kennen, einen Kunststudenten, der an einem Stand auf dem Markt in der Beaufort Street in Chelsea arbeitete, wenige hundert Meter von der King's Road 430. Er fühlte sich von Viviennes »dynamischer und kompromißloser Einstellung« angezogen, und behauptet, in sie verliebt gewesen zu sein. Sie fuhren öfter zusammen nach Richmond, wo er »in einem vornehmen Haus wohnte, das einem Drogendealer großen Stils« gehörte, und sie besuchten zusammen die Clubszene. »Sie war schrecklich naiv in Sachen Sex«, erinnert er sich. »Sie knutschte wie ein Schulmädchen. Sie wußte nicht recht, was sie tun sollte.«

Vivienne personifizierte inzwischen höchst eindrucksvoll McLarens neuesten Einfall, doch schon bald lief ihr eine Verkäuferin den Rang ab, die mit allen Wassern gewaschen war. 1973 wallfahrtete die spätere Punk-Ikone und Schauspielerin

Jordan, geborene Pamela Rooke, zum erstenmal aus dem verschlafenen Nest Seaford in Sussex, wo besonders viele Rentner wohnten, zum »TFTLTYTD«. Sie sollte die exzentrischste und originellste Figur der Punk-Bewegung werden und Vivienne, sehr zu deren Verdruß, als weibliches Idol vom Sockel stoßen.

Jordan war klein, sexy und kurvenreich (die Antithese zu Viviennes eckiger Gestalt), konnte jedoch dank einer Ballettausbildung ihre nur 1,60 Meter wirkungsvoll zur Geltung bringen. Nachdem sie von der Schule geflogen war, hatte sie 1973 eine Mode kreiert, die sie sich größtenteils aus den Kleiderläden der Wohlfahrtsverbände zusammengesucht hatte und die teils an Bowie, teils an die Rocker der fünfziger Jahre erinnerte. So trug sie zum Beispiel einen Goldlamérock über einem steifen Tüllpetticoat und dazu einen kreisrund abgesteppten spitzen BH der fünfziger Jahre (und nichts darüber) und spitze goldene Schuhe. Für ihre außerordentlich komplizierte Morgentoilette brauchte sie mindestens zwei Stunden. Die Augen waren ähnlich wie bei Elizabeth Taylor in *Cleopatra* mit schwarzen Kajalbalken geschminkt und kontrastierten mit dem weißgebleichten Haar, das sie zu einem Bienenkorb wie aus feingesponnener Zuckerwatte hochtoupierte. Ein Wolke aus beißendem Haarspray blieb hinter ihr in der Luft hängen, wenn sie auf klappernden Stöckelabsätzen vorbeiging.

Diese erstaunliche Komposition war ein Triumph des Artifiziellen über die Natur. Die Mainstream-Mode propagierte eine gesunde, natürliche Freiluft-Schönheit, aber für etwas derart Langweiliges hatte Jordan keinen Sinn. 1973 pilgerte sie immer wieder in die King's Road 430 und lernte so Michael Collins kennen, einen homosexuellen Fixer, der von 1972 bis 1982 Geschäftsführer war. Fest entschlossen, einen Job in dieser Kultboutique zu ergattern, überlegte sie absurderweise, sich ausgerechnet bei Harrods darauf vorzubereiten zu sollen. Darum arbeitete sie trotz ihres Aufzugs als Verkäuferin in der Modeabteilung des Kaufhauses in Knightsbridge und schaute auf dem Heimweg nach Seaford bei »SEX« herein. »Ich bin immer wieder hingegangen, um mit Michael zu reden. Und ich weiß noch, wie forsch ich aufgetreten bin. Ich hätte mich verkauft, um den Job zu kriegen«, erinnert sie sich. Collins wimmelte sie ab, aber kurz darauf bestellte er sie zu sich und ließ sie am selben Nachmittag mit der Arbeit anfangen. Jordan wurde zur fleischgewordenen Galionsfigur des Ladens in seinen nächsten beiden Verkleidungen – Fetisch- und Anarcho-Punk-Look – und schlüpfte 1978 in Derek Jarmans düsterem Film *Jubilee* in die Rolle der Zelluloid-Ikone des Punk.

Anders als Vivienne war Jordan McLaren zu nichts verpflichtet. Sie zog sich sexy an, um aufzuklären und um aufzuregen, statt für ihn die lebende Reklametafel zu spielen. So kombinierte sie zum Beispiel ein T-Shirt mit dem Aufdruck »Venus«, dem Namen der römischen Liebesgöttin, mit schwarzen Dessous und zerrissenen schwarzen Strümpfen und Strapsen an den nackten Schenkeln. So »fetzig« leicht geschürzt bestieg sie jeden Morgen voller Stolz den Pendlerzug von Seaford nach London. »Ich wurde ständig angemacht oder geschlagen«, erinnert sie sich freimütig. »Die Männer rückten ganz nah an mich ran, und eine Frau drohte mir einmal Schläge an, weil ich ihr Kind erschreckt hätte.« Ein mitfühlender British-Rail-Schaffner, der bemerkte, welchen Beschimpfungen und auch Tätlichkeiten Jordan jeden Tag ausgesetzt war, ließ sie allein in einem Abteil der ersten Klasse sitzen. »Jordan steckte alle in die Tasche«, erinnert sich Ben Kelly. »Robert Plant [der Rockstar] machte sie einmal an, als sie in Gummi und Unterwäsche rumstand – das war ein großer Fehler. Versuch's lieber nicht, die ist dir über. Sie hatte eine scharfe Zunge ... die Männer lagen ihr zu Füßen.«

So wie Vivienne als Kleinkind die Ankunft ihrer Schwester Olga beklagt hatte, fühlte sie sich jetzt durch dieses eigensinnige und hübsche weibliche Wesen in ihrer Hauptrolle bedroht. Jordans erster Eindruck von Vivienne war die einer »beeindruckenden Gestalt, die mir gegenüber Vorbehalte hatte«. Das war untertrieben. »Einschüchternd« ist das Wort, das am häufigsten von den »SEX«-Kunden benutzt wurde, und Jordan verbreitete diese Atmosphäre noch stärker als Vivienne. Dort am gummibezogenen Bett stehend, in einem nietenbesetzten Leder-BH, Korsett und Stöckelschuhen, das Haar mittels Lack kunstvoll fünfzehn Zentimeter hoch aufgetürmt, musterte sie den Kunden scharf aus dick kajalumrandeten Augen, ohne eine Spur von Humor oder Verbindlichkeit. Was wollte er kaufen? Prügel? Eine Strafpredigt? Eine Demütigung? »Wenn man die Einschüchterung in Person sucht, dann war ich das wohl«, sagt sie. »Es gehörte Mut dazu, den Laden zu betreten.«

Auch das Maßnehmen für einen Gummibody erforderte Mut. Der Kunde wurde hinter den Wandschirm komplimentiert, wo Jordan oder Vivienne ausgiebig Maß nahmen. Männer und Frauen aus allen Schichten – Prostituierte, Banker, Fernfahrer, Modefreaks – unterwarfen sich dieser Tortur. Eines Tages stand Jordan mit einem »typischen Geschäftsmann« hinter der Stellwand. In einer Wolke von Körperpuder (den brauchte man, um leichter in die Gummihaut hineinzukommen), kämpfte er verbissen darum, seinen nackten Körper in die enge Hülle zu zwängen, als er mit dem Ellbogen die Wand umstieß. »Er hatte sie nur bis zu den Knien hoch bekommen. Tja!« sagt Jordan. »Das war ihm ganz schön peinlich.« Der Laden war voller kichernder Jugendlicher.

Alan Jones, ein Kunde und späterer Mitarbeiter, berichtet, daß die Ware manche Kunden derart erregte, daß sie hinter dem Wandschirm verschwanden, um zu masturbieren. Das Personal fand das ganz in Ordnung. Einmal rief ein Kunde, der eine Gummimaske anprobierte, um Hilfe. »Geh du, Jordan«, sagte Vivienne. »Nein, du.« Schließlich kam Vivienne dem Mann zu Hilfe, und man hörte von hinter dem Schirm Wimmern und klatschende Geräusche, während er versuchte, sich aus dem Reißverschluß zu befreien. Als Vivienne nervös und schwitzend wieder hervorkam, verloren die beiden Dominas ihre Beherrschung und kicherten los. »Aber wir haben nie *über* diese Leute gelacht, denn wir hatten ein Motiv, die Sachen zu verkaufen. Wir nahmen das alles ganz ernst – es war eine ganz neue Welt«, sagt Jordan. Wie Vivienne hoffte sie, daß die Sachen eine sexuelle Revolution in England auslösen würde, wenn die Unterdrückten die Stärke des Andersseins entdecken würden.

Ein Stammkunde mittleren Alters, der immer im dreiteiligen Anzug kam, hatte ein besorgniserregend rotes Gesicht. War es

Streß, hoher Bluthochdruck oder ein drohender Herzanfall, der diese Röte auslöste, fragte sich das Personal. Eines Tages, als Jordan ihn entkleidete, entdeckte sie, daß er um den Hals ein Gummiband trug, das ihm buchstäblich die Luft abschnürte. Dies verschaffte ihm Lustgefühle. Für solche Aficionados »war es kein vorübergehender Nervenkitzel, sie waren echt an diesen Artikeln interessiert. Es war ihnen ernst damit. Sie waren keine perversen Lustmolche, und die meisten waren hetero, nicht schwul. Vielleicht klingt das jetzt etwas pauschal, aber die Homosexuellen fuhren mehr auf Leder ab, das Gummi war ein spezifisch heterosexueller Markt.«

Völlig hemmungslos in Sachen Sex und bezüglich ihres alles andere als vollkommenen Körpers wurde Jordan zur Kultfigur, und ihre Anhänger kamen in Scharen in den Laden, um ihren Auftritt zu bewundern. Jeden Tag veränderte sie ihr Aussehen, wie ein lebendes Kunstobjekt. So bemalte sie zum Beispiel mit der Hand ein einfarbiges Männeroberhemd mit breiten Streifen und/oder steckte sich kommunistische und Nazi-Abzeichen an – Ideen, die Vivienne kopierte und weiterentwickelte. Jungen aus den Sozialwohnungen gegenüber tätowierten sich Jordans Konterfei auf den Arm. Einer ihrer eifrigsten Fans war der Fernsehnachrichtensprecher Reginald Bosanquet. Nach einem flüssigen Lunch kam er meist mit einem Blumenstrauß für Jordan, kaufte ein paar Artikel »für seine Freundin« und torkelte dann die drei steilen Treppenstufen in die King's Road wieder hinunter.

Eine Schar starker Frauen fühlte sich von »SEX« magisch angezogen, entweder als Kundinnen – wie Siouxsie Sioux (später Lead-Sängerin der Banshees), Margie Clarke (Fernsehmoderatorin), »Little Helen« Wellington-Lloyd (Künstlerin), Gerlinde Kostiff (Clubbesitzerin) und Toyah Willcox (Sängerin und Schauspielerin) – oder als Personal, wie Jordan, Chrissie Hynde (Lead-Sängerin der Pretenders), Debbie Wilson und Tracey O'Keefe. Getreu dem Motto des Ladens sollen manche der sonstigen, zeitweilig dort beschäftigten jungen Verkäuferinnen, ihren Lohn mit Prostitution aufgebessert haben. Doch die eindeutig sexuellen Kleidungsstücke trugen sie nicht, um Männer anzulocken – »Wir hielten das einfach für modisch.«

Vivienne machte es ihren Mitarbeiterinnen allerdings nicht leicht, sondern betrachtete sie mit Argwohn. Sie und Jordan waren die wildesten Frauen in der Meute, aber Vivienne war eifersüchtig auf Jordans Sex-Appeal. Wenn sie sauer war, behandelte sie ihre Mitarbeiterinnen mit einer als Mütterlichkeit getarnten Herablassung, und es kam öfter vor, daß sie sich von der erotischen Ausstrahlung der anderen bedroht fühlte oder eifersüchtig wurde. Dann fiel sie über sie her und feuerte sie schließlich. Einmal ging sie mit Chrissie Hynde in ein Konzert von Roxy Music. Als Bryan Ferry mit einer weiblichen Begleitband, die aufreizend zurechtgemachte Uniformen der US Army trug, die Bühne betrat, sprang Vivienne auf und brüllte: »Du sexistisches Schwein!« Die Rausschmeißer setzten sie an die Luft, aber Hynde wollte nicht mit ihr gehen. Für Vivienne war das gleichbedeutend mit Verrat, und Hynde wurde fristlos gefeuert. Vivienne zeigte auf die Tür und deklamierte bühnenreif: »Schwimm doch mit dem Strom, und zwar dort hinaus!«

Nils Stevenson erinnert sich an viele ähnliche Entlassungen von Vivienne und McLaren: »Adam [Ant], Marco [Pirroni], Nick Kent und ich wurden alle gefeuert. Es hatte mit deinem Engagement zu tun; das machte die beiden so schrecklich anziehend. Entweder brachte man sich hundertprozentig ein oder gar nicht.«

Jordan sagt: »Vivienne hat Männer und Frauen immer unterschiedlich behandelt, und ich dachte früher, daß sie bei den Leuten nur auf das Äußere und die Kleidung achtet. Aber ich glaube, es hat auch damit zu tun, wie sie jemanden formen kann. Ich hatte meinen eigenen Kopf und eigene Vorstellungen von Aussehen und Kleidung, mich konnte sie nicht manipulieren. Sie behandelt Menschen gern wie ein Projekt, so wie sie es mit Debbie und Tracey und [später] mit Sarah Stockbridge gemacht hat. Sie schickte sie zu Keith in den Frisursalon ›Smile‹ und ließ sie dann fotografieren.« Das Aussehen allein konnte Vivienne dazu bewegen, Leute einzustellen. Bella Freud, Tochter des Malers Lucien Freud, hätte brennend gern wie ihre Schwester Rosie in der King's Road 430 gearbeitet. Bis 1976 holte sie sich immer wieder einen Korb, aber dann fiel sie Vivienne einmal mit geschorenem Kopf in einem Nachtclub auf, und sie wurde vom Fleck weg engagiert.

1975 prahlte Vivienne gegenüber Jordan, »ich und Malcolm, wir sind exzentrisch«, aber Jordan wußte inzwischen, wie berechnend Vivienne sein konnte. Sie meint, daß Vivienne, als sie sah, wieviel Bewunderung Jordan und McLaren ernteten, weil sie aus dem Rahmen fielen, beschlossen hatte, an ihrem eigenen Image zu basteln. Simon Barker glaubte auch nie, daß Vivienne von Natur aus exzentrisch war: »Sie machte es einfach Malcolm nach und schlüpfte in diese Rolle; aber das war nicht sie.«

Inzwischen hatte McLaren in New York die Dolls in einem Sumpf von Betäubungsmitteln und Alkohol vorgefunden – der Drummer Billy Murcia war gestorben, und die Band trat auf der Stelle. Mit Hilfe von Marti Thau, dem Besitzer der New Yorker und Londoner Kette Flip, die amerikanische »Klassiker« aus zweiter Hand verkaufte, schmuggelte McLaren sich als inoffizieller und unbezahlter Manager in den Kreis der Dolls ein. Ein neuer Look und neue Songs mußten her, um aus diesen Jungs eine erfolgreiche Band zu machen, befand McLaren. Ihn begeisterte eher ihr Image als ihre Musik. Er wollte sie für seine Zwecke einspannen, seine marxistisch-situationistischen Ideen auf sie projizieren. Die Dolls selbst interessierten sich allerdings nicht für Politik.

Johnny Thunders, der Gitarrist der Band, hatte gerade einen Song mit dem Titel »Red Patent Leather« geschrieben und gab damit McLaren – der nach Meinung des New Yorker Rockmusik-Fotografen Bob Gruen eher als »Herrenausstatter« auftrat, sein modisches Stichwort. Bewußt spielte er in der Zeit des kalten Kriegs mit der Angst der Amerikaner vor kommunistischer Unterwanderung (»Reds under the Bed«), stylte die Band mit PVC-Jeans und roten T-Shirts und fotografierte sie vor einem riesigen, mit Hammer und Sichel bedruckten roten Hintergrund. McLaren schickte die Maße der Gruppenmitglieder nach London, und Vivienne lieferte die Kleider. Selbst für eine lose Verbindung mit McLaren lohne es sich zu arbeiten, meinte sie. Im Februar 1975 waren die Dolls im neuen Look wieder auftrittsbereit. Es wurde eine Katastrophe. Nach monatelangen fruchtlosen Versuchen in New York entschloß sich McLaren, sie in England herauszubringen. Im Mai kehrte er nach London zurück, zu Vivienne und einem Skandal, der ihm gut ins Konzept paßte.

Michael Collins, der Geschäftsführer von »SEX«, war von der Metropolitan Police vernommen worden, da der berüchtigte »Ripper von Cambridge«, der seine sechs Opfer, vorwiegend Studentinnen, vergewaltigt und aufgeschlitzt hatte, seine lederne Kopfmaske mit dem Aufdruck »Rapist« [Vergewaltiger] auf der Stirn angeblich in diesem Laden gekauft hatte und in London wohne. McLaren beschloß, die Gerüchte für sich auszuschlachten, obwohl Vivienne dagegen war. »Ich war sicher, daß es ein Kunde von uns war«, sagt er. »Darum habe ich Scotland Yard angerufen und wurde vernommen. Damit landete ich in sämtlichen Zeitungen mit einem Foto, wie ich lächelnd die Maske hielt. Das brachte so viel Publicity, daß uns die Leute die Tür einrannten, weil sie auch solche Masken kaufen wollten.«

Er bat Vivienne auch, ein Cambridge-Ripper-T-Shirt anzufertigen, das die berüchtigte Ledermaske über den Worten »It's Been a Hard Day's Night« zeigte. (Diese Aufschrift spielte auf einen früheren Sexskandal an, den Tod des Beatles-Managers Brian Epstein, der 1969 an den Folgen von Drogen und Sadomaso-Praktiken starb.) Marco Pirroni erinnert sich, daß Vivienne ihm gegenüber das Hemd so rechtfertigte: »Er war ein Kunde, und wir dachten, daß wir ihn schützen müßten, darum haben wir das T-Shirt gemacht, denn letztlich ist keiner unschuldig.« Mit diesem Publicity-Gag hatten sie den Bogen überspannt. »Wenn man etwas auf einem Hemd spazierenträgt, propagiert man es – man trägt nur, was man selbst gut findet«, bemerkte ein Kunde. Vivienne war wütend über die »schlechte Publicity«, aber McLaren beharrte darauf, Publicity sei immer gut.

Rückblickend lobt Vivienne McLarens manipulatives Geschick. »Meine Reaktion war die normale, ich sage mal dumme, Reaktion, weil meine Phantasie nicht ausreichte. Stell dir vor, ich wollte damals nichts mit der Presse zu tun haben!« Sie vergaß diese Lektion nie, lernte von ihm, opportunistisch mit der Presse zu spielen und sich über alles hinwegzusetzen, was sich nach allgemeiner Auffassung gehört.

Die bei »SEX« angebotene Ware wurde härter und einschüchternder. »Der Laden wirkte sadistisch«, sagt Michael Kostiff, »mit einer geschlossenen Rauchglastür. Man konnte nicht in den Laden hineinsehen. Freunde sagten zu mir: ›Kann ich mit dir zusammen reingehen?‹ Wohl vor allem, weil SEX in großen rosa Lettern über der Tür stand. Damals war das sehr schockierend.« Jugendliche kamen scharenweise in die »SEX«-Boutique auf der Suche nach Artikeln, über die sich Eltern, Lehrer, ältere Menschen und ganz generell die Öffentlichkeit aufregen sollten. Heranwachsende Mädchen marschierten zum Entsetzen der Passanten in T-Shirts vom Cambridge-Ripper über die King's Road. »Ich fand das ganz irre«, erklärt McLaren, »wie diese Kids die Shirts kauften und damit in die nächste Disko gingen. Die Kinder bekamen durch diese Ideen neuen Auftrieb. Sie fanden sie ein bißchen schockierend, und nur darauf kam es ihnen an – ein paar Leute aus ihrer Lethargie aufzuschrecken.« Da McLaren seine Langeweile nicht mit Sex oder Drogen bekämpfte, weidete er sich wie ein Voyeur an der Empörung des Durchschnittsbürgers.

1976 nahm »SEX« nach Aussage von Alan Jones, der mittlerweile zum Ladenpersonal gehörte, bereits viel Geld ein, aber Vivienne und McLaren brachten es nie auf die Bank – sie brauchten es zum Leben und für die Herstellung neuer Kleider. Als eines Tages zwei Steuerprüfer in der King's Road 430 auftauchten, flüsterte Vivienne ihren Angestellten Jones, Michael Collins und Jordan eindringlich zu: »Tut so, als ob ihr Kunden wärt!«

Jones, der später Kritiker für Horrorfilme wurde, stylte sich auf die aggressiv-homosexuelle Tour. Er trug enganliegende schwarze Jeans und transparente Gummi-T-Shirts von »SEX«, beschmierte sich Arme und Brust mit Theaterblut und schnallte sich eine Spritze an den Arm. Bevor bei der Premiere des Musicals *A Chorus Line* im Theater in der Drury Lane der Vorhang hochging, kam der Direktor zu ihm und teilte ihm mit, die Vorstellung würde erst beginnen, wenn er seine Hakenkreuzbinde abgenommen hätte.

Die ersten T-Shirts von »SEX« hatte Vivienne noch mit einem Kinderdruckkasten und Schablonen manuell bedruckt. Viele der handbedruckten Shirts hatte sie abgewandelt – mit Marabufedern, Roßhaar, Spitze, Nieten oder Schulterpolstern aus Gummireifen – und mit Stoffarbe beschriftet. Die späteren T-Shirts waren Siebdrucke. Im Lauf der Monate gesellte sich zum Cambridge-Ripper noch eine Vielzahl von Bösewichtern, die als Antihelden und Rebellen auf Baumwolle abgefeiert wurden. Ob der Räuber Dick Turpin aus dem achtzehnten Jahrhundert, Charles Dickens' Fagin und sein gelehriger Schüler Jack Dawkins oder Massenmörder und Terroristen der Neuzeit – alle wurden als Freiheitskämpfer geehrt, die aus dem Gefängnis der moralischen Mehrheit ausbrachen.

Die respektlosen T-Shirts mit Micky- und Minnie-Maus und Schneewittchen stellten einen Angriff auf die Disneyfizierung der Kindheit dar. Nach der Auffassung von Vivienne und McLaren hatte die amerikanische Amüsierindustrie Kinder ihrer Phantasie beraubt und sie von einer kommerziell betriebenen Comic-Kultur abhängig gemacht. »Micky und Minnie« zeigte die Disney-Figuren beim Geschlechtsverkehr. Mickys Ohr war mit dem Symbol der Anarchie verunziert, während Schneewittchen von sexuell erregten Zwergen umringt war.

McLaren suchte sich sein Skandalmaterial aus vielerlei Quellen – politischen, sexuellen, gesellschaftlichen – zusammen. Wahrscheinlich war das schocktaktisch berüchtigtste »SEX«-T-Shirt »Zwei nackte Cowboys«. Zwei Männer stehen sich in Stetsons und Stiefeln gegenüber, nackt von der Taille abwärts und lassen ihre Penisse so dicht voreinander baumeln, daß sie sich fast berühren. Alan Jones wurde im August 1975 am Piccadilly Circus festgenommen, weil er das Shirt trug, und am 7. August verhaftete die Polizei bei einer Razzia im Laden McLaren und Vivienne.

Vivienne, McLaren, Jones, Nils Stevenson und Gene Krell trafen sich im Portobello Hotel, wo Jones als Nachtportier arbeitete. Stevenson erinnert sich, daß Vivienne und McLaren versprachen, Jones bei seiner Gerichtsverhandlung zu unterstützen, aber sie tauchten an dem Tag nicht dort auf. Ohne Unterstützung im Gerichtssaal bekannte sich Jones schuldig und wurde mit einer Geldstrafe von 30 Pfund belegt. Nicholas de Jong, damals Gerichtsreporter beim *Guardian*, fragte ihn hinterher, warum er sich nicht mit dem Argument der künstlerischen Freiheit verteidigt habe. Der Fall landete auf der Titelseite des *Guardian*, und es gab einige Leserbriefe, die für Jones Partei ergriffen. Jones ist deswegen immer noch verbittert: »Sie haben nicht mal meine Strafe bezahlt! Ich habe dem Laden viel Publicity gebracht, und ich hatte einen Scheißdreck davon!«

In einer zweiten, possenhaften Gerichtsverhandlung im November, in der der Richter den Abstand zwischen den Organen der beiden Cowboys mit einem Schullineal ausmessen ließ, wurden Vivienne und McLaren wegen »Erregung öffentlichen Ärgernisses« zu einer Geldstrafe von 50 Pfund verurteilt. Sie verkauften die T-Shirts weiter einzeln unter dem Ladentisch und versteckten den restlichen Lagerbestand in einer Wohnung über dem Laden. Die Polizei führte mehrere Razzien durch, fand sie aber nie, weil die Wohnung nur vom Nachbarhaus aus zu betreten war.

Vivienne spielte mit dem Thema Sex und verfiel dabei auf ein geradezu surrealistisches Modell: ein nackter weiblicher Busen als T-Shirt-Aufdruck. Anstoß erregte es vor allem, wenn ein Mann es trug – eine Verwirrung der Geschlechterrollen, wie sie ein Jahrzehnt später wieder in ihren Kollektionen auftauchen sollte. Meistens war die »SEX«-Mode allerdings nicht erotisch.

Vivienne und McLaren verwandelten SM-Kleidung in eine aufmüpfige Mode, holten sie aus der Abgeschiedenheit des Schlafzimmers heraus und trugen sie in pubertärer »Leck-mich«-Manier auf die Straße, sie nahmen ihr das erotisch Geheimnisvolle und modelten sie zu Kampfanzügen für die jugendlichen Angehörigen einer post-permissiven sexuellen Befreiungsarmee um. Aus Lust am Leiden wurde Lust am Verkleiden. Schon die Sprache der beiden war eher von provozierender Selbstgefälligkeit als aufreizend verführerisch. Nils Stevenson erinnert sich, daß viele wegen der »perversen« Kleider von »SEX« Vivienne und McLaren »eine sexuelle Beziehung der besonderen Art unterstellten, die sie aneinanderkettete«. Erst später erkannte er, wie naiv die beiden auf sexuellem

Gebiet waren, und daß sie eigentlich die Fähigkeit verband, sich von anderen Menschen völlig faszinieren zu lassen. Vivienne war zum Beispiel in eine Kundin vernarrt, die als Prostituierte arbeitete. »Für Vivienne war das eine fremde Welt, und sie war ganz hin und weg von ihr und den Sachen, die die Frau mit ihren Kunden anstellte.«

Als Feministinnen argumentierten, daß die SM-Accessoires Frauen herabwürdigen, schlug Vivienne mit der rhetorischen Frage zurück, *wer* dabei seine Würde verlöre? Mit Sicherheit nicht ihre Dominas. Die Androhung – wenn auch nicht die Durchführung – sexueller Torturen seitens dieser blutjungen Hexen stellte traditionelle Auffassungen von der Rolle des Mannes als dem sexuellen Aggressor in Frage. »Wir sind nicht nur hier, um Fetisch-Klamotten zu verkaufen«, behauptete Vivienne im Sexmagazin *Forum*, »sondern um zu bekehren, aufzuklären, zu befreien … Wir wollen es aus dem Schlafzimmer auf die Straße bringen.« Für McLaren waren die Motive Profit und Spaß, Vivienne dagegen glaubte, mit ihrem Kreuzzug die prüde englische Einstellung zur Sexualität dauerhaft ändern zu können.

Es sollte anders kommen. Das »SEX«-Manifest hatte wenig Einfluß außerhalb der loyalen Schar jugendlicher Anhänger des Ladens und traf auf ähnlichen Widerstand wie ein Jahrhundert früher die Reformkleidung, die 1884 mit dem Anspruch antrat, gesunde und angemessene Frauenmode zu propagieren. Ein politisches Manifest reißt selbst im neumodischen Gewand selten die breite Masse mit. Es bedurfte der Farbenpracht der Präraffaeliten und mehr noch der exotischen Verheißung des orientalischen Gepränges eines Diaghilew, um die modebewußten Frauen so weit zu bringen, ihre Kleidung endlich zu lockern, die ungesunden Mieder wegzuwerfen und ein bißchen zu leben. Viviennes und McLarens Unterstützung für Valerie Solanas' vehemente Attacke gegen das andere Geschlecht war wenig lustfördernd, wie der einleitende Satz ihres SCUM-Manifests belegt:

Da das Leben in dieser Gesellschaft bestenfalls äußerst langweilig ist und kein gesellschaftlicher Aspekt für Frauen über-

haupt relevant ist, bleibt politisch bewußten, verantwortungsvollen, erlebnishungrigen Frauen nur, die Regierung zu stürzen, das Geldsystem abzuschaffen, eine komplexe Automation einzuführen und den Mann auszurotten.

Viele der jungen Stammkunden – die meisten noch in der Pubertät – waren asexuell, homosexuell oder sexuell ambivalent. Ihre naiven, spielerischen Verkleidungen holten den dunkleren Kontext, mit dem McLaren und Vivienne experimentierten, ins Licht. Simon Barker, damals ein schüchterner Teenie aus der Vorstadt Bromley und »SEX«-Kunde, erklärt: »Wir wollten um jeden Preis schockieren, aber auf ganz besondere Art. Wir wollten irre aussehen – wir kamen uns toll vor. Wir wollten nicht aussehen wie alle anderen auch … Die Leute haben uns Straßentheater genannt, und wir fanden alles andere langweilig.« McLarens und Viviennes Modelle mögen darauf angelegt gewesen sein, den öffentlichen Konsens in Frage zu stellen, aber die Kids wollten nur die Bürger schrecken und sich amüsieren. Der Look war einfach nur der Vorläufer von Punk, einem einmalig asexuellen Stil.

McLaren behauptet, eine von Viviennes Brüsten sei nach Bens Geburt erschlafft und sie deshalb »sehr schamhaft, wenn sie nackt war«. Ob das stimmt oder nicht, jedenfalls blühte Viviennes körperliches Selbstbewußtsein jetzt auf. Im Namen der Rede- und Handlungsfreiheit trippelte sie auf Stöckelschuhen und in einem vollkommen transparenten hautengen rosa Gummi-T-Shirt oder Negligé im Laden herum, während McLaren etwas züchtiger gekleidet dabeisaß und die Kundschaft beobachtete. Doch keiner war so keck wie Jordan. Während Vivienne, soweit sich Simon Barker erinnern kann, nie tagsüber transparentes Gummi auf der Straße trug, sondern sich schon in Leder- oder PVC-Jeans und T-Shirt »sehr forsch vorkam«, traute sich Jordan, die skandalösesten »SEX«-Sachen wie ganz normale Alltagskleidung zu tragen: »Jordan fand sich toll darin, und sie kam mit der Bewunderung wie der Ablehnung gut zurecht. Sie war so selbstsicher. Vivienne hätte das wohl nicht gebracht.« Barker erinnert sich, wie Vivienne einmal im Gummibody zu ihm in die Wohnung kam. »Sie redete die ganze Zeit davon, als ob es wunder was wäre. Vivienne lief nicht oft so herum, Jordan schon.«

Will England, ein Student an der Londoner International Film School, fotografierte Vivienne einmal im Frühsommer 1975 im Laden, als McLaren nicht in der Stadt war. Sie posierte vor einem Stück Fetischskulptur, einem nietenbeschlagenen Bein (von Lawrence Caniels, der später mit dem Patent für die Hologramme auf Kreditkarten Multimillionär wurde), in einem schwarzen, kettenbehangenen T-Shirt, verziert mit Roßhaarschwänzen, und zog dabei wie mit einer Drohgebärde eine »blinde« schwarze Gummimaske auseinander. Zu Englands Überraschung wollte Vivienne »aus freien Stücken den rosa Gummianzug tragen – sie war kein bißchen schüchtern« und folgte seinen Regieanweisungen wie eine willenlose Puppe. Es war eine exhibitionistische Pose und nicht, wie Vivienne und McLaren behaupteten, Zeichen einer befreiten Einstellung.

Eine Frau in diesem Aufzug, so meinte Vivienne, erforsche mutig ihre sexuelle Selbstbestimmung. Das war ein schwaches Argument. Mitte der siebziger Jahre wurde Mode zur Zielscheibe der Frauenbewegung. Mode, so lautete die These, bediene einfach das stereotyp sexistische Weiblichkeitsklischee. Aus Protest zogen sich manche Feministinnen eine extrem asexuelle Arbeitskluft an.

Weder Vivienne noch McLaren waren feministisch eingestellt. Daß manche Autorinnen und Feuilletonistinnen Viviennes Arbeit für die Frauenbewegung in Beschlag nehmen, zeugt von schlechter Beobachtungsgabe. Ted-, Rocker- und Biker-Uniformen waren offensichtlich Macho-Moden, die sich nur um Männer drehten: Die weiblichen Bandenmitglieder galten, auch was die Kleidung betraf, nur als schmückendes Beiwerk. Genausowenig wie bei einer Hell's-Angel-Frau hatte bei Vivienne die subversive SM-Mode auch nur entfernt etwas mit Feminismus zu tun. Simon Barker argumentiert: »Vivienne hat während ihrer gesamten Karriere Frauen sexy aussehen lassen, indem sie ihnen die Kontrolle über ihre Sexualität gab, statt sie zu unterdrücken oder ihnen eine passive Rolle zuzuweisen. Gerade das verübeln die Feministinnen Vivienne, denn für sie und ihre Überzeugungen ist es viel bedrohlicher, wenn Frauen selbst über ihre Sexualität bestimmen wollen … Aber Vivienne hat ihnen diese Kontrolle gegeben, und sie tragen die Sachen für sich selbst und wegen der Macht, die sie daraus beziehen. Ob sie die geweckten Erwartungen erfüllen oder nicht, liegt bei ihnen.«

Andere schreiben diese Stärke Viviennes Arbeit zu; sie selbst hatte ein anderes Motiv dabei. Sie stand und steht immer noch im Bann einer Reihe manipulativer Männer, von denen sie sich Geringschätzung und schlechte Behandlung gefallen ließ, in dem Glauben, nur durch diese Männer über ihre Herkunft hinauswachsen und etwas aus sich machen zu können. Eine Angestellte erinnert sich, wie Vivienne einmal zu ihr sagte: »Malcolm hat mich immer herumgeschubst. Ich glaube, er wollte mich einfach aus seinem Leben schubsen. Männer kommen ja damit so oft durch, nicht?« Gleichzeitig versäumte es Vivienne, tiefe Freundschaften mit Vertreterinnen des eigenen Geschlechts zu schließen; sie teilt schwachen jungen Frauen immer nur die Rolle der Anziehpuppen zu und empfindet starke Frauen als sexuelle und intellektuelle Bedrohung. Schon deshalb wäre es vorschnell, in ihr eine Feministin zu sehen, die lediglich aus der Reihe tanzt.

Mitte der achtziger Jahre gab es gewisse Entspannungstendenzen zwischen Modewelt und Frauenbewegung, wie 1985 die Aktion des Pariser Frauenbuchladens »Maison des Femmes« zeigte. Er widmete seine Schaufensterdekoration den Arbeiten der französischen Designerin Sonia Rykiel. Bei der Neubewertung von Viviennes Arbeiten versuchten manche Journalistinnen, ihre Attitüden und Kleider in die feministische Ecke zu rücken, doch entgeht ihnen (was leicht passieren kann – gibt es doch in Viviennes Gedankengut viele Brüche, das sie zudem unklar vermittelt), daß ihre Erklärungen eigentlich nicht befreiend waren. Sie wollte einfach nur McLaren gefallen, sein situationistisches Credo umsetzen und Aufmerksamkeit erregen, so wie sie als Teenager mit ihren Margeritenohrringen auffallen wollte.

Doch aus McLarens Studentenulkerei waren üble Streiche geworden, und er war bereit, noch weiterzugehen. Seit dem

Niedergang der New York Dolls und Richard Hells Weigerung, bei McLarens geplantem Londoner Abklatsch der Band mitzumischen, mußte der Fagin von eigenen Gnaden sich auch seine eigene Spaßguerilla aus Straßenjungen zusammensuchen. Sie lauerten bereits im Hintergrund, waren wohlwollend in der »Loves«-Spalte auf dem »Auf welcher Seite vom Bett«-T-Shirt im Herbst 1974 erwähnt, unter dem Namen Kutie Jones and his SEX PISTOLS. Vier Arbeiterjungen traten ins Rampenlicht. Der hoffnungsvolle Impresario verkürzte als erstes ihren Namen auf das bedrohlichere »Sex Pistols«.

4 Die Radschlägerin

Mai 1975–1978

»Erfolgreiche Demonstrationen sind nicht unbedingt jene, die die meisten Menschen mobilisieren, sondern jene, die das größte Interesse bei den Journalisten erregen. Nur ein bißchen übertrieben ausgedrückt haben fünfzig clevere Leute, die ein erfolgreiches Happening veranstalten und fünf Minuten ins Fernsehen kommen, ebenso viel politischen Einfluß wie eine halbe Million Demonstranten.«

Pierre Bourdieu

»Wenn die Musik aus dem Feuilleton auf die Titelseite der Zeitung rückt, dann gibt's Probleme.«

Danny Fields

»Punk ist wie Mitesser ausdrücken.«

Jamie Reid 1986 zu Celia Lyttleton

Punk ist ein Geisteszustand und war eine Mode. Von allen Kultstilen der Jugend seit den Hippies in den sechziger Jahren hatte er den größten Einfluß auf die Alltagskultur des Westens – von der Musik bis zur Mode, von der Grafik bis zur Politik. Doch der harte Kern des Kults überdauerte nicht länger als dreißig Monate, vom Sommer 1975 bis zum Januar 1978 und konzentrierte sich in London auf – wenn es hoch kommt – zweihundert Jugendliche, unter Führung einer Handvoll *Agents provocateurs* von Ende Zwanzig. Punk wurde in einem kleinen, hochgestylten Laden in Westlondon ausgebrütet. Trotzdem sind die Nachwirkungen noch heute auch außerhalb der Britischen Inseln zu spüren. Dieser typisch englische Kult war postmodern in seiner Ironie und der Vermischung eigentlich unvereinbarer Stile, weil er sich seine Bildersymbolik und Slogans aus vielen Kulturen und Epochen zusammensuchte.

Auch wenn die Wurzeln und der Einfluß des Punk viele Diskussionen auslösten, so war es doch nur eine Handvoll außergewöhnlicher Individuen, die die Bewegung so einflußreich, einzigartig und verführerisch machte. Und diese Individuen kamen alle aus England. Punk war ein urenglisches Phänomen und stand damit in einer Tradition, wie sie sich auch in den fünfziger Jahren im Skiffle und in der Popmusik Mitte der sechziger Jahre zeigte (und vielleicht auch in dem weltweiten Erfolg von »Britpop« in den neunziger Jahren). Colin MacInnes definierte in seinem Essay »Pop Songs and Teenagers« diese besondere englische Art:

> *Das Paradox ist, daß die bärtigen Skifflesänger mit ihren Yankee-Balladen und Tommy Steele mit seinen Songs im »Rockstil« so durch und durch, so unverkennbar englisch wirken. Ich leugne durchaus nicht einen [amerikanischen]* Einfluß *(der übrigens schon spürbar ist, seit vor dem Ersten Weltkrieg Ragtime über unser Land hinwegfegte). Aber die Kids haben diesen Einfluß in etwas Eigenes verwandelt ... was den leisen Verdacht erweckt, daß sie sich über das, was sie beeinflußt hat, quasi amüsieren. Stellen Sie einen englischen Teenie neben einen amerikanischen, und Sie werden den Unterschied feststellen: unsere Sichtweise ist nicht so stromlinienförmig, nicht so formvollendet, sondern holpriger, hausbackener, selbstsicherer.*

Wetteifernde Ansprüche – auf Nationalitäten- und Klassenebene – haben die Debatte über die Ursprünge von »Punk« erschwert. Das Wort selbst und auch der Stil des »Ur-Punk« kamen in New York auf und gingen dort in den allgemeinen Sprachgebrauch ein, als drei High-School-Freunde, Legs McNeil, John Holstrum und Ged Dun 1975 ein Magazin namens *Punk* gründeten. Der Inhalt spiegelte ihre eigenen Interessen wider, »Fernsehwiederholungen, Biertrinken, Sex, Cheeseburger, Comics, B Movies und dieser irre Rock 'n' Roll, den anscheinend nur wir gut fanden, die Velvets, die Stooges, die New York Dolls ...«

Wer meint, die Bewegung habe ihren Ursprung in Amerika, führt als Beleg Garagen-Bands und die Auftritte im CBGBs in New York an, allen voran Richard Hell, die New York Dolls und Tom Verlaine als Ur-Punker. Die erste kleine, britische Punk-Gemeinde – die Sex Pistols und ein halbes Dutzend konkurrierende Gruppen, deren frühesten Fans, das »Bromley Contingent« (so getauft von Caroline Coon vom *Melody Maker*) und ihre Anhänger – behauptete, die Bewegung sei ein spezifisch britisches, und besonders ein Londoner Phänomen. Patriotisch wird jeder transatlantische Einfluß heruntergespielt. Jordan, die weibliche Ikone im Herzen der Bewegung, besteht darauf, daß »Punk nur in England passieren konnte. Ich bin ein großer Fan des britischen Volks. Ich glaube, wir sind die Vorreiter in allem, was in Kunst und besonders in der Mode *avantgarde* ist.« Dieser plumpe Chauvinismus machte den besonderen Reiz der Bewegung aus, auf ganz ähnliche Art, wie die Skinheads auf die emotionale Lockung der »I'm Backing Britain«-Kampagne in den sechziger Jahren abgefahren waren. (Die stärkste Gefolgschaft in den neunziger Jahren hat Punk in Deutschland, wo sich manche Jugendliche immer noch von seinem höchst aggressiven, antiliberalen Rowdytum verleiten lassen.)

Mit Hilfe der Londoner Anhänger entwickelte McLaren aus der amerikanischen Inspiration ein britisches Phänomen, wobei er die Bedeutung von Richard Hell hervorhob: »Dieser Kerl sah aus, als ob er einem Abflußrohr entstiegen wäre ... beschmiert und verdreckt ... Um den scherte sich keiner und umgekehrt auch nicht. Er war so ein wunderbar langweiliger, verbrauchter, vernarbter, dreckiger Typ im zerrissenen T-Shirt. Und dann diese Stachelfrisur und das alles – keine Frage, daß ich das nach London mitnehmen würde. Ich wollte es nur etwas englischer machen.« Bei der Reise über den großen Teich verwandelte sich Punk in seinem Wesen; schon der Titel von einem von Richard Hells Songs, »The Blank Generation«, mutierte zu etwas Ominöserem. Während Hell mit »blank« nur namenlos meinte, interpretierte es die britische Musikpresse als »hohl«.

In England unterschätzten die Fans aus der Arbeiterschicht die Rolle, die die führenden Köpfe aus der Mittelschicht und aus Kreisen der Kunsthochschulabsolventen dabei spielten; die überwiegend aus der Mittelschicht stammenden Kritiker, die

Punk in ihren Artikeln unter die Lupe nahmen, verliehen ihm einen ganz falschen Glanz, indem sie die rohen, hormongetriebenen pubertären Instinkte, die Bürger zu schocken, Außenseiter auszuschließen, sich zu betrinken und Sex und Spaß zu haben, überintellektualisierten. Sie betonten dabei zu sehr McLarens unausgegorene situationistische Thesen und wiesen der Bewegung nachträglich eine aufgeblähte politische Bedeutung zu, womit sie der Eitelkeit dieses Svengali der Popkultur schmeichelten. Johnny Rotten dazu kurz und bündig: »Das ganze Gerede über die französischen Situationisten und Punk ist Quatsch!« Doch obwohl McLarens Verständnis der Philosophie des Situationismus begrenzt war (er konnte kein Französisch lesen), so begriff er immerhin die bildhafte Symbolik der Bewegung.

Anders als in Frankreich hielt die Jugend in England nichts vom Philosophieren in Cafés. Als in den sechziger Jahren junge Amerikaner gegen den Vietnamkrieg protestierten und die Franzosen Philosophie mit Gewerkschaftsforderungen vermengten, um die Maiunruhen zu schüren, spielten die Briten nur mit dem Protest. Die mangelnde Ernsthaftigkeit bedeutete, daß Punk nie eine reale politische Bedeutung erreichte, obwohl sich das viele erhofften. Boy George spürte, »daß es politisch wurde und alles mögliche, was es nie hatte sein sollen. Es war angesagt, über Anarchie oder Sozialismus zu labern. Am Anfang ging es nur darum, sich verrückt anzuziehen und schrill auszusehen und um den Spaß dabei.« Auch Keith Wainwright, Friseur der Bowies, von Toyah Willcox und Vivienne, dessen Salon zwei Türen von der Hochburg des Punk in der King's Road 430 entfernt lag, sagt zurückblickend, daß es bei Punk um Spaß ging, »ums Jungsein, ums Verkleiden«, und Sebastian Conran, der Kunststudent, der die Hauptrivalen der Sex Pistols, The Clash, managte, bestand darauf, daß es sich »*ausschließlich* um eine Stilrichtung handelte, die keineswegs politisch motiviert war«. Wie hätte denn ein Kult, der sich auf politischen Protest gründet, jemals die Jugend anlocken können? »Über Krisen zu reden, wie es Politiker tun, ist keine gute Idee«, sagte Jordan. »Das kann man nicht verkaufen. Und *verkaufen* wollten Vivienne und McLaren ... Punk war nicht politisch, einfach nur irre.« Der harte Kern der Punkbewegung war davon überzeugt, daß sie spaßmotiviert war, trotz der tragischen Spätfolgen.

Der wesentliche Unterschied zwischen den Ur-Punks aus New York und den Londoner Punks bestand in der intellektuellen Pose. New Yorks poetische Poseure wie Patti Smith, Richard Hell und Tom Verlaine waren typische Vertreter – Mitte Zwanzig und stammten aus der gebildeten Mittelschicht. Im Gegensatz dazu waren die britischen Punks – unbeleckt von Ästhetik, literarischen Bezügen oder politischen Rezepten – primitiv, instinktgetrieben und eher selbstzerstörerisch als selbstherrliche Intellektuelle. Und sie waren viel aggressiver.

Vorrangig ging es darum, »die Zugehörigkeit zur Arbeiterschicht schick zu finden«. Und obwohl das Gros eher der unteren Mittelschicht der Londoner Randbezirke als dem echten Arbeitermilieu entstammte, zog Punk Individuen aus *allen* Gesellschaftsschichten an. Was sie zusammenhielt, war ein Gemeinschaftsgefühl aus Langeweile und Frust. »Es war ein Mischmasch der Klassen«, so der Punk-Chronist Jon Savage. »Ob man in einer Hochhaussiedlung wohnte oder als Bürgersohn in Cambridge studierte ... in der Hauptsache war Punk ein Sammelbecken für Außenseiter ganz unterschiedlicher Herkunft, das war das gemeinsame Band.« Viele Punker fühlten sich ausgeschlossen, und »so fanden diese ganzen Einzelgänger zusammen und wurden zu Kumpeln. Man wollte eine Gesinnung zur Schau tragen und Mensch sein, nicht nur ein Rädchen in der Maschine.« Auch wenn Angehörige der gebildeten Mittelschicht führende Rollen gespielt haben mögen – McLaren, Jamie Reid, Glen Matlock, Sebastian Conran –, so hätten ohne das ungeschliffene Talent von Arbeiterkindern wie Johnny Rotten (eigentlich Lydon), Sid Vicious (eigentlich John Simon Ritchie, der später den Familiennamen Beverly nach dem Ehemann seiner Mutter annahm) und Jordan der Look und die Songtexte wohl kaum solch eine unwiderstehliche Kraft entfalten können.

Obwohl McLaren und Westwood die Hand am Ruder hatten, steuerten sie *nicht* den umstrittenen riesigen Erfolg der

Bewegung – und das wäre auch gar nicht möglich gewesen –, noch sahen sie voraus, wie hysterisch und beharrlich die Medien auf ihre Eskapaden reagieren würde. »Es ist ein gewaltiges Mißverständnis, Malcolm für den großen Drahtzieher zu halten«, sagt Sex-Pistols-Drummer Paul Cook. Auch wenn McLaren 1979 in seinem Film *The Great Rock 'n' Roll Swindle* im nachhinein für sich beanspruchte, das ganze Phänomen inszeniert und eine machiavellistische Kontrolle darüber behalten zu haben, so hatte auch ihn der Sturm mitgerissen, den er ganz ohne Absicht entfacht hatte. Die meisten Skandale der Sex Pistols passierten zufällig. Die, die funktionierten, hatte er nicht geplant und die, die er plante, schlugen fehl. Aber die Bewegung war sich ihrer Medienwirksamkeit nur zu bewußt, sie trat ins Rampenlicht und zog eine Show ab, und am Ende wurde das für manche Punkopfer die einzige Realität.

Das äußere Erscheinungsbild des Punk erreichte internationalen Kultstatus: Es ließ sich aus dem Stadtbild von London ebenso wenig wegdenken wie der rote Doppeldeckerbus. Eine typische Ansichtskarte aus der Hauptstadt in den frühen Achtzigern zeigte entweder das offizielle Verlobungsbild von Prinz Charles und Lady Diana Spencer, das Parlamentsgebäude oder einen Punk, der das »Victory«-Zeichen machte. Die totemartigen Kennzeichen dieser Mode waren rohe Selbstverstümmelung, zerfetzte, unerotische Kleidung, eine vehemente Ablehnung von allem, was hübsch oder natürlich war, und eine Disharmonie visueller Bezüge, die aus vertrauten Zusammenhängen herausgerissen und in ein schockierendes Nebeneinander gepreßt waren. Der Träger des Looks war immer sehr jung – »die Mitglieder der neuen britischen Punk-Bands winden sich, wenn sie zugeben müssen, daß sie über achtzehn sind«, schrieb Caroline Coon im *Melody Maker*.

Viviennes Karriere sollte sich auf die Punk-Bewegung gründen. »Die Aufmachung ließ die Musik radikaler erscheinen, als sie wirklich war«, meint der Rockmusikkritiker Tony Parsons. Beim Kreieren des Sex-Pistols-Look – vermarktet unter dem Label »SEX« und seines Nachfolgers »Seditionaries« – avancierte Vivienne in wenigen entscheidenden Monaten von der Schneiderin, die vergangene Moden kopierte und McLarens Anweisungen interpretierte, zur Designerin. Obwohl sie sich noch nach ihm richtete, war ihre Arbeitsbeziehung jetzt ausgewogener. »Bis zu den Sex Pistols und zum Punkrock hatte ich mich nie als Modeschöpferin gesehen«, sagte sie einmal. »Ich sah mich nur als Malcolms Helferin bei seinen Projekten; ich übernahm die Recherche und so.« Endlich begann ihr Glaube an die eigene schöpferische Fähigkeit zu keimen und aufzublühen. Sie hatte ihre Begabung entdeckt und war entschlossen, der internationalen Mode ihren Stempel aufzudrücken. So fand sie einen Weg, die Landpomeranze vom Snake Pass endgültig zu begraben.

Abgesehen von Viviennes persönlicher Entwicklung stand Punk Pate bei einer sehr effektiven Verquickung von Musik und Mode, die vom gleichen Eigentümer verkauft wurden. Obwohl die Beatles und Mary Quant in den sechziger Jahren zur gleichen Zeit aufkamen, dachte niemand daran, sie im Doppelpack zu vermarkten. Die Rolling Stones wurden zwar von Ossie Clark und »Granny Takes a Trip«, David Bowie von Freddie Burretti, Queen von Zandra Rhodes und Bryan Ferry von Anthony Price eingekleidet, aber niemand warb mit den Bands für diese Mode. McLaren brachte die beiden Märkte zusammen, machte sich den doppelten Anspruch der Jugend zunutze, die nach dem »Look« ihrer Popidole verlangte und nach einer Philosophie, die Ausdruck in deren Musik fand. »Die Dolls sind in London mehrmals in meinen Laden gekommen« – er sagte nie »unser« Laden – sagt McLaren, »und sie waren hin und weg, denn niemand in New York verkaufte Rock-'n'-Roll-Kultur in Form von Klamotten und Musik an ein und demselben Ort.

»Die Kleider brauchten die Gruppen«, erklärte McLaren später gegenüber der *Times*. »Als ich ins Musikgeschäft einstieg, wollte keiner was von einer Verbindung zur Mode wissen. Jetzt ist es das größte Plus, das man haben kann. Wenn eine Popgruppe heute einen Vertrag mit einer Plattenfirma unterschreibt, steht darin eine Klausel, daß die Gruppe 1000 Pfund Kleidergeld bekommt. Die Sex Pistols haben diesen Stein ins Rollen gebracht. Solange eine Gruppe heute den richtigen Look trägt, spielt die Musik keine allzugroße Rolle.«

McLarens und Viviennes Beispiel folgend, stattete die Konkurrenzboutique »Boy«, ebenfalls in der King's Road gelegen, die Punkband Generation X aus, während McLarens Freund Bernie Rhodes The Clash unterstützte, die von Jasper Conran ausstaffiert wurden. Im Fahrwasser des Punk schneiderte zum Beispiel Gianni Versace seine Produkte Popstars wie Elton John und Sting auf den Leib, während Jean-Paul Gaultier und später Dolce & Gabbana Madonna anzogen. Die größeren Platten-Labels und Firmen der Unterhaltungsindustrie gingen dazu über, Musik zusammen mit dem T-Shirt, der Mütze, dem Video und dem Lifestyle zu verkaufen.

Die Sex Pistols waren nicht einfach nur vier Jugendliche, die eine schrille, pubertäre Attacke auf den Status quo wummerten; sie waren auch so etwas wie Schaufensterpuppen für McLarens und Viviennes Laden. Die Texte ihrer Schlager – zum Beispiel »Anarchy in the UK« und »God Save the Queen«, geschrieben von Lydon als Reaktion auf Ideen, mit denen ihn Vivienne und Jamie Reid fütterten – trugen sie auf der Brust zur Schau, ein Geniestreich von totaler Werbung und Product-Placement. Die Kleider halfen die Platten verkaufen und umgekehrt. Jordan sagt: »Malcolm hatte einen guten Blick dafür, was er aus Menschen machen konnte und verstand es, sich ihnen als ganz normaler Mensch anzubiedern, um sie für sich einzunehmen. Und es sagt eine Menge [über die Band] aus, daß sie sich Vivienne und Malcolm vollkommen anvertrauten und sich von ihnen einkleiden ließen.«

Vivienne hielt an ihren wirren sozialistischen Prinzipien fest, jetzt vereint mit McLarens Anarchie. Sie bewunderte den Extremismus der IRA und der Roten Brigaden und ging so weit, Nils Stevenson zu erzählen, daß sie es sogar verstehen könnte, wenn die IRA ihre eigenen Kinder in die Luft sprengen würde. Sie wollte damit demonstrieren, daß ihr Engagement so stark war, daß ihre eigenen Gefühle nicht zählten. Für McLaren waren die Slogans einfach nur ein Mittel, die Revolution zu vermarkten: »Cash from Chaos«, »Destroy«, »Believe in the Ruins«.

Für Vivienne und Malcolm war Punk sowohl eine Fortsetzung der kommerziellen Ausbeutung der Jugendkultur als auch ein Mix aus vielen früheren Jugendkulten der Nachkriegszeit – Rocker, Teddy-Boys, Mods, Rastafaris – zu einem Molotow-Cocktail trotzigen Protestes. Punk war insofern postmodern, als er sich Symbole und Kleiderstile aus anderen Jugendkulturen für die Kreation einer eigenen Collage borgte, ein Rezept, das Vivienne noch bis Anfang der neunziger Jahre verwendete. Damit war Punk eine Reflexion des Pluralismus, der bereits dem »Ein-Look-für-eine-Saison«-Prinzip der Haute Couture den Garaus gemacht hatte. »Punk« erklärte Vivienne, »war ein großer Aufstand gegen die Autorität ... Woher kamen denn all die Sachen? Aus der Kultur! ... Die Motive für den Widerstand gegen das Establishment lagen schon in der Kultur begründet ... Als Malcolm und ich noch vor dem Punkrock mit dem Kleidermachen anfingen, sahen wir uns die Kultur an, die wir aus eigner Erfahrung kannten. Wir versuchten das Rebellische auszudrücken, dabei aber sämtliche Motive herauszuwerfen. Unsere Neugier und Recherche führten dazu, daß ein ganz neuer Kult entstand.«

Tatsächlich kamen die wichtigsten Vorboten des Punk weder von Westwood noch von McLaren. »Selbermachen« lautete der Schlachtruf. Röhrenhosen und Jeans wurden schon von denen getragen, die sich von den Schlaghosen der Hippies distanzieren wollten; die Sicherheitsnadeln kamen von Johnny Rotten über Richard Hell, der auch als erster die zerschlitzte und zerrissene Mode trug; das »gebrauchte« Tampon von Sid Vicious; die Rasierklingen, Mülltonnendeckel und Fahrrad- oder Toilettenspülketten wurden von Punkern auf der Straße eingeführt, wie später auch der Mohikanerschnitt; das Hundehalsband von Sharon Hayman aus dem Bromley Contingent; die Elemente militaristischer Kleidung und das dreist Artifizielle in Make-up und Haartracht von Jordan; die abgewandelte Lederjacke (idealerweise von »Lewis Leathers« in der Great Poland Street) war den Hell's Angels abgeguckt und wurde mit The Clash, nicht den Pistols assoziiert, die lieber zerrissene Schuluniformen aus Secondhand-Kleiderläden von Wohlfahrtsorganisationen wie Oxfam trugen.

Die Punkmode feierte das Verkommene, Grausame, Unpassende und Ärmliche. Wenn irgend etwas den Ruch des politisch schlechten Geschmacks hatte (die Hakenkreuze), des sexuell schlechten Geschmacks (das gebrauchte Tampon oder Kondom), der Arbeiter-Schäbigkeit (der Regenparka), des Billigen (die schwarze Mülltüte, die der Clubbetreiber Philip Sallon populär machte), des Makabren (die mit Kajal fabrizierten »blauen Augen«, inspiriert von Stanley Kubricks Film *Uhrwerk Orange* aus dem Jahr 1971) oder des Morbiden (der superschmale schwarze Binder, der als Henkersschlinge getragen wurde), dann stürzte man sich darauf. 1978 sagte Vivienne zum Punkmagazin *Search and Destroy*: »Jetzt wo die Todesstrafe in England abgeschafft ist, weiß jeder, daß ihm etwas derart Schreckliches nicht widerfahren kann, darum kann man so frei sein, wie man mag.«

Die auffälligsten Exponenten des Punkstils erreichten einen Look, in dem sich der Schmerz und die Qual des verlorenen Jugendlichen unmittelbar mitteilte. Ihre modischen Obszönitäten zelebrierten das selbstauferlegte Exil aus der Gesellschaft. Obwohl sie es selbst nicht so sahen, erweckte ihre Schau Reminiszenzen an die Sturmszene in Shakespeares *König Lear*, in der Lear und der Narr, in den Sturm hinausgeworfen und in ihren »Lumpen off'ner Blöß'« zitternd, über das Wesen der menschlichen Natur, über Notwendiges und Luxus sinnieren. Die Stärke des Stils lag darin, daß er das menschliche Schicksal und seine nackte Seelenqual sichtbar machte. Gerade die Wiedererkennung des Elends provozierte den Betrachter zu extremen Reaktionen, denn es lenkte die Aufmerksamkeit entweder auf die von den Jugendlichen empfundene Sinnlosigkeit oder auf ihre häßliche »Leck-mich«-Attitüde.

Mitte der siebziger Jahre stürzte England in die schwerste Wirtschaftskrise seit den dreißiger Jahren. Die Inflation kletterte 1975 auf 27 Prozent. 1976 sah sich die Regierung gezwungen, finanzielle Hilfe vom Weltwährungsfonds anzunehmen, um eine Pfundabwertung zu vermeiden. Die Arbeitslosenziffer kletterte stetig und erreichte 1977 einen Nachkriegsgipfel von 1,6 Millionen. Das Land schien unregierbar, und die ungelernten Jugendlichen trugen die Hauptlast des notwendigen Gürtelengerschnallens.

Im Gegensatz zu ihren verspotteten Vorgängern, den Hippies, die relativen wirtschaftlichen Überfluß genossen hatten, gebärdeten sich die Punker als Gestalten aus der realen Welt des städtischen Verfalls. Sie suchten keine Zuflucht in Eskapismus, psychedelischen Drogen, utopischer Politik, ländlicher Idylle, Kommunen, Träumen vom Weltall oder von idealistischem Liberalismus und internationaler Solidarität. Arbeitslos, deprimiert, mit schlechter Schulbildung und überflüssig – wie hätten die Punker da in derart abstrakten Wunschträumen, solchem Luxus Trost finden können? Statt dessen machten sie sich die Rhetorik der Krise zu eigen, leiteten eine Zeit von antiliberalem, aggressivem Stammesgefühl und apokalyptischer Anarchie ein. Ohne jede Fluchtmöglichkeit hielten sie an ihren Überzeugungen fest und bekämpften, wenn auch ohne rechtes Ziel, das gegenwärtige System und seine Bedingungen. Aber sie wußten nicht, *wofür* sie eigentlich kämpften, deshalb gesellte sich unartikulierter Frust zu ihrem schlichten Hedonismus.

Als 1976 beim Notting-Hill-Karneval und 1977 im Südlondoner Lewisham und in Ladywood Unruhen ausbrachen, wurde publik, welche bitteren Kämpfe in den Innenstädten geführt wurden. »1976 fing alles an, auseinanderzufallen«, sagt Michael Kostiff. »Wir hatten gerade die Dreitagewoche hinter uns, und das Land ging den Bach runter. Mit dem einstigen Bilderbuchland hatte dies nichts mehr zu tun. Auf die Queen und die Richter da oben konnte man nicht mehr bauen, es war alles sehr korrupt, und die Leuten begannen, den Filz zu durchschauen und alles in Frage zu stellen … Die Kriegsgeneration hat aber eine andere Lebenseinstellung, für die war es wirklich schockierend, der Queen eine Sicherheitsnadel durch die Lippe zu bohren.«

Die bitterböse Punkerhäme hatte ihre Ursache nicht nur in der Reaktion auf das England der mittsiebziger Jahre, sondern auch in dem seelischen Schaden, den McLaren als Kind erlitten hatte und in Viviennes arroganter Herrschsucht und ihrem Groll gegen das selbstgefällige Establishment. Ihre emotionalen Reaktionen waren von kindischer Inbrunst. Sie war wütend und besserwisserisch ohne Hintergrundwissen – eine gefährliche Mischung. McLaren dagegen amüsierte sich aus der Distanz und wollte »durch Verkleiden Ordnung meiden«

(»dress up to mess up«), mit Entsetzen Scherz treiben. Vor dem Hintergrund der damaligen gesellschaftlichen Bedingungen in England konnte er sich mühelos an die Spitze einer Kavalkade von orientierungslosen, erlebnishungrigen Jugendlichen stellen, mit seinen Geschichten von der Romantik der Anarchie und wie man es aus eigener Kraft zu Starruhm oder Verruf bringt.

Der Rattenfänger McLaren konnte selbst nicht die Flöte spielen, darum brauchte er einen anderen, um seine Anhänger zu ködern. Er hatte in New York erkannt, daß er die Dolls aufgrund ihres Alters, ihres chronischen Drogen- und Alkoholmißbrauchs und der Gleichgültigkeit gegenüber seiner politischen Phrasendrescherei nicht in seinem Sinn manipulieren konnte. Nach England zurückgekehrt, begann er damit, sich eine eigene Band zusammenzustellen.

Glen Matlock, ein Kunststudent, der sonnabends bei »SEX« aushalf, machte McLaren mit Kutie Jones bekannt, dessen Band außer ihm noch aus Paul Cook und Steve Jones bestand, zwei Arbeiterkindern aus einer Wohnsiedlung in Shepherd's Bush, die Stammkunden in der Boutique waren (Jones war dreizehnmal wegen Ladendiebstahls vorbestraft). Sie konnten kaum spielen – ein Pluspunkt, was den Anarchisten McLaren betraf –, aber sie hatten das rüde Potential, das er suchte. Dann hielt er nach einem Leadsänger Ausschau, der etwas von Richard Hell haben und seine Botschaft von »Revolte durch Schund« mit einem als ironisch betrachteten Mangel an Professionalität rüberbringen sollte. Er suchte ein Gegenstück oder fast schon ein Gegengift zu den kapitalintensiven Supergruppen in ihren Riesenstadien und deren professionellem Sound.

Matlock lernte die Straßenjungen John Lydon und John Beverly im Roebuck, einem Pub in der Nähe von »SEX«, im Spätsommer 1975 kennen. Lydon, der aus einer stadteigenen Wohnsiedlung in Islington stammte, bekam von Steve Jones den Spitznamen »Johnny Rotten« verpaßt, mit dem Kommentar: »Deine Zähne sind grün. Du bist ja *verfault* [engl.: *rotten*].« Seine Kleider paßten gut zu dem neuen Namen. Rotten trug einen Bürstenschnitt, einen auf links gedrehten und verunzierten Schulblazer, mit Sicherheitsnadeln zusammengehaltene ausgebeulte weite Hosen und zehenfreie Plastiklatschen zur Schau (daher die ursprüngliche Londoner Bezeichnung für Punker, »plastic peculiars«, die Plastik-Fraktion). Matlock machte McLaren in der Kneipe mit Rotten bekannt, und nach einigem Widerstand sang Rotten ihm gleich im Laden vor, wobei er Mundbewegungen zur Musik aus der Jukebox machte. Er wurde vom Fleck weg angeheuert. Laut Nils Stevenson hatte Vivienne McLaren einen jugendlichen Kunden des Ladens namens »John« als Sänger vorgeschlagen. McLaren hatte irrtümlich Lydon für diesen John gehalten; tatsächlich meinte sie John Beverly, den späteren Sid Vicious.

Die ursprünglichen Sex Pistols konstituierten sich aus Rotten, dem Gitarristen Wally Nightingale (später durch Steve Jones ersetzt, weil er zu »middle class« war und zuviel musikalisches Können besaß), dem Drummer Paul Cook und Matlock am Baß. Als McLaren im Herbst 1975 zum erstenmal das Demoband mit ihrer Musik hörte, sagte er zu Vivienne, das sei das Schlimmste, was ihm je untergekommen sei, aber »das machte gar nichts. Entscheidend war, daß sie richtig gut schlecht spielen konnten.« Jedes Mitglied der endgültigen Besetzung der Gruppe (Sid Vicious, der ultimative Sex Pistol, ersetzte Matlock im März 1977) trug zum Gesamtbild bei: »Jones war der liebenswerte Cockney, John war zwar nicht liebenswert, aber er hatte echtes Charisma – viel mehr auf als außerhalb der Bühne, erst on-stage erwachte er zum Leben. Sid? Ich habe ihn geliebt und alles von ihm ferngehalten. Er brauchte sich um nichts zu kümmern. Er war ganz sorglos, nicht so weltgewandt wie Steve oder Paul. Alle mochten Sid«, erinnert sich Jordan.

In der Beziehung von Vivienne und McLaren kriselte es seit einiger Zeit, und das verschlimmerte sich, als McLarens öffentliches Leben immer stressiger wurde und er immer mehr Zeit der Band und immer weniger dem Laden, Vivienne und den Kindern widmete. Steve Jones wohnte für kurze Zeit bei den beiden, und Paul Cook erinnert sich, wie oft Vivienne »Malcolm zur Schnecke machte – sie wurde richtig gewalttätig«. Nils Stevenson meint: »Vivienne machte Malcolm offenbar stürmische Szenen und prahlte damit, daß sie ihm wegen irgendwas am Abend vorher eins übergebraten hätte. Und sie sperrte ihn ab und zu in den Schrank. Aber Malcolm fand diese Gerüchte toll. Er konnte sich daran hochziehen.«

Trotzdem zog Malcolm nach einer Reihe von Auseinandersetzungen im Oktober 1975 aus der Nightingale Lane in die Bell Street in Marlylebone, zu Helen Wellington-Lloyd, die gerade aus Südafrika zurückgekehrt war und ihm vorschlug, mit ihr zusammenzuwohnen, unter der Bedingung, daß er seinen Anteil an der Miete und den Telefonkosten übernähme – er war nämlich Dauertelefonierer. McLaren wollte die Adresse in der Bell Street als Büro und Wohnung nutzen, und Helen sollte als seine Sekretärin arbeiten. »Immer wenn er dort war«, erinnert sich Helen, »hat er Vivienne ausgeblendet. Er wollte sie bei den Auftritten seiner Band nicht dabeihaben. In der Nightingale Lane ließ er sich wochenlang nicht blicken.« Im Gegenzug weigerte sich Vivienne, ihm etwas von den Ladeneinnahmen abzugeben. Die einsamen Nächte im Doppelbett verstärkten ihre Eifersucht gegenüber anderen Frauen und in ihrem Streben nach beruflichem Erfolg.

McLaren pendelte nach Lust und Laune zwischen den beiden hin und her, meist verbrachte er die Wochenenden bei Vivienne, aber sie traten nie als Paar auf. »Damals hatte man wirklich den Eindruck, daß sie und Malcolm sehr getrennte Wege gingen«, sagt Steve Jones, »nach außen hin schien er nichts mit dem Laden zu schaffen zu haben, weil er immer mit den Sex Pistols zusammenarbeitete, was im Hinblick auf die Presse und andere Medien viel wichtiger war. Das einzig Verbindende waren die T-Shirts, da mischte er mit.« McLaren verstand es, den Eindruck zu erwecken, daß nicht nur die Band, sondern auch die Ausstattung seine Schöpfung war.

Vivienne und Jordan wurde die Aufgabe zugewiesen, die Band mit Kleidern aus der Boutique auszustaffieren und zu stylen, keine leichte Aufgabe, denn jeder wollte anders aussehen. »Die Band hat am Stil mitgebastelt«, sagt Jordan. »Die Typen brachten sich richtig ein und machten alles mit viel Gefühl. Und da sie nicht [für die Sachen] bezahlen mußten, konnten sie sie auch zerfetzen.« (Sie ahnten nicht, daß McLaren ihnen die Unkosten von den Tantiemen abzog.)

McLaren überredete die Band, Songs zu texten, die für »SEX« und später für »Seditionaries« warben, mit Titeln wie »Submission« [Unterwerfung]. Bald hatten sie ein ausreichendes Song-Repertoire, und er war bereit, sie herauszubringen. Der erste öffentliche Auftritt am 5. November 1975 fand im St. Martin's College of Art in Zentrallondon statt. Cook, gekleidet in einen Ted-Gehrock und Röhrenjeans, und Matlock in Ted-Sakko und scharlachroten Jeans mit transparenten Plastik-Gesäßtaschen von »SEX«, bat Sebastian Conran, den Schatzmeister der Studentenschaft der Central School of Art and Design, ihnen einen Gig im College zu ermöglichen. Conran buchte sie als Vorgruppe für Brentford and the Nylons. Ein paar Tage später hörte Simon Barker, damals Student in Bromley, Südlondon, die Gruppe zufällig im Ravensbourne Art College spielen. Er war fasziniert und sagte seinen Freunden, sie seien genau das, was sie gesucht hätten, eine Gruppe in ihrem Alter, die ihre Unzufriedenheit und Langeweile hinausschrie.

Innerhalb eines Monats hatte die Band eine treue Fangemeinde mit dem sogenannten »Bromley Contingent« als festem Kern. Es bestand aus Barker, Siouxsie Sioux (eigentlich Susan Ballion) von Siouxsie and the Banshees, Billy Idol (William Broad), Steve Severin (Bailey), Sue Catwoman (Lucas), Little Debs (Debbie Wilson) und Juvenile (Tracey O'Keefe). Diese Vorstadt-Teenies, die sich optisch gut in Szene setzen konnten und von denen manche noch zur Schule gingen und manche arbeitslos waren, wurden die ersten Hardcore-Punkfans, die sich vom Selbermacher-Ethos der Bewegung befreien ließen. In ihrer Kleidung, schrieb Peter York, waren sie »Kunstwerke – Unikate«, viele von ihnen standen später selbst im Rampenlicht.

Den Mitgliedern des Bromley Contingent gemeinsam war ein hoch entwickeltes Wissen um Popkultur und Stilbezüge. Ihre Rockmusik-Idole waren David Bowie und Bryan Ferry gewesen, doch als ihre Helden sich allmählich konventioneller kleideten – Bowie trug schwarze Hose und weißes Hemd, Ferry einen Smoking – hörte die Bewunderung auf. Das Rock-Establishment wurde reicher, älter und weniger zugänglich, während sich das Los des englischen Teenies verschlechterte und ihre Aussichten hoffnungsloser wurden. Die Fans konnten sich nicht mehr mit dem glanzvollen Lifestyle und teuren Dandytum der Stars identifizieren. Knallharte Konfrontation und Rebellion, nicht schlaffe Geckenhaftigkeit und abgehobenes Profitum törnten die Jugend jetzt an. Die Punks waren nicht weniger ironisch und selbstbewußt als die Glamrock-Stars, aber sie wählten Armut und schlechte Ernährung zur Zielscheibe ihrer Parodie, um auf ihr verdammenswertes Los in einem Land hinzuweisen, mit dem es ständig bergab ging, und als Zeichen ihrer Gruppenidentität. Um ihren Zusammenhalt zu demonstrieren, fertigten sie sich ihre Kleider selbst an oder wandelten gebrauchte Sachen aus den Läden der Wohlfahrtsorganisationen ab, zum Beispiel bemalten sie enganliegende alte Pullis mit Streifen aus Wandfarbe.

»Don't dream it, be it!« – Lebe deinen Traum – ursprünglich eine Zeile aus der *Rocky Horror Picture Show* – wurde zum Massenaufschrei der Punks. Es war eine Reaktion auf die Professionalität, die den Rock 'n' Roll seines kernigen jugendlichen Charmes beraubt hatte, und wurde von Vivienne nach Kräften gefördert. Punker und Punkmagazine griffen die Idee auf – Danny Bakers *Sniffin' Glue* brachte zum Beispiel einfache Anleitungen und Schaubilder, wie man mit zwei Akkorden Gitarre spielen konnte und ermutigte die Leser, eine Band zu gründen. Vivienne freute sich auch, wenn junge Fans, die sich ihre Waren nicht leisten konnten, sie einfach kopierten.

Einer der ersten Auftritte der Sex Pistols im Februar 1976 fand in einem riesigen Studio am Themseufer statt, das der Künstler Andrew Logan in Butler's Wharf gemietet hatte. McLaren hatte erfahren, daß Logan eine Party zum Valentinstag plante. Logan erinnert sich, daß McLaren ihn anrief und sagte: »Ach, Andrew, ich habe da eine Gruppe, diese Jungen werden noch berühmter als die Beatles. Sollen sie auf deiner Party spielen?« Ohne Logan zu fragen, lud McLaren ganz London telefonisch ein. »Es waren Hunderte von Leuten da, stolperten über meine Skulpturen und machten sie mir kaputt. Es war ein Alptraum.«

Die Band spielte sehr spät, teils weil Rotten wegen der Menschenmassen nicht in das Gebäude gelassen wurde. Als Vivienne ihn endlich hereinließ, nachdem sie die Tür aufgestemmt hatte, schlug er sie ins Gesicht. Getreu ihrer seltsamen Auffassung von Fairplay wollte sie nicht Gleiches mit Gleichem vergelten, sagte nur: »Ich kann verstehen, wie er sich fühlt«, und rieb sich die schmerzenden Stellen. Sie fiel aber über Logans Freund Michael her, als er sie bat, nicht den neuen Fernseher kaputtzumachen. »Als Reaktion darauf«, sagt Logan, »wirbelte Vivienne herum und brüllte ihn an: ›Du dämlicher Bourgois!‹«

Für Logan war Vivienne gewalttätig und eine berechnende Opportunistin: »Sie benutzt Menschen. Das habe ich sofort begriffen, das kann sie sehr gut. Sie wollte Rummel und Publicity – und das bekam sie auch. Sie hat es auf Malcolms Schoß gelernt – was das betrifft, hat sie die beste Ausbildung genossen.«

Das Studio hatte ein riesiges Metalldach, wie ein Flugzeug-Hangar, und als die Band anfing zu spielen, sagt Logan, »hallte der Lärm so furchtbar von der Decke wider, daß wir alle von der Gruppe weg und in eine Art Kabine in der Mitte des Raums liefen, die innen mit Gold ausgekleidet war. Die Unentwegten blieben draußen.« Um das Publikum zu schocken, animierte McLaren Jordan, ihre Kleider abzuwerfen und Rotten zu streicheln.

Die Fans der ersten Stunde verkehrten im »Louise's« und im »Bang«, zwei Homo-Clubs in Soho, und in Andrew Czezowskis »Roxy« in der Neat Street in Covent Garden, das im Dezember 1976 eröffnete. Mit schöner Regelmäßigkeit mußte Czezowski in der kurzen Zeitspanne, die der Club lief, die Spülketten der Toilette ersetzen, da die Gäste sie als Schmuck entwendeten. Zuerst wohnten die meisten Punker noch bei ihren Eltern. Barker marschierte manchmal, wenn er sein ganzes Geld in den Clubs verpraßt hatte, mitten in der Nacht von Soho nach Bromley in seiner bedrohlichen, Aufmerksamkeit erregenden Montur nach Hause. »Wenn man jung ist, kennt man keine Angst.« Er gibt zu, daß er die Gurte seiner Bondage-Hosen löste, die seine Knie aneinanderfesselte, damit er schnell wegrennen konnte, wenn ihm eine Schar gackernder Mädchen begegnete.

Im Frühjahr 1976 zogen Barker, Jordan und David Pavlovic, später auch Sid Vicious und seine Freundin Nancy Spungeon in eine Wohnung am Buckingham Gate beim Bahnhof Victoria. Die Vermieterin war Prostituierte. Jordan arbeitete bei »SEX«; Barker, ihr damaliger Freund, arbeitete als McLarens Assistent; und Pavlovic verdiente sich 20 Pfund die Nacht, indem er auf die Pudel von Prostituierten aufpaßte, während jene ihrem Gewerbe nachgingen. Da die Gruppe sich nicht den Anforderungen eines konventionellen Arbeitsplatzes anzupassen hatte, wurde ihr Punkoutfit eine tägliche Uniform, kein Kostüm, das man in den Schrank hängte, wenn der »Ernst des Lebens« sein Recht forderte.

Derek Dunbar, später Viviennes Angestellter, lernte diese verschworene Gemeinschaft ein paar Monate in ihrem Stammlokal Louise's kennen. Am nächsten Tag besuchte er Barker am Buckingham Gate: »Als ich Simon, Jordan und Sue Catwoman zum erstenmal sah, hatten sie so was Primitives an sich, wie Eingeborene in Afrika [dort war er aufgewachsen]. Es war phantastisch. Diese Leute waren so anders, so ganz anders. Ohne ihre Inspiration hätte ›SEX‹ nichts hergemacht, vor allem nicht ohne die von Jordan. Vivienne verdankt ihr so viele Ideen.« Dunbar begann als Model zu arbeiten, und als er einmal einen Termin bei der englischen *Vogue* hatte, warf man ihn aus dem Gebäude, weil er das obszöne »Nackte-Cowboys«-T-Shirt trug. Condé Nast und Punk – das paßte nun wirklich nicht zusammen.

Das Bromley Contingent verbrachte viel Zeit bei Vivienne und McLaren in der King's Road oder folgte der Band von Auftritt zu Auftritt. Im September 1976 gaben die Pistols, begleitet von McLaren, den Verkäufern aus der Boutique und dem Contingent – Vivienne blieb zurück, um sich um den Laden und die beiden Söhne zu kümmern – ihr erstes Konzert im Ausland, in Paris. Rotten führte bei der Gelegenheit das Markenzeichen des Punkstils vor, einen schwarzen Bondage-Anzug mit Malcolms Baskenmütze. Die Ironie wollte es, daß Vivienne und McLaren, die behaupteten, außerhalb der Modewelt zu stehen, den Look – wenn auch inoffiziell – ausgerechnet in der Hauptstadt der Mode lancierten.

Die atemberaubende Siouxsie Sioux reiste nach Paris mit einem BH von »She an' Me« (damals nannte man so was noch züchtig einen Laden mit »Hilfsmitteln für Ehepaare«, der ihre Brustwarzen frei ließ, schwarzen Strapsen und einer Hakenkreuzbinde. Die Londoner Punks wurden mehrfach ausgepfiffen und durch die Straßen der französischen Hauptstadt gejagt, und bei einem Konzert im Chalet du Lac im Zentrum des Bois de Boulogne brachten die Rausschmeißer sie zu ihrer eigenen Sicherheit hinter die Bühne. Allen Protesten und Unkenrufen zum Trotz kamen viele aus dem Publikum schon am nächsten Tag in schwarzer Kleidung und mit der stacheligen, rasierten und pomadisierten Frisur wieder. »Sie haben uns über Nacht kopiert!« sagt Barker. »Zuerst dachten wir ›*Shit!*‹, aber dann ›*Yeah!*‹ Nachahmung war die ehrlichste Form der Schmeichelei.«

Während Vivienne sich auf das Entwerfen konzentrierte, promotete McLaren die Pistols und wurde zu einer berühmt-berüchtigten Figur. Am 21. und 22. September 1976 spielten sie im ersten Punkrock-Festival im »100 Club« in der Oxford Street, und am 23. September gründete McLaren eine Firma namens »Glitterbest« (den Namen kaufte er für 100 Pfund), um die Band zu managen und heuerte Stephen Fischer als Rechtsberater und Kodirektor an. Im folgenden Monat mietete McLaren ein Büro in Dryden Chambers und einen Übungsraum um die Ecke in Denmark Street, die als »Tin Pan Alley« bekannt war. Für McLaren hatte dieser Name einen besonderen Klang, denn dort hatte sein Vorbild Larry Parnes in den fünfziger Jahren sein Hauptquartier gehabt. Noch interessanter wurde die Örtlichkeit für McLaren, weil sich angeblich ein Mitglied der Seventies-Rockband Bad Finger dort im Tonstudio erhängt hatte.

1976 inszenierten Vivienne und McLaren den ganzen Herbst lang gewalttätige Szenen bei Gigs, um die Aufmerksamkeit der Öffentlichkeit – und noch wichtiger, die der Medien – auf die Band zu lenken. »Punk-Gewalt war schon theatralisch, aber McLaren und Westwood stifteten zu Gewalttätigkeiten an«, erinnert sich ein Fan, Richard Boon. Sie zapften das bei orientierungslosen Heranwachsenden natürliche Aggressionspotential an und verleiteten die Jugendlichen, berüchtigte Mörder zu verherrlichen. Sid Vicious zum Beispiel, der damals im Laden mitarbeitete, behauptete, daß Vivienne ihm ein Buch über den Massenmörder Charles Manson geborgt habe.

Mit dem Medienrummel, den McLaren veranstaltete, wollte er langfristig einen lukrativen Vertrag mit einer großen Plattenfirma an Land ziehen. 1976 spielte er den ganzen Herbst lang Polydor gegen EMI aus, und am 8. Oktober unterzeichnete er einen Vertrag bei EMI. Als Gegenleistung für einen Vorschuß von 40 000 Pfund (zahlbar an Glitterbest) für eine Band, die technisch nicht spielen konnte, sollte EMI zwei Jahre lang die Aufnahmen der Pistols produzieren und verteilen, mit einer Option auf eine Verlängerung um zwei Jahre. Danach band McLaren die vier Jugendlichen an einen Vertrag mit Glitterbest, den drei von ihnen nicht einmal durchlasen, und sie unterschrieben für drei Jahre mit einer Option auf weitere zwei. Für seine Managerdienste berechnete er ihnen 25 Prozent ihrer Einnahmen. Der Name der Band wurde auch Eigentum des Managements, sprich von Glitterbest.

McLaren beauftragte Ben Kelly, der vor kurzem das Royal College of Art absolviert hatte, sein neues Domizil in der Denmark Street zu gestalten, »den Saustall etwas wohnlicher einzurichten«. Sobald die neue Einrichtung komplett war, schlug die Band sie kurz und klein. Als Rotten ein paar Monate später zufällig Kelly begegnete, begrüßte er ihn mit den Worten: »Ach, du warst der Idiot, der das gemacht hat. Hat aber nicht lange gehalten, was?«

Anders als bei anderen Jugendkulten bestimmten Frauen den Stil und die Aktivitäten des Punk ebensosehr wie Männer und waren völlig gleichberechtigt. Einigen gelang eine Musikerkarriere, so Siouxsie Sioux mit ihrer Band, den Banshees, und Poly Styrene (eigentlich Marion Elliott). Punkerinnen räumten mit herkömmlichen Schönheitsvorstellungen von Kleidung und anmutiger Bewegung auf. Charakteristisch war der Punk-Tanz »Pogo«, bei dem man auf der Stelle auf- und absprang wie ein Preßlufthammer, roboterhaft und ichbezogen, getanzt ganz allein, ohne Partner.

Auf der Suche nach billiger Zerstreuung tranken die Punks »Schlangenbisse« (Starkbier mit Apfelwein) und den Rastafari-Cocktail Rum 'n' Black, sie nahmen Amphetamine, Sulfat (das Kokain des armen Mannes), oder sie schnüffelten Klebstoff (daher der Name »Sniffin' Glue« von Danny Bakers Fan-Magazin und »Lady Esquire« von den UK Subs als Anspielung auf das Lösungsmittel in dem gleichnamigen Schuhfärbemittel). Anders als Marihuana oder Heroin stumpften diese billigen Cocktails aus Betäubungsmitteln die Konsumenten nicht ab, sondern führten zu aggressiver Hyperaktivität, was bei Vivienne und McLaren der Normalzustand war. Und im Gegensatz zu den studentischen Hippies mußten viele Punks einer Arbeit nachgehen und konnten es sich nicht leisten, einfach vor sich hin zu dämmern.

Typisch für das Sexualleben der Punks waren Zufallsbegegnungen, längere Beziehungen oder Verbindungen dagegen verpönt. Laut Paul Cook machten Vivienne und McLaren einen »geschlechtslosen« Eindruck: »Sie wirkten nicht wie ein Paar, jedenfalls nicht in sexueller Hinsicht. Steve [Jones] fragte Malcolm häufig: ›Hast du wirklich Sex mit Vivienne?‹ Ja, behauptete McLaren nicht sehr überzeugend.« Nils Stevenson glaubt, daß die angebliche Begeisterung der beiden für Promiskuität rein theoretisch und ein Werbegag für den Laden war: »Malcolm wußte nicht, was gespielt wurde. Der hielt uns alle für unschuldig, besonders die Verkäuferinnen, die auch feste mitgemacht haben. Wir haben alle wild durcheinander gevögelt.«

Die aggressionsgeladenen Punks spotteten über öffentlich zur Schau getragene Zärtlichkeiten: »Die Liebe ist mit den Hippies von der Bildfläche verschwunden«, erklärt eine der Figuren in *Jubilee*, Derek Jarmans Punkfilm von 1978. Tatsächlich warfen sie alles, was nach Angepaßtheit oder Dauerhaftigkeit schmeckte, über Bord, auch Beziehungen. »Lieblos« war das Adjektiv, das das Gefühlsleben der Bewegung nach Meinung des Romanautors und ehemaligen Punks David Huggins zusammenfaßte.

Lieblosigkeit und Aggression reflektierten auch Viviennes und McLarens Persönlichkeiten. Vivienne war unfähig, so etwas wie Nestwärme zu geben oder war zumindest nicht dazu bereit, weder für ihre Söhne noch für ihren Mitarbeiterstab. Oberflächlich gesehen, fehlte es ihr an den Waffen der Frau; sie konnte weder betören noch bezaubern, sie kommandierte einfach nur herum. »Vivienne machte ständig Leute an«, erinnert sich Simon Barker. »Sie wollte herausfinden, warum sie etwas kauften. Sie redete lang und breit darüber, warum sie etwas gemacht hatte, über das zugrunde liegende Prinzip und warum sie es kaufen wollten. Sie dachte, alle Menschen hätten das gleiche gefühlsmäßige oder politische Kaufmotiv. Es war fast so, als ob die Leute beweisen sollten, daß sie würdig waren, es zu kaufen, und ich habe tatsächlich manche aus dem Laden marschieren sehen, weil sie von dem ganzen Gequatsche die Nase voll hatten.« Paul Cook erinnert sich, daß sie ständig vollkommen Fremde über ihre Kleidung ausfragte: »Sie hat dich regelrecht verhört, wollte deine Motive wissen. Sie dachte, man müßte nach dem Motto leben: ›Kleiderappell – steh zu deiner Kleidung!‹«

Als der Punk im Herbst 1976 losbrach, war Caroline Baker vom Magazin *Ritz* (später wurde sie Moderedakteurin bei *i-D* und der *Sunday Times*) eine der Stylistinnen in London, die sich sehr an der Straßenmode orientierten. Sie gibt zu, daß sie lieber Jordan als Vivienne interviewte, da letztere ihr »große Angst einflößte. Sie hatte eine Vision und eine Idee, und wenn man ein bißchen schüchtern war, wurde sie kein bißchen freundlicher oder umgänglicher. Sie war sehr aggressiv und einschüchternd. ›So wird's gemacht! Das ist die sexuelle Revolution! Du mußt Gummi und Leder tragen und dies, das oder jenes tun!‹ Sie ermutigte dich nie auf nette Art. Eine Circe ist sie nicht.«

Es war McLaren, nicht Vivienne, der die Fans in seinen Bann schlug. »Beide waren wahnsinnig amoralisch, aber Vivienne war die grausamere, härtere, fanatischere von den beiden.« Selbst McLaren wunderte sich manchmal über ihr obsessives Engagement für die Sache: »Sie griff eine Idee auf und sah nie die Nuance, wollte nie diskutieren – typischer Fall von Tunnelblick. Sie wollte sie umbringen, wenn sie nicht ihr Spiel mitspielen wollten, wenn sie nicht in ihrem Club, ihrer Clique waren.«

Während McLaren sich darauf konzentrierte, die Band auszubeuten, die Medien anzulocken und die Bürger zu schocken, war der Laden jetzt Viviennes Spielzeug. Da ihr Geld nicht wichtig war, scherte es sie wenig, ob sich die Sachen verkauften oder nicht, trotz der Recherche und der harten Arbeit, die sie hineinsteckte. Sie spielte auch weiter ihre Rolle beim Kreieren des Stils herunter, der jedoch, wie Rotten in seiner Autobiographie schrieb, »viel mit Vivienne Westwood zu tun hatte. Malcolm heimste viel Lob dafür ein, aber ich glaube, die meisten Modelle waren von ihr.«

1976 liebäugelte die Haute Couture mit Thierry Muglers und Claude Montanas Science-fiction-Look, Kenzos bunten Blumendrucken und Calvin Kleins Kombimode für Freizeit und Arbeit. Es gab auch eine Unterströmung von Brutalo-Mode. Helmut Newton spielte mit dem SM- und Lesbenlook für die französische *Vogue*; in New York wurde Tom Wolfe der Chronist der Faszination des »radical chic«; und in Berlin übernahmen David Bowie und Brian Enos Anhänger faschistische Stile. Manche Adepten spielten mit intellektueller, ironischer und politisch bewußter Kleidung. Unter diesen verschiedenen Einflüssen begann die Mode sich zu zersplittern. Nie wieder sollte sie eine kommerziell bestimmte gemeinsame Richtung einschlagen. Vivienne und McLaren förderten diesen Prozeß.

Da Vivienne die Mainstreammode ablehnte, schuf sie »Konfrontationsmode«, wie sie sie taufte. Sie produzierte intuitiv *bricolage*, ein Begriff, den der Anthropologe Claude Lévi-Strauss einführte, um die Artefakte der Natur zu beschreiben. Das Objekt oder Kleidungsstück wird mit einem Talismanzauber versehen, indem man sich gewisser Grundelemente in improvisierten Kombinationen bedient und sie umdeutet. Der ungebildete und nicht-technische »primitive« Geist macht sich die Welt untertan, indem er die Ingredienzen nach einer eigentümlichen Logik arrangiert, die von den Eingeweihten, seinem Stamm, verstanden wird. Wo nur eine beschränkte Palette von Materialien verfügbar war, machte Not außerordentlich erfinderisch.

Zu den Ingredienzen von Viviennes *bricolage* zählte ein disparates Sortiment kultureller, subkultureller, historischer und zeitgenössischer Symbole und Stile, aus dem sie eine einzigartige Collage schuf mit der Absicht, Zorn zu erregen. Von David Bowie und Glamrock borgte sie Narzißmus, und das Spiel mit den Geschlechterrollen und Nihilismus. Aus Bowies und Brian Enos »Berliner Periode«, die sie über Sid Vicious und Jordan kennenlernte, übernahm sie die Symbole des Dritten Reichs. In New York machte sie Anleihen bei Richard Hells Aufzug. Aus Dickens' *Oliver Twist* übernahm sie den Stil von Fagin und seinen vielversprechenden Zöglingen – wie diese ließ sie die »Schnupftücher« aus der Gesäßtasche hängen. Jamie Reid machte McLaren und Vivienne mit der Kleidung und den Parolen des spanischen Anarchisten Buenaventura Durutti aus den dreißiger Jahren bekannt, die den provozierenden Spontisprüchen der Situationisten und den Aphorismen von Karl Marx zugesellt wurden. Sexuell bedrohliche Bondage-Kluft wurde geplündert und mit Dadaismus und Surrealismus verschmolzen. Aus der Trickkiste der Sex Pistols und ihrer Fans, besonders von Jordan, übernahm Vivienne schwarze Mülltüten, Staubsaugerdichtungen, Abzeichen und Metallschließen und probierte aus, was sich aus Marcel Duchamps »Readymades« aus vorgefertigten Industrieprodukten machen ließ, indem sie alltägliche, massenproduzierte Objekte aus ihrem Zusammenhang riß.

Vivienne sog diese Fülle unzusammenhängender Bilder und Botschaften wie ein Schwamm auf, und in der Einsamkeit ihrer Wohnung in Clapham gelang ihr – meist im Bett – eine modische Synthese, die die Band und ihre Fans hell entzückte. »Ich habe sechs Monate gearbeitet und dann wußte ich, daß es genial war und hängte den Hörer ab. So kleine Schweinigeleien machen mich an«, erinnert sie sich mit verschmitztem Lächeln.

In der intuitiven und unverbildeten Inspiration der Seiteneinsteigerin (im Gegensatz zu linearem und geschultem Denken) lag und liegt Viviennes größte Stärke als Designerin. McLaren war erstaunt über ihre ungezügelte und wahrhaft originelle Kreativität. Eine ihrer bizarrsten Kreationen – kaum bekannt, da sie nur einen Prototyp anfertigte –, war ein langärmeliges T-Shirt. Der eine Ärmel zeigte einen erigierten Penis, aus dem Samenflüssigkeit über ein Konterfei von Marilyn

Monroe spritzt, das die Vorderseite zierte. Auf dem anderen Ärmel liegt der erschlaffte Penis. Die Ärmel muten wie viktorianische Strümpfe an, mit einem »Knie-Teil« am Ellbogen und Säumen an den Handgelenken. War es weibliche Eifersucht, die Vivienne veranlaßte, eine Sexgöttin so zu verunstalten oder Bilderstürmerei? Eine fanatische Treue zum Winzigsten, beim Tragen des T-Shirts kaum merklichen Detail, zeigte, mit welcher Besessenheit Vivienne sich experimentellen und anscheinend sinnlosen Einzelheiten widmete.

Jordan war beeindruckt von ihrer Arbeitsweise. »Sie sieht sich alles ... ganz genau an, nimmt nichts für gegeben hin. Wenn sie den Stoff prüft und fühlt, will sie später auch wirklich was damit anfangen. Sie hat nichts für dieses eitle Geschwätz übrig, das manche Modedesigner pausenlos von sich geben. Sie nimmt die Sache ernst.« Viviennes Kampf um Perfektion war wie eine Manie; »schlampiges Mittelmaß« verabscheute sie. Mit ihrer ungewöhnlichen Kombination aus visueller Frische – wenn man alles wie zum erstenmal sieht – und hart erarbeitetem Können, gab sie ein gutes Beispiel für Charles Baudelaires Definition des schöpferischen Geistes:

> *»Das Kind sieht alles im Lichte der Neuheit; es ist immer berauscht. Nichts gleicht mehr dem Zustande, den wir Inspiration nennen, als die Freude, mit der das Kind Formen und Farben in sich aufnimmt ... Aber das Genie ist doch anderes als die freiwillig wiedergefundene Kindheit, die nun, um sich Ausdruck zu verschaffen, begabt ist mit mannbaren Organen und mit dem analytischen Geist, der es erlaubt, die Gesamtheit des unwillkürlich aufgespeicherten Materials zu ordnen.«*
> Charles Baudelaire, *Das Schöne, die Mode und das Glück*, in: *Der Maler des modernen Lebens*

Vivienne hat eine besondere Gabe: Obwohl sie ihre Technik ständig verbessert und an Erfahrung gewinnt, verlor sie nie den naiven Blick, mit der ein Kind seine Umgebung betrachtet.

Das typische Punk-Outfit bestand im wesentlichen aus Bondage-Hose, Springerhemd, Mohairpullover (den Vivienne bereits seit ihrer Tedphase trug) und einem T-Shirt oder Musselinhemd mit einem obszönen Spruch, oft aus den Songtexten der Pistols. Die Bondage-Hosen standen für die gemeinschaftliche Arbeit von Vivienne und McLaren; jedes Detail entsprang entweder ihrem oder seinem Erfindergeist. McLaren brachte einige Nullachtfünfzehn-Baumwoll-Armeehosen aus den Vereinigten Staaten mit, und Vivienne kopierte sie aus glänzendem schwarzen Satin, das McLaren auf den Rückenteilen der Bahnschaffnerwesten entdeckt und in Manchester aufgetrieben hatte. Es war McLarens Idee, zwischen den Knien zusätzlich Bondage-Gurte anzunähen, eine Erweiterung des SM-Fessel-Looks, den sie in »SEX« verkauft hatten. Sie diskutierten, welches Stammes-Accessoire zu diesen praktischen Hosen passen würde und verfielen auf den Lendenschurz der Naturvölker. Vivienne bestand darauf, daß ihre Version davon – die »Arschklappe« – aus Frottee sein sollte. Sie fügte ihre typischen raffinierten »Couture«-Details hinzu: Reißverschlüsse am Bein hinunter (dank derer man die Hosenbeine entweder um die Waden flattern lassen oder hauteng tragen konnte) und ein Fetisch-Reißverschluß, der unmittelbar unter dem Schritt verlief, vom Schambein zum Steißbein. Trotz der zusammengebundenen Beine konnte man sich in den Hosen bequem bewegen. Als Vivienne einmal einen Punk ins Krankenhaus begleitete, machten sich auch die Krankenschwestern Gedanken, wie man sich in diesen komischen Hosen bewegt. Als Reaktion darauf legte Vivienne den Weg in die Ambulanz radschlagend zurück, und das Personal, die Patienten und sogar die Betrunkenen sahen ihr verblüfft zu.

Die Hosen kamen aus der Werkstatt von Mr. Mintos, einem griechischen Schneider in der Nähe der Camden Road in Nordlondon, mit dem Vivienne noch viele Jahre zusammenarbeiten sollte. Als sie hörte, daß Sebastian Conran Kleidung an Mr. Mintos geschickt hatte, um sie für »The Clash« aufarbeiten zu lassen, rief sie Conran an und »zerriß mich in der Luft, weil ich ihr den Schneider gestohlen hätte. Sie war fuchsteufelswild. Die Zulieferer durften nach Viviennes Auffassung nicht für die Konkurrenz arbeiten.«

Bondage-Hosen trug man zu einem Springerhemd, das mit

vier an D-Ringen befestigten Gurten bestückt war, einem an jeder Schulter, die anderen beiden im unteren Brustbereich. Die trafen auf dem Brustbein zusammen und wurden von einem großen Staubsaugerdichtungsring an Ort und Stelle gehalten. Das deutete nicht nur ein militärisches Thema an, sondern auch Fesseln und Zwangsjacken. »Die Bondage-Sachen sind scheinbar einengend, trotzdem verleihen sie dem Träger ein Gefühl der Freiheit. Sie wecken in dir den Wunsch, die Arme zu bewegen«, versicherte Vivienne den Kunden.

Männliche Modeschöpfer kreieren selten Kleider, die eher auf den Tragekomfort als auf optische Wirkung setzen; sie bevorzugen es, Frauen auffällig anzuziehen, egal wie unbequem oder unwohl sie sich dabei fühlen. Designerinnen dagegen neigen dazu, sich Kleider auf den eigenen Leib zu schneidern und haben folglich besonders den Wohlfühlfaktor ihrer Produkte im Auge, der manchmal sogar Vorrang vor ästhetischen Erwägungen hat. Die japanische Konzept-Designerin Rei Kawakubo von »Comme des Garçons« zum Beispiel legt so großen Wert darauf, daß sich die Käuferinnen in den Kleidern wohl fühlen, daß sie sich zunächst weigerte, in ihren Läden Spiegel aufzuhängen; dieses unkommerzielle, kundenfreundliche Experiment mußte fehlschlagen. Die britische Designerin Jean Muir widmete sich der Art, in der Kleider das Selbstbewußtsein einer Frau stärkten; physische Freiheit wurde nie der optischen Wirkung geopfert. Vivienne verkehrte diese Sorge der Designerinnen um das körperliche Wohlbefinden ins Gegenteil; die physische Behinderung des weiblichen Körpers wurde zu ihrer durchgängigen Handschrift. Das, so spekulierte sie, würde in der Trägerin ein Gefühl für Erotik und Theatralik wecken.

Ursprünglich war glänzender schwarzer Satin das typische Material für die Bondage-Hosen, später strapazierfähige Schottenwolle, die vor allem Viviennes Patriotismus, Traditionalismus und bleibenden Respekt vor Qualität ansprach. Jordan hatte einen Minischottenrock getragen, den Vivienne kopierte. Dazu meinte sie in einem Fernsehinterview, er erinnere »an eine griechische Bauerntracht«. Keine zwei Springerjacken waren gleich, aber sie waren typischerweise mit einem oder mehreren von folgenden drei Elementen verziert: vorn mit einem Zitat von Buenaventura Durutti, wie »Wir haben gar keine Angst vor Ruinen« auf der Brust, einem Porträt von Karl Marx oder der Parole »Nur Anarchisten sind schön«, der in Krakeln auf der Brusttasche zu lesen war.

Im Dezember 1976 beschlossen Vivienne und McLaren, den Namen und das Image des Ladens wieder einmal zu ändern, um die Botschaft der Sex Pistols von Aufruhr und Anarchie rüberzubringen. »Das Wort ›seditionaries‹ [Aufrührer], das ich als neuen Namen für den Laden gewählt habe, bedeutet für mich von jeher die Notwendigkeit, Menschen zum Aufruhr zu *verführen*«, erklärte Vivienne. Die Kleider wurden unter dem Label »Malcolm McLaren und Vivienne Westwood Seditionaries, Personal Collection« und dem verführerischen Slogan »Kleider für Helden« verkauft. Das Symbol der Anarchisten, ein A in einem Kreis, tauchte auf vielen Kleidern auf, mit dem Zusatz: »Für Soldaten, Prostituierte, Lesben und Punks.« Jetzt hatte die Punker-Armee ihre Uniform.

Vivienne wollte unbedingt, daß sich im Ambiente des Ladens ganz klar ihre Designintention widerspiegeln sollte. Als Folge des kommerziellen Erfolgs von »SEX« waren die zwei relativ solvent, so daß sie sich professionelle Hilfe zur Neugestaltung der King's Road 430 holen konnten. Vier Leute erheben inzwischen Anspruch auf die Urheberschaft des bahnbrechenden Designs. Ben Kelly, der McLarens Übungsraum in der Tin Pan Alley renoviert hatte, entwarf kurz zuvor auch ein auffallend minimalistisches Design für Lynne Franks und Paul Howies Boutique »Miss Howie« am Long Acre in Covent Garden mit High-Tech-Industriematerialien, einem Fußbodenbelag aus strapazierfähigem schwarzem Gummi und Fenstern aus galvanisiertem Dexion-Spiegelglas. McLaren wollte das Interieur von »Seditionaries« um das Thema der Bombardierung Dresdens herum stylen – eine typische Provokation à la McLaren, betrachten doch viele das als Englands schlimmstes »Verbrechen« im Zweiten Weltkrieg. Er bat Kelly, einen Entwurf auszuarbeiten, doch jener meinte, er sei kein Zeichner und empfahl ihm einen Kommilitonen vom Royal College of Art, David Connors, dem er einige erste Skizzen gab, nach denen er arbeiten könnte. So erntete Connors die Lorbeeren für den endgültigen Plan, auch wenn er später Kellys Vorarbeit einräumte. Tatsächlich stammten die meisten Ideen von Kelly, McLaren und Vivienne, und als Kelly nach New York abreiste, führte Connors den Plan kompetent aus.

»Als ich Malcolm zum erstenmal in einem Café in Covent Garden sah«, erinnert sich Connors, »war ich erschrocken. Er war so abgedreht. Für mich war er wie eine Offenbarung, ein großer Einfluß in meinem Leben. Ich hatte eine formale Ausbildung hinter mir, und dann lief ich den beiden [McLaren und Vivienne] über den Weg, und sie beherrschten mein Leben neun Monate lang. Es war ungeheuer spannend. Sie brachten mir wirklich bei, daß man Dinge zerstören muß und hinterfragten alles, und zwar bis ins letzte. ›Seditionaries‹ strapazierte die Idee eines Schaufensters und der Werbung in der Auslage aufs äußerste. Nach Viviennes Konzept mußte man Mut aufbringen, um durch die Tür zu gehen – einer von uns sein, ein Held – weil man nicht wußte, was dahinter lauerte und nur Mutige solche Kleider tragen dürften. Das ist eine Wahnsinnsverkaufsmasche – laß die Leute die Kleider nicht sehen!« Connors fand die Ideen des Duos so radikal, daß »ich sie nie kapiert, nur daraus gelernt habe. Die beiden sind einmalig. Ich kann nicht vorhersagen, was sie als nächstes tun, für mich waren sie höchst verblüffende Kunden. Wir haben ›Seditionaries‹ für 2000 Pfund eingerichtet, und diese 2000 Pfund haben die Welt verändert. Es ging nur um die Ideen. Geld spielte kaum eine Rolle. Es war Einschüchterung, ja!«

Während sich McLaren mit Connors' Hilfe auf das Interieur des Ladens konzentrierte, befaßten sich Vivienne und Kelly mit der Außenansicht. Die Boutique war ein futuristische Hi-tech-Vision von Stanley Kubricks Film *Uhrwerk Orange* in Form eines Ladens. Vivienne war wie gehabt sehr eigen in bezug auf die Ladenfassade und bestand auf einem besonders opaken, opalisierenden weißen Glas. Über der Tür hing abgewinkelt ein blauer fluoreszierender Schlauch und daneben ein Messingschild mit der Inschrift »Seditionaries. Malcolm McLaren und Vivienne Westwood. Kleider für Helden«. All das verwirrte die Passanten. War dies ein Wettbüro? Ein »Massagesalon«? Oder etwa ein Waschsalon? Manche glaubten auch beim Anblick des Firmenschilds, es handele sich um eine Rechtsanwaltskanzlei.

Der Laden lag nicht weit vom Fußballplatz bei der Stamford Bridge entfernt und wurde bald das Ziel von Vandalismus, besonders an Sonnabenden, wenn Chelsea Heimspiele hatte. Da die Glasscheibe oft eingeschlagen wurde, setzte man ein Drahtgitter davor. Als die Vandalen dazu übergingen, Stöcke durch die Maschen zu stoßen, um das Glas zu zerbrechen, wurde die Fassade endgültig mit Brettern vernagelt. »Aber das machte nichts, das gehörte dazu – zum Look«, sagt Connors. »Und von da an beschmierten sie die Bretter von oben bis unten, die Leute waren wirklich aufgebracht. Sie wurden zum Sammelbecken und Ziel derartiger Aggressionen, und an Sonnabenden kam es zu schweren Ausschreitungen vor dem Laden.

Beim Betreten des Ladens sah man einen grauen Industrieteppich. Die Wände links und rechts waren vom Fußboden bis zur Decke mit riesigen Vergrößerungen von Schwarzweißfotos vom total zerstörten Dresden behangen, und die hintere Wand zierte ein gigantisches Farbfoto vom Piccadilly Circus, das auf dem Kopf hing. Dieses Foto war durch einen Zugang zu den dahinterliegenden Schränken unterbrochen. Die Turnstangen aus »SEX« waren von den Wänden verschwunden und standen jetzt mitten auf dem Fußboden, mit Kleidern behangen. Nüchterne Adeptus-Stühle aus den sechziger Jahren, bezogen mit orangefarbenem Nylon, dienten als Sitzgelegenheit. Starke Filmscheinwerfer sorgten für eine grelle Beleuchtung. Am hinteren Ende des Ladens stand rechts eine nierenförmige Theke, über der ein High-Tech-Fernseher hing. Auf einer Seite flitzte eine lebende Ratte in einem Tisch herum, eine Sonderanfertigung von Connors. Das nackte Interieur war von gleißenden Scheinwerfern erleuchtet, die auf unregelmäßig gezackte und in die Deckenplatten gebohrte Löcher verteilt waren, was Bombenschäden suggerieren sollte. Die Ware lag entweder hinter der Bretterfassade versteckt oder war in Kisten gestopft – ein verkaufsstrategischer Irrtum, der bald korrigiert wurde. Obwohl die Dekoration des Ladens sich verändert hatte, gab es noch viel Gemeinsamkeiten mit dem Zeug, das es in »SEX« und seinem Nachfolger zu kaufen gab, obwohl »Seditionaries« themenbezogener war und besser zu dem damals modischen Interesse an Berlin und der industriellen, stromlinienförmigen Ästhetik des Bauhauses paßte.

McLarens Held aus Kunsthochschulzeiten, André Breton, schrieb die berühmten Worte: »Der einfachste surrealistische Akt besteht darin, mit dem Revolver in der Hand auf die Straße zu gehen und möglichst oft wahllos in die Menge zu schießen«, und sogar der Name der Sex Pistols feierte Gewalttätigkeit als Genuß. McLaren spielte mit vielen Ideen der Surrealisten und zitierte gern George Grosz, wonach den Dadaisten nichts heilig war, und während alle Bewegungen über irgendein Programm verfügten, nur die Dadaisten vollkommen nihilistisch gewesen seien. Sie bespuckten angeblich alles, auch sich selbst. Ihr Symbol war das Nichts, ein Vakuum, eine Leere.

Mehr als irgendein Club, ein Pub oder ein Rockmusikspektakel war »Seditionaries« das Hauptquartier der Punkbewegung, wo sich die Pistols mit ihren Fans austauschten. Aus ganz Großbritannien und aus dem Ausland kamen die Fans herbeigepilgert, um der Band und den Moden zu huldigen. Der Laden diente als Untergrundinformationsbörse des Kults, wo man die Termine der Gigs und Konzerte erfahren konnte. Sensationslustige Jugendliche, neugierige Kunststudenten, die Anzüglichen, Moralisch-Entrüsteten aus den Reihen der Presse und der Polizei ließen sich anlocken. Sogar der »alte John«, der im Beefeater-Kostüm für den Antiquitätenmarkt in Chelsea warb, suchte Vivienne dort regelmäßig auf.

John Egan, ein cleverer Junge aus dem Eastend, der später Konfektionär und Eigentümer einer anderen Kultboutique in der King's Road wurde, konnte sich an »Seditionaries« nie sattsehen: »Ich war hin und weg davon. Es war wirklich einschüchternd, man fühlte sich so klein, wie wenn man bei Gucci reinkommt.« Der fünfzehnjährige George Slattery, ein anderer Cockney (der später mit Punk- und anderen Memorabilien handelte), besuchte den Laden jeden Sonnabend seit dem Herbst 1976, als er die Sex Pistols im Fernsehen gesehen hatte. Fest entschlossen, Punker zu werden, schwänzte er mit seinen Freunden die Schule und ging den Laden in der King's Road besichtigen. »Er war absolut phantastisch, wahrscheinlich der tollste Laden, den ich je gesehen hatte ... alles, was schockierte, war wunderbar.« Für Slattery und seine Freunde waren die Anziehsachen so wichtig wie die Musik – man konnte sie nicht voneinander trennen.

Bella Freud erinnert sich: »Punk war für mich die Metamorphose meiner Identität. Durch ihre Mode gibt sie jungen Menschen nach außen hin Mut, bis sie Gelegenheit haben, hineinzuwachsen. Als ich Punkmode trug, war ich entsetzt über die Reaktionen, aber ich wußte, daß ich damit durchkommen würde, weil ich ganz anders aussah, als ich mich innerlich fühlte. Es ist genau anders herum als beim Erwachsenen; der sieht vielleicht konventionell aus, aber er denkt vielleicht kühner und selbstbewußter.«

Die Kleider von »Seditionaries« provozierten eine heftigere Reaktion als ihre Vorgänger aus »SEX«. Marco Pirroni erklärt, warum sie oft nicht »in gutem Zustand« für den Markt waren, der sich später mit dem Sammeln von Punk-Memorabilien eröffnete: »Sie trugen die Klamotten, schliefen darin, kämpften darin. Sie hatten kein Geld. Die Kleider waren so stark, daß man darin verprügelt wurde.« Ein vollständiger Punk-Outfit konnte »irre Reaktionen« auslösen, sagt Caroline Baker. »Es gab ein paar Männer, die wirklich auf die Sachen abfuhren – die Hüfthosen waren so geschnitten, daß sie deinen Hintern betonten und echt sexy waren, und mit den Gurten an Knien und der Arschklappe, damit sah man wirklich gefesselt aus; und ob es dort Typen gab, die auf solchen Sex standen – na ja.« Caroline Baker trug das Zeug in Deutschland, wo sie »immer von der Polizei behelligt wurde ... die Leute fühlten sich bedroht. Ich wurde auch in der King's Road überfallen – *Vogue* [für die sie kurze Zeit arbeitete] wollte nichts davon wissen.« Paul Cook sagt: »Sie waren stark, diese Klamotten und fielen damals ganz aus dem Rahmen. Man macht sich ja gar keine Vorstellung mehr, wie spießig alles geworden war. Es war gefährlich, so was anzuziehen. Dazu brauchte man wirklich Mut. Man wurde auf der Straße konfrontiert und man mußte dafür geradestehen.«

Viele »Kunden« entwendeten die Ware, da sie sich die hohen Preise des Ladens nicht leisten konnten: Zu einer Zeit, als 25 Pfund für einen jungen Menschen ein guter Wochenlohn waren, kostete eine Bondage-Hose 50 Pfund, ein Springerhemd 30 und ein T-Shirt 7 bis 8 Pfund. »Ich habe oft Zeug aus dem Laden geklaut ... eigentlich das meiste«, beichtet George Slattery. »Bei ›Seditionaries‹ war das Klauen nicht schwer, denn die Verkäufer saßen da rum und lasen Punk-Magazine wie *Sniffin' Glue*, und es war ihnen völlig schnurz, wenn was wegkam.« Slatterys Lieblingsbeute war ein Paar Cock 'n' Ball [männliche Genitalien]-Ohrringe und ein Paar Handschuhe – einer weiß mit der Aufschrift »schuldig« über den Knöcheln wie eine Tätowierung, der andere schwarz, mit »unschuldig« in Weiß.

»Oder die Ladendiebe in spe warteten wie Aasgeier auf einen Überfall der Teds, die beim Einschlagen der Fensterscheiben die Sachen stahlen. Sie wollten sie selbst gar nicht haben, sondern verteilten sie«, sagt Slattery. Da nicht ernsthaft Buch geführt wurde, wußte auch niemand, wieviel vom Bestand jede Woche verlorenging.

1995 bemerkte Jon Savage, daß man auch viele Jahre danach noch mit Kleidern aus »Seditionaries« schockieren und provozieren konnte: »Mit meinem Mohairpulli löse ich ganz starke Reaktionen aus. Ich trug ihn mal vor fünf Jahren auf einer Medienparty, und die Leute reagierten ausgesprochen feindselig, und ich mußte ihnen sagen, daß sie sich verpissen sollten ... Die Kleider von damals haben unheimlich viel Power, sie provozieren absichtlich und sind subversiv. Du mußt auf alles gefaßt sein, wenn du sie trägst. Ich glaube, Vivienne hat immer noch was davon in ihren Kleidern, und das finde ich toll.«

Jeff Banks, der britische Konfektionär und Fernsehmoderator, erregte auch Anstoß mit zwei T-Shirts, die er bei »Seditionaries« erstand. Eine jüdische Familie aus Long Island hatte ihn eingeladen, und er kam mit seinem Sohn in den Laden, um Geschenke für die Kinder seiner Gastgeber zu kaufen. In der Eile schnappten sie sich ein paar T-Shirts in Originalverpackung und fuhren zum Flughafen. Und dann wickelten die Kinder im Kreis der ganzen Familie ihre Geschenke aus: »Stellen Sie sich die Reaktion einer orthodoxen jüdischen Familie vor, als die Hakenkreuz- und Naziabzeichen auf diesen Sachen auftauchten. Ich hatte mir nicht einmal die Mühe gemacht, genau hinzusehen! Sie brachen in Tränen aus. Ein schöner Urlaub war das!«

Für Amerikaner, selbst Anhängern des Kults, waren die Kleider außerhalb ihres britischen Kontextes völlig unverständlich. Terry und Louise Doktor in New York City bekamen von McLaren ein Springerhemd geschickt. »Wir wußten nicht, was das sein sollte«, erinnert sich Terry. »Was konnte das bedeuten? Dieses postapokalyptische Gefühl war höchst merkwürdig. Viviennes Kleider waren immer anders, immer provozierend. Man kann an irgendeinen Kleiderständer gehen und auf Anhieb sagen, was von ihr ist – es muß von ihr sein.«

Ende 1976 war Vivienne entschlossen, einen in sich stimmigen Look zu kreieren und die Entwürfe zu überwachen. Frei von McLarens Einfluß – er kümmerte sich um die Band – befand sie über die meisten Stile, die geschneidert und verkauft wurden. Mode wurde zu ihrer Domäne, und die Eskapaden der Jugendlichen in ihrem Umfeld lieferten ihr die Inspiration. Viele der totemhaften Accessoires, die man gern mit Punk in Zusammenhang bringt, waren Anleihen bei jugendlichen Kunden von »Seditionaries«. Vivienne verwendete damals nie Sicherheitsnadeln (obwohl sie die Idee zehn Jahre später für ihr Label verwendete). Das war Rottens Idee (der sie von Richard Hell hatte) und wurde ausgiebig für die Pistols genutzt: für die Plattenhülle, für Poster und Flugblätter von Jamie Reid, dem Grafiker, der gemeinsam mit McLaren die Sit-ins in Croydon organisiert hatte. Die Sicherheitsnadeln hielten im Frühjahr 1977 Einzug in die Mainstreammode, als Zandra Rhodes sie zum Zusammenhalten zerrissener Jerseykleider verwendete. Das wurde in der britischen Ausgabe von *Vogue* unter der Schlagzeile »Ganz schön gerissen« veröffentlicht, obwohl Rhodes tatsächlich schon Anfang der siebziger Jahren scheinbar zerrissene und zerschlitzte Textilien entwarf. Schon 1973 präsentierte die Strickmodendesignerin Claire Boyd, Absolventin der Camberwell Art School und des Royal College of Art, Stricksachen nicht nur mit Schlitzen, sondern auch mit erhabenen »Brustwarzen«-Reihen, die sich der jeweiligen Körperbewegung anpaßten oder dehnten. Viviennes Kollektion »Witches« wartete sechs Jahre später mit ähnlich hautengen Strickmoden auf, die mit aufgerichteten »Brustwarzen« und Schulterpolstern aufgepeppt waren.

Sid Vicious, der als Verkäufer bei »Seditionaries« arbeitete, war von den Nazi-Symbolen fasziniert und begann, sich den Leib und die Kleider mit Hakenkreuzen und Nazi-Reichsadlern zu beschmieren. Vivienne kannte, anders als Sid, den Zweiten Weltkrieg aus eigener – wenngleich dunkler – Erinnerung und konnte wohl abschätzen, welchen Anstoß dieser Schwachsinn bei der älteren Generation erregen mußte. Rückblickend sagte sie fünfzehn Jahre später: »Also gut. Ich habe mitgemacht, ich habe wirklich und wahrhaftig Armbinden mit Hakenkreuzen bemalt. Und ich werde mich nicht dafür entschuldigen, denn um ehrlich zu sein, habe ich das damals ganz bewußt getan. Aber ich rationalisiere das jetzt so, daß wir auch ein Recht dazu hatten, denn diese Dinger sollten der älteren Generation sagen: ›Ihr habt diese Welt heruntergewirtschaftet, und wir nehmen euern Rat nicht an, mehr noch, wir akzeptieren keins von euren Tabus und damit ihr Bescheid wißt, wir wollen euch das alles vorhalten.‹« Die ursprünglichen Punks entkleideten (im Gegensatz zu späteren Auswüchsen) die Hakenkreuze ihrer faschistischen Assoziationen; Punks sympathisierten nicht mit Rechtsextremisten, sie zogen sich das Symbol nur an, um zu schockieren. Wie eine Punkerin erklärte: »Punks lassen sich gern hassen.« Ihnen lag nur an der tabuisierten Symbolik des Hakenkreuzes, ohne daß sie die Ideologie unterstützten oder auch nur über sie nachdachten. Auf praktisch jedem Foto aus jener Zeit blickten Punks entweder finster oder höhnisch in die Kamera. Vivienne dagegen schaffte es selten, sauer oder aggressiv auszusehen, man ertappte sie oft dabei, wie sie vor Freude strahlte. »Man sieht, wie es ihr behagte«, sagt Nils Stevenson. »Sie hat sich von allen am besten amüsiert, der Rummel tat ihr gut.«

Ein anderer Stil, den Vivienne sich von ihren Fans borgte, war das grobgestreifte Hemd. Eines Tages betrat Jordan die Boutique in einem baumwollenen Oxford-Männerhemd, dessen Ärmel sie eigenhändig mit Streifen bemalt hatte. Das entwickelte Vivienne weiter. Sie wechselte gemalte Streifen mit ausgebleichten ab und fügte einen seidenen Flicken mit dem Konterfei Karl Marx' hinzu (McLaren hatte einen Posten Seidenflicken in Chinatown ergattert). Auf die Vorderseite war der Text von Iggy Pops Titel »Gimme Danger« schabloniert (Iggy Pop hatte sich mit seinem schlechten Benehmen und seinem Album *Raw Power* den Spitznamen »Punk-Pate« eingehandelt). Aus Sorge, daß McLaren es lächerlich finden könnte, versteckte Vivienne das Hemd ganz hinten im Kleiderschrank. Als er es fand, rechtfertigte sie sich mit den Worten: »Ich habe nur eine Art Guerilla-Look ausprobiert, so wie diese Südamerikaner.« Doch McLaren war beeindruckt und ermunterte sie, damit weiterzumachen. Er wurde auch gewahr, daß sie große Angst davor hatte, etwas zu entwerfen, was ihm nicht gefallen könnte, und er nutzte diese Angst aus.

Vivienne und McLaren imitierten die jugendlichen Nihilisten, die in den Laden kamen, und brannten zum Beispiel Löcher in die Kleider. »Ich fand das toll, wenn meine Sachen Löcher bekamen, denn dann kam ich mir vor, als wäre ich bei einer Punkveranstaltung gewesen«, sagt Michael Kostiff. »Ich habe mir auch ständig die Taschen an Türklinken aufgerissen, aber nicht mit Absicht. Ich bin sicher, daß auch Vivienne und McLaren schon zu reif für so was waren. So was machten eben die Kids.«

Sid Vicious verfiel auf den Gag, ein »gebrauchtes« Tampon als Brosche zu tragen. Er malte ein Ende mit rotem Filzstift an und hängte es sich ans Revers. »Warum beleidigt es mich dermaßen, wenn dieser Junge etwas trägt, was zum Leben einer Frau gehört?« fragte sich damals der Friseur Keith Wainwright. »Es hat also seine Wirkung auf mich nicht verfehlt. Aber ich glaube, Sid hat das gar nicht so gesehen. Wahrscheinlich fand er es einfach ziemlich anstößig und darum lustig.« Vivienne zeigte sich amüsiert von dem gutaussehenden Siebzehnjährigen, der in solch skandalträchtigem Aufzug herumlief und übernahm einige seiner Ideen.

An seinem ersten Tag im St. Martin's College of Art im Oktober 1976 ging der Hutdesigner Stephen Jones mit einem Mädchen essen. Es trug einen schwarzen Männeranzug zu einem weißen Hemd und schwarzer Krawatte, und am Rockaufschlag hing ein »gebrauchtes« Tampon. Zufällig trafen sie auch deren Freund Johnny Rotten auf dem Markt von Soho. »Ich glaube, die Kids hatten sich das ursprünglich ausgedacht. Irgendwer wie Johnny hat es dann in Mode gebracht, aber er war es nicht allein. Da kamen viele Einflüsse zusammen. Die beiden [Malcolm und Vivienne] haben dann damit Furore gemacht.«

Für Jordan war die Arbeit bei dem Paar frustrierend, denn sie »reden die ganze Zeit im Brustton der Überzeugung und ändern jede Woche ihre Meinung. Sie saugen die politischen Meinungen und ästhetischen Empfindungen der Leute wie ein Schwamm auf. Sie werfen damit um sich und sind Feuer und Flamme von der Idee, und dann ändern sie ihre Meinung, das macht zum Teil auch ihren Charme und ihre Leidenschaft aus. Bei denen wird nichts zur Routine.« Der zwangsläufig rasche Verfallswert der Modeindustrie kam Viviennes und McLarens Temperament sehr entgegen, auch wenn das beide nur widerwillig zugeben würden. Dennoch ist es bezeichnend für Vivienne, daß man im Gespräch mit ihr noch das Echo der Meinungen desjenigen hört, mit dem sie zuletzt gesprochen hat. Sie kann ihr einleuchtende Überzeugungen erst dann abschütteln, wenn sie neuen begegnet, die mit gleicher Leidenschaft verfochten werden. Von jeher ließ sie sich sehr leicht beeindrucken.

Vivienne erhebt für sich den Anspruch, von der Straße inspiriert zu werden: »Für mich haben Straßenstile einen Inhalt. Die Mode des Establishments dreht sich immer nur um den ›Aufbau‹ der Kleidungsstücke oder bearbeitet etwas Gängiges. Die Straße hat immer was mit der Unterstützung der Außenseiter zu tun, wie Stripper oder Menschen aus der dritten Welt.« Zur Originalität dieser Amateure steuerte sie ihre experimentellen Schnitte und McLarens Sammelsurium von Sprüchen bei. Nicht alle Artikel fertigte sie selbst neu an, manche bearbeitete sie, wie schon früher. Ein Beispiel aus jener Zeit sind die schwarzen Gummiregenmäntel, die innen Gurte zum Befestigen an den Schenkeln hatten. Sie kaufte sie in rauhen Mengen von Fabriken, die an der Südküste und in Nordengland schließen mußten.

Jordan sah viele der Kleider entstehen, als sie mit Vivienne zusammen in der Nightingale Lane arbeitete. »Es war schrecklich. Sie fragte, ob ich mit der Nähmaschine umgehen kann, und ich habe ja gesagt, ist mir wohl so rausgerutscht. Es war irre. Gut war ich im Laden und im Verkaufen. Können Sie sich irgendeine andere Designerin vorstellen, die die Verkäuferinnen bittet, mitzukommen und die Sachen zu nähen?« Im kleinen Kämmerlein unter einer nackten Glühbirne mußte sie Gummischnallen und D-förmige Ringe auf Haufen von Springerjacken nähen und die Musselinhemden nähen. »Ich mußte den ganzen Tag damit zubringen, und dann kam sie zurück und kochte ausgeflippte Mahlzeiten – sie warf alles mögliche, sogar Erde von den Kartoffeln – in den Topf, in dem sie Kleider gefärbt hatte. Das war schon eine eigenartige Erfahrung! Auch Nils Stevenson bekam oft einen ›schrecklichen Lunch‹ in der Wohnung vorgesetzt, Stücke von verwelkten Sonnenblumen und Kräuter aus dem nahegelegenen Park.« Das war so ungenießbar, daß Ben und Joe zum Fish-and-Chips-Laden ausbüxten und Stevenson und McLaren sich hinterher heimlich zu einem Hamburger-Imbiß davonstahlen – etwas, was Vivienne sehr mißbilligt hätte, da sie (zumindet damals) bekennende Vegetarierin war.

Vivienne erinnerte nachlässige Mitarbeiter gern daran, wie ehrenvoll es für sie sei, für »die Kirche von McLaren und Westwood« zu arbeiten. Als Jordan sich endlich über ihre Arbeitsbedingungen beklagte, parierte Vivienne: »Ich habe dich genommen, damit du alles tust, was ich von dir verlange. Vergiß nicht, daß du in meinem Fahrwasser schwimmst.« Als Antwort darauf kam Jordan immer später zur Arbeit. Eines Morgens war sie erleichtert, einen Zettel an der Tür zu finden, auf dem stand: »Du kommst zu spät, Jordan. Hau bloß ab!« Nach wenigen Tagen vermißte man sie und bat sie, wieder im Laden zu verkaufen.

Die mullverbandartigen Tops wurden an den Schultern mit Klettverschlüssen befestigt. Vivienne trug sie ohne BH. Diese textilen Palimpseste waren mit Sprüchen von McLaren bemalt und dann noch einmal von den Punks überkritzelt, die sie kauften oder stahlen. Manche schmückten sich mit dem Symbol der Anarchisten, manche mit einem Hakenkreuz, einem umgedrehten Kruzifix, Lydons Songtext »I am an Antichrist« oder dem durchstochenen Bildnis der Königin. Andere trugen provozierende situationistische Statements wie »Create Hell and Get Away With it«, »Die Grenze zwischen Freund und Feind ist schmal«, und »Zu bestimmten Tageszeiten gibt es nur uns«. Viele der literarischen und politischen Anspielungen stammten von McLaren oder Jamie Reid, für den Punk eine echte Ideologie darstellte.

Während McLaren, seines Zeichens Spaßvogel und Spanner, der Porno-T-Shirts vorzog, delektierte sich Vivienne, ganz die erzieherische Aktivistin, mehr an politischen Ermahnungen, die, wie sie mit Reid hoffte, eine gesellschaftliche Umwälzung auslösen würden. »Sie vertrat immer den kopflastigsten und wortwörtlichen Standpunkt«, sagt McLaren. »Ihre Punk-T-Shirts waren kalt und humorlos. Meine Einstellung war, wie konnte ich die Kids dazu bringen, dies als Langeweile zu verstehen? Man muß es in einen Zusammenhang stellen – einen Samstagnacht-Kontext – vielleicht mit einem kleinen Zitat unten.« Vivienne ließ den Spaß beiseite; sie wollte die Gesellschaft verändern. »Ich war diejenige, die die anarchischen Sachen machte, darauf sind die Kids abgefahren, weil sie es konnten, aber nicht viele trugen die pornographischen T-Shirts … ja, ich habe sie weitergemacht, weil ich ein Ziel verfolgte.« Viviennes Fanatismus machte sie zunehmend intolerant gegenüber Zauderern und extremer in ihren Methoden. »Ich glaube fest daran, daß sich Menschen für Ideen engagieren, und wenn sie meine Sachen tragen, müssen sie engagiert sein, denn sie erregen Aufmerksamkeit und lösen Kommentare und Abscheu aus«, erklärte sie Jahre später. Vivienne argumentierte, daß die hohen Kosten ihrer Kreationen »alle zum Engagement gehörten. Wenn man sich meine Kleider nicht leisten kann, soll man sich eigene machen. Sollen sie doch ihre T-Shirts zerreißen und ihrer Phantasie freien Lauf lassen«, erklärte sie Jahre später. »Ich bin sehr dafür, daß jeder sein eigenes Ding macht.« Aus dieser Einstellung sprach die Erzieherin, die in Vivienne noch schlummerte, sie kam durch Sprüche wie »Do-it-Yourself ist Trumpf« zum Ausdruck.

Während Vivienne die meisten Kleider entwarf, war McLaren der Geschicktere im Auswählen der Slogans und Bilder für die T-Shirts. Eine diebische Kulturelster, hatte er nicht seine eigenen politischen Aussagen oder eine visuelle Ikonographie vorzuweisen, sondern zapfte fremde Quellen an. Er stellte die Abbildungen für das »Destroy«-T-Shirt, das eins der bekanntesten Exponate der Punkmode darstellt, eines Nachmittags in seinem Büro. In der Mitte prangte ein Hakenkreuz und ein umgekehrtes Bild des Gekreuzigten nach einem von McLarens Lieblingsbildern, Mathias Grünewalds *Kreuzigung* [ca. 1505 bis 1508]. (McLaren zeichnete die Bilder auf ein Stück Papier, und der Drucker kleidete Christus in einen Lendenschurz, aber McLaren bestand auf Nacktheit.) Ein Briefmarkenbild von Reid mit dem malträtierten Gesicht der Königin war auch dabei, darüber stand das Wort »Destroy«, ursprünglich in riesigen Blockbuchstaben, aber McLaren wollte den Eindruck des Zerbröselns vermitteln und ersetzte die Druckbuchstaben durch grobe handschriftliche Krakel.

Die Anarcho-Themen auf den T-Shirts wurden betont durch Zitate aus »The Anarchist Cookbook« mit einer Anleitung für die Anfertigung eines Molotow-Cocktails. Drastische Bilder aus der Homoszene vom Kultkünstler Tom of Finland wurden von den Wänden der Boutique auf die Kleider kopiert. Ein T-Shirt, das Passanten schockte, hatte die Aufschrift: »Fuck Your Mother and Don't Run Away, Punk«, dazu zeigte eine Karikatur von Tom of Finland zwei Männer beim Fist-Fucking.

Reid entwarf das »God Save the Queen«-Bild – nach einem berühmten Porträt von Sir Cecil Beaton –, und er war es auch, nicht Vivienne, der die Lippe der Monarchin mit einer Sicherheitsnadel durchbohrte. Obwohl Reid nicht die kunterbunte Schrift dazu ersann (Helen Wellington-Lloyd hatte kein Geld für ein neues Letraset und schnitt daher die Buchstaben aus Zeitungen und Zeitschriften aus, die im Büro herumlagen), erkannte er das stylistische Potential und instrumentalisierte es für die Sex Pistols und den Laden. Diese Masche wurde jahrelang auf Plattenhüllen und in Illustrierten- und Werbe-Layouts kopiert.

Für eins der T-Shirts nahm McLaren eine Karikatur von

George Cruickshank aus dem neunzehnten Jahrhundert, die Straßenjungen darstellte. Mit einem groben Stift und Tinte beschriftete er Vorder- und Rückseite mit folgendem Text:

> *Sie könnten einem Roman von Dickens entsprungen sein. In Lumpen und mit pockennarbigem Gesicht ziehen sie plündernd durch die Straßen im nebligen, gasbeleuchteten London ... setzen Häuser in Brand, überfallen alte Leute mit Goldketten. Sie scheißen auf die Reichen und hinterlassen überall Chaos. Manche springen auf Tische zwischen den Abfällen [Forts. auf T-Shirt-Rückseite] und brennenden Fackeln und spielen Rock 'n' Roll zum Gaudi des entfesselten, pissenden, Pogo tanzenden Pöbels. Schreiend und Anarchie speiend nennt sich eine von den Gangs die Sex Pistols. Diese wahre und schmutzige Geschichte hat sich in den zweihundert Jahren der Jugendrevolte fortgeschrieben, und so gibt es 1978 immer noch die Sex Pistols. Ihr stürmischer Extremismus ist alles, worum sie sich kümmern, und nur eins zählt: aus dem zwanzigsten Jahrhundert so schnell man nur kann herauszuspringen, um ein Umfeld zu schaffen, in dem man wahrhaftig frei herumlaufen kann.*
>
> Oliver Twist

Die subversiven Botschaften leiteten ihren Anspruch auf Autorität von ihren literarischen und historischen Vorlagen ab. McLaren behauptete immer, die Punkbewegung sei romantisch. Indem er seine Band in die Tradition der fiktiven Figuren von Fagin und Oliver Twist stellte, versuchte er, die zunehmende Gewaltbereitschaft zu legitimieren, zu der er seine junge Gefolgschaft anstachelte: Wenn der Lehrer sagt, dies ist Teil der großen britischen Tradition, dann muß es okay sein. Kein Wunder, daß manche, darunter John Lydon und Derek Dunbar, McLaren später bezichtigten, er habe die Jugend wissentlich in die Irre geführt, in manchen Fällen in die Selbstzerstörung, und daß Vivienne, nachdem die Bewegung wirklich gewalttätig geworden war, als Mutter zweier heranwachsender Söhne sich davon zu distanzieren suchte. Simon Barker dagegen findet Punk nicht gewalttätiger als die Mods und

Rocker vor ihnen und meint, daß die Presse dieses Feindbild schuf.

Ende 1976 war das Leben von Vivienne, McLaren, der Band und dem Bromley Contingent dicht verwoben. Stephen Jones erinnert sich, daß Vivienne beim Tanzen im Louise's auffiel: »Sie hatte etwas ungeheuer Eckiges, und diese unkoordinierten, jähen Bewegungen erinnerten an diese Spielzeugkatzen aus Holz und Gummiband, die sich auf Druck ruckartig bewegen. So hat sie getanzt ... Ein Star war sie damals nicht ... Ich hatte noch nichts von ihr gehört. Jordan war viel berühmter und furchteinflößender.«

Aber Vivienne brauchte Publikum. In den Konzerten sprang sie auf die Bühne, um zu tanzen, machte es den Teenagern um sie herum nach und kümmerte sich nicht um ihr Alter (mittlerweile fünfunddreißig). »Sie ist wirklich anti-bourgeois. Sie hat so eine rebellische Ader, die sie nie aufgab, was wirklich unglaublich ist, denn man muß ja viel Nackenschläge einstecken«, sagt Caroline Baker. Vivienne trug die aggressiven Bondage-Klamotten mit fanatischem Eifer und betonte ihre harte Eckigkeit, indem sie sich teilweise die Schläfen und den Haaransatz wegrasierte, denn laut Simon Barker wollte sie »intellektueller aussehen, so wie Vanessa Redgrave in dem Film, der im Konzentrationslager spielte«.

McLaren dagegen wandelte sich vom papageienbunten Ted zum farblosen Abklatsch eines Punks: Er trug selten etwas anderes als schwarze Lederjeans oder Bondage-Hosen, außer bei Fototerminen. Als die Sachen immer mehr für Skandale und Aufsehen sorgten, ließ McLaren lieber Vivienne und Johnny Rotten für das Label posieren. Mitarbeiter bemerkten, daß er sich nie im Beisein anderer auszog, um neue Waren anzuprobieren. Auch die Körpersprache der beiden wurde immer unterschiedlicher: Vivienne, die sich mit ihrer Figur wohl fühlte, zeigte sie gern, ganz gleich, in welchem Gewand sie warben, während der verklemmtere McLaren sich anzog, um ins Bild zu passen und nicht aus dem Rahmen zu fallen.

Sieht man davon ab, daß Vivienne die Sex Pistols ausstaffierte und damit eine der originellen Moden der siebziger kreierte, hatte Vivienne wenig mit der Entwicklung der Band oder mit ihrer Musik, ihren Plattenverträgen oder Skandalen zu tun, einerseits, weil die Band nicht gut mit ihr konnte, andererseits weil sie sich mehr für die Kleider interessierte. »Sie hat sich die Musik nicht mal angehört«, sagt Simon Barker, obwohl sie oft zu den Gigs der Pistols ging, und sie war als erste auf der Tanzfläche, wenn Pogo dran war. Überraschend sagte sie einmal Mitte der achtziger Jahre zu Barker: »Übrigens, ich habe neulich den Song ›Anarchy in the UK‹ gehört. Der ist ja ziemlich gut, was?«

Obwohl McLaren und Vivienne wieder unter demselben Dach wohnten, schloß seine Besessenheit von der Band jedes Engagement für Vivienne, die Jungen oder den Laden aus, was Vivienne in Wut versetzte und auslaugte. »Sie hat die ganze Arbeit gemacht, und ich habe die ganze Zeit mit meinem Auszug gedroht«, prahlte er. Die beiden standen nicht auf gutem Fuß. Aus Frust und Groll schloß Vivienne McLaren manchmal nachts aus der Wohnung aus, und wenn er zurückkam, mußte er am Regenrohr hochklettern. »Sie haben immer so getan, als ob sie völlig pleite wären«, erinnert sich Paul Cook. »Das war einer ihrer Tricks.« Tatsächlich warf der Laden regelmäßig Gewinn ab.

Neben den Beziehungsproblemen gab es auch berufliche Auseinandersetzungen zwischen den beiden Protagonisten der Bewegung, sie zogen nicht mehr am gleichen Strang. Vivienne wollte sich auf Mode mit politischer Wirkung konzentrieren, während McLaren auf Cash, Chaos, Erfolg mit der Band und Selbstinszenierung aus war. Mittlerweile kämpfte Reid für den Umsturz des Status quo; die Jungen in der Band hatten dagegen nichts als Spaß, Alk, Drogen und Mädchen im Kopf. Sie bekamen 25 Pfund die Woche und soviel Bier, wie sie trinken konnten. Trotz dieser Belastungen stand Vivienne bis zu einem gewissen Grad immer noch in McLarens Bann.

Das Paar geriet immer mehr als moralische Gefahr für die Gesellschaft in Verruf. Und obwohl McLaren es nicht zugeben wollte, spürte Keith Wainwright: »Ich glaube, daß Vivienne wahrscheinlich Malcolm auf intellektuellem Level half, während Malcolm sich besser im Straßenmilieu bewegte. Beide waren ehrgeizig. Beide wollten vorankommen und Geld verdienen.« Ein Freund bemerkte, daß dem fanatischen Paar »die Ausdauer eines Arbeitspferds« gemeinsam war. Viviennes Zähigkeit zeigte sich nicht nur im hartnäckigen Festhalten an der Beziehung mit McLaren, sondern auch, daß sie auf jedes noch so kleine Detail bei ihren Kleidern achtete. Kaum verkauft, wurden sie zwar sowieso mit Rasierklingen zerschlitzt und getragen, bis sie in Fetzen vom Leib fielen, aber bei der Herstellung duldete sie keine Schlamperei. Vivienne verwendete unangemessen hochwertige Materialien, die sie mit Bedacht aussuchte und einkaufte. Sie entwarf jeden Artikel mit der Akkuratesse einer Näherin. Wenig Verständnis hatte sie für die Trash-Kultur der meisten Boutique-Designer aus den sechziger Jahren, die als Antwort auf das *Ancien régime* der Haute Couture mit heißer Nadel genähte Lumpen verkauften. Vivienne wollte nichts Billiges auf Kosten der Qualität. Wie Jean Muir war sie eine der wenigen britischen Designerinnen, die gute handwerkliche Arbeit schätzte, selbst wenn ihre Kunden darauf keinen Wert legten. Obwohl sie im Gegensatz zu Muir noch nicht die entsprechende Schnittechnik zur Herstellung gut verarbeiteter Kleider beherrschte, verwendete sie immer Qualitätsstoffe.

Da McLaren sich in seine Projekte vertiefte und sich hin und wieder eine Affäre genehmigte, gab es wenig Zärtlichkeiten zwischen den beiden, und Vivienne war einsam und frustriert. Während ihrer gesamten Karriere brachte sie gerade in solchen Zeiten ihre besten Designs hervor, fand Trost in der Arbeit. Ein anderes Ventil war das Experimentieren mit dem Lesbentum (was in Punkkreisen bei heterosexuellen Frauen in Mode war). McLaren erinnert sich, daß er einmal heimkam und Vivienne im Bett »mit einer Lesbe aus dem Bromley Contingent fand, die einen Lederhut trug«. Vivienne verliebte sich auch hin und wieder in die Jungen in ihrem Umfeld, vor allem in Steve Jones und Sid Vicious, für die sie abwechselnd Mutter und Sexpartnerin sein wollte. »Die Vorstellung hat mich richtig aufgebracht«, sagt McLaren. »Ich war auf hundertachtzig.«

Allmählich landeten die »Seditionaries«-Moden auf den Titelbildern von Hochglanzmagazinen und Zeitungen, unabhängig von den Sex Pistols – ja, die Band wurde manchmal nicht einmal erwähnt. Miles Chapman brachte die Mode im Januar 1977 in *Honey*, gefolgt im Mai von *Elle* und »*19*«. Das war ein Ansporn für Vivienne, die aufgrund ihres mangelnden Selbstwertgefühls in McLarens Schatten gestanden hatte. Sie brauchte die Zustimmung anderer, um richtig aufzublühen, doch als Folge davon geriet sie prompt mit McLaren aneinander. Zwar hatte sie vorher mit ihm bei der Instrumentalisierung des Cambridge-Ripper-T-Shirts konspiriert, jetzt aber weigerte sie sich, bei dem von ihm geplanten neuen Werbegag mitzuspielen. Danach sollte *sie* Wachsfiguren der Beatles bei Madame Tussaud's in Brand stecken, und die Pistols sollten sich vor der brennenden Kulisse ablichten lassen. »Er war todernst«, sagte sie 1992 gegenüber dem *Guardian*. »Er wollte mich wirklich dazu bringen und selbst zu dem Zeitpunkt weit weg sein. Ich wollte es nicht, um niemanden zu gefährden, aber mir leuchtete schon ein, daß es ein guter Reklamegag gewesen wäre.«

McLaren, der allmählich Viviennes Humorlosigkeit und ihr Eintreten für eine imaginäre soziale Umwälzung satt bekam, beklagte sich, daß »sie es nie richtig begriffen hat. Ich war ein richtiges Stadtkind. Punk war die Projektion einer viel unglücklicheren Kindheit als ihrer eigenen, wurzelte stark in der Politik der sechziger Jahre, zu der Vivienne überhaupt keinen Draht hatte.« Sie habe nicht verstanden, wie man stilvoll gefährlich ist, sagte er, »weil sie ungebildet war und keine Poesie aus starken Symbolen kreieren konnte«. Tatsächlich trennte sie die Grundeinstellung, ihr Ernst stand gegen seinen Leichtsinn. Vivienne ließ eine Affinität zur populären Kultur der Straße vermissen. Als Beweis für ihr Unverständnis pickte McLaren eins von ihren T-Shirts heraus, auf dem ein flotter Spruch »The Charge of the Light Brigade« [Anm. d. Übers.: berühmtes Gedicht des viktorianischen Dichters Alfred Tennyson, 1809–1892, über die Schlacht von Barcelona] in Zusammenhang mit den Hell's Angels brachte, die ja auch ein »berittenes« Regiment seien. Das wurde ein Flop, nicht wegen Viviennes mangelnder Bildung, sondern weil der Gegenwartsbezug fehlte, für den sich Jugendliche hätten begeistern können. Die Semiotik der Straße drang gar nicht zu ihr durch; sie hatte nicht »auf Empfang geschaltet«, sondern machte ihre Erfindungen im stillen Kämmerlein. McLaren stand mit beiden Beinen fest auf dem Boden, besaß eine Finger-am-Puls-Modernität. Er war unaufrichtig, aalglatt und geistreich. Vivienne dagegen war phantasievoll, schrill und abstrus. Sie hatte eine romantische Vorstellung von Historizismus und Tradition, eckte aber mit ihrer Ehrlichkeit an.

Bis dahin waren die beiden aufgrund ihrer gegensätzlichen Sensibilität ein gutes Team, doch dann drifteten ihre Intentionen offensichtlich immer weiter auseinander. »Sie stritten sich gern im nörgelnden Ton«, sagt Jordan. »Es war nie leicht. Mit Sicherheit hatte man nicht das Gefühl, daß es sich um eine sexuelle Beziehung handelte. Es gab sehr wenig äußere Anzeichen für Gefühle oder Zärtlichkeiten zwischen ihnen.« McLaren stellte Vivienne als Spielverderberin und Nörglerin hin, und sie »reizte ihn zum Zorn – sie will, daß man sauer auf sie ist«. Manchmal mündete das in Tätlichkeiten – ein Thema, das in Viviennes späteren Beziehungen wieder auftauchte, denn für sie war Streit immer der Nichtbeachtung vorzuziehen. Die Aggressivität nahm ständig zu – nicht zuletzt, weil McLaren die Kontrolle über die Band und die Medien entglitt – wurde die Beziehung immer haßerfüllter. Daß McLaren sich nur um die eigene Achse drehte, erzürnte Vivienne sehr, und sie brachte auch kein Verständnis für seine Stimmungsumschwünge auf: »Vivienne begriff nicht, warum ich manchmal so hartnäckig war, und ich den Wald vor lauter Bäumen nicht sah. Sie war viel pragmatischer als ich und extrem eigensinnig und neigte zu schrecklichen Wutausbrüchen.«

Doch Vivienne schmiß den Laden allein und kümmerte sich auch allein um die Familie, von ihm bekam sie keinerlei praktische Hilfe. Daß die beiden Kinder hatten, löste oft Erstaunen aus. »Man hätte ihr keine Familie zugetraut«, sagt Paul Cook, der einmal von Joe gefragt wurde: »Was ist denn Malcolm eigentlich für ein Typ?« Alan Jones fragt sich, »was die Kinder wohl durchgemacht haben«, während Vivienne eine handverlesene »Familie« von Punks um sich scharte, die mit ihren Ideen konform gingen und ihr Sprachrohr wurden. »Wir waren die perfekte dysfunktionale Familie«, sagt Jones. Nils

Stevenson sagt, die Jungen »wurden übergangen, nie mit einbezogen, blieben unsichtbar«, Joe, meint er, war »verrückt nach seiner Mama, in dem stecken tausend Teufel, die jetzt der Alkohol entfesselt. Ben ist auch ein Opfer; der wurde nie beachtet.«

Ende der siebziger Jahre war es völlig klar, daß Ben, der jetzt die Schule verlassen hatte, emotional gestört war. Er suchte Trost in einer Fotografie, die an Pornographie grenzte. Ben weckte in vielen, die ihn kennenlernten, Beschützerinstinkte, denn er war so ein umgänglicher Junge und seiner Mutter treu ergeben. Er spielte die problematische Beziehung zu McLaren herunter, obwohl er doch so darunter gelitten und irreparable Schäden an seinem Selbstwertgefühl genommen hatte.

»Wir haben Ben ins Herz geschlossen«, sagt Michael Kostiff. ›Postbote‹ haben wir ihn immer genannt [er hatte bei der Post gejobbt, um sich die Reise nach New York zu verdienen]. Er war ein ganz lieber Kerl.« Kostiff und seine Frau Gerlinde waren 1980 zusammen mit Ben im New Yorker Chelsea Hotel. Sie fanden ihn liebenswert, aber etwas komisch. So nahm er sich die Karte von Manhattan vor und teilte sie in Quadrate auf. Dann lief er systematisch jeden Block in der Stadt ab, jeden Tag einen, bis er die ganze Insel geschafft hatte. »Ich fand das wunderbar, aber auch verrückt«, sagt Kostiff. Später übernahm er einen Job. Er sollte einen Wagen nach Los Angeles überführen und fragte, ob ihm die Kostiffs ihre Kreditkarte leihen würden. Als sie nein sagten, wollte er es einfach nicht glauben. Schließlich hatte Ben die Erwartungshaltung von Mutter und Stiefvater übernommen, die ungeniert die Großzügigkeit oder Leichtgläubigkeit anderer ausnutzten.

Obwohl es nicht alle im Bekanntenkreis wußten, war McLaren auf Viviennes praktische Veranlagung und Durchsetzungsvermögen angewiesen, um alles in Gang zu halten. »Ich war kein liebevoller Mensch, aber ich hatte mehr Humor. Sie war für Ordnung, ich zog das kreative Chaos vor. Vivienne mußte immer sehr ernst bleiben, ich tat mir keinen Zwang an. Das war ein großartiger Kontrapunkt, die Zeit möchte ich nicht missen.« Doch in der Öffentlichkeit spielte er ihren Beitrag herunter, eifrig darauf bedacht, dem Publikum und der Presse weiszumachen, er halte die Fäden in der Hand, und sie agiere still im Hintergrund. Er konnte den Mund weiter aufreißen.

Jetzt war es aber Vivienne, die eine klarere Vorstellung von der Mode und der Identität des Ladens hatte. »Ganz offensichtlich wurde sie jetzt zur treibenden Kraft. Malcolm wollte zwar auch, daß etwas geschieht, für ihn sollte es aber vor allem schnell gehen, und was genau passierte, war ihm gleichgültig.« Vivienne war diejenige, die die Stoffe und Bilder sorgfältig auswählte und die Elemente zu einem Look verschmolz.

Zwar staffierte Vivienne die Band teilweise immer noch aus (Johnny Rotten weigerte sich mittlerweile, für die Boutique Mannequin zu spielen) und besuchte auch manchmal ihre Konzerte, aber sie ging nie mit auf Tournee, und ihr Leben war nicht wie McLarens eng mit dem der Bandmitglieder verknüpft. Paul Cook gewann den Eindruck, »daß Vivienne McLarens Engagement für die Band für Zeitverschwendung hielt. Keiner von beiden verstand die Band, sie hatten keine Ahnung, welche Power in ihr steckte.« Nils Stevenson, der als Roadie für die Sex Pistols arbeitete, glaubt, daß McLaren widerwillig mit auf Tournee ging. »Er wollte in den Laden zurück. Er spürte, daß da das Geld zu machen war.« Doch mit den berühmt-berüchtigten Pistols ließen sich Viviennes Kleider verkaufen. 1976 schafften die Presseberichte über die Band den Sprung aus den Musikmagazinen in die Mainstreammedien. Schlagzeilen berichteten von Prügeleien und Randalen bei verschiedenen Gigs, so im »Nashville«, einem Pub in Westkensington, wo Vivienne einen jungen Fan zusammenschlagen wollte, weil er sie von ihrem Platz in Bühnennähe verdrängt hatte. Sogar im Parlament verurteilte man die Band als »furchtbar abstoßend« und »Antithese der Menschheit«.

Doch mit ihrem schlechten Benehmen im Dezember 1976 trieben es die Sex Pistols dann wirklich auf die Spitze. Es begann damit, daß die Supergruppe Queen im letzten Augenblick aus einem Interview mit Bill Grundy in der Spätnachmittagssendung *Today* in der Thames Television ausstieg. EMI schlug die Pistols als Ersatz vor. Unmittelbar vor dem Interview stachelte McLaren die aufgeregten betrunkenen Jungen an. Er zeigte ihnen ein Interview im *New Musical Express*, in dem die Stranglers, eine rivalisierende Punkband, über sie hergezogen waren. Bei ihrer Ankunft im Studio goß Grundy, selbst betrunken, Öl ins Feuer, indem er klarstellte, daß er die Pistols eigentlich nicht hatte interviewen wollen. Zur unvermeidlichen Explosion kam es vor Millionen Zuschauern, als Grundy am Ende eines unerquicklichen Interviews die Band reizte, indem er sagte: »Ihr habt noch zehn Sekunden. Sagt was Schockierendes, los!« Steve Jones tat ihm den Gefallen mit »du Drecksack ... du Scheißer, du verdammter Ficker!« Als sie eine Limousine vom Studio nach Hause fuhr, sagte McLaren der Band: »Eher zufällig als mit Absicht habt ihr ernstlich Geschichte gemacht.«

Obwohl schon zehn Jahre vorher der Theaterkritiker Kenneth Tynan das Wort »ficken« im Britischen Fernsehen in den Mund genommen hatte, stürzte sich die Boulevardpresse darauf und brachte es auf den Titelseiten. »Unflätige Wut« lautete die Schlagzeile im *Daily Express*. »Die Nacht der Niedertracht. Stürmische Szenen im Fernsehstudio« titelte die *Daily Mail*. »Warum ich es tat«, erzählte Grundy in der *Sun*. Die Empörung breiter Kreise kam – laut den Medien – am besten in dem hysterischen Anfall eines siebenundvierzigjährigen Fernfahrers zum Ausdruck. Der war so angewidert, daß er seinen Fernseher eintrat. »Ich kann auch mit Kraftausdrücken um mich werfen, so gut wie jeder andere. Aber so ein Schweinkram kommt mir zur Abendbrotzeit nicht ins Haus!« äußerte er gegenüber dem *Daily Mirror*. Daraufhin trat EMI vom Vertrag mit der Gruppe zurück und zahlte ihr eine Abfindung in Höhe von 40 000 Pfund.

Im folgenden Monat erbrach sich ein Bandmitglied im Terminal des Flughafens Heathrow. Dieser nicht geplante Vorfall sorgte für großes Aufsehen in den Medien, aber als McLaren bei der Rückkehr der Band aus Amsterdam für noch mehr Publicity eine große Schar von Punks zur Begrüßung aufmarschieren ließ, war es ein Nichtereignis. Das schlechte Benehmen der Gruppe führte auch zur fristlosen Auflösung des neuen Vertrags mit A & M nach nur einer Woche. McLaren nutzte den Rückschlag als Publicitygag. Er behauptete, ein- und auszugehen und dabei Schecks zu sammeln: 40 000 Pfund von EMI und 75 000 Pfund von A&M ohne jede Gegenleistung von der Band.

Obszönitäten und Prügeleien waren jedoch nichts im Vergleich zu der verheerenden Wirkung, die Heroin auf die Gruppe und ihre Fans haben sollte. Mit der Ankunft von Johnny Thunders, Exmitglied der New York Dolls und jetzt in Begleitung seiner neuen Band, den Heartbreakers, und dem promisken Punkgroupie Nancy Spungeon, hielten Drogen der Klasse A Einzug in die Punkszene. »Bevor Nancy auftauchte, wurde nicht gefixt«, sagte Leee (sic) Childers, der Manager der Band. »Wenn die Heartbreakers das Heroin nach England brachten«, – eine Übertreibung – »dann brachte Nancy es zu Sid.« Spungeon, eine registrierte Heroinabhängige, die ihre Gunst in der ganzen New Yorker Rockszene großzügig verteilt hatte, wollte unbedingt mit einem Sex Pistol ins Bett, als sie im Frühjahr 1977 nach London kam. Sowohl Jordan als auch Simon Barker, die damals mit Sid in der WG am Buckingham Gate wohnten, wurden von einem anderen New Yorker Groupie, Sable Star, vor ihr gewarnt. Sie ließ sie nicht im Zweifel über ihre Ambition, so Barker, als sie eine Postkarte sahen, auf der sie geschrieben hatte, daß sie Johnny Rotten wollte, der aber nicht interessiert war. Sid lernte sie kennen, und für ihn war sie die schönste Frau, die er je gesehen hatte. Aber Sid war noch unschuldig, und sie war seine erste Liebe.

Spungeon hatte sich ihren Pistol geangelt. Unter ihrem Einfluß wurde er heroinabhängig. »Überall in der Wohnung lagen Spritzen herum«, sagt Barker, »manchmal fand ich morgens Blut im Waschbecken. Aber in Zeiten des Punk wollte man sich nicht schockiert zeigen.« Spungeon ermunterte Sid, seinem angenommenen Nachnamen Ehre zu machen, was schlecht zu diesem weichherzigen Jungen paßte, der aber das Mädchen durch rüdes Getue beeindrucken wollte. Die Mitbewohner versuchten sie loszuwerden. Sie weigerten sich, mit ihr zu sprechen, warfen ihre Siebensachen aus dem Fenster und streckten ihr den Stoff mit Mehl und Puder, doch sie zeigte sich dickfellig. Binnen Wochen hatte sich Sid eine Hepatitis zugezogen, und McLaren schickte ihn zum Auskurieren in das Londoner Heim seines Freundes Gerry Goldstein.

Sid spielte jetzt aggressiv die Rolle des gewalttätigen Punk, so wie die Öffentlichkeit ihn sah. Im Drogenrausch konnte er die Prügel, Messerstechereien und Rasierklingenschnitte, die er sich selbst beibrachte. »Man sieht, wie sich die T-Shirts seit ›SEX‹ steigerten«, sagt Simon Barker. »Am Anfang war es was Pornographisches, dann wurde es politischer und Propaganda für die Punkbewegung. Anarchistisch, anti-Establishment ... man kann alles zerstören, auch sich selbst. Das war »Too Fast to Live, Too Young to Die«, und Sid erfüllte diesen Orakelspruch.« Als das Heroin in die Londoner Punkszene Einzug hielt, entglitt McLaren die Kontrolle über Sid, und die anderen Mitglieder, die sich um Sid sorgten, begannen, McLarens Handlungsweise zu hinterfragen.

McLaren erinnert sich, wie er und Vivienne damals Drogen ausprobierten: »Einmal haben wir zusammen auf einer Party in Chelsea Heroin genommen und erbrachen uns beide in der Toilette. Seitdem haben wir es nicht mehr angerührt. Aber in New York haben wir viel gekokst, und ich wage zu behaupten, daß das Vivienne gar nicht zuwider war. Neugierig war sie immer schon.« Verglichen mit anderen Mitgliedern der Bewegung war Viviennes Drogenkonsum mäßig, und sie blieb schlecht informiert: »Vivienne dachte, daß Haschisch rauchen dasselbe ist wie Heroin spritzen«, erinnert sich Simon Barker. »Ich weiß, daß sie wie alle in den Tagen des Punk Amphetamine nahm, aber Alkohol konnte sie nicht vertragen und schnappte richtig über, schlug überall Rad.« Alles in allem stand Vivienne nicht auf Drogen, anders als viele in ihrer näheren Umgebung.

1977, im »Summer of Hate« (dem Gegenstück zum Sommer der Liebe 1967), handelten sich die Pistols mit ihrem gewalttätigen Ruf fast überall Auftrittsverbote ein. McLaren stachelte sie an, durch No-future-Sprüche und Alkoholexzesse unangenehm aufzufallen, um in den Schlagzeilen zu bleiben. Die antiroyalistische Single »God Save the Queen« wollte er unbedingt gleichzeitig mit den Feierlichkeiten zum Thronjubiläum der Königin Anfang Juni herausbringen, aber als sich die Verträge mit EMI und A & M innerhalb weniger Wochen in Luft auflösten, mußte er eine andere Vertragsfirma finden.

Schließlich gelang ihm ein Abschluß mit Richard Branson von Virgin Records.

Die Single kam am 27. Mai heraus. Die Texte stilisierten die Königin zur Galionsfigur eines »faschistischen Regimes« hoch, und die Plattenhülle zeigte das mit einer Sicherheitsnadel gepiercte Antlitz der Königin. Innerhalb von fünf Tagen hatte Virgin 150 000 Exemplare der Platte verkauft, obwohl große Ladenketten wie Boots, W. H. Smith und Woolworth sich weigerten, sie zu führen. Während der Woche des Jubiläums landete die Antimonarchiehymne auf Platz Nummer eins, doch die Veranstalter der Hitparaden wollten es nicht publik machen und schwiegen den Titel tot. »Die größten Kaufhäuser weigern sich, die Platte zu führen. Konzertveranstalter haben die Auftritte der Sex Pistols abgesagt. Aber Punk hat soviel ungeahnte Durchschlagskraft, daß nichts den Erfolg der Scheibe bremsen kann«, berichtete der *Daily Mirror*.

Die britische Gesellschaft schien sich zu polarisieren: zwischen der königstreuen Mehrheit und ihrem Festschmuck aus Anlaß des Jubiläums der Königin, und der Minderheit, die auf die anarchische Botschaft von Punk abfuhr. Am Vorabend der Feierlichkeiten waren viele mit den Vorbereitungen der Straßenfeste beschäftigt oder schliefen in schwarzen Müllsäcken auf der Mall, um einen Blick auf die Monarchin zu erhaschen; währenddessen verunzierten die Punks – ebenfalls in Plastiktüten – den Union Jack und kreischten Obszönitäten. »Kleine Jungen kamen zu mir in den Laden gerannt und fragten: ›Glaubst du wirklich, daß die Königin ein debil ist?‹ Wenn man denen die Königin, die Armee und diese ganzen Leute wegnähme, könnten sie nicht mehr zu dieser Figur aufschauen, die auf uns alle herablächelt und so tut, als ob alles in Ordnung wäre. Vielleicht weiß sie aber gar nicht, was gespielt wird, die dumme alte Schachtel.«

In der Nacht auf den 7. Juni gab Richard Branson, auf Betreiben von McLaren, eine Party für zweihundert Leute auf einem Themseschiff, das unter einem Spruchband mit folgendem Text segelte: »Königin Elisabeth heißt die Sex Pistols willkommen.« Während die Pistols spielten, brach zwischen einem Fotografen und Jah Wobble, einem weißen Rastafari-Freund von

Johnny Rotten, Streit aus. In Panik funkte der Kapitän der Wasserpolizei, und binnen Minuten kamen deren Boote auf das Partyschiff zu. »Es wurde schwarz vor Polizisten«, erinnert sich John Egan. »Sie umzingelten uns wie in *Miami Vice*, und an Bord sangen wir ›The Jolly Roger‹. Alles lief aus dem Ruder.« Aus einem Megaphon tönte es: »Hier spricht die Polizei. Hören Sie auf zu spielen, dann begleiten wir Sie zur Landungsbrücke.« Alan Jones erinnert sich, daß Vivienne beim Anblick der Beamten trotzig die weiße Hose runterließ und »über die Reling pißte, direkt vor deren Augen«. Aus dem kleineren Handgemenge wurde eine Schlägerei, und die Polizei begann, Gäste festzunehmen.

An der Landungsbrücke in Charing Cross traten zwei Beamte auf Vivienne zu und zogen sie an den Haaren über die Laufplanke. »Ich hörte einen Polizisten ganz deutlich sagen: ›Da ist McLaren. Schnappt ihn euch!‹« sagt Ben Kelly, der sah, wie sechs Polizisten McLaren niederknüppelten. Kelly sprang ihm zu Hilfe, aber ein starker Arm legte sich um seinen Hals. Er wurde verhaftet und in einen Streifenwagen gestoßen, Tracey und Debbie, Verkäuferinnen bei »Seditionaries«, hinterher. »Und ein Polizist oder eine Polizistin drückte sie mit dem Stiefel an der Kehle zu Boden.« Alle wurden in das Revier in der Bow Street gebracht. Ein paar Minuten später hörten sie, wie man Vivienne hereinbrachte, wild um sich schlagend, und sie brüllte: »Die haben Malcolm, *fucking bastards*!« McLaren, der auch verhaftet war, »machte so ein Drama daraus«, sagt Paul Cook, »aber die Band hatte schon unzählige Nächte in Zellen verbracht.« Der Werbegag war erfolgreicher gewesen, als McLaren es sich vielleicht gewünscht hätte.

Am nächsten Tag kam Branson in Begleitung eines Anwalts und holte sie alle gegen Zahlung einer Kaution heraus. (Nicht, daß sie viel Dankbarkeit gezeigt hätten: In McLarens unveröffentlichtem Film über den Aufstieg der Sex Pistols zum Ruhm, *Who Killed Bambi?*, enthielt der Titelsong von Vivienne und Ten Pole Tudor einen Seitenhieb auf Branson, »Never trust a hippy«.) Die Medien berichteten ausführlich über den Vorfall, der *Evening Standard*, offenbar gleichgültig gegenüber der Verachtung, die den Punks aus der Bevölkerung entgegenschlug, druckte die Namen und Adressen der Festgenommenen ab. Zu Viviennes Genugtuung wurde die Affäre zu einem der Höhepunkte der Punklegende. »Die Pistols hätten gleich nach dem Erscheinen der Platte ›God Save the Queen‹ verschwinden sollen«, meint Jamie Reid. Alan Jones pflichtet ihm bei: »Mit dieser Flußfahrt hätte Schluß sein sollen. Sie hatten schon alles gemacht – die Klamotten, den Hit. Anarchistischer hätten sie nicht mehr werden können. Und man wußte schon, daß es mit Gewalt enden würde.«

In der zweiten Hälfte des Jahres 1977 berichtete die Presse weiter über die Eskapaden der Band: »Rasierklingen-Rotten« titelte der *Daily Mirror* am 28. Juni. Im November und Dezember veröffentlichte die *Daily Mail* alarmierende Doppelseiten zum Herausklappen über Punk, die Degeneration der Jugend und den wachsenden moralischen Relativismus. Während die Titelseiten über die Gewalttätigkeiten der Punks wetterten, feierten die Modeseiten den Punkstil. Drei Farbbeilagen des *Observer* 1977 und 1978 brachten Mode von »Seditionaries«, und selbst die englische Ausgabe des Establishment-Hefts *Vogue* wählte Johnny Rotten zu einem der »erfolgreichsten Leute des Jahres«. Die *Inventors Chronicle* ging so weit, die Pistols zu den »jungen Geschäftsleuten des Jahres« zu wählen und lobte in ihrem Leitartikel deren Geschäftssinn, weil sie 115 000 Pfund von EMI und A&M in wenigen Wochen abkassiert hätten, ohne etwas dafür zu bieten.

McLaren lehnte es kategorisch ab, mit der Mainstream-Modepresse zu kooperieren. Als zum Beispiel der Fotograf Michael Roberts, ein freier Mitarbeiter der *Sunday Times* und von Condé Nast, bei »Seditionaries« Kleider für ein Bild ausleihen wollte, bekam er einen Korb. Um das Verbot zu umgehen, kam Roberts als angeblicher Kunde zurück, kaufte die Sachen, fotografierte sie, schickte sie an den Laden zurück und bat um eine Gutschrift. Vivienne dagegen sehnte sich nach der Anerkennung der Mainstream-Blätter. Daher zeigte sie ihre Designs hinter McLarens Rücken Grace Doddington, der einflußreichen Chefmoderedakteurin bei *Vogue* England. Obwohl Coddington einen Mohairpullover trug – »eine genaue Kopie von dem, den ich entworfen hatte« – lehnte sie Viviennes Kleider als für das Magazin uninteressant ab. Als McLaren davon erfuhr, warf er Vivienne vor, sie habe ihre Ideale verraten.

Im Winter 1977/78 machte das immer zügellosere Verhalten der Pistols klar, daß es mit ihnen zu Ende ging. McLaren war entschlossen, sich in den USA einen Namen zu machen, indem er seine extreme Interpretation des Nihilismus der New York Dolls wieder an den Schauplatz seiner Anfangsinspiration zurückbrachte. Die CBGBs-Clique mag ihn 1975 nicht ernst genommen haben, aber jetzt wollte er Amerika im Sturm erobern. Im Januar 1978 begann die Band eine umstrittene Tournee in den erzkonservativen Südstaaten, da McLaren ganz richtig darauf spekulierte, daß sie dort den größten Anstoß erregen und die schlimmsten Schlagzeilen machen würden. In Viviennes Haßmonturen trat die Band unter einem Werbeplakat der Warner Brothers mit nachstehendem Text auf:

We're the flowers in the dustbin
We're the poison in your human machine
We're the future
Your future

»Ihr Cowboys seid doch alle verdammte Schwuchteln!« brüllte Sid dem Publikum in Texas entgegen. Kein Wunder, daß er damit Empörung auslöste. McLaren, der seinen Erfolg nur an Spaltenlänge und Sendeminuten bemaß, heizte die Stimmung an, ohne Rücksicht auf Verluste. Sid war jetzt völlig mit Heroin, Methadon und Alkohol vollgepumpt. Er hatte sich inzwischen von Nancy Spungeon getrennt und lebte wieder bei seiner Mutter in London, die auch abhängig war. So lebte er jetzt fern von jedem Trost und jeder Hilfe. Da er nirgendwo einen Hoffnungsschimmer mehr sah und das betrunkene, aggressive Publikum ihn dazu anstachelte, fügte er sich öffentlich Schnittwunden zu, um den Blutrausch der Zuhörer zu befriedigen. Nicht einmal sein Freund Johnny Rotten hatte jetzt noch Einfluß auf ihn. Sid war im freien Fall, und niemand konnte ihn retten.

Angewidert von McLarens Manipulationen und Sids Abstieg in den Drogenwahn, brach Rotten die Tournee ab, löste die

Band auf und kehrte Ende Januar nach London zurück. Ein paar Wochen später brach McLaren nach Rio de Janeiro auf, um mit Paul Cook und Steve Jones einen weiteren Publicitygag zu inszenieren. Mit dem flüchtigen Posträuber Ronnie Biggs nahmen sie »Belsen was a Gas« und »A Punk Prayer« auf und widmeten die Platten Martin Bormann und Myra Hindley. Sid, allein gelassen, war völlig orientierungslos. Er fiel von einem Überdosis-Koma ins andere und kehrte schließlich nach London in Nancy Spungeons Arme zurück.

Lange blieb er dort nicht. In die Wüste geschickt von seinen alten Freunden, auch von Rotten, und nachdem sich ihr Mitbewohner John Shepcock im August den Goldenen Schuß gesetzt hatte, beschlossen er und Nancy, eine neue Karriere in New York zu starten. Sie zogen ins Chelsea Hotel, was sie mit Sids sporadischen Auftritten im »Max's Kansas City Club« finanzierten, die restliche Zeit verbrachten sie im Drogendämmerzustand. Am 11. Oktober 1978 fand man Nancy am frühen Morgen tot im Badezimmer mit Sids Jagdmesser im Unterleib. Sid konnte sich nicht erinnern, was in der Nacht vorgefallen war, wurde aber wegen Mordes verhaftet. Zwar ließ man ihn gegen eine Kaution frei, die McLaren mit Richard Bransons Geld bezahlte, aber Sid sah keinen Sinn mehr im Leben und machte einen Selbstmordversuch. Vier Monate später, am 1. Februar 1979, wurde er in der Wohnung eines Freundes in Greenwich Village tot aufgefunden. Todesursache war eine Überdosis lupenreinen Heroins, das seine Mutter ihm besorgt hatte. Freimütig sagte McLaren über Sids Mutter: »Ich habe ihr nicht getraut. Müttern habe ich nie getraut. Und tu's immer noch nicht.« Sid hatte geschworen, wie sein Held James Dean, nicht älter als einundzwanzig zu werden. 1986 wurde sein Niedergang nicht ganz wahrheitsgetreu und melodramatisch in dem Film *Sid und Nancy* nachgezeichnet.

Obwohl manche aus dem Freundeskreis um Vivienne bei ihr Zuneigung und mütterliche Gefühle für Sid vermuteten, dem formbarsten und naivsten der Pistols, fällt es schwer, das mit ihren Taten in Einklang zu bringen. Als sie von dem Mord an Nancy hörte, produzierte sie ein T-Shirt mit Sids Konterfei und dem Text: »Sie ist TOT. Ich LEBE. Jetzt gehör' ich DIR!« Als

Sid starb, setzte sie sich an ihren Küchentisch und bastelte einen »Action Man Sid« in Hakenkreuzhemd und schwarzen Jeans, legte ihn in einen Sarg und stellte ihn im Laden aus. McLarens Saat war aufgegangen: Aus jedem noch so tragischen Ereignis ließ sich Kapital schlagen, es war eine willkommene Verkaufswerbung. Robyn Beeche, eine australische Fotografin, die Vivienne damals kennenlernte, glaubt, »daß Vivienne sich schuldig fühlte, aber das hat sie wohl nie jemanden wissen lassen. So bleibt sie allen ein Rätsel.«

Vivienne tröstete sich mit der Erklärung, daß Punk bildhaft war, aber »manche das einfach nicht schnallten«. Nie gab sie öffentlich zu, daß sie und McLaren für Sids Selbstzerstörung mitverantwortlich waren. Desillusioniert und mit schlechter Presse floh McLaren nach Paris zu Jean-Charles de Castelbajac und sah sich nach einem neuen Projekt um, während Vivienne sich in ihre Wohnung zurückzog, um zu experimentieren. Kein Wunder, daß sie nicht mit dem gewalttätigen Abgang der Sex Pistols in Verbindung gebracht werden wollte. Sie ärgerte sich über die Art, wie die Klassenlosigkeit von Punk verwässert wurde: »Sie versuchten, den Punkrock in eine Art marxistischen Rahmen zu stellen, was ich nicht richtig finde ... Punkrocker waren nie ganz Arbeiter- oder Mittelschicht- oder Bürgerkinder. Sie waren immer alles gleichzeitig«, beharrte sie. Punk war zur »Polarisierung eines alten Huts« verkommen; mit dieser für sie typischen Formulierung meinte Vivienne, daß Punk die Antithese zu Klasse darstellte, Klassenkategorien waren nicht anwendbar. Die größtenteils unwissenden jungen Punks übernahmen Viviennes und McLarens Posen des Nihilismus und der Aggression. Vivienne »fand Aggression gut als Kommunikation von Ideen«, aber McLaren gab zu: »Ich lasse Menschen fallen. Ich habe was von einem Bildhauer, nur daß ich Menschen statt Ton forme.«

Obwohl Jordan behauptet, es seien »glückliche Tage« gewesen, bis die Tragödie ihren Lauf nahm, bezeichnet McLaren Punk als »dunkles Sujet«, das in seiner eigenen »düsteren Kindheit« wurzele, etwas, das Vivienne nicht nachvollziehen konnte. Wenn ein junger Mensch »Seditionaries« betrat, »trat er einer Bruderschaft bei, und deren Regeln waren anders als überall sonst, und sie waren düster, einschüchternd und grauenhaft ... Punkrock lehnte Karrieren – selbst im Rock 'n' Roll, lehnte die Vorstellung einer durchorganisierten Musikindustrie und Gruppen ab, die in Sportstadien auftraten und sich über alle erhoben, und war auch gegen die dominante hochtechnisierte Musikindustrie, überhaupt gegen den Versuch, versiert sein zu wollen ... Punkrock war brillant, antiprofessionell und okkult.«

Mit derartigen Schlagworten, »Bruderschaft«, »romantisch«, »individuell«, »Rock 'n' Roll«, »okkult«, die mit Sicherheit unzufriedenen Teenagern verlockend klangen, würzte McLaren die aufrührerischen Reden an die Jungen und stiftete sie an, selbstzerstörerische Situationen im Scheinwerferlicht der Medien auszuagieren, die er dafür gewonnen hatte. »Jugend muß sich respektlos benehmen«, sagt er. »Sie muß Drogen nehmen, weil sie einen fundamentalen Glauben an die eigene Unsterblichkeit hat, die sich immer wieder neu behaupten muß.« Er gab seine Aktionen für Politkunst aus, aber in Wahrheit dienten sie seinem persönlichen Streben nach Geld und Ruhm. »Viele haben mich verdammt«, erinnert er sich, »Journalisten, führende Leute aus der Musikbranche, manchmal auch Mitglieder der Band. Ich sollte ein Scharlatan sein, ein Hochstapler oder (höchst schmeichelhaft) schuld daran, daß die britische Popkultur zu einem bloßen Marketing-Trick verkam.« Vivienne war Mitwisserin und Komplizin. Kaputte Typen und Tote säumten ihren Weg.

Das blutige Drama Schauspiel wurde in einem rührseligen Dokumentarfilm mit dem Titel *Dead on Arrival* festgehalten, einem Mitschnitt der letzten gewalttätigen Auftritte der Sex Pistols. Er endete mit einem Kommentar der lange als mahnende Stimme der »moralischen Mehrheit« verspotteten Mary Whitehouse: »Punk schockiert mich nicht, ich schäme mich dafür ... was haben wir unserer Jugend angetan?« In Derek Jarmans Film *Jubilee* von 1978, einer sehr persönlichen Deutung der düsteren späten siebziger Jahre in London, war es Jordan, nicht Vivienne, die als die weibliche Galionsfigur des Punk hervorgehoben wurde. Vivienne war wütend. Sie hatte einen Werbefilm für die Boutique, die Band und vor allem sie selbst erwartet, doch dieser Streifen war nichts dergleichen. Man hatte sie von ihrem Thron der Queen of Punk gestürzt, fand sie. Sie stempelte Jarman zum Außenseiter und Jordan zur Verräterin ab und in einem Anfall von Eifersucht druckte sie einen siebenhundert Worte langen »offenen Brief« an Jarman auf ein T-Shirt, den sie ohne ersichtlichen Grund mit »Vivienne Weekwood« unterzeichnete und mit einer Ein-Penny-Marke »frankierte«. Der Text war in ihrer Lehrerinnenhandschrift geschrieben, so wie bei McLarens »Oliver-Twist«-T-Shirt und anderen. Zur besonderen Hervorhebung gewisser Worte unterstrich sie diese zum Teil doppelt, machte reichlich Gebrauch von Kraftausdrücken und setzte ab und zu ins Uferlose gehende Abschweifungen in Klammern.

Der »Brief«, der das T-Shirt vorn und hinten völlig bedeckte, begann mit der Feststellung, daß Vivienne den Film gesehen habe (»einmal«, betonte sie) und ihn für »langweilig und daher ekelhaft« hielt. Allerdings räumte sie ein, daß Jarman anders als die meisten Filmemacher wenigstens genug »Seele« besaß, um sich mit der »absoluten Relevanz« von Punk und dem Zerfall der englischen Städte in der Gegenwart zu befassen.

Dann wandte sie sich einer der Hauptfiguren aus *Jubilee* zu, die als Elisabeth I. verkleidet war (eine Figur, auf die Vivienne sich später auch in ihrer Arbeit bezog – sie posierte sogar als Elisabeth in einer ihrer Werbekampagnen) und ließ ihren Zorn an dem Film aus, weil er sich mit so »grandiosem Zeugs« abgab, was ihrer Meinung nur auf die Lust der Schwulen am Verkleiden hinwies; sie bezweifelte sogar, ob er überhaupt »einen Pimmel zwischen den Beinen« habe. Anschließend kam ein Angriff auf The Clash, die Rivalen der Sex Pistols, worauf sie die schauspielerischen Leistungen der Amateurinnen Jordan und Helen Wellington-Lloyd lobte. Sie billigte Jarmans Botschaft »Nationalismus ist Mist« und die Monarchie »Betrug«, bemängelte aber, daß er das England der Gegenwart nicht mutiger kritisiert habe und er nicht in »perverse Kunstmeierei« und Dekadenz hätte flüchten sollen. Kopien des T-Shirts gab es bei »Seditionaries« zu kaufen.

Ach wenn Vivienne Jarman und seinen »unverantwortlichen

Film« in der Luft zerriß, *Jubilee* fing die graue, hoffnungslose Stimmung im England Ende der siebziger Jahre auf bemerkenswerte Weise ein. Die Straßen in der Stadt waren zugemüllt, die städtische Infrastruktur – U-Bahn-Stationen, Bushaltestellenhäuschen, Sozialwohnungen – waren völlig vernachlässigt. Ganze Stadtviertel in London standen leer und waren von Hausbesetzern, arbeitslosen, gewalttätigen und orientierungslosen, in Beschlag genommen. Vor diesem Hintergrund der Depression agierten die Punks ihren Jugendprotest aus.

Kurz nach der Kreation des T-Shirts wiederholte Vivienne ihre leidenschaftliche Filmkritik gegenüber dem Maler Duggie Fields, den sie zufällig in einem Café in der Nähe von »Seditionaries« traf. Fields verteidigte Jarman und insistierte, daß er eigentlich »viel mehr mit ihr gemein hat, als ihr klar« sei. Sie wollte es ihm nicht abnehmen.

Vivienne hat ein gutes Gedächtnis und ist fähig, sich ohne falsche Scham um hundertachtzig Grad zu drehen. Zehn Jahre nach dem »Offenen-Brief«-T-Shirt traf sie Fields wieder. Sie erinnerte ihn an das frühere Gespräch und entschuldigte sich, daß sie damals »so erregt« war. Sie sei jetzt doch seiner Meinung: Vielleicht sei Derek Jarman tatsächlich begabt, interessant und mutig. Inzwischen bedauerte sie das beleidigende T-Shirt und bat darum, nicht den vollen Wortlaut in diesem Buch abzudrucken, da er »für meine Arbeit nicht repräsentativ« sei.

Vivienne kann sagen, was sie will, Jordan verkörperte am Ende die Punkerin schlechthin, denn sie war unerschrocken, unabhängig von McLarens Manipulationen, und sie kreierte das stärkste persönliche Image, das sie auch beibehielt. Obwohl sie Vivienne nicht absichtlich in den Schatten stellte, verstand Jordan mehr von Kommunikation: »Hart, vorneweg, einzigartig, beherzt und forsch«, sagt Ben Kelly. »Sie hat der Gesellschaft wirklich einen Schlag versetzt.« Jon Savage bezeichnete sie als »die erste Sex Pistol«. Als Jordan Vivienne mitteilte, daß sie Kevin Mooney von Adam and the Ants heiraten wolle, herrschte diese sie an: »Du bist doch ein Symbol! Wie könntest du da einfach heiraten?« Jordan merkte, daß für Vivienne die Heirat »eine große Aussage ist. Sie leugnete den emotionalen Teil. Sie sah das nur als politisches Statement.« Nach Viviennes Auffassung hatte Jordan die gemeinsame Sache verraten.

Im Frühjahr 1979 löste sich die WG am Buckingham Gate auf. Die Party war zu Ende. Als Derek Dunbar schluchzend auf gepackten Koffern saß, fragte ihn Simon Barker, was denn los sei. »Merkst du denn nicht, daß alles aus ist?« erwiderte Dunbar. Im nächsten halben Jahr kehrte Dunbar unter dem Vorwand, die Post abholen zu müssen, immer wieder zu der Wohnung zurück. Er kletterte über die Feuerleiter und durch ein Oberlicht in die Wohnung. Dann saß er dort und dachte an seine toten Freunde – Sid, Tracey O'Keefe (die an Leukämie gestorben war, aber auch gefixt hatte), John Shepcock – und gemeinsame Zeiten. »McLaren trägt eine große Mitschuld an dem, was passiert ist«, meint er jetzt. Stets bereit, sich einer neuen Schocktaktik zuzuwenden, plante McLaren jetzt, IRA-T-Shirts zu drucken und ein Westend-Musical über die verschiedenen europäischen terroristischen Vereinigungen auf die Bühne zu bringen, die den politischen Status quo mit Gewalt herausforderten: die IRA, die ETA, die Roten Brigaden und die Baader-Meinhof-Bande.

Obwohl viele Punks immer noch Verbitterung oder Melancholie empfinden, wenn sie über jene Tage sprechen, und obwohl zeitgenössische Kommentatoren die Bewegung als dämonisch-destruktiv verurteilten oder in den Worten von Sir Hardy Amies, dem Couturier aus dem Establishment, als »beschissene kleine Sache, die nach zehn Minuten vorbei war«, erwuchsen daraus neue Chancen in Mode, Musik, Grafik und Werbung. Punk war eine Form von »gesellschaftlichem Strudel«, der neue, junge Talente nach oben wirbelte. Viele begabte Leute bauten Karrieren auf den anarchistischen Grundlagen des Punk, darunter die Journalisten Tony Parsons, Julie Burchill und Danny Baker, die verschiedenen Bands, Architekten, Grafiker, Mode- und Industriedesigner, Musikproduzenten, Künstler und Akademiker. Kleine Independent-Labels schossen wie Pilze aus dem Boden und konnten sich etablieren, obwohl interessanterweise die drei größten Punkbands – die Sex Pistols, The Clash und The Jam – Verträge mit größeren Plattenfirmen hatten. Das Wort »Punk« bezeichnete später eine Lizenz zum Zerstören und ließ Punkfotografen, -friseure, -schriftsteller und viele andere aufkommen, die die Konventionen ihres jeweiligen Gewerbes durcheinanderwirbelten.

Punk drang auch in ganz unerwartete Gefilde. So stellte sich zum Beispiel Jean-Louis Scherrer, ein französischer Couturier, dessen teure Kleider mit Vorliebe von prunkliebenden Frauen des Nahen Ostens und im Mittelmeerraum getragen werden, eine Ansichtskarte mit einem Londoner Punk auf seinen Schreibtisch, »zur Inspiration«. Die Anti-Bourgois-Rhetorik von Punk könnte man nach der Modejournalistin Suzy Menkes als »den großen Abschied von England« deuten. »Viviennes England, das England, gegen das sie revoltierte, war das von Macmillan: der Geiz, das Ende des Empires, das Ende der Sparsamkeit.«

Die Bedeutung von Punk ist mit der Zeit größer geworden. In seiner Blütezeit beeinflußte er nur wenige, doch sein Vermächtnis ist auf vielen Gebieten erkennbar, von der zunehmenden Verschlagwortung der Politik bis zu der Tatsache, daß man unwissende Jugend über Alter und Erfahrung stellt. Das Niederreißen der Hemmschwellen löste eine erstaunliche Kreativität aus. Durch die Abschaffung von Traditionen und heiligen Kühen der Vergangenheit bekam die junge Generation eine leere Leinwand zum Bemalen. Sie glaubten nicht mehr, eine Musikausbildung zu brauchen, um in einer Band Gitarre zu spielen oder klassische Literatur kennen zu müssen, um einen poetischen Song zu schreiben.

Vivienne war ein leuchtendes Vorbild für diese Philosophie des Selbermachens. Als Autodidaktin unbelastet von den Konventionen des klassischen Schneiderhandwerks, konnte sie ihren eigenen Weg finden, der ihr sicher an einer Modeschule abhanden gekommen wäre – man kann sich schwer vorstellen, daß ein konventionell ausgebildeter Student das »Marilyn-Monroe«-T-Shirt entworfen hätte. Sie wetterte gegen britische Kunst und Modeschulen, verstieg sich zu der Behauptung, sie brächten ihren Studenten nicht einmal die Grundlagen der klassischen Schneiderkunst bei.

Sebastian Conran, der spätere Industrie- und Produktdesigner, betont, daß »Punk mit dem Zerbrechen der Form zu tun« habe, wodurch die Dinge etwas Provozierendes bekommen und keinesfalls vollkommen sind. »Punk war konzeptionell motiviert, und es lag eine ungeheure Kreativität in dem, was Punks trugen. Die Leute hielten es für eine Uniform, aber jeder zog sich anders an, stylte die Sachen, nähte daran herum, zerstückelte sie und fügte irgendwelche Insignien hinzu.« »Diese Kinder waren wirklich stolz auf sich ... Sie konnten sich verwandeln und fühlten sich dabei so toll«, beobachtete Peter York. »Malcolm und Vivienne nahmen die Verzweiflung der Menschen damals wahr und hatten die glänzende Idee, ganz praktisch etwas dagegen zu tun.«

Einige Jahre lang distanzierte sich Vivienne resolut von dieser Verwandlung, für die sie und McLaren eine entscheidende Rolle gespielt hatten. Ihr Leugnen der Bedeutung von Punk beruht auf drei Tatsachen: dem fundamentalen Unvermögen, den Einfluß und die Macht der Bewegung zu begreifen, die sie mit entfesselte; einem erbitterten Kampf mit McLaren, der sie dazu brachte, sich jahrelang von den Früchten ihrer gemeinsamen Arbeit loszusagen und einer Wendung um hundertachtzig Grad, was die Einstellung zu ihrer Karriere betraf. Sie war enttäuscht, daß Punk nicht den von McLaren prophezeiten gesellschaftlichen Wandel gebracht hatte, sondern sich als eine rein opportunistische Modetorheit entpuppte, die in Gewalt umgeschlagen war. Sie wollte das Establishment nicht länger herausfordern, sondern dazugehören, und ihre Punkvergangenheit wollte nicht recht zu dieser neuen Ambition passen. 1993 gab sie jedoch zu: »Ich glaube ernsthaft, daß Punk sehr, sehr gefährlich ist. Damit würde ich nicht noch einmal spielen ... Aber ich will mich nicht reinwaschen.«

Als Jon Savage für seine detaillierte Geschichte des Punk, *England's Dreaming*, recherchierte, fragte er an, ob er ein paar Interviews mit Vivienne führen könne. Sie ließ ihm durch Simon Barker bestellen, daß sie nur gegen Zahlung von 1000 Pfund mit ihm zusammenarbeiten würde. Diese Forderung wurde strikt abgelehnt. So katapultierte sich Vivienne selbst aus Savages Geschichte heraus, in der man daraufhin

McLaren eine unangemessen wichtige Rolle beimaß. »Im nachhinein glaube ich, daß es ein Fehler war, mich nicht interviewen zu lassen«, gesteht Vivienne heute. Der Verdacht liegt nahe, daß sie nicht wegen des Geldes nicht mit Savage kooperieren wollte, sondern um die Kontrolle zu behalten. Sowohl sie als auch McLaren verbreiteten viel lieber Legenden, die ihren eigenen Zwecken dienten, als die nackten, unausgeschmückten Tatsachen, das ist ein Grund mit, warum im Lauf der Zeit ihre Version von den Geschehnissen sich änderte.

In der Frühzeit von »SEX« und »Seditionaries« ließ Vivienne oft McLaren die Lorbeeren für Dinge ernten, die sie selbst ersonnen hatte. Bella Freud insistiert: »Von Malcolm kam gar nichts Kreatives, sondern allein von ihr ... Doch, sie griff ein paar von Malcolms Ideen auf, aber *sie* setzte sie um. Sie war diejenige, die alles austüftelte, bis es klappte. Und ich glaube, daß sie einen großen Einfluß auf ihn ausübte, aber das wollte er wohl nicht zugeben.« 1986 behauptete Vivienne: »Die Sache ist die, ich habe Punk mit Malcolm McLaren *erfunden*. Gemeinsam haben wir einen Generalplan für die ultimative Rebellion entworfen, für etwas, das wie Rock 'n' Roll die Zivilisation in ihren Grundfesten erschüttern sollte ... Ich trete dafür ein, daß sich die Gesellschaft von innen her wandelt. Also schwenke ich immer noch die Fahne für Punk.«

Ende der achtziger Jahre allerdings zog es Vivienne zur Hochkultur. Sie begann, ihr früheres Interesse an der Straße und »der Revolution« zu leugnen. In einem Interview mit Gillian Greenwood für ein Porträt in der *South Bank Show* auf Punk angesprochen, zischte sie: »Ich will nicht darüber reden. Das war Malcolms Ding.« Simon Barker fühlte sich vor den Kopf gestoßen und protestierte: »Aber Vivienne, das stimmt doch nicht – dein Ding war das doch genauso. Es war eine bedeutsame Zeit – du solltest deine Geschichte einbringen.« Sie war anderer Meinung. Die BBC-Radio-Produzentin Anna Robinson, die mit Vivienne 1990 an einer Sendung mit dem Titel *Opinions* arbeitete, erinnert sich: »Damals stritt sie die Sache völlig ab. Sie tat so, als sei das völlig uninteressant und sagte, es sei Rebellion gewesen und weiter nichts ... Ich hatte den starken Eindruck, daß ihre Lust an der Opposition dahintersteckte, und da Punk inzwischen zur Ikone geworden war, mußte auch der verschwinden.«

Doch 1994 sollte sie prahlen: »Ich bin stolz, daß ich dazugehörte. Es war eine heroische Zeit.« Damals hatte die Bewegung bereits Kultstatus erreicht. Es gab endlose Punk-Revivals, manche davon lächerlich banal. Gianni Versace, einer der kommerziellsten Interpreten der Branche, bot eine sterile Glacé-Handschuh-Version der SM-Moden, die Vivienne und McLaren Mitte der siebziger Jahre mit so schockierenden Folgen eingeführt hatten. Die Originalkleidung und -Memorabilien wurden begehrte Sammelobjekte, besonders unter Japanern. In eine streng reglementierte Gesellschaft hineingeboren, ließen diese sich von der fremdenfeindlichen und bilderstürmerischen Macht von Punk faszinieren, seine Begeisterung für alles Abartige, die sexuelle und soziale Abweichung von der Norm, die Punk zu zelebrieren wagte. Passionierte Sammler waren auch die Museen der ganzen Welt und Mitglieder des internationalen Rockmusik-Establishments, unter anderem Madonna und Nellie Hooper von Soul II Soul. Bis Mitte der neunziger Jahre sammelten sogar Vivienne und McLaren alte Stücke aus eigener Produktion, die sie damals verworfen hatten.

Mit dem Sammelwert tauchten Probleme mit Authenzität und Herkunft auf. Mitte der achtziger Jahre hatte Vivienne, die dringend Bargeld brauchte, die Druckvorlagen aller ihrer T-Shirts der Konkurrenzboutique »Boy« in der King's Road für nur 200 Pfund zur Nutzung überlassen. Ihre Auflagen, die den Gebrauch einschränkten, wurden mißachtet, und die Echtheit von Originalen ließ sich schwer beweisen, da die Shirts den japanischen Markt überschwemmten. »Sie zahlten ihr eine kleine Tantieme und produzierten Hunderte davon … Viele wurden an die Japaner verkauft, aber ›Boy‹ retouchierte den Penis, der in Minnie eindrang, und das Anarchistensymbol auf dem Ohr [auf dem T-Shirt ›Mickey und Minnie‹]«, sagt Simon Barker. Die wertvollsten T-Shirts waren nicht maschinenwaschbar. »Jetzt gibt es viele Sammler, die bereit sind, für die echten Dinger Tausende zu zahlen«, sagt Barker. »Für das ›Venus‹-T-Shirt mit Nieten, Schulterkappen aus Motorradreifen und Roßhaar; das mit der Aufschrift ›Perv‹ in Hühnerknochen und das mit Ketten behangene; und das mit der Plastikbrusttasche, in der eine pornographische Spielkarte steckte. Ein Mädchen verkaufte 1994 ein ›Venus‹-T-Shirt an ›Acupuncture‹ [ein Londoner Spezialgeschäft für Sammler] für 600 Pfund. Es war in schlechtem Zustand, und sie verkauften es sogar für das Doppelte. Mir hat ein Japaner 5000 Pfund für ein Knochen-T-Shirt angeboten.« Diese T-Shirts waren alle von Vivienne am Küchentisch handgefertigt, für jedes hatte sie mindestens einen Tag gebraucht. Es gibt nicht mehr als ein halbes Dutzend von jedem.

Die Punkphase war eine Wasserscheide in Viviennes persönlicher und kreativer Entwicklung. In den achtzehn Monaten, in denen sie den Look der Sex Pistols kreierte, schlug ihr Vertrauen in ihre eigenen kreativen Fähigkeiten Wurzeln und blühte auf. Sie hatte ihr Talent erkannt und war entschlossen, der internationalen Mode ihren Stempel aufzudrücken. Dabei fand sie einen Weg, die Landpomeranze vom Snake Pass endgültig hinter sich zu lassen.

TEIL II

Die bahnbrechende Modemacherin

5 World's End

1979–1983

»Das Leben ist ein Abenteuer,
darum mache ich Kleider,
aus Abenteuerlust …
Sie geben dir Macht über reiche Leute,
denn du kannst schicker aussehen als sie.«

Vivienne Westwood, 1981

Vivienne war wieder allein. Unbehelligt von Kindern und ohne Ablenkung durch McLaren, der noch in Paris war, zog sie sich in die Nightingale Lane zurück und ersann ein neues Gewand für die Antimode. Sie verließ die ausgetretenen Pfade der Nachkriegsjugendkulte und suchte Inspiration in einem Buch über die Mode des neunzehnten Jahrhunderts. Darin war die Kleidung der »Incroyables« und ihrer weiblichen Gegenstücke, der »Merveilleuses« abgebildet. Sie beschloß, den Stil dieser nachrevolutionären französischen Republikaner der Directoire-Zeit in die heutige Zeit zu versetzen. Die ursprünglichen »Incroyables« hatten mit ihrer Kleidung auf die politischen Umwälzungen des ausgehenden achtzehnten Jahrhunderts reagiert und trotzig gegen die Standesprivilegien und vor allem gegen den Adel Stellung bezogen. Der Bekleidungsstil wurde ein neues Mittel, um sich gesellschaftlich zu profilieren und zelebrierte außerdem die neue republikanische Politik und den romantischen Helden. Folglich sprach diese Mode glühende Republikaner ebenso an wie unzufriedene Aristokraten. Über einhundertfünfzig Jahre später begeisterte sich Vivienne Westwood für diese Art des prunkvollen Protestes und das exzentrische Dandytum dieser Mode-Laffen.

Als McLaren nach einjährigem Aufenthalt in Paris nach London zurückkehrte, zeigte Vivienne ihm ihre Entwürfe für ihre nächste Kollektion. »Aber Achtzehnjährige werden das nicht verstehen. Es ist ja nicht wie Rock 'n' Roll«, monierte er. »Da habe ich eine viel bessere Idee. Wirf das Schwarz raus, bring die Farbenpracht der Seeräuber rein. Denn Seeräuber sind eine andere Form von Punk.« Wieder einmal hatte McLaren Viviennes Bemühungen mit einem Schuß Aktualität verfeinert. Seine Rolle als Ideengeber war ihr sehr wichtig. Mit sicherem Gespür gab er ihrer Flut von Ideen einen Fokus und eine aktuelle Note, gab ihr Tips für die Musik, den Schnickschnack und die Fragestellungen, für die sich die Jugend begeistern würde. Vivienne gelang es dann dank ihrer eigenartigen Logik und ihres gründlichen Ausprobierens, diese Themen in den Schnitt und die Ausschmückung ihrer Kleider einzuarbeiten, und sie kreierte dabei zauberhafte und wirklich originelle Kollektionen. Am besten waren die beiden, wenn sie zusammenarbeiteten, denn wie Janus blickten sie in entgegengesetzte Richtungen. Sie mit ihrer Fähigkeit zum Staunen warf einen Blick zurück in die Geschichte und entdeckte, wie sich die Sitten, die Art der erotischen Kommunikation und Details der Mode ständig gewandelt hatten. Er beobachtete, was auf der Straße geschah und machte aus Viviennes Kostümen aktuelle Mode.

Nur halbherzig kehrte McLaren zu Vivienne in die Nightingale Lane zurück. In den nächsten paar Jahren sollte ihre berufliche Partnerschaft florieren, die emotionale Beziehung blieb dabei jedoch auf der Strecke. In seiner Abwesenheit war in Vivienne das Interesse am historischem Design erwacht, ihr ganz persönlicher Stil wurde weicher, und die harte Domina-Montur wich einem wallenden Zwiebellook. Statt der wasserstoffblonden Borsten trug sie jetzt hennarote Zöpfe, die ihr ungeschminktes, rosiges Gesicht einrahmten. Anmutig und mit dem für sie typischen aufrechten Gang bewegte sie ihren geschmeidigen Körper und gestikulierte mit ihren langen, schlanken Händen: ein hübscher mädchenhafter Wildfang. Aber McLaren war immun gegen dieses weichere Äußere – und im Herzen blieb Vivienne so streitlustig wie eh und je, war über seine Seitensprünge erbost. Jordan erinnert sich: »Sie hatten nie eine leichte Beziehung. Sie nörgelt ständig. Ganz bestimmt hatte man bei ihnen nicht das Gefühl einer erotischen Beziehung, denn es gab wenig äußerliche Anzeichen für Gefühle oder Zuneigung zwischen den beiden.«

McLaren waren Viviennes hemmungslose Ausbrüche oft peinlich. Immer noch machte er sie als »Landei vom Snake Pass« lächerlich. Obwohl er sich selbst gern zum Rebellen hochstilisierte, war er seinem Wesen nach konventionell und schämte sich für ihr Benehmen. »Man konnte sehen, wie er sie bei Tisch fixierte«, erinnert sich die Angestellte Lorraine Piggott. »Er wollte wissen, was sie im Schilde führte, ob sie schön brav von ihrer Designerarbeit reden oder völlig aus der Rolle fallen würde.« Zuviel Rotwein oder Whiskey konnten Vivienne in eine ordinäre Exhibitionistin verwandeln.

In den nächsten drei Jahren nahm sich McLaren im Namen der »künstlerischen Freiheit« immer wieder mal Affären heraus, wenn er Lust dazu hatte und befreite sich allmählich aus Viviennes Umklammerung. Nach zwölf Jahren sah er in ihr eine schwierige, humorlose Gefährtin und wünschte sich eine andere Partnerin. Für Vivienne war das Leben ein Kreuzzug, für McLaren ein Spiel. Das war der Knackpunkt in ihrer Beziehung. »Ich konnte mich mit Vivienne schlecht amüsieren«, sagt er jetzt. »Sie ließ nie zu, daß wir uns entspannten, besonders in Gesellschaft von Freunden. Das hat mich deprimiert, und ich ging nicht mehr nach Hause.«

Um die Beziehung zu kitten und ihm ihre Liebe zu beweisen, investierte Vivienne ihre ganze Energie in ihre Designs, die McLaren gefallen sollten. Doch ihm war offenbar nichts mehr gut genug, und sie fürchtete, ohne ihn nichts zustande bringen zu können: »Ich brauchte Malcolms Ideen«, sagt sie. McLaren nutzte ihre Abhängigkeit aus, setzte sie moralisch und menschlich unter Druck: »Am Ende stand sie so sehr in meinem Bann, daß sie für mich arbeitete.« In dieser Phase war Vivienne nur Befehlsempfängerin, die seine Ideen umsetzte: »Man könnte sich keinen besseren Soldaten für sein Heer wünschen. Es bricht mir das Herz, daß ich ihre Loyalität nicht erwidern konnte.« Für ihre Bekannten, unter anderen Caroline Baker, die bei den beiden wohnte und im Flur schlief, war es klar, daß McLaren nur an sich dachte: »Er weiß, wie er dich einwickeln muß, damit er bekommt, was er will. Er ist furchtbar, der große Drahtzieher in Person.«

Die Verbindung zwischen Mode und Musik sollte auch weiter der Motor für das gemeinsame Geschäft bleiben. Zu Anfang jeder Saison gab McLaren Vivienne ein Thema vor, das einen Bezug zu der Musik hatte, die er promotete, und dann verwarf er in der Regel alle Designs, die seiner Meinung nach das Thema verfehlten, keinen erotischen Bezug erkennen ließen oder schlecht waren. »Er ist auf Draht«, sagt Simon Barker, »sie bewegt sich im luftleeren Raum und kriegt nie spitz, was um sie herum gespielt wird. Darum waren sie so ein gutes Team.«

Ende 1979 ließ sich der vorherrschende Eskapismus – die Flucht aus dem real existierenden britischen Klassensystem, der anhaltenden Rezession, dem beunruhigenden Anstieg der Arbeitslosenzahlen und dem sinkenden Ansehen der Nation – an zwei sehr unterschiedlichen Strömungen in der Jugendkultur ablesen; sie unterteilten sich in die ultrakonservativen »Fogies« und die neuen Romantiker. Die »Fogies« gerierten sich als bildungsbeflissene, Tweed tragende Reaktionäre mit einem Faible für das Landleben und orientierten sich an den Werten, der Mode und politischen Meinung der Elterngeneration. Die Neoromantiker waren großstädtische Kunststudenten und andere, die sich als solche ausgaben. In ihrer Kleidung wollten sie sich nicht auf Geschlechterrollen festlegen. Sie gefielen sich in prunkvollen Kostümierungen, mit wallenden Locken und lebhaftem Make-up und verkehrten in Londoner Clubs wie »Billy's«, »Blitz« und »Club for Heroes«. Sie schwelgten in Eyeliner und Rüschen. »Auffallen um jeden Preis, lautete die Devise«, wie der Popstar Boy George, einer ihrer Tonangeber, sagt.

Angeregt von Popgruppen wie Spandau Ballet, Visage und Adam and the Ants und Clubbesitzern wie Philip Sallon, Steve Strange, Toyah Willcox und Chris Sullivan putzten sich die Neoromantiker heraus: mit den farbenprächtigen historischen Kostümen der Jakobiter, operettenhaften Samtlivreen, den paspelierten Uniformen, die Tolstois Offiziere in der Messe trugen oder mit Wams and Beinlingen Shakespearescher Höflinge. Meist schneiderten sie sich die Kostüme selbst und suchten sich dazu passende Teile auf Trödelmärkten oder aus einem Theaterfundus zusammen. Adam Ant kaufte seine berühmte rote Husarenjacke mit den goldenen Schnüren im

Totalausverkauf des Bühnenausstatters Charles Fox in Covent Garden. 1998 sagte der Designer John Galliano: »Vivienne ist ja immer innovativ, aber ihre Arbeit in ihrer Punk- und Neoromantikphase bestimmte den Stil jener Zeit. Ohne Vivienne sind die Bands, die Musik und der Geist von Punk und Neoromantik gar nicht denkbar.«

Generell war die etablierte Modeszene nicht gerade sehr risikofreudig, wie sich an der Kombimode in dezentem Beige und den Modeklassikern amerikanischer Designer wie Calvin Klein und Ralph Lauren zeigte. Einige Modemacher spielten ein bißchen mit Punk, die strenge Linie lockerte sich fast überall ein wenig, aber eine thematische Richtung gab es nicht. Daneben trug man auch knallbunte Diskomode wie in dem Film *Samstag Nacht* [Saturday Night Fever] von 1978. Viviennes und McLarens Antwort auf die neue Romantikwelle war eine romantische Figur eigener Prägung, die des modernen Piraten. McLarens Kurzanweisung an Vivienne lautete: »Sonne, Meer und Piraterie«. Ihre phantasievollen Designs mischten die Modelandschaft auf. Hatten die Fans hautenge, schwarze, minimalistische und düster-moderne Uniformen erwartet, so überraschte Vivienne sie mit einem lockeren, bunten, romantischen Zwiebellook mit historischen Anklängen. Wie ein Jackson Pollock der Mode klatschte sie reichlich Farbe auf Londons öde Leinwand.

Als erster trug Adam Ant, ehemals Leadsänger von Bazooka Joe, der Band, bei der die Sex Pistols bei ihrem ersten Konzert als Vorgruppe gespielt hatten, nun eine Figur in Jarmans Film *Jubilee*, diesen Piratenlook. Ant war Stammkunde in der King's Road 430 und auf der Suche nach einem neuen Image für seine neue Band, Adam and the Ants. McLaren berechnete ihm 1000 Pfund für ein neues Styling. Dazu malte er ihm weiße Indianerstriche auf die Wangen, steckte ihn in ein Seeräuber-Apatschen-Kostüm und gab ihm eine Spaghetti-Western-Gitarre nebst mehreren afrikanischen Trommeln aus Burundi. Der Apatschen-Look stammte »aus einem phantastischen Buch, das ich bei Foyle's geklaut habe«, bekannte McLaren leichthin. Binnen weniger Monate hatte McLaren das Management der Band in die Hand genommen, ersetzte Adam durch eine vierzehnjährige Schülerin, Annabella L'win (sie stammte aus Birma und hieß eigentlich Lu Win), die er in Bow Wow Wow umtaufte. Doch Adam gelang 1981 mit seiner Version des Räuber- und Piratenlooks und dem Hit »Stand and Deliver« der Durchbruch. Erstaunlicherweise schloß McLaren für Bow Wow Wow einen Vertrag mit EMI ab, obwohl diese Firma doch bei dem kleinen Intermezzo mit den Sex Pistols viel Geld in den Sand gesetzt hatte.

Das Thema »Piraten« kam nicht aus heiterem Himmel. McLaren plante, der Musikbranche eins auszuwischen. Er wollte nämlich den Schallplattenriesen mit Piratensendern und privaten Stereoanlagen das Wasser abgraben. An den Piratensendern faszinierte ihn vor allem, daß sie eine illegale Machtdemonstration der Popmusik darstellten. Als 1979 der Sony-Walkman nach England kam, erkannte er auf Anhieb dessen Potential. Er dachte sich eine Kampagne zur Umgehung des Urheberrechts aus, in der er junge Leute dazu aufrief, Schlagermusik aus dem Radio mitzuschneiden. Damals kostete eine Langspiel-Musikkassette um 4 Pfund, eine Leerkassette dagegen nur 1 Pfund. Im Juli 1980 brachte Bow Wow Wow eine Single bei EMI unter dem Titel »C30, C60, C90, Go!« heraus (eine Anspielung auf die Spieldauer von Leerkassetten). Eine Strophe daraus lautete:

It used to break my heart
When I went into your shop
We're out of stock
So I don't buy records in your shop
I tape 'em all.

»The British Phonographic Industry«, der Unternehmerverband der Musikbranche, war empört und behauptete, durch private Mitschnitte jährlich mehr als 200 Millionen Pfund an Einnahmen einzubüßen. Er erwirkte vor dem High Court eine Schadenersatzklage gegen die japanische Firma Toshiba, die in einer Werbekampagne Jugendlichen das Kopieren von Platten und Mitschneiden von Radiosendungen empfahl, ohne Copyrightgebühren zu zahlen. McLaren lachte sich ins Fäustchen.

Um diese Anstiftung zu Schlagerklau und Wellenpiraterie zünftig zu untermalen, steckte er Bow Wow Wow und deren Fans in Piratenkostüme.

Der Text des Bow-Wow-Wow-Songs »Work (Oh no my Daddy don't)« versuchte den Fans nahezulegen, daß »die Zerstörung der Arbeitsmoral uns in ein Zeitalter des Naturmenschen führt«. In einer Zeit hoher Arbeitslosigkeit animierte McLaren die Jugend zum Aussteigen. Das war ein paradoxer Standpunkt, da er selbst am Arbeitsethos festhielt. Noch weniger konnte man von einer Workaholic wie Vivienne so eine Einstellung erwarten.

Als die Gruppe Bow Wow Wow ihr erstes Album herausbrachte, hagelte es Proteste. Man warf ihr Kinderpornographie vor. Auf der Hülle posierte die gerade in die Pubertät gekommene Annabella nackt auf einem Foto, das Manets *Frühstück im Grünen* nachstellte. Hier zeigte sich McLaren wieder einmal als Experte der Kunstgeschichte – er legte es auf eine Neuauflage des Skandals an, den das Originalbild 1863 ausgelöst hatte. »Malcolm war groß darin, sich etwas anzueignen und für seine Zwecke zu mißbrauchen«, meint Vivienne, obwohl ihr anscheinend entging, daß er auch die Freundschaft und das Vertrauen von Menschen mißbrauchte. McLaren animierte die widerstrebende, unberührte Anabella, mit den Jungen aus der Band zu schlafen. Und die Jungen wiederum drängte er, Prostituierte in Soho zu besuchen. Er zahlte dafür und wartete draußen, um sich ihre Erlebnisse schildern zu lassen. Als er merkte, daß die Schwulenszene in Mode kam, riet er ihnen, homosexuelle Neigungen zu heucheln.

So wie die Pistols »Seditionaries«-Mode trugen, warb die Gruppe Bow Wow Wow für den Piratenlook, der sich inzwischen zu einem wahren Mischmasch entwickelt hatte: die Zutaten waren Piraten aus den Archiven der Kostümgeschichte, aus Comics und Hollywood, gewürzt mit auffälliger Kriegsbemalung und dekorativen Details, die den Apatschen abgeguckt waren. Bis ins kleinste hatte Vivenne eine die Emotionen ansprechende Kunstfigur komponiert, die weltweit Beifall fand. Die Kleider zeigten die lebhafte Farbpalette der afrikanischen Goldküste: Safran, Chromgelb, Orange (fünfmal gefärbt, um einen intensiveren Ton zu erreichen), Zinnoberrot und Lapislazuli, das alles betont durch das Schlangenmuster – von einem alten Schal kopiert, den Jean-Charles de Castelbajac ein paar Jahre zuvor McLaren geschenkt hatte – auf der mit Volants besetzten Baumwolle.

An dem Piraten-Design hatte Vivienne länger als ein Jahr gearbeitet. Wie immer, wenn sie einer Kollektion viel Zeit und Aufmerksamkeit widmete (wie bei »Sex«, 1974–75, »Harris Tweed, 1985« und »Portrait«, 1989) gehörte sie zu ihren besten. Intensive, umfangreiche Recherchen waren charakteristisch für Viviennes Designarbeit. »Dahinter steckt so viel Quellenstudium! Es war weniger Phantasie als Recherche«, meinte Richard Torry, der Anfang der achtziger Jahre für sie arbeitete.

Als erste Modeschöpferin der Neuzeit kopierte Vivienne genau den Schnitt und die Konstruktion historischer Vorbilder, das macht die Kollektion »Pirates« so bedeutsam. »Im neunzehnten Jahrhundert«, so Vivienne 1996, »interessierte sich Worth leidenschaftlich für vergangene Modestile, begnügte sich aber damit, die Details und die Proportionen an zeitgemäße Schnitte anzupassen, statt den Originalschnitt zu erkunden. Ich war eine Pionierin, ich habe das als erste in die Mode eingeführt. Gleichzeitig war ich auch die erste, die die Schnitte von Naturvölkern erforscht hat, um eine Vielzahl von Formen zu bekommen.«

Vivienne ging als Designerin nach derselben Methode vor wie damals als Kunsterzieherin, als sie mit den Kindern ein Fischmobile basteln wollte und sie als erstes mit ihnen zum Fischhändler ging, damit sie sich die Fische genau ansähen. Nach dreimonatiger Recherche der Originalschnittmuster und Abbildungen von Piratenkostümen in der National Art Library des Victoria-und-Albert-Museums entstanden die Designs »eigentlich aus einem Chaos heraus. Aber dieses Chaos ist etwas, an dem man ständig herumpuzzelt und neu zusammensetzt«, erklärte sie und stellte auf diese Weise einen Zusammenhang zwischen McLarens Punk-Schlachtruf »Chaos!« und ihren eigenen gewissenhaften Arbeitsmethoden her.

Im achtzehnten Jahrhundert schmiegten sich die Kleider

nicht den Linien des Körpers an, sondern verhüllten und drapierten diese galant mit viel Stoff. »Damals setzte man ganz andere Prioritäten«, sagt Vivienne. »Man wollte keine Hose, in denen sich die Pobacken abzeichneten ... Die Menschen interessierten sich für eine ganz andere Art der Erotik ... Und das finde ich wirklich nur durch Nachforschen heraus; diese Untersuchungen geben mir meine Impulse.«

Der tiefhängende Hosenboden beim Piratenlook bildete die Antithese zur enganliegenden modernen Hose, die die Figur stark nachzeichnet. Ein gutes Beispiel liefert Mick Jagger mit seinem Ballettänzerkörper. Anthony Price betonte diese Silhouette noch zusätzlich, indem er die Schenkel durch eine hufeisenförmige Naht nachmodellierte. Vivienne wollte genau den gegenteiligen Effekt schaffen: »Ich hatte ein Bild von einem Mann mit viel zu weiten Hosen gesehen, wo der Stoff im Schritt in lauter Falten herunterhing und die Taschen sackartig ausbeulten. Aus dieser Hose wurde ich gar nicht schlau, bis ich in einem Buch sah, wie man damals Hosen schneiderte. Ich habe herausgefunden, daß der Schnitt der Hosen damals völlig anders war ... Ich wollte den verwegenen Look von Sachen, die nicht richtig saßen. Damit habe ich mich sehr lange beschäftigt und dabei massenhaft mit scheußlicher englischer Konfektionsware herumgeaast.« Vivienne freute sich über das extravagante Aussehen ihrer Hosen. Als ihr treuer Kunde Michael Kostiff sich beschwerte: »Damit hängt mir ja der Arsch bis auf die Knie«, konterte sie: »Na, dann geh doch zu Anthony Price!«

Schon als Kind hatte Vivienne ja gern mit einfachen handwerklichen Techniken experimentiert – Kartoffeldruck, Stofffärben im Tauchbad oder mit Teebeuteln –, und so ging sie jetzt daran, ihre neue Mode von der Technik her zu entwickeln. Die britischen Jugendkultmoden gab sie auf und begann, sich Anregungen aus fremden Kulturen zu suchen. Material dafür brachte ihr McLaren, der im Gegensatz zu ihr regelmäßig reiste. Sie hatte eine besondere Aversion gegen seine liebste Inspirationsquelle, die Straßen von New York. Der »Pirat« war für seine Erfinderin ein klassenloses Mitglied des globalen Dorfs, »der neuen Intelligenzija, die mehr mit einem Mann in Neuguinea oder Afrika oder sonstwo in der dritten Welt zu tun hat als mit dem Konzept des englischen Gentlemans und dessen Nachfahren«. Als Kontrast zu diesem englischen Gentleman und seinen eng auf den Leib geschneiderten Anzügen schnitt sie die Piratensachen auf anarchische Weise zu, so daß sie den Körper lose umspielten und brachte so sehr viel Bewegung hinein. Die Schlitze der Piratenhosen verliefen bei ihr nicht senkrecht, sondern schräg zur Seite. Der behinderte Schlagersänger Ian Dury brachte Vivienne auf die Idee, die Halsöffnung eines T-Shirts so weit zu verschieben, daß sie bis unter eine Achselhöhle ging.

Zu den langen Kniebund- oder Piratenhosen und asymetrischen T-Shirts kombinierte sie ein voluminöses Hemd mit Krakelmuster und unterschiedlich langen Ärmeln, passende Strümpfe, eine Schärpe mit Troddeln an den Enden um Taille oder Stirn, ein im Stil des Mittelalters geschneidertes Satinwams, mit Schlitzen, wo kontrastierendes Futter aufblitzte, weiche Lederstiefel mit Schnallen und einem napoleonischen Zweispitz, an dem eine Rosette in den Farben der Trikolore steckte. Zu allem Überfluß war das Gesicht des Piraten mit Gold bestäubt (von der Visagistin Yvonne Gold), und ein breiter waagerechter weißer Schminkestrich zog sich von einem Wangenknochen zum andern – wie bei dem Apatschenhäuptling Geronimo. Als Symbol für seine primitive Herkunft und Beutegier trug der Seeräuber einen Goldzahn (aus Goldfolie, die aus einer Schachtel Benson & Hedges stammte, in Nachahmung von Caroline Bakers Rastafari-Freund, der sich keine Goldkronen leisten konnte und deshalb Folie nahm).

Vivienne wollte nicht nur die äußere Erscheinung des Trägers, sondern auch seine Haltung durch ein neues Tragegefühl verändern. »Meine Sachen ... zwingen einen, sich anders zu bewegen. Man kann sich nicht verstecken. Man muß darin herumstolzieren ... als ob einem die Straße gehört. Ich glaube, Kleider machen wirklich Leute.« Das war der Anfang einer langen Phase des Herumprobierens mit der Wirkung, die Kleider und Schuhwerk auf Haltung und Bewegung ausüben – wie der Effekt der Kleidung beim Träger stärker ist als beim Betrachter. Viviennes Piratenlook markiert den Anfang eines

Prozesses, in dessen Verlauf sich auch die allgemeine Einstellung zur Bekleidung änderte. So ausgefallen diese Mode auch sein mochte, sie beeinflußte die Mainstream-Mode. So tauchte sie beispielsweise zwei Jahre später bei Rei Kawakubos gerippten schwarzen Stricksachen wieder auf und zehn Jahre später im belgischen Dekonstruktivismus von Martin Mageila und Ann Demeulemeester.

Für die Premiere der neuen Kollektion entschlossen sich Vivienne und McLaren zur Modernisierung der King's Road 430 – die sie angeblich mit einem EMI-Vorschuß an Bow Wow Wow finanzierten. McLaren schraubte die Erwartung künstlich hoch, indem er den Laden 1979 und 1980 für mehrere Monate hinter einem Bauzaun versteckte. Punks, die dorthin gepilgert kamen, weil sie diese Adresse immer noch für das Mekka der Bewegung hielten, konnte man draußen sagen hören: »Also, ich bin sicher, daß es hier irgendwo gewesen ist ...«

Zuerst wandte sich McLaren an David Connors, der »Seditionaries« mit aus der Taufe gehoben hatte, aber seine Entwürfe waren zu teuer und ihm nicht extrem genug. Da Mc Laren Roger Burtons aus Belüftungsröhren gebauten Laden »PX« in Covent Garden bewunderte (sie stammten aus dem alten Domizil des Geheimdienstes M15 in der Conduit Street und waren zu einer Art Kombination aus Schiffsmaschinenraum und einem Laden der US Army umgestylt), zitierte er Burton zu sich in die Nightingale Lane. Nachdem Burton sich einen Weg durch den Flur gebahnt hatte, an durchhängenden Kleiderständern und abgerollten Stoffballen vorbei, betrat er das Schlafzimmer, in dem überall Bücher und Platten verstreut lagen. Darum fand die Besprechung auf dem Bett statt. »Ich will einen altmodischen Trödelladen«, erklärte McLaren und setzte gleich hinzu, daß sie kein Geld hätten. »Vivienne hantierte im Hintergrund mit ihren Sachen«, erinnert sich Burton, »und Malcolm hing ständig am Telefon und versuchte, zwei Gespräche gleichzeitig zu führen. Ich hatte nie ihre ungeteilte Aufmerksamkeit.«

Solche Ablenkungen ermöglichten ihm eine ziemlich freie Hand. Sein Entwurf basierte auf einem alten Pub, dem »Crooked House« in Himley in den Midlands, dessen Fußboden infolge des dortigen intensiven Kohleabbaus ganz schräg war. Aber wie sollte er diesen Effekt im Herzen von Chelsea künstlich herstellen, ohne den Unmut des städtischen Planungsausschusses auf sich zu ziehen? »Ignorier die Bürokraten einfach«, riet ihm McLaren. Der Neigungswinkel wurde mit einer Reihe von Holzpaletten bewerkstelligt: Auf der rechten Ladenseite standen vier Paletten übereinandergestapelt, dann sank der Boden allmählich bis zu einer einzigen Palette auf der linken Seite ab. Die Paletten wurden miteinander vertäut und verschwanden unter den Planken eines alten Bootsdecks. Man hatte den Eindruck, sich an Bord eines Schiffes zu befinden, und die Verkäufer, die sich täglich mehrere Stunden lang gegen die Schräge stemmen mußten, bekamen Rückenschmerzen. Dafür fand Derek Dunbar, ein späterer Mitarbeiter, eine Lösung: Hinter den Tresen plazierte er eine Holzkiste mit einer Schrägung in Gegenrichtung und stellte so wenigstens eine kleine ebene Fläche her. Die meisten Mitarbeiter thronten die ganze Zeit auf dieser Plattform.

»Ich will die Zeit herausfordern!« verkündete McLaren. Also wurden zwei Uhren aufgestellt, die rückwärts gingen und Zifferblätter mit dreizehn Stunden hatten; eine große draußen und eine kleinere drinnen. Das waren die teuersten Einrichtungsgegenstände, von zwei Special-Effects-Technikern hergestellt. Burton fand über eine Anzeige in *Time Out* einen Elektriker, der die Leitungen verlegen sollte. Am verabredeten Tag erschien ein hünenhafter Mensch mit Schmerbauch, Halbglatze und extrem langen Haarzotteln und einer Brille vom National Health Service; ein Glas war gesprungen, das andere mit Pflaster geklebt. Er zog einen karierten Einkaufsroller und einen alten Hund hinter sich her. In sehr gepflegtem Englisch stellte er sich als Andy Newman vor, ehemals Sänger bei der Sixties-Band Thunderclap Newman. Die Beleuchtung sollte ein alter Kronleuchter aus Kupferrohr sein, den Newman mit Chemikalien behandelte. Der Grünspaneffekt wiederholte sich auf den Kruzifixen, die in einer Reihe an der rechten Wand hingen und die mit Kleidern drapiert wie mittelalterliche Märtyrer anmuteten, wie Vivienne fand. Zum Schluß kaufte

Burton ein bleiverglastes Fenster aus einem Bastelladen und verkleidete den Giebel, der auf den Gehsteig hinausragte, mit ziemlich kippelig montierten Schieferplatten. Vivienne war so vernarrt in das Design, daß sie sich strikt weigerte, es jemals zu ändern.

Die neue Boutique in Gestalt einer sturmgepeitschten Galeone sollte »World's End« heißen, ein Name, der sich nicht nur von dem Teil der King's Road ableitete, sondern auch von dem Titel eines Drucks von Hogarth, in dem der Tod als Schnitter des Menschen Los aufzeigt. Der Laden eröffnete im Herbst 1980. Die Kunden staunten, daß die Buslinien 11, 19 und 22 auf ihren Fahrzeugen als Fahrtziel »Chelsea, World's End« angaben, als ob McLaren und Vivienne die roten Londoner Doppeldeckerbusse als Werbeträger gemietet hätten. Am Mittag des Eröffnungstages drängten massenhaft Punks, Stammkunden und Modejournalisten in den winzigen Laden, und wenige Minuten später gab es einen lauten Knall; Newman hatte einen Kurzschluß verursacht.

Vivienne, die sich nicht darum scherte, ob sie dadurch Einnahmensverluste hätte, unterwarf ihre Kunden einer penetranten Befragung, warum sie denn diese Kleider überhaupt kaufen wollten. Zuvorkommender zeigte sie sich gegenüber denen, die elegant oder reich genug waren, um Gnade vor ihren Augen zu finden, darunter auch Bianca Jagger: »Die Lady ist in Wirklichkeit viel hübscher als auf Fotos«, schwärmte sie und vergaß dabei anscheinend völlig, daß Mrs. Jagger in der »Hates«-Spalte des »Auf-welcher-Seite-des-Betts«-T-Shirts aufgelistet war. »Sie hatte so viel Feeling für die Sachen und kombinierte sie so geschickt. Ich sah ihr atemlos zu ... und natürlich habe ich ihr einen Rabatt gewährt. Je reicher sie sind, desto mehr Rabatt bekommen sie eigentlich auch.«

Die ersten Kunden erlebten die chaotische Premiere von Viviennes »Pirates« mit. Obwohl diese hübsche, farbenfrohe Unisex-Figur sich optisch stark von den vorhergehenden unterschied, vom kantigen Teddy-Boy und vom Punk, entsprang dieser Stil derselben Philosophie. »Der Penner, der Pirat, der Punkrocker – das ist immer derselbe«, beharrte Vivienne. »Das sind die Entrechteten. Sie trotzen dem Gesetz und schaffen sich ihr eigenes.« Sie wollte auch die traditionelle britische Rolle des kolonialen Ausbeuters parodieren, der so geschickt »die Ideen anderer Leute präsentieren« konnte. Ihr Pirat war ein Aussteiger, ein Neoromantiker, der aus der »Bananenrepublik« Großbritannien flüchtete (wie sie und McLaren meinten), die zu einer Kolonie des amerikanischen Kultur- und Wirtschaftsimperialismus verkommen sei.

Vivienne trug den Piratenanzug sowohl tagsüber als auch abends. Oft hängte sie sich dazu eine karierte Autodecke aus dem Kaufhaus John Lewis um. Ihre Augenbrauen verlängerte sie mit einem orangefarbenen Stift, die Lider malte sie sich golden. Außer bei »World's End« konnte man die Piratenkleider auch gelegentlich in Nachtclubs kaufen. Zur Eröffnung von Philip Sallons »Planet« in Piccadilly baute Vivienne einen Stand auf der Feuertreppe auf. »Ich glaube, sie ist den ganzen Abend nur zwei T-Shirts losgeworden«, erinnert sich Sallon.

Im März 1981 entschlossen sich Vivienne und McLaren, die Kollektion »Pirates« offiziell auf dem Laufsteg zu präsentieren. McLaren hatte die Idee zuerst. Offenbar wollte er jetzt doch die Arena der Haute Couture betreten. Auch Vivienne wollte sich darin beweisen und ein breiteres Publikum ansprechen, obwohl sie doch eigenem Bekunden nach zur anarchistischen Rockerszene gehörte, die die Modewelt abgrundtief verachtete. Das System der Modeschauen verlangt, daß man alle sechs Monate eine neue Kollektion präsentiert und nicht einfach nur die Modelle und die Ladendekoration nach Lust und Laune ändert. So gerieten Vivienne und McLaren in eine rigorose, unbarmherzige Tretmühle. Sie mußten jeweils eine Herbst/Winter-Präsentation im März und eine Frühjahr/Sommer-Modeschau im Oktober planen. Von der dafür erforderlichen Disziplin hatten sie allerdings keine Ahnung.

Das System war unbekanntes Terrain. Um einen Einstieg zu finden, engagierte das Paar Marysia Woroniecki, eine überzeugende, resolute zweiundzwanzigjährige PR-Frau, und als Produzenten der Modeschau Mark Tarbard, einen Zuschneider und ehemaligen Bildhauer. Beide lernten sie durch Jeff Banks kennen. Vivienne mokierte sich über Marysia, da sie »was Besseres« sei. »Du bist viel zu konventionell«, schimpfte sie, wenn Marysia etwas vorschlug. Außerdem trübten Viviennes Sozialneid und Sparsamkeit die Beziehung – wie sie auch im weiteren Verlauf ihrer Karriere immer wieder ihr Verhältnis zur Presse belasten sollten.

Die Vorbereitungen waren chaotisch. In der Wohnung in der Nightingale Lane bekam Jordan am Abend vor der Modeschau einen riesigen Haufen voluminöser Piratenhemden aus Baumwolle zu bügeln, noch dazu mit einem Uralteisen, während Vivienne fein säuberlich handgefältelte Seide um Tampons wickelte, statt fertige Bommeln zu kaufen. McLaren telefonierte derweil wie ein Weltmeister, hielt ab und zu inne, um Viviennes Vorschläge mit großzügiger Geste zu verwerfen oder zu honorieren. »Auf den letzten Drücker kommen und den letzten Schuß abfeuern«, nannte Vivienne das.

Mit großer Spannung erwartete man in der Londoner Club-, Musik-, Mode und Kunstschulszene die Schau. Es gab Rangeleien um die Eintrittskarten (auf denen der Titel »Pirates« übrigens nicht auftauchte). Das Ganze fand in der Säulenhalle im Westlondoner Ausstellungszentrum Olympia statt, und es fing spät an. Bis zum ersten Takt der Bow Wow Wow-Songs, die als Untermalung dienten, nähten Verkäuferinnen und Freundinnen noch emsig an den Sachen herum. »Es war total verrückt«, erinnert sich Marysia, »und die Hälfte der Leute war völlig weggetreten«, dank Alkohol oder Narkotika. Als Simon Barker aus einer nahegelegenen U-Bahn-Station hastete, fing ihn eine schwer bepackte Frau im mittleren Alter ab, die ihn fragte: »Gehst du auch zur Vivienne-Westwood-Schau?« »Ja, und ich bin spät dran«, meinte er. »Nur keine Panik«, sagte sie begütigend, »ich habe die Kleider hier in der Tasche.« Es war Maureen, eine selbständige Schneiderin aus Mitcham in Südlondon, die sich verspätet hatte, weil ihr Hund weggelaufen war und sie ihn den ganzen Morgen hatte suchen müssen.

Als die Kleider kamen, warf Vivienne sie hinter der Bühne auf einen Haufen und wies die Models an, sich was davon für die Schau auszusuchen, denn sie hatte weder eine Liste von Modellen noch eine Reihenfolge festgelegt, etwas, was die meisten Designer bis in kleinste Detail planen. Zum Glück hatte

Vivienne – obwohl die meisten Models Amateurinnen waren – ein paar erfahrene und erfinderische Profis, wie Nick Kamen, den späteren Schlagersänger und Schauspieler, und den Rastafari-Sänger Horace Carter-Allan engagiert. Alle Teile waren so entworfen, daß man sie beliebig kombinieren konnte. Es war typisch für Viviennes lockere Art, die Auswahl einfach den Models und deren persönlichem Geschmack zu überlassen. Die Schau war bunt zusammengewürfelt. Jedes Model kam mit einer anderen Frisur heraus: mit Irokesenschnitt, Zöpfen oder Pferdeschwanz. Die Schuhe und Stiefel paßten überhaupt nicht, denn letztere waren nach Viviennes extrem schmalen Füßen angefertigt, so daß die Models entweder die eigenen Schuhe trugen, barfuß liefen oder die für die Schau vorgesehenen Schuhe trugen, die ihnen zwei, drei Nummern zu groß waren und wie Clowns herumschlurften.

Anfang der achtziger Jahre war der Laufsteg in der Regel rein funktional, eine erhöhte rechteckige weiße Bühne mit ebenfalls weißer Kulisse, auf die das Logo des Designers geheftet oder projiziert war. Vivienne und McLaren waren fest entschlossen, aus der Modeschau ein Happening zu machen, je zufälliger und spontaner, desto besser. Wenige Designer schmückten damals den Zuschauerraum aus, selbst wenn sie über entsprechende Budgets verfügten. McLaren wickelte die riesigen Säulen der Halle mit Geschenkpapier von »World's End« ein, das mit dem Logo »McLaren & Westwood« bedruckt war und aus einem Arm bestand, der ein Entermesser schwenkt. Darunter stand »Born in England«. Die Models hüpften mit von Sony ausgeliehenen Walkmen über den Laufsteg, durch Trockeneisnebel und zu Kanonenböllern.

Michael Kostiff erinnert sich, daß einen »die Schau umhaute, so viel Glamour hatte sie«. Unter dem Publikum von mehreren hundert Menschen befanden sich Mick Jagger, Adam Ant, Boy George, viele Prominente aus der Clubszene, Expunks, Kunden der Boutique und Kunststudenten. Als Mark Tarbard Vivienne erklärte, daß professionelle Designer während der Schau hinter den Kulissen bleiben, war sie sehr erstaunt. »Willst du damit sagen, daß sie nicht zugucken? Aber das ist ja schrecklich!« Sie wollte sich nichts von dem Spaß entgehen lassen.

Tony Glenville, ein freier Journalist, konnte fünfzehn Jahre später immer noch die Euphorie von damals spüren. Nach der Modeschau kritzelten er und eine Gruppe von Journalisten und Studenten »um zwei oder drei Uhr morgens immer noch aufs Tischtuch und stritten darüber, ob es die wichtigste oder die lächerlichste Kollektion war, die wir jemals gesehen hatten«.

Das einflußreiche amerikanische Fachblatt *Women's Wear Daily* verkündete: »Westwood ist die heißeste Designerin des neuen Looks« und sagte, die Schau habe »einiges von der Exzentrizität von Kenzos alten Extravaganzen« gehabt. Auch wenn nicht ganz klar war, ob es sich hierbei um eine Sommer- oder Winterkollektion handelte, prophezeite Tommy Perse vom Kaufhaus Maxfield Bleu in Los Angeles, daß zwar manches davon »zu wild« sei, es dennoch viel gebe, das man überall nachmachen würde. Der Einkäufer von Henri Bendel, Jean Rosenberg, kommentierte: »Ich weiß, daß sie mit dieser Kollektion irgendeine verquaste Gesellschaftskritik ausdrücken will, aber egal. Unter diesen Ideen sind einige der frischesten, hübschesten Sachen in ganz Europa zu entdecken.« Und genau das zählt für einen Einkäufer.

Doch zunächst wagten sich nur wenige Moderedakteure der Haute Couture ins »World's End«. Liz Tilberis zum Beispiel, eine Modejournalistin bei der britischen *Vogue*, »fand die Vorstellung schrecklich, in diese Punkhöhle zu gehen, wo immer die Fenster eingeschlagen werden«, doch als sie ihren Vorbehalt aufgab, fand sie die Kleider erstaunlich gut und empfahl sie Grace Coddington, der Modechefin des Magazins. Anna Piaggi, Redakteurin bei Condé Nasts *Vanity* in Mailand, eine sehr fortschrittlich denkende Journalistin in der Branche, beauftragte eine Modezeichnerin, den pantomimischen Schwung von »Pirates« einzufangen. Die Illustrationen wurden eine Sensation.

Hatte die britische *Vogue* bis dahin Viviennes Arbeit für irrelevant gehalten, so ging sie im August 1981 auf den wachsenden Beifall des Establishments für diese neue Mode ein. Sie brachte ein vierseitiges Feature über die Kollektion »Pirates«, in der sie eine Huldigung von Londons romantischer Seite sah. Schon seit der Zeit von »Let it Rock« entwarf Vivienne Mode für Männer und Frauen. Sie freute sich, mit welcher Finesse Coddington, die ja schließlich eine der weltweit hochgefeierten Moderedakteurinnen war, ihre Unisex-Modelle durch männliche und weibliche Models präsentieren ließ und die Kollektion durch nostalgisch angehauchte Pullover mit traditionellen schottischen Einstrickmustern ergänzte. McLaren dagegen empörte sich über die Redakteurin, weil sie seiner Meinung nach den Piratenlook verwässert und keimfrei aufbereitet hatte. Das führte zu erbitterten Auseinandersetzungen.

Binnen kurzem wurde »Pirates« eine größere Sensation in der Modewelt als Punk, denn die kommerzielle Fachpresse bewertete diese Kleider als tragbar und hübsch und nicht mehr als aggressiv und abstoßend häßlich. Es war eine Mode, die zum Träumen einlud und ihre Träger in eine schönere Welt versetzte. Nach Viviennes Meinung ist »Mode die stärkste Form der Kommunikation«, und sie hatte die richtige Antenne dafür, denn zu diesem Zeitpunkt verdrängte bei vielen englischen Jugendlichen ein ausgeprägtes Interesse an Mode das an der Musik. Zum erstenmal wurden jetzt neben den Rockstars, die für manche zu glatt und kommerziell geworden waren, auch Designer zu Jugendidolen.

Da Vivienne und McLaren nicht mit Kundschaft aus dem Großhandel gerechnet hatten, brachten sie auch keine Auftragsbücher mit zur Schau. Doch der Chefeinkäufer von Bloomingdales, der selten Londoner Modeschauen beiwohnte, sah zufällig »Pirates« und bestellte einige wenige Modelle aus der Kollektion, um sie in der Auslage seines New Yorker Kaufhauses zu zeigen. Joseph Ettedgui aus dem Haus Joseph, verkaufte »Pirates« als erster Laden neben »World's End«. Vivienne und Caroline Baker, die jetzt für sie arbeitete und mit in der Nightingale Lane wohnte, kamen mit drei großen Koffern in seinen Laden und packten sie aus. »Die Sachen waren absolut phantastisch, aber sehr theatermäßig und schwer verkäuflich«, erinnert sich Ettedgui. Dann aber bemerkte er die »Piraten«-Hemden mit dem Wellenmuster, die die beiden trugen und fragte, ob die auch zur Kollektion gehörten. Sie bejahten, und er kaufte fünfzehn weiße und fünfzehn gemusterte Exemplare. Schon bald mußte er jede Woche nachordern, um die Nachfrage zu befriedigen. »Das war eins der erfolgreichsten Hemden, die ich in fünfundzwanzig Jahren verkauft habe. Auch ein Kunde von Saint Laurent hätte das getragen.« Die Bestellungen von Macy's und Henri Bendel waren nur klein. Zu diesem Zeitpunkt, so die New Yorker Nachtclub- und Boutiquebetreiberin Suzanne Bartsch, »war man hier nicht so versessen darauf. Amerikaner sind sehr für das Schlichte.« Daß Vivienne und Baker die Verkäuflichkeit der T-Shirts nicht erkannt hatten, zeigte, wie naiv sie in ihrem Metier waren.

Die Artikel aus der »Pirates«-Kollektion waren nicht gerade billig: Die Hemden kosteten 25 Pfund, Strümpfe 7 Pfund, Schärpen 15 Pfund und Westen 30 Pfund. Folglich mußte sich Vivienne herbe Kritik von Journalistinnen und manchen Kunden gefallen lassen, die meinten, daß solche Preise nichts für den Geldbeutel der Leute seien, für die sie sich angeblich engagiere. »Ich bin doch nicht das Sozialamt«, wandte sie ein. »Wenn die Kids das wirklich haben wollen, dann finden sie auch das Geld dazu.« So war es denn auch, oder aber sie stahlen die Sachen einfach.

Der Kundenkreis aus Viviennes früherer Rebellen- und Kunststudenten-Gefolgschaft hatte sich jetzt erheblich erweitert. Im Mai 1981 bemerkte das *Sunday Times Magazine*, diese Mode »kommt sogar bei den feinen jungen Damen in Chelsea an.« »Pirates« gefiel teilweise auch deshalb, weil das Laufstegdebüt zeitlich mit der Hochzeit einer der ihren zusammenfiel: Lady Diana Spencer hatte gerade Prince Charles geheiratet. Das von Elizabeth und David Emmanuel entworfene Hochzeitskleid war eine Art Süßstoffvariante der neuen Romantikwelle. Das rüschenreiche weite Traumkleid evozierte das sentimentale Idyll einer Märchenbraut und kam dem Wunsch der breiten Masse entgegen, sich in eine andere Welt zu flüchten.

Obwohl Vivienne allmählich das Establishment für sich gewinnen konnte, wetterte sie immer noch gern dagegen. Einmal erklärte sie mit republikanischem Eifer gegenüber der *Sun*: »Ich glaube kaum, daß ich gern Modelle für die Prinzessin von

Wales entwerfen würde. Ich bin gegen alle Royals. Ich meine, Prinzessin Diana ist für mich eine junge, auf alt getrimmte Frau. Ihre Kleider gefallen mir nicht. Wie ich sie anziehen würde? Vermutlich würde ich sie in einen Kartoffelsack stecken. Wenn sich die ganze Königliche Familie doch bloß in Luft auflösen würde! Ich bin gegen alle Führer und Autoritäten, die einen daran hindern, sein angeborenes Potential zu entwickeln ... Na, ich glaube, Prinz Charles ist ein bißchen dröge, und Prinzessin Diana verleiht ihm ein bißchen Eleganz ... Ich halte jedenfalls gar nichts vom Establishment. Das schreibt nur die ganze Heuchelei fest ... Ich glaube, die Kleidung soll Menschen aus der Provinz beeindrucken – zum Beispiel brave Bürger und Kirchgänger.«

Endgültig kam die Anerkennung des Establishments, als Valerie Mendes, Kuratorin im Victoria-und-Albert-Museum und dort für die Mode des zwanzigsten Jahrhunderts zuständig, sehr schnell erfaßte, daß »Pirates« Anregung für tausend neue Stile geben würde. Sie erbat sich daher eine Sonderanfertigung für die ständige Sammlung. Für eine derart traditionelle Institution war das ein mutiger Schritt. Vivienne kam dem Wunsch gern nach, trotz ihrer prekären finanziellen Lage. Bei aller Antihaltung zum Establishment konnte sie ihre Freude darüber nicht verbergen: »Mein größter Stolz ist, daß meine Sachen im Victoria-und-Albert-Museum stehen«, sagte sie 1983. Auch der junge Christian Lacroix, der damals für Jean Patou entwarf, war von »Pirates« hingerissen: »Das war ein neuer Glamour, gleichzeitig modern und nostalgisch.«

Die Modelle waren also ein voller Erfolg in der Fachwelt und ein kleiner Erfolg in kommerzieller Hinsicht, die Gruppe Bow Wow Wow dagegen scheiterte auf der ganzen Linie. Angespornt vom öffentlichen Lob und frustiert vom Zustand ihrer Beziehung, distanzierte sich Vivienne von McLarens Musik und bestand darauf, man möge ihre Kleider ganz unabhängig davon beurteilen: »Ich mach das doch alles allein. Ich bin die beste Designerin der Welt«, brüstete sie sich, »aber ich bin ja auch ein Riesenrindvieh, weil ich nie die Früchte meiner Arbeit ernte ... Schade eigentlich, wo sie doch so gut ist ... Ich will aber nicht als Dummkopf dastehen – jedenfalls nicht in der

Geschäftswelt.« Nach so langer Unterjochung durch McLaren versetzten das Lob und die steigenden Verkaufszahlen Vivienne in Hochstimmung. Ganz zu Recht sagte sie über ihn: »Ich weiß, daß er mich braucht, er braucht mein Köpfchen.«

»Pirates« brachte für Vivienne die Wende. In ihrem offiziellen Lebenslauf, den sie 1993 schrieb, begann sie die Zeittafel ihrer Karriere mit dieser Kollektion und ignorierte die Punkzeit. Dazu befragt, erklärte sie: »In den Tagen von ›Pirates‹ kam mir zum erstenmal die Idee, Designerin zu werden. Vorher habe ich mich mehr für die Kultur der Straße interessiert. Dann merkte ich, daß ich das Zeug dazu hatte ... Ich wollte mich auf der angemessenen Ebene präsentieren, ernsthaft die Laufbahn einer Modeschöpferin einschlagen. Es reichte mir nicht, bloß Teil des Underground zu bleiben. Ich war noch nicht am Ende meines Wegs.« Jetzt gab sich Vivienne alle Mühe zu erklären, daß das einst so ehrenvolle Etikett »Underground« nun schlechte Assoziationen weckte, die man besser meiden sollte. »Ich will nicht, daß die Leute glauben: ›Mann – wenn ich solche Sachen trage, muß ich zum Underground gehören.‹ Es sind garantiert ›Overground‹-Kleider. Mit so was sitzt man plaudernd im Flugzeug und nicht im U-Bahn-Tunnel.« Im September 1997 beschrieb Vivienne »Pirates« wieder einmal als Wendepunkt ihrer Karriere, der ihr ermöglichte, »in die Welt hinauszutreten.« Der lange Entwicklungsprozeß war endlich abgeschlossen, die selbstbewußte Designerin kam zum Vorschein.

Robyn Beeche, die von Vivienne eingeladen wurde, »Pirates« zu fotografieren, war baß erstaunt über Viviennes ausgeprägten Hang, alles zu kontrollieren: »Sie wollte wirklich alles selbst machen. Ich habe die Kamera aufgebaut, damit sie die Aufnahmen machen konnte. Das hier waren ihre eigenen Ideen, während ›SEX‹ und ›Seditionaries‹ sich mehr um McLaren und seine Musik drehten.« Viviennes Gefühl, auf professioneller Ebene nicht mehr von McLaren abhängig zu sein, hatte sich offensichtlich verfestigt.

Während der Kreation von »Pirates« entwickelte Vivienne ihre Arbeitsweise. Statt nur die jungen Leute auf der Straße zu beobachten, las sie auch anthropologische Lehrbücher und Zeitungsausschnitte aus *National Geographic*, die ihr Terry

Doktor aus New York schickte, und hörte sich McLarens Schilderung von Begegnungen mit fremden Völkern an, die er auf der Suche nach Folkloremusik auf seinen Reisen nach Afrika und New York machte. Danach schuf sie eine Synthese aus Bauerntracht und Streetgang-Mode. Obwohl die Fans diese Verwendung von Folklore-Elementen in der Mode für Viviennes ureigene Erfindung hielten, gab es tatsächlich Parallelen zum Globetrotter der Mode, dem Pariser Couturier Yves Saint Laurent, der sich bereits 1960 der Straßenmode zuwandte, als er noch für Dior arbeitete, und später nordafrikanische, russische und chinesische Kollektionen gezeigt hatte. Ende der siebziger Jahre frischte der japanische Prêt-à-porter-Designer Kenzo ebenfalls alte Volkstrachten von Hawaii über den Fernen Osten bis zu den bäuerlichen Trachten Osteuropas wieder auf.

Der Unterschied war, daß Viviennes Deutungen urtümlich blieben, nicht glanzvoll verwestlicht wurden. Anders als die geschönten Versionen von Folklorekleidung durch die etablierten Designer, nahm Vivienne diesem Stil nicht seinen Status der Antimode. Sie stand hinter den Menschen, die sich ihre Sachen aus weggeworfenen Resten zusammenstoppelten, seien es nun Afrikaner, die Halsketten aus alten Radkappen fertigten oder Punks, die ihre Kleidungsstücke mit Sicherheitsnadeln zusammenhielten. Bei Vivienne schwang immer eine Kritik an bedenkenlosem Konsumverhalten mit; sie feierte den Niedergang der europäischen kulturellen Oberherrschaft.

Das Hochgefühl über den Erfolg von »Pirates« hielt nicht lange an. McLaren verließ die Nightingale Lane nach der Schau endgültig und zog zu seiner neuen Freundin, einer jungen Designerin aus Deutschland, Andrea Linz. McLaren sagte dazu: »Ich habe mir eine andere Wohnung und andere Mädchen genommen, und ich wußte, daß dies das Ende bedeuten würde, weil Vivienne das unter gar keinen Umständen dulden würde.« Trotz ihrer angeblichen Toleranz für Promiskuität war Vivienne im Grunde ihres Herzens konventionell und eifersüchtig. Ihr sexueller Verhaltenskodex war von den fünfziger Jahren geprägt, vom Vorbild ihrer Eltern, die eine traditionelle, monogame Ehe geführt hatten. McLaren und Vivienne sollten danach nie wieder zusammenleben.

Schon seit einiger Zeit hatte er vor anderen Leuten schlecht über sie geredet. »Er kam immer rein und erzählte von seinem praktisch nicht existierenden Sexualleben mit Vivienne. Er sagte, sie wäre eine alte Schabracke, und er könnte es im Bett nicht mit ihr aushalten. Uns war das sehr peinlich«, erinnern sich Lee Gorman und Dave Barbe von Bow Wow Wow. Trotz McLarens Auszug war der Bruch noch nicht endgültig vollzogen. Das Paar arbeitete weiter zusammen und war ab und zu auch intim. »Auch wenn es ein ständiges Hin und Her war«, sagt McLaren, »konnte ich nicht viel für sie empfinden, und das hat mich dann abgehalten. Auch nach 1986 bin ich ein paarmal zurückgegangen, ein Wochenende hier, eins da … aber nein.«

Die große Liebe in Viviennes Leben war vorbei. McLaren mochte die Bequemlichkeit einer anpassungswilligen Partnerin verloren haben, aber in ihrem Herzen schlug eine Tür für immer zu. Von da an steckte sie alle ihre beträchtliche Energie in ein entschlossenes Streben nach Anerkennung in der Modewelt – auf ihre Art. Tommy Roberts bemerkte, wie das Ende der Beziehung Vivienne beeinträchtigte: »Es hätte fünf Jahre früher aufhören sollen. Da war sie noch jünger, und beide hätten eine neue Chance gehabt.«

Obwohl McLaren Vivienne ganz offiziell verlassen hatte, wollte Vivienne ihre emotionalen und sexuellen Rechte an ihm nicht ganz aufgeben. Sie redete sich ein, es sei nur eine belanglose Liebelei, und er werde früher oder später zu ihr zurückkehren. Obwohl sie behauptete: »Ich bin nicht mehr die liebende Frau, die sich mit Brosamen begnügt«, gab sie auch zu, daß sie »sehr litt«, als er sie verließ. »Ich fühlte mich emotional so aufgewühlt, daß ich durch eine Art Tür gegangen bin, als ob ich gestorben wäre. Am Ende beobachtete ich mich selbst an diesem anderen Ort. Nie vorher war mir klar gewesen, daß ich zu solcher Leidenschaft fähig war … Ich glaube, es tat so weh, weil ich so viel in die Beziehung investiert hatte.«

Vivienne schob McLarens Weggang auf eine »furchtbare Angst vor Frauen«. Das enthielt ein Körnchen Wahrheit. Sexuelles Selbstvertrauen hatten seine Beziehungen nie ausgezeichnet, und seine manipulative und kaltherzige Art spiegelte zum

Teil seine Unsicherheit wider. Die vergnügungssüchtige Mutter hatte ihn ignoriert, die dominante Großmutter Rose mit ihrer Liebe erdrückt und Vivienne ihn mit ihrer Herrschsucht und ihren leidenschaftlichen Ansprüchen überfordert. Kein Wunder, daß er nach dieser Reihe von dominanten Frauen eine Atempause brauchte und zu entkommen suchte.

Trotz dieses Tiefschlags kam es Bekannten nicht so vor, als habe Vivienne ihre physische Selbstsicherheit verloren. »Sie hatte in sexueller Hinsicht eine sehr hohe Meinung von sich, von ihrem Aussehen und ihrem Körper, und sie glaubte, keine könne es mit ihr aufnehmen«, sagt Robyn Beeche. Aber Viviennes Image als starke, selbstbewußte Frau täuschte. Jahrelang hatte sie unter McLarens Lieblosigkeit und Gemeinheiten gelitten und jede andere Frau als sexuelle Bedrohung betrachtet. Sie fand sich »viel intellektueller als die meisten Frauen, die sie kennenlernte«, so Robyn Beeche, und war unfähig, andere Frauen zu respektieren. Andererseits ließ sie sich oft von mediokeren Männern beeinflussen, besonders wenn sie ihre Meinungen lautstark zum Ausdruck brachten.

Nach der Trennung von McLaren konzentrierte Vivienne sich in typischer Egomanie auf ihre Karriere – auf Kosten ihrer Kinder. »Die Arbeit ist ihr Leben«, sagt Caroline Baker. »Die Kinder waren völlig nebensächlich.« Marysia Woroniecki, die damals eng mit ihr zusammenarbeitete, wunderte sich, daß Vivienne »sich selten mit ihren Kindern beschäftigte, ja, ihr ganzes Verhalten gegenüber anderen Menschen schien irgendwie aufgesetzt … Beziehungen sind nicht ihre Stärke. Sie ist schon ein eigenartiger Mensch.« Einmal kam ihr ältester Sohn Ben, damals zwanzig Jahre alt, in ihr Atelier und brachte einen Strauß Osterglocken mit. Er wippte nervös von einem Fuß auf den anderen und versuchte, die Aufmerksamkeit seiner Mutter zu erlangen, wurde aber ignoriert. Endlich unterbrach er sie. »Was willst du?« fauchte sie ihn an. »Ich hab zu tun.« »Der ist für dich, Mum. Heute ist Muttertag.« »Ich hasse Osterglocken«, antwortete sie und schickte ihn fort. Sie machte damit, wenn auch grob, nur ihren Standpunkt klar, daß sie sich nie einer Konvention beugen würde, besonders keiner, die kommerzialisiert und amerikanisiert war wie der Muttertag.

Ben, von Mutter und Stiefvater ignoriert, zeigt sich tapfer und versöhnlich, wenn er über die Trennung spricht: »Malcolm war ihre Nummer eins. Das hat mich immer gewurmt, aber ich habe selbst auch von Malcolm profitiert. Ich mochte Malcolm nicht, aber ich habe ihn nicht gehaßt.« Da Ben wußte, welche leidenschaftlichen Gefühle die Mutter für McLaren hegte, wollte er nicht unloyal sein. 1994 sagte er aber: »Mir war es egal, ob er kam oder ging. Ich habe nie ›Dad‹ zu ihm gesagt. Er konnte auch richtig fies sein, wenn er auf uns losging. Wir versuchten dann immer, aus dem Fenster zu springen.« Der fünfzehnjährige Joseph, den Malcolm immer vorgezogen hatte, fühlte sich durch McLarens Verschwinden im Stich gelassen und verwand es nie.

In ihrem Kummer stürzte sich Vivienne in ihre Arbeit, verpflichtete sich alle sechs Monate zu einer Schau. »Es war sehr schwer für sie, damit klarzukommen, da sie an Zwei- oder Dreijahreszyklen gewöhnt war«, sagt Marysia. Vivienne nutzte ihre Einfälle auch nicht mehrfach. Sie arbeitete wie besessen, aber im Gegensatz zu anderen Modemachern feilte sie nicht über mehrere Saisons an einer Idee herum. In dieser Phase ihrer Karriere neigte sie dazu, sich für jede Saison jeweils einen buchstäblich neuen Look und komplizierte Konstruktionen auszudenken.

Mit »Savage«, ihrer Frühjahr/Sommer-Kollektion von 1982, die im Oktober 1981 im Olympia gezeigt wurde, erweiterte sie ihre anthropologischen Recherchen der Volksstämme der dritten Welt und der Banden in modernen Metropolen. Inspiriert von afrikanischen Naturvölkern kleidete Vivienne die Models – Arme und Beine grob bemalt, mit schlammbedeckten Haaren – in die Gewänder vieler Zeitalter und Schauplätze: à la Napoleon, indianisch, peruanisch, wie Figuren von Dickens. Sie experimentierte mit keilförmigen Stoff-Flicken, die als unerwartete Schicht aus der Kleidung hervorkamen und spielte mit deplazierten Kostümierungen. McLaren gab diesem Stil-Mix noch einen futuristischen Zusatz, nämlich drei Neon-Rallyestreifen (den damals angesagten Adidas-Turnschuhen nachempfunden) und Drucke von berühmten Kunstwerken. Die Models betraten den Laufsteg in Togen, die sie öffneten, um

Kopien von Scherenschnitten von Matisse zu zeigen, von Picassos *Guernica* und der *Weinenden Frau* und Andy Warhols *Campbell's Suppendose*. Da waren McLarens, nicht Viviennes Lieblingsbilder.

Das Publikum hatte kaum diese Feier moderner Kunst verdaut, als andere Stile und Motive folgten: Muster, die den Satteltaschen der Azteken nachempfunden waren, riesige peruanische Filzhüte, in Streifen geschnittenes Waschleder, englischer Nippes und viktorianische Gehröcke. Obwohl es ein beschränktes Repertoire an Formen gab, ließen sie sich endlos kombinieren. Vivienne war ebenso eklektisch in ihrem Gebrauch von Stoff, sie nahm nebeneinander Strickwaren, Stonewashed Leder, Baumwolle, Filz und Tweed. Um eine »Kitchen-sink«-Strickjacke zu kreieren (eine Anspielung auf eine Nachkriegsrichtung im britischen Theater), schnitt Vivienne ein Quadrat aus einem nachlässig gefärbten Geschirrtuch aus grobem Gewebe, nähte es mit deutlich sichtbaren Nähten zusammen und schloß die Jacke mit drei blankpolierten Knöpfen, die der junge Schmuckdesigner Tom Binns aus den Deckeln von Vim-Scheuerpulver hergestellt hatte. Die Absicht war, laut Vivienne, »das Statussystem der Mode zu unterminieren«. Die Zusammenstellung der Kollektion war erstaunlich erfinderisch und im ganzen genommen überwältigend, aber eigentlich konnte man die Einzelteile nur für sich betrachtet richtig würdigen. »Savage« war eine weitere Sprosse auf der Leiter nach oben.

Valerie Mendes vom Victoria- und-Albert-Museum erinnert sich an die Sogkraft der Kollektion: »Ich könnte mich umbringen. Wir [das Museum] hatten einen sehr kleinen Etat, und ich weiß noch, wie ich zu ›World's End‹ ging und die Sachen auf den Ständern sah und dachte, meine Güte, die sind wirklich stark. Ich habe nicht viel verdient, aber ich wollte einen Artikel davon als Kunstobjekt, um ihn an die Wand zu hängen, weil er so toll aussehen würde. Ich hätte den Mut aufbringen sollen, einen für mich und einen für das Museum zu kaufen.«

Viviennes Konstruktionsmethode war anarchisch und intuitiv. Sie stand stundenlang knöcheltief in Kattunfetzen, heftete sich Stoffstücke an, rannte zur Nähmaschine und führte die

Arbeit zu Ende. Meist arbeitete sie allein, manchmal half ihr Mark Tarbard. Da sie keine handwerkliche Ausbildung hatte, hielt sie nichts für unmöglich. Diese Anfälle von kreativem Experimentierrausch konnten vier, sechs, acht Stunden dauern.

Nichts an »Buffalo«, ihrer nächsten Kollektion im März 1982, war streng oder auf Figur geschnitten. Sie verbreitete eine Atmosphäre von wilder Ausgelassenheit. Als die jungen Models zur Musik der »Scratch«-Single »Buffalo Gals« über den Laufsteg tänzelten (und somit die Technik New Yorker DJs, Platten zu kratzen, nach England brachten), in Kleidern, die absichtlich zu groß geschnitten waren, mußten sie diese ständig wieder auf die Schultern schieben oder in der Taille hochziehen, Gesten, die in Viviennes Augen aufreizend wirkten. »Bei Kleidern geht's nicht nur um die Bequemlichkeit«, erklärte sie. »Selbst wenn sie nicht richtig bequem sind und rutschen und immer wieder zurechtgezogen werden müssen, macht das nichts, denn das ist die Art von Zurschaustellung und Gestik, die zu diesen Kleidern gehört.« Ein paar Jahre später wandte sie diesen optischen Trick bei einem Fernsehauftritt mit McLaren an, um die Aufmerksamkeit von ihm auf sich selbst zu lenken, indem sie am Saum ihres Rocks herumzupfte und zerrte. Und in ihrer Kollektion »Time Machine« von 1988 ließ sie die weißen Schnüre ihrer Blusen und Unterwäsche offen heraushängen, was die Erwartung weckte, etwas habe sich gelöst und könne zu ungewollten Enthüllungen führen.

»Ich habe ein Bild [in einem Buch] von einem Indianerhäuptling gesehen, der nach England kam, um die Königin zu besuchen«, erklärte sie. »Und er hatte mein ›Piraten‹-Hemd an, aber nur halb, den anderen Ärmel hatte er um den Leib drapiert – das Konzept fallender Hüllen. Die Wilden sind so erfinderisch.« Diese Idee, daß Unordentlichkeit einen gewissen Subtext vermittelt, etablierte Vivienne als die Erfinderin einer Einstellung zur Mode, die etwas mit Geschichtenerzählen gemein hat. Drei Jahre später griff John Galliano für seine Abschlußprüfungsschau an der Central St. Martin's Art School dies wieder auf.

Als Reaktion auf die leuchtenden Farben von »Pirates« malte Vivienne ihre »Buffalo«-Girls und -Boys in einer feierlichen Palette von schmutzigen Brauntönen an – »Aber eigentlich hatte ich damals meine Färbephase; damit bringt man diese stumpfen Farben zum Leuchten«. Für die breite Öffentlichkeit waren die hervorstechendsten Stücke Trikothemden und dazu passende Strickjacken mit Bordüren, die die Skyline von Manhattan mit einem folkloristischen Teppichmuster kombinierten. Bemerkenswert in der Kollektion »Buffalo« war auch ein Satin-BH im Stil der fünfziger Jahre (von den königlichen Miederwarenherstellern Rigby & Peller kopiert), den man *über* einer Tunika trug. Schlagfertig wie eh und je, wenn es um werbeträchtige Slogans ging, taufte McLaren diesen Look »Underwear as Outerwear«. Anregung dafür gaben Frauen in den südafrikanischen Townships, die auf diese Weise stolz ihre westliche Unterwäsche vorführten. Jean-Paul Gaultier übernahm Viviennes Prototyp und schlug Kapital daraus, und Madonna sicherte ihn sich für ihre Tour »Blonde Ambition« von 1989.

Wie »Pirates« war auch »Buffalo« eine Herausforderung der figurbetonten Kleider amerikanischer Designer, die den sportlichen Körper zur Geltung brachten. Vivienne mochte gern »dicke Frauen ... die in ihrem eigenen Raum leben und darauf warten, daß die Umwelt erwachsen wird«. Ihre Betonung des Rockes statt der Hosen verdankte ihren Ursprung der Rastafari-Mode. Punks hatten eine große Affinität zur Rasta-Kultur, und deren Stil war Vivienne durch Caroline Bakers Freund vertraut. Die Lagen von schweren, wadenlangen Röcken schufen eine bauschige Silhouette, die in ihrer glockenförmigen Massivität fast wie eine Krinoline wirkte. In Nachahmung der Büschel von Rohwolle, die Schafe an Zweigen und Zäunen hängen lassen, entwarf Vivienne einen rauhen, zotteligen Unterrock, der mit einer Bordüre aus Folkloremotiven bedruckt war, von einer Plattenhülle von bolivianischer Musik abgekupfert, die McLaren entdeckt hatte. Die Bordüre wurde noch einmal mit einem anderen Muster bestickt. Der Rock oder die Hosen wurden zu einem Kapuzenpullover und einem taillierten Zweireiher oder einem zottigen Schaffell getragen, nach Chico Marx »Chico« genannt. Tom Binns steuerte die

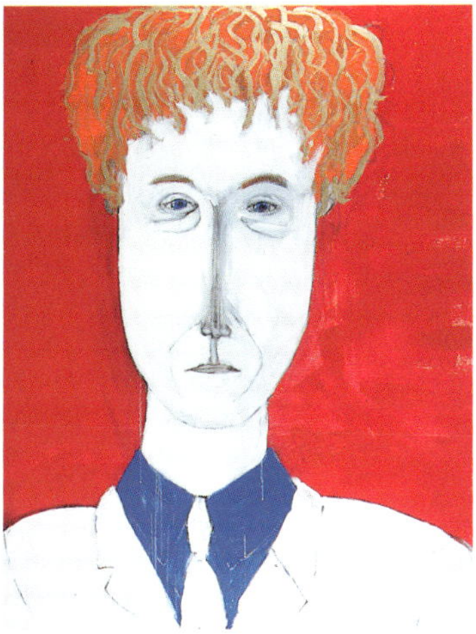

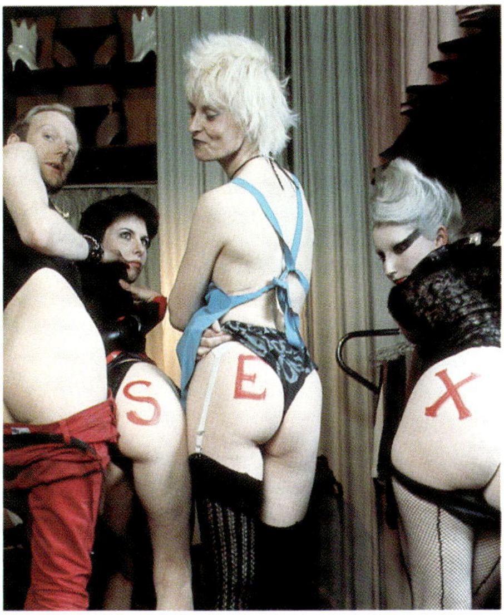
S E X

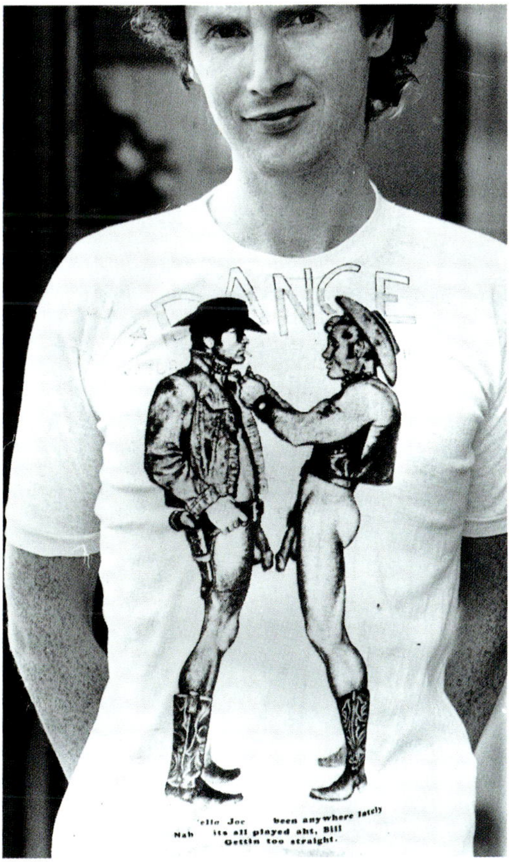
'ello Joe been anywhere lately
Nah its all played aht, Bill
Gettin too straight.

Oben links: Porträt von Malcolm McLaren von Jean-Charles de Castelbajac.

Oben: Alan Jones, Chrissie Hynde, Vivienne und Jordan werben 1975 für »SEX«.

Links: McLaren trägt das »SEX«-T-Shirt »Zwei nackte Cowboys«, mit dem Alan Jones im August 1975 verhaftet wurde. Entgegen seinem Versprechen kam McLaren nicht zur Gerichtsverhandlung, um Jones beizustehen.

Das Personal vor »Nostalgia of Mud«: Michael Collins, Horace Carter-Allan, die Visagistin Yvonne Gold und Gene Krell. Der Verband der Einzelhändler von St. Christopher's Place war fest entschlossen, den Laden schließen zu lassen.

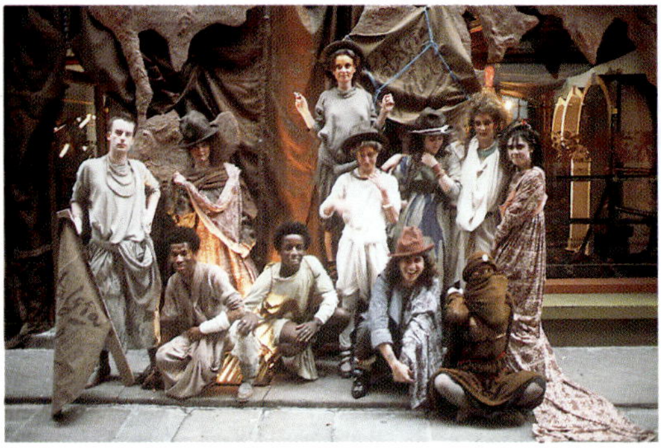

Die Ausgelassenheit der »Buffalo«-Girls, Herbst/Winter 1982/83, mit dem über der Kleidung getragenen BH. Diese Mode machten Madonna und Jean-Paul Gaultier populär.

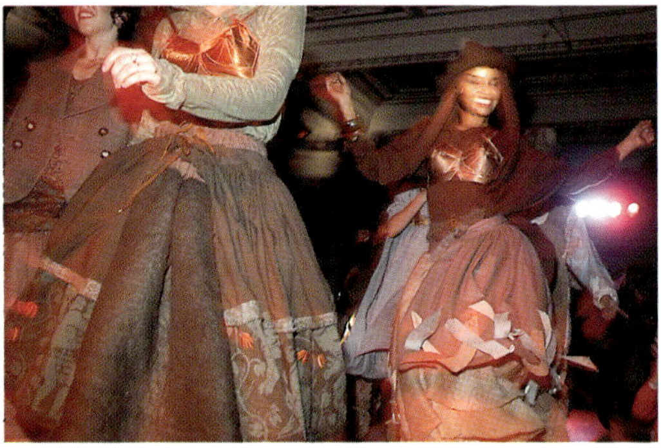

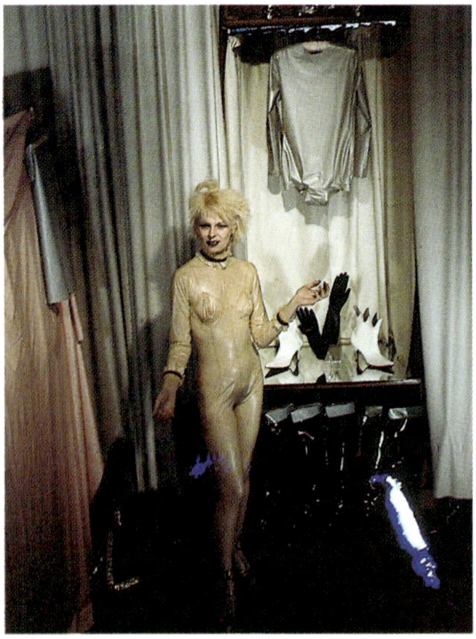

Vivienne posiert 1975 in »SEX« mit einem rosa »Gummi-Johnny«-Body.

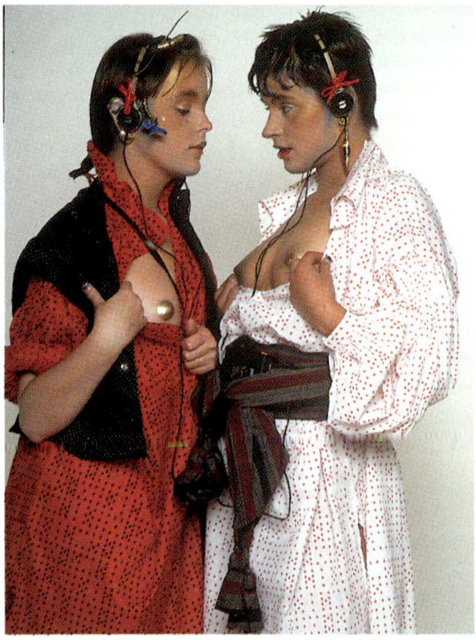

Wellenpiraten im Äther und auf den Meeren; die moderne Technologie des Sony-Walkmans begegnet den Seeräubern aus dem siebzehnten Jahrhundert. »Pirates«, Herbst/Winter 1981/82.

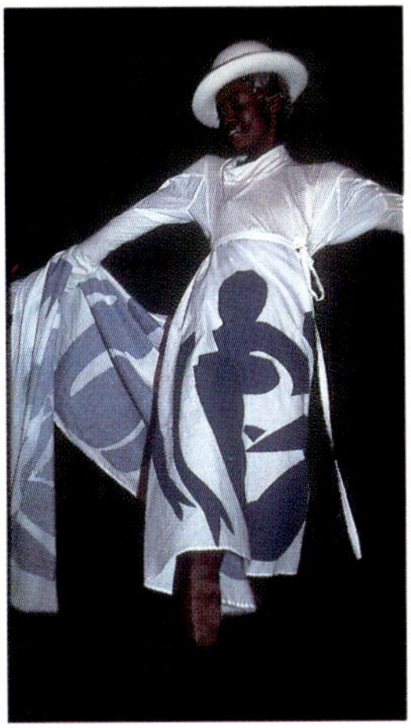

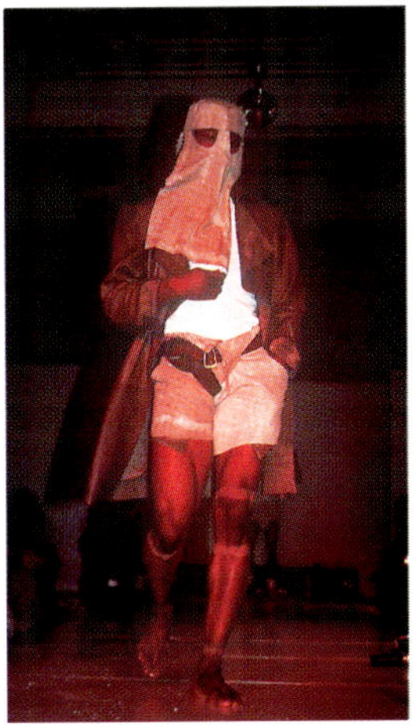

Ganz links: Moderne Kunst zum Anziehen: Die Tänzerinnen von Matisse als Druck auf Baumwollkleidern in Empire-Linie mit Wickelschleppe. »Savage«, Frühjahr/Sommer 1982.

Links: John Hurts Kostüm im Film *Der Elefantenmensch* inspirierte McLaren dazu, für die Kollektion »Savage« das Käppi der Fremdenlegionäre umzudrehen und den Nackenschutz mit Sehschlitzen zu versehen.

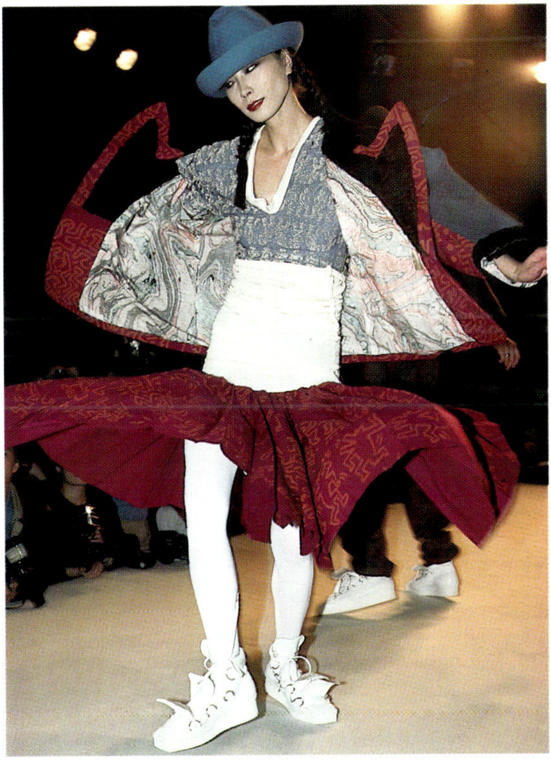

Viviennes letzte Gemeinschaftsarbeit mit McLaren: »Witches«, Herbst/Winter 1983/84. Die Jacke mit den spitzen Schultern ist mit marmorierter Baumwolle gefüttert, in Nachahmung der »Elefantenhaut«, dem Vorsatzpapier in alten Büchern; dazu ein riesiger, schwerer Wollrock, bedruckt mit Graffiti von Keith Haring und Bandagenbund um die Taille; außerdem dreilaschige Turnschuhe.

Unten: Sportmode vereint sich mit Schneiderkunst: Ein »Buffalo«-Boy im »Burroughs«-Anzug (so genannt nach dem Paten des Punk, dem Schriftsteller William Burroughs), kombiniert mit einem Kapuzen-Sweatshirt.

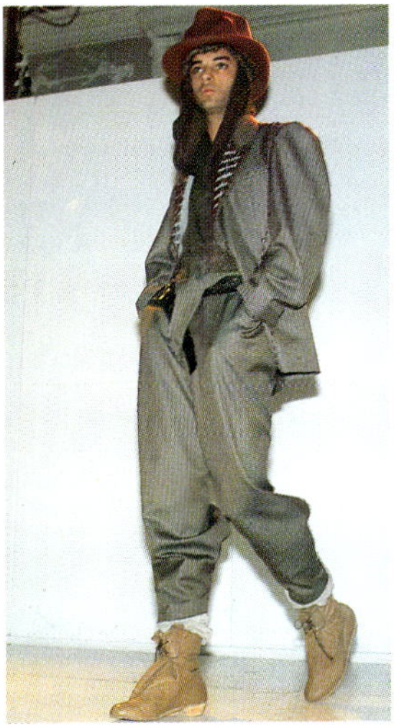

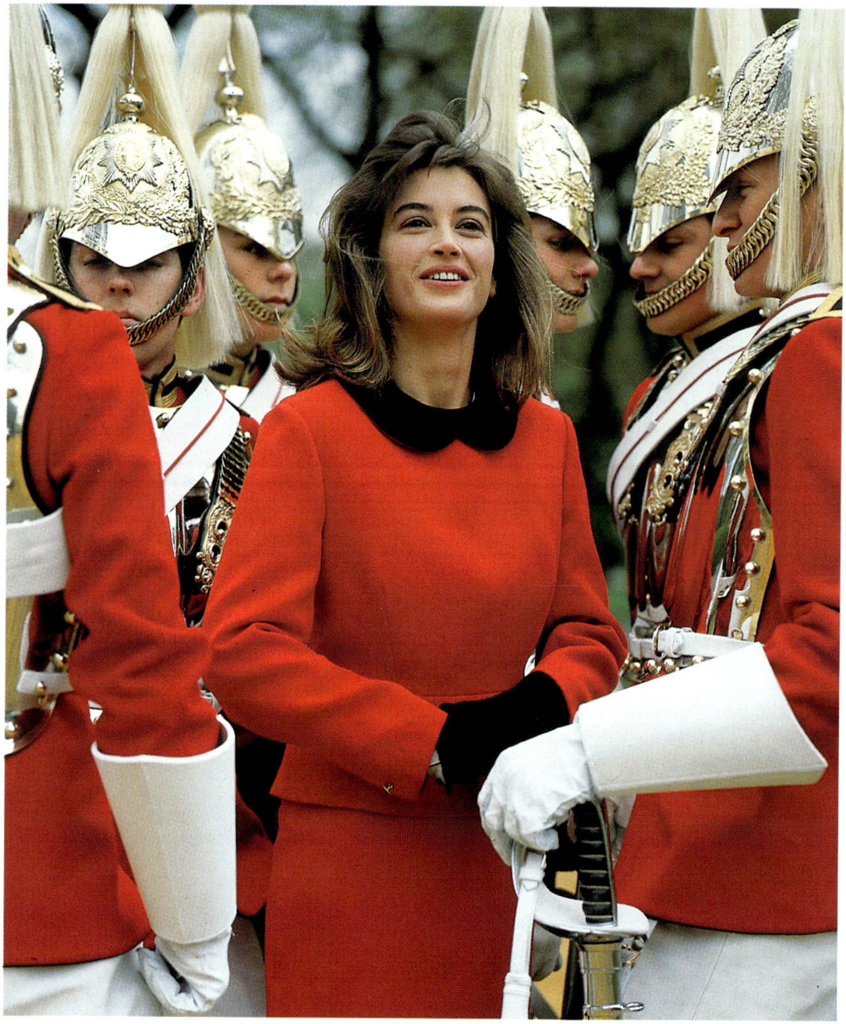

Oben: Die britische Ausgabe von *Vogue* präsentierte die Persiflage des Establishments in der Kollektion »Harris Tweed« mit Gusto. Lord Snowdon betont den traditionellen Touch, indem er Amanda Pays inmitten der Leibgarde vor dem Palast seiner Schwägerin fotografierte.

Rechts: Satirisch-elegant: Der traditionelle Zweireiher, in leuchtendem Jagdrot, zu der für London typischen Melone und braunen Budapestern, kombiniert mit Punk-Bondage-Hosen. »Time Machine«, Herbst/Winter 1988/89.

Ganz rechts: »Mini-Crini«, Frühjahr/Sommer 1986. Die Grundform dieser Kollektion ist der Kreis. Sie wurde von den Krinolinen der Kaiserin Eugénie im neunzehnten Jahrhundert und von Walt Disneys Minniemaus inspiriert. Ursprünglich war sie für Viviennes Gemeinschaftsarbeit mit Giorgio Armani unter dem Titel »World School« geplant.

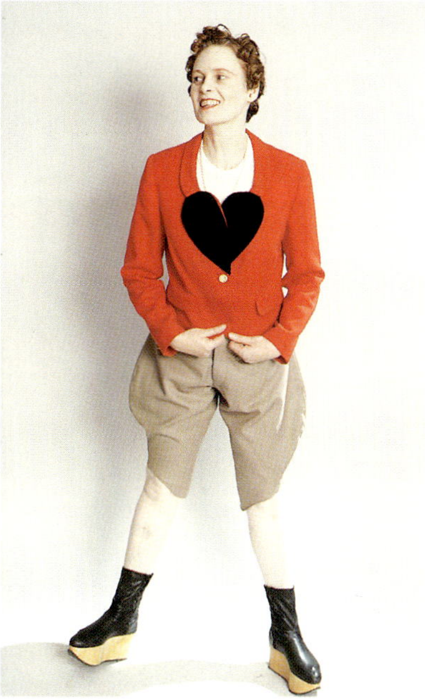

Vivienne führt ihr »Love«-Jackett vor, mit Twinset, Perlen, Reithose und Schaukelpferd-Plateaustiefeln. (»Harris Tweed«)

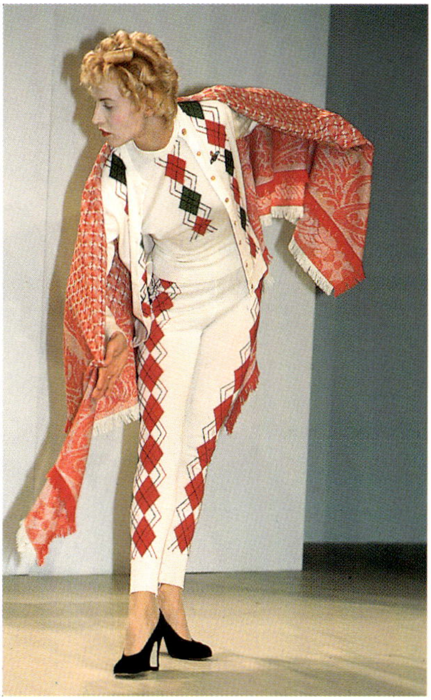

Ein Bestseller: Argyll-Strickmoden, die John Smedley für Vivienne herstellte. Aus der Kollektion »Voyage to Cythera«, Herbst/Winter 1989/90.

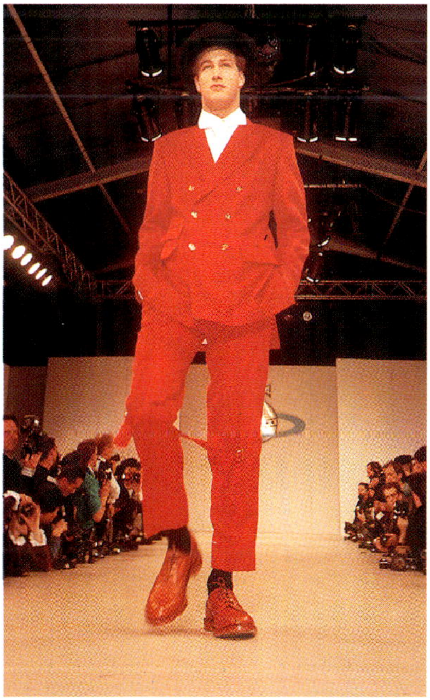

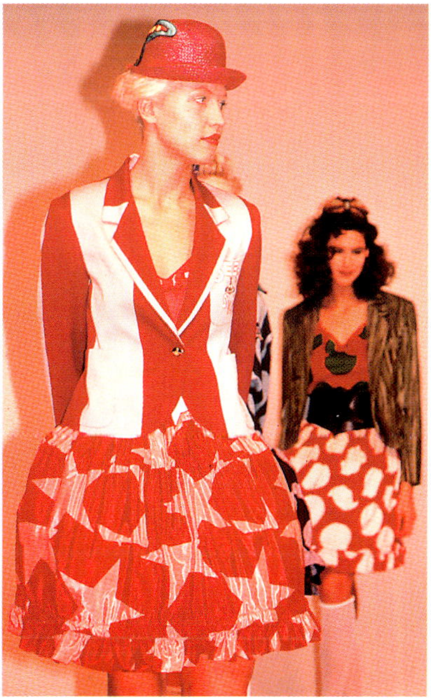

Susie Bick und Sarah Stockbridge im Stil der Commedia dell'arte: in Harlekin-Anzug und Kolombinen-Mini-Reifrock aus der Kollektion »Voyage to Cythera«.

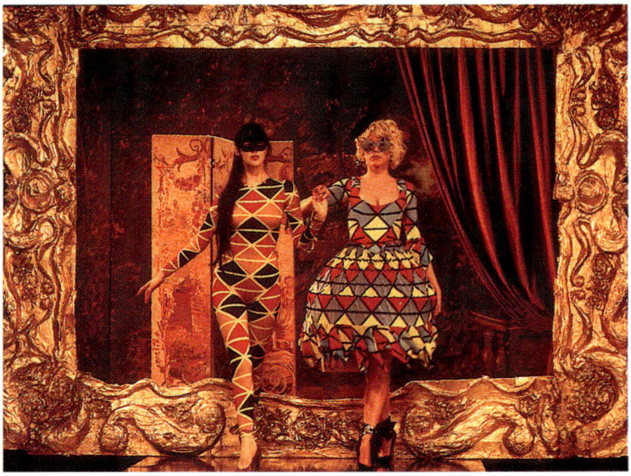

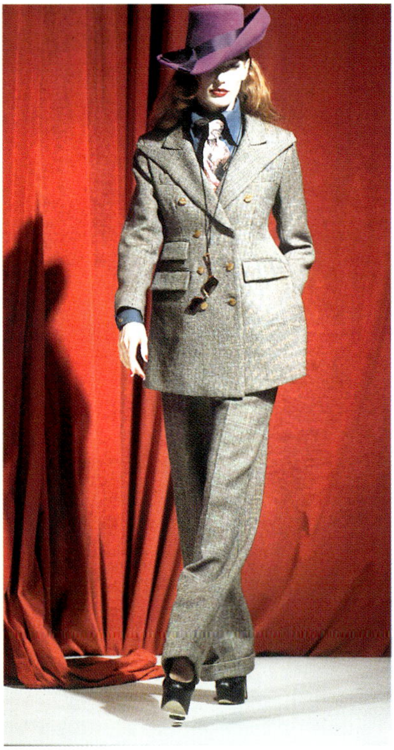

Tweed-Hosenanzug mit Zweireiher-Sakko »Super D.B.« und Fedora aus »Always on Camera«, Herbst/Winter 1992/93. So klassisch wie Yves Saint Laurent.

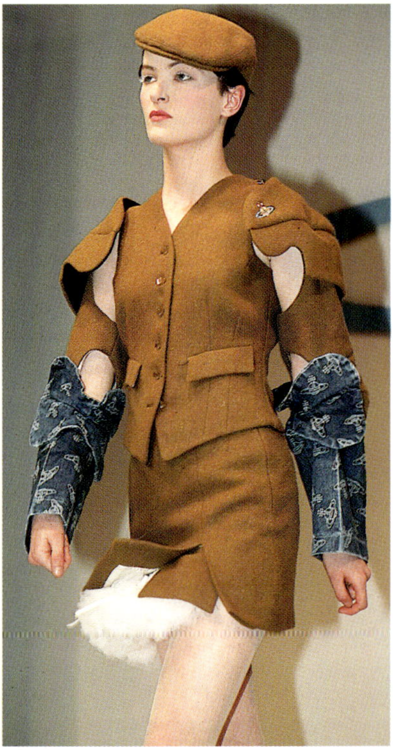

Harris-Tweed-«Rüstung« für »Time Machine«. Inspiriert wurde dieser Schnitt – hier mit einem ausgebeulten Tweedrock getragen – von dem Panzer aus der Wallace-Sammlung und Richard Torrys Modellen aus der vorherigen Saison.

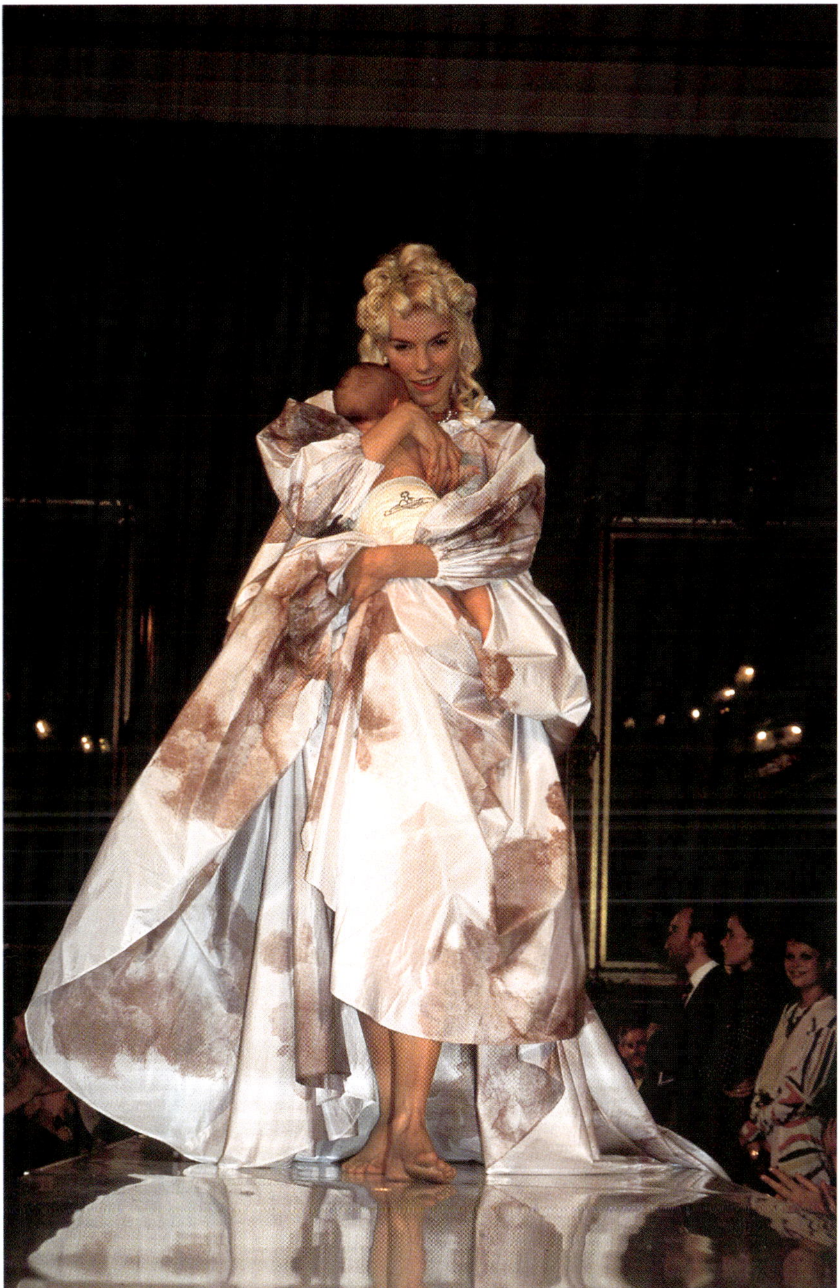

Auf dem Laufsteg wie im richtigen Leben: Sarah Stockbridge hält ihr Neugeborenes im Arm, im Finale der Modenschau »Cut, Slash & Pull«, Frühjahr/Sommer 1991. Gary Ness kolorierte dafür die auf den Stoff gedruckten *Putten* von Fragonard mit Farben aus Ben Westwoods altem Tuschkasten.

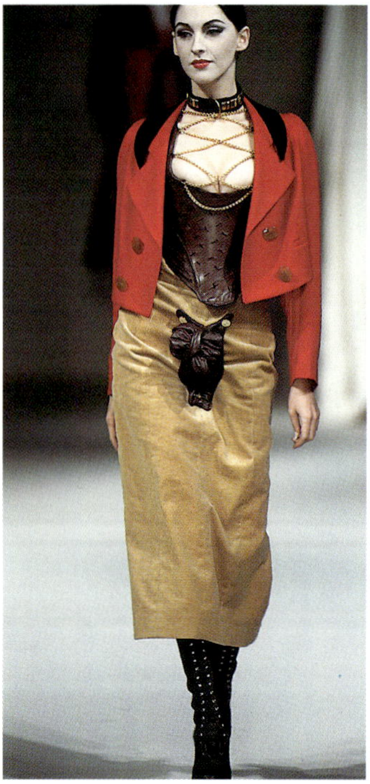

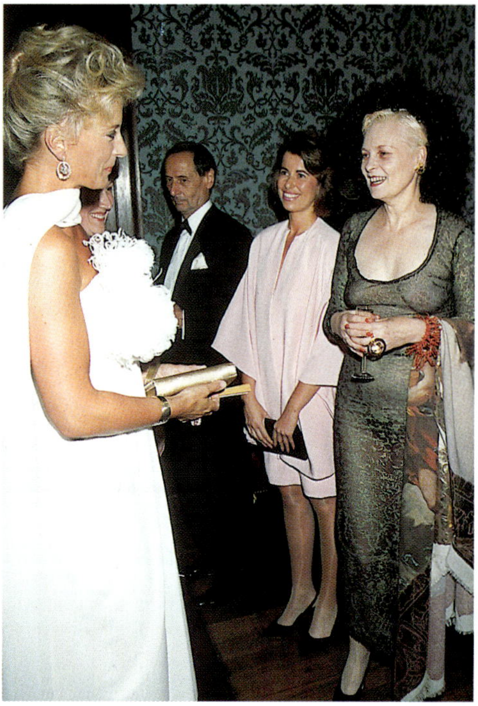

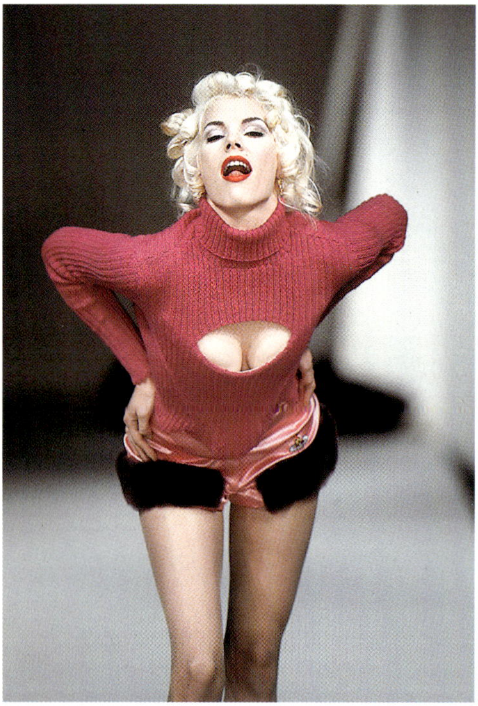

Oben links: Vivienne kehrt mit ihrer »Dressing Up«-Kollektion im Herbst/Winter 1991/92 auf den Pariser Laufsteg zurück. Susie Bick trägt ein rotes Jagdjackett, ein Ledermieder »Statue [sic] of Liberty«, ein Punk-Bondage-Halsband, *La-Goulue*-Stiefel und den Clou der Saison, einen ledernen Hosenlatz.

Oben rechts: Vivienne und die Prinzessin von Kent, die sich nicht amüsiert zeigt, im Kensington-Palast anläßlich der »Hof-Couture«, einer Ausstellung königlicher Gewänder im Juni 1992. Vivienne behauptete, sie habe nicht bemerkt, daß ihr Spitzenkleid mit Boulle-Intarsiendruck bei greller Beleuchtung transparent war.

Links: Im Rollkragenpulli mit Sehschlitz am Busen kann ein Mädchen was erleben. Sarah Stockbridge, »Dressing Up«.

»Bricolage« bei. Er funktionierte ausrangierte, zerbrochene Messer, Gabeln und Löffel zu modernem Modeschmuck um und steckte sie an Rockaufschläge und Ohrläppchen.

McLaren, der wie immer den Finger am Puls der Zeit hatte, brachte Anspielungen auf aktuelle Filme mit hinein (Vivienne ging selten ins Kino), nämlich schwarze Kajalstreifen, mit denen sich die Figuren in Ridley Scotts *Blade Runner* und Allan Moyles *Times Square – Ihr könnt uns alle mal* – schminkten. Die Schuhe, die wie um die Knöchel gebundene Lederbeutel aussahen, und die von vorn nach hinten gedrehten Käppis der Fremdenlegionäre mit Sehschlitzen im Nackenschutz waren eine Reminiszenz an David Lynchs Film *Der Elefantenmensch*.

»Buffalo« war eine fröhliche Kollektion. Sie evozierte einen imaginären, verwunschenen Ort in der Wildnis. Es war die Erinnerung an die Zeit der Zärtlichkeit in Viviennes und McLarens Beziehung Anfang der siebziger Jahre, so McLaren, »an den Spaß, den wir mit den Kindern im Wald hatten, an die idyllischen unbeschwerten Augenblicke, in denen ich sehr glücklich war«. Auch Viviennes Liebe zu Büchern kam in »Buffalo« zum Ausdruck – eine Serie von Kleidungsstücken entstand aus Baumwollstoffen mit Marmormuster, die wie Vorsatzpapiere alter Bücher aussahen. McLaren räumt ein, daß diese Kollektion zumindestens zu fünfundsiebzig Prozent Viviennes Werk war: »... sie war wohl schon versessen darauf, nicht mehr als meine Partnerin, sondern als eigenständige Designerin Anerkennung zu finden.«

Ein neuer Look schrie nach einem neuen Laden, und als McLaren und Vivienne hörten, daß am St. Christopher's Place in unmittelbarer Nähe zur Oxford Street der Pachtvertrag für Räumlichkeiten in Parterre und Souterrain auslief, bestellten sie Burton erneut zu sich. Er bekam die vage Vorgabe: Schlamm, Peruanerinnen und Scratching. Auf der Suche nach Ideen kaufte Burton eine Architekturzeitschrift und war »völlig von den Socken«, als er das Werk von SITE sah, einer kalifornischen Gruppe postmoderner Architekten, die in Texas eine Supermarktkette gebaut hatten. Sie spielten mit dem Thema Bedrängnis. In Anlehnung an den Verpackungskünstler Christo hatten sie die Gebäude mit Stoff verhängt, um ihre innere Funktion zu verbergen. Außerdem hatten sie aus alten Fahrzeugen, Planen und Beton ein Automausoleum geschaffen.

Burton entwickelte die Idee vom vergrabenen Plunder weiter. Er gestaltete die Eingangstür des Ladens im strengen Regencystil und löste Überraschung aus mit einer Szene wie nach einem Erdbeben. Der Fußboden war eingebrochen, und darunter lag die geheimnisvolle Welt des dunkelsten Afrika. Über Gerüste führte er den Kunden in eine »archäologische Ausgrabungsstätte« zu Viviennes Schätzen. Im Inneren des unterirdischen Gewölbes beleuchtete ein elliptischer Kupferkronleuchter mit dreißig Zentimeter langen Halogenbirnen einen aufgerissenen »Lava«-Boden (aus einem Zementdichtungsmittel, das die Londoner U-Bahn-Gesellschaft verwendet) und einem Tümpel brodelnden Schlamms (betrieben mittels einer Aquariumpumpe, die immer wieder ausfiel), aus dem eine schleimige, mit Grünspan bedeckte Säule emporragte. Zu beiden Seiten lagen Höhlen, vollgestopft mit Skeletten und »Juwelen«. Die Decke und der Eingang waren mit Originaltarnplanen aus dem Zweiten Weltkrieg verhangen.

Als die Boutique, Viviennes und McLarens zweiter Laden in London, im Sommer 1982 eröffnete, mußten Passanten annehmen, die Bauarbeiten seien noch in vollem Gang. Über der Tür war eine Weltkarte aus Treibholz montiert, darauf stand der Name »Nostalgia of Mud« (nach dem französischen »*nostalgie de la boue*«, womit man die Neigung des Bürgers bezeichnet, sich in die Niederungen des Lebens zu begeben). In bewährter Aus-alt-mach-neu-Manier hatte Vivienne Schaufensterpuppen mit »Charakterköpfen« aus Baulaternen und Haaren aus Staubwedeln kreiert. Sie ähnelten McLaren.

»Nostalgia of Mud« rief extreme Reaktionen hervor. Einmal kam ein Mann mittleren Alters im dreiteiligen Anzug mit Melone herein, sah sich verblüfft um und drückte dann seine Gefühle aus, indem er auf allen vieren herumkrabbelte und wie ein Löwe brüllte. Der Laden wurde auch zum beliebten Podium für Drag-queens, die dort als Vivienne-Imitatoren auftraten, aber die heftigste Reaktion kam doch von der St. Christopher's Place Trading Association. Die Mitglieder des

Einzelhandelsverbands empörten sich, daß das exklusive Niveau der Einkaufsstraße sinke und wollten »Mud« unbedingt schließen lassen. Zwei Jahre später gelang ihnen das.

Viviennes Mode beeinflußte mittlerweile auch die Pariser Designer, vor allem Jean-Paul Gaultier, Rei Kawakubo und Yoji Yamamoto. McLaren ließ sich von Jean-Charles de Castelbajac überreden, daß sie die Kleider auch in der Welthauptstadt der Mode zeigen sollten. »Buffalo« wurde also im März 1982 im Pariser »Angelina's« präsentiert, einem Teesalon im Rokokostil in der Rue de Rivoli in der Nähe des Louvre, dem offiziellen Veranstaltungsraum für Pariser Modeschauen. Organisator der Veranstaltung war Pierre Benain, den McLaren 1976 bei einem Konzert der Sex Pistols im Chalet du Lac kennengelernt hatte.

Vivienne und McLaren waren auf die Schau genauso schlecht vorbereitet wie vorher in London, und da sie vollkommen pleite waren, mußten sie mit einem Sparetat auskommen. Sie schliefen in einem winzigen Hotelzimmerchen bei »Angelina's« um die Ecke, um das Bett herum standen ihre Kleiderständer mit den dicken Schafwollmänteln. Am nächsten Tag rollten sie diese zum Café, wobei viele Sachen unterwegs herunterfielen. Sylvie Grumbach von der PR-Agentur »Deuxième Bureau«, für die auch Benain arbeitete, erfüllte ihre Aufgabe als Pressesprecherin mit vorbildlicher Gelassenheit. In dem ganzen Tohuwabohu behielt sie die Nerven, auch als ein Laufsteg zusammenbrach. »Viele Tänzerinnen und Leute jeden Alters haben bei der Schau mitgewirkt, aber an ein Honorar war überhaupt nicht zu denken«, sagt das Model Katie Braine. »Buffalo« wurde in einem kleinen, aber feinen Kreis der Modeavante mit Staunen und Begeisterung aufgenommen. Der japanische Designer Issey Miyake applaudierte stürmisch. Die amerikanische *Vogue,* die japanische Presse, Designer und Einkäufer, zum Beispiel Roberta Wagner von Bloomingdales, zeigten Interesse. »Plötzlich wollten alle Kontakt zu meiner Auftraggeberin bekommen«, erinnert sich Marysia Woroniecki. Der Beifall der Kritiker war eine Sache, aber Aufträge mit einem Volumen von nur 500 Pfund eine andere. McLaren beklagte sich, daß damit nicht einmal die Flugtickets bezahlt seien.

»Pirates«, »Savage« und »Buffalo« übten 1982 bis 1983 einen starken Einfluß auf die Haute Couture aus, besonders auf die japanische Designerin Rei Kawakubo von Comme des Garçons (zum Beispiel deren Herbst/Winter-Kollektion »Lace« mit geschlitzten Strickmoden von 1982/83) und Yoji Yamamoto, die beide »World's End« besuchten, und ebenso Issey Miyake. Die von Journalisten als »gelbe Gefahr« bezeichneten Japaner eroberten Paris im Sturm und verdrängten zeitweise sogar die körpernah geschneiderte gallische Silhouette. Ihre heimische legere Kimono-Tradition veredelten die Japaner mit einem androgynen Touch – eine feministische Kritik an der allzu aufreizenden Kleidung des Abendlands – und Viviennes asymmetrischem Layer-Look und malträtierten Materialien. Das Ergebnis war eine düstere Mischung, die als »Post-Holocaust-Mode« verunglimpft wurde. Die Arbeit der fernöstlichen Designer verzichtete auf Farbe und Muster, um ein Gefühl von Reinheit und großer Ernsthaftigkeit zu vermitteln, womit sie zwar Denkanstöße gaben, aber auch Düsterkeit verbreiteten. Viviennes Kleider dagegen waren verspielt.

Einige der national gesinnten britischen Feuilletonisten meinten, Vivienne sei verrückt, ihre revolutionäre Mode in Paris vorzuführen. Die Vertreter des Mode-Establishments war noch nicht an Designer gewöhnt, die Randgruppen- oder Jugendmoden auf den Laufsteg brachten. »Buffalo« mußte sie daher verwirren. »Die Franzosen merkten nicht, daß dies zukunftweisend war«, sagt Gene Krell. »Sie hatten es mit konservativen Modehäusern zu tun. Darum wußten sie nicht, wie sie Viviennes Sachen einordnen sollten. Sollten sie Beifall spenden oder sie verurteilen?«

Die Chambre Syndicale, der Dachverband der französischen Modeindustrie, fällte die kluge Entscheidung, es sei besser, die ausländische Avantgarde auf den Pariser Laufstegen willkommen zu heißen, da das den Status der Stadt als Modemetropole betone. Die Japaner hatten ihre Kollektionen zuerst in London präsentieren wollen, aber weil das British Fashion Council die Gelegenheit ungenutzt verstreichen ließ, gelang es den Franzosen, sie nach Paris zu holen.

Vivienne wurde eingeladen, die Schau der nächsten Saison

in den Louvre-Zelten zu zeigen, und obwohl sie annahm, beschimpfte sie das Pariser Establishment wie eh und je als »scheißlangweilig«.

Dennoch stachelte die Schau in Paris ihren Ehrgeiz weiter an: »Paris war wirklich gut für mich. Es gab mir einen Anreiz, mich zu verbessern, weil die Leute sich so gut auf ihr Geschäft verstehen, die Ausführung, die Details.« Sie sah wohl, wie die Japaner ihre eigenen Ideen weiterentwickelt, »plastisch und stark gemacht« hatten. »Manchmal sind meine Sachen zu nah an der Straße, ein bißchen zu alltäglich, und ich möchte sie im modischen Sinn parodieren. Manchmal frage ich mich: ›Was würden die Japaner jetzt machen?‹« Dieses Konkurrenzdenken wurde von McLaren gefördert, der sich laut Caroline Baker furchtbar darüber ärgerte, daß die Modewelt den Japanern mehr Reverenz erwies als Vivienne, die den asymmetrischen, »nicht sitzenden« Stil ersonnen hatte. »Er war sehr erbost, daß Vivienne nicht so clever war wie Comme des Garçons. Rei Kawakubo machte massenhaft Schlagzeilen, Vivienne nicht.«

1997 erklärte der Einkäufer Yasuhiro Tanaka die Popularität der Westwood-Modelle in Japan, mit denen seine Firma fast drei Viertel des Gesamtumsatzes machte, folgendermaßen: »Wir Japaner haben keine eigene moderne Kultur. Uns hat man nicht beigebracht, wie man individuell und originell ist. Wir haben kein großes Selbstvertrauen ... Wir schöpfen aus fremden Kulturen und kopieren sie. Vivienne war in vielerlei Hinsicht ein Leitstern, eine Lehrerin und wir ihre Schüler. Jede Generation entdeckt Viviennes Mode neu. Darum kann ich auch die Sachen noch verkaufen, die sie vor zwanzig Jahren entworfen hat. Die sind immer noch neu und origineller als alles, was wir haben.« Ein junger japanischer Kunde meinte: »Ich weiß, daß Mode oberflächlich ist, aber in Japan ist sie das einzige, womit man das System bekämpfen kann.«

Der Erfolg von »Buffalo« ließ sich nicht nur an der positiven Kritik, sondern auch an den Verkaufszahlen messen. »Verwässerte« Varianten von Viviennes Modellen tauchten in vielen britischen Kaufhausketten auf, so zum Beispiel bei »Miss Selfridge«. McLaren drohte dieser Firma mit Klage, weil sie die »Pirates«-Kollektion kopiert hatte. Aber nicht alle aus dem

Establishment der Mode konnten mit Viviennes Kleidern etwas anfangen. »Warum machen Sie denn Kleider, in denen wir arm aussehen? Wir wollen reich aussehen. Wir *sind* doch reich!« sagte eine Redakteurin der italienischen *Vogue* zu McLaren. Seine Antwort lautete: »Sie kennen doch die Geschichte von Robin Hood? Man läßt die Reichen arm aussehen, damit die Armen reich aussehen.« Dieser Schlagabtausch ließ einen Riß zwischen McLaren und Vivienne sichtbar werden. Sie hoffte, ins Allerheiligste der Modewelt zu gelangen, er wollte provozieren – allerdings wollte er nur zu gern Kapital daraus schlagen. »Warum waren wir in Paris und machten Kleider für italienische Redakteurinnen?« fragte er rhetorisch. »Es ist ein ganz anderes Spiel, ein anderes Geschäft, und man wird zum Fußvolk für die Maschinerie, die das Zeug verkauft. Ich war dagegen – ich war auch gegen das Musikgeschäft – Jahre vorher schon. Also bin ich ausgestiegen.« Während sich McLaren als Rebell gegen das System gerierte, hatte er schon eine andere Maschinerie im Visier – Hollywood. Vivienne hatte ihre Modelle in Paris vorgeführt, um ein breiteres Publikum zu erreichen. Doch durch diese Entscheidung, die von McLaren ausging, obwohl er das später bestritt, zog sie sich die erbitterte Kritik des harten Kerns ihre Fangemeinde zu. »Er steckte dahinter«, sagt Gene Krell. »Sie hätte nie eine Modeschau machen wollen. Für die Leute war sie so etwas wie eine heilige Kuh, und darum fühlten sie sich verraten, als sie nach Paris ging.«

Vivienne hatte ihre Werkstatt aus der Wohnung in zwei Zimmerchen am Kingly Court am Südrand von Soho verlegt, dem Herzen von Londons Modeviertel. Das Atelier hatte Aussicht auf einen Brunnen in der Mitte, auf dessen schmiedeeisernem Gitter Wäsche zum Trocknen hing. Das Erstaunen über Viviennes Kleider zahlte nicht ihre Rechnungen, und Marysia Woroniecki mühte sich ab, es in Zeitungsartikel und Verkaufserfolge umzusetzen. Vivienne war allerdings schwer zu lenken, weil sie Pünktlichkeit und gesittetes Benehmen völlig mißachtete. Mehrmals kam Woroniecki zur verabredeten Zeit vormittags mit einem wichtigen Journalisten in den Kingly Court und fand Vivienne schlafend in einer Ecke unter einem Schaffellmantel.

Ungeniert räkelte sie sich dann, hielt ihnen das schlammbedeckte Gesicht entgegen (sie verwendete oft kosmetische Masken) und fragte, ob sie eine Tasse Tee trinken wollten. Um ihre Modelle vorzuführen, zog sie sich unbekümmert splitternackt aus. »Sie trug keine Unterwäsche und zeigte ihre Krampfadern und alles«, sagt Woroniecki. Damit wollte sie nicht schockieren: Vivienne trug einfach nie etwas darunter, und da sie ein halbes Jahr in »SEX« in transparentem Gummi herumgelaufen war, besaß sie kaum noch Schamgefühl.

Trotz ihres eigenartigen Benehmens wirkten Viviennes Begeisterung und Spontaneität ansteckend. Journalisten hielten sie und McLaren für »gutes Lesefutter«, aber wenige nahmen ihre Designs ernst. Vivienne konnte von entwaffnender Freimütigkeit sein – mitten im Satz konnte sie aufhören und zugeben: »Sorry, manchmal langweilt mich dieses Thema etwas.« Ab und zu war McLaren in der Stadt, um die Musik und die Mode zu promoten. Wenn er sich ganz auf seine augenblickliche Aufgabe konzentrierte – die Medien über *sein* Genie zu informieren und zufällig auch über Viviennes Kleider – begann er, sich nach Art eines Verschwörers bei seinem Interviewpartner anzubiedern. Wenn er ihre volle Aufmerksamkeit hatte, konstruierte er eine Utopie, Szene um Szene, Kleidungsstück um Kleidungsstück. Er fing an, mit den Armen zu rudern, sein Gesicht lief dunkelrot an, die Augen nahmen den manischen Blick eines Besessenen an, und dann setzte er zu einer langsam anschwellenden Rede an, mitunter eine faszinierende Vorstellung. Er verbrachte jetzt viel Zeit im Ausland auf den Spuren der Weltmusik. Außerdem hatte er die Firma Matrixbest für seine filmischen Ambitionen gegründet und arbeitete in Hollywood mit Julian Temple und Russ Meyer zusammen.

Bei den ersten Modeschauen wollte Vivienne nicht auf den Laufsteg, um den traditionellen Applaus entgegenzunehmen, aber McLaren bestand darauf und sagte, das gehöre dazu. Die ekstatischen Umarmungen der beiden, wenn sie den Beifall der Zuschauer bekamen, täuschten. Sie waren jetzt überkreuz und verfolgten verschiedene Interessen, obwohl Vivienne immer noch in ihn verliebt war. Während McLaren sich in das Geschäft der populären Musik stürzte und Filme produzieren wollte, war Vivienne es leid, zündende modische Ideen dem Mode-Establishment vorzuwerfen und wollte viel lieber selbst dazugehören. Mittlerweile in den Vierzigern, hatte sie sich endlich von der ergebenen Komplizin zur eigensinnigen Designerin gemausert. Ihre Gefühle waren zwiespältig; einerseits wollte sie unbedingt McLaren auf emotionaler Ebene verbunden bleiben, andererseits wollte sie sich in beruflicher Hinsicht von ihm distanzieren.

Jetzt war sie fest entschlossen, »es allein zu machen, denn ich fand ihn zu diktatorisch, und manchmal – nicht immer – waren meine Ideen besser als seine. Ich wollte sie weiterverfolgen und mich nicht bremsen lassen.« Damit ihre eigenen Ideen zum Zuge kommen konnten und McLaren sich nicht einmischte, weigerte sie sich, ihm die Kollektionen bis zwei Wochen vor der Modeschau zu zeigen. So stieg allmählich Viviennes Vertrauen in die eigenen Fähigkeiten, aber sie machte sich überhaupt keine Gedanken über die kommerzielle Seite, und entwarf manchmal auch Untragbares. »Sie kreierte zunehmend Mode, die man nur schwer tragen konnte«, sagt David Ireland, der damals bei »World's End« arbeitete. »Da gab es Schuhe, die man einfach nicht an den Füßen behalten, geschweige denn, sich darin wohl fühlen konnte, aber sie wollte nichts daran ändern, denn das hielt sie für einen Kompromiß. Und für Kritik war sie sowieso nicht aufgeschlossen.«

Bis zum Frühjahr 1982 hatte sich das Verhältnis zu McLaren so verschlechtert, daß ihre Auseinandersetzungen oft in Tätlichkeiten ausuferten. McLaren war erzürnt über Viviennes emotionale und finanzielle Ansprüche, aber für Vivienne waren Streitereien ein Mittel, McLarens Aufmerksamkeit zu erringen. Er behauptet, sie habe Geld verschwendet, um ihn zu erpressen. »Sie hat immer nur Geld – mein Geld – ausgegeben –, und zwar für lächerlich teure Stoffe.« Vor dem Personal provozierte sie Streit, sie schlug nach McLaren oder ging mit dem Stuhl auf ihn los. »Ich habe sie schlimm verprügelt«, sagt er, »und ich wußte, daß sie das so wollte. Wahnsinn! Sie ist eben so … Sie hat mich so weit gebracht, daß mir der Geduldsfaden gerissen ist.« Physische Gewalt konnte Vivienne nicht schrecken. Das erregte sie vielmehr, und McLaren schloß daraus, daß es für sie eine Ersatzbefriedigung war. »Es war eine Art von Beziehung, die sie auf physischer Ebene nicht mit mir hatte.« So schnell solche Kämpfe aufflammten, so schnell kehrte Vivienne zur Normalität zurück und fragte: »Wo waren wir stehengeblieben?«

Jordan sagt: »Sie hatten eine stürmische Beziehung, wo sie genau aussprechen konnten, was sie voneinander hielten, und das vor allen Leuten.« Im Beisein von Kunden beglückte Vivienne ihre Mitarbeiter mit Einzelheiten ihrer Auseinandersetzungen mit McLaren. Einmal wollte David Ireland gerade ein paar »Sloane-Tussis bedienen«, als sie lebhaft schilderte: »Er hat mich am Kopf gepackt und wollte, daß ich seinen Schwanz lutsche. Da habe ich mir eine Vase geschnappt und ihm den Inhalt über den Kopf geschüttet und gesagt, er soll verschwinden.« Die Kundinnen standen wie erstarrt da.

Jordan erinnert sich, daß Vivienne auch weiterhin Trost in harter Arbeit fand: »Sie scheute weder Zeit noch Mühe, um die richtigen Knöpfe und die ganzen Kleinigkeiten zu finden, die ihren Sachen den besonderen Pfiff geben. Sie war unermüdlich.« Caroline Baker wurde immer wieder losgeschickt, um Garn im genau richtigen Gelbton zu holen. Wenn es Vivienne nicht gelingen wollte, über der Arbeit ihren Liebeskummer zu vergessen, drehte sie durch. Einmal rief sie McLaren vom Kingly Court in der Wohnung an, die er mit Andrea Linz teilte und die nur zehn Minuten Fußweg entfernt lag. Sie jammerte, daß sie kein Geld mehr habe. Nach einem längeren Streit stellte sie ihm ein Ultimatum: »Entweder triffst du dich in zehn Minuten mit mir am Centre Point, oder ich steige aus dem Geschäft aus!« Dann knallte sie den Hörer auf, setzte sich wieder an die Nähmaschine und mit gesenktem Kopf und vor Zorn bebend, begann sie, wie mechanisch zu nähen. Wenige Minuten später sprang sie kreischend hoch und marschierte zur Tür hinaus. Eine Stunde danach kam sie dann mit einem breiten Grinsen wieder. McLaren und Andrea hatten in ihrem Wohnzimmer im ersten Stock gesessen, als ein Backstein durchs Fenster geflogen kam, gefolgt von einem Schwall von Kraftausdrücken. Als er ans Fenster eilte, sah er nur noch den Saum eines »Buffalo«-Mantels um die Ecke verschwinden.

Da Vivienne nicht akzeptieren konnte, daß McLaren sie verlassen hatte, bestand sie darauf, ihn als »meinen Freund« zu bezeichnen. Das war teils dadurch zu erklären, daß er sie hinhielt; »ab und zu«, so Lorraine Piggott, »wenn sie zuviel Schwierigkeiten machte, hat er sie gebumst und seinen Willen durchgesetzt.« Zu Frauen hatte Vivienne eher ein feindliches als schwesterliches Verhältnis, und die Trennung von McLaren verstärkte ihre Eifersucht. Nicht mehr jung und mit einem streitbaren Charakter, mit dem sich wenig Männer gern auseinandersetzten, standen die Verehrer nicht bei ihr Schlange. Ihre Frustration ließ sie an den weiblichen Angestellten aus: »Du brauchtest nur zu erwähnen, daß du eine Beziehung hast, und sie sah rot«, sagt Piggott. »Sie konnte richtig bösartig werden ... Sie verlangt hundertprozentige Loyalität und glaubt, daß die Welt sich um sie dreht. Sie ist gefährlich! Nur gut, daß sie keine Töchter hat.«

Da sich McLaren oft im Ausland aufhielt und Vivienne keinerlei Geschäftssinn besaß, wurde praktisch nie Inventur gemacht. Die Firma besaß nicht einmal ein Geschäftskonto, alles lief über Viviennes Privatkonto bei der National Westminster Bank in der Beaufort Street in Chelsea. Vivienne schien auch nicht zu bemerken, daß Michael Collins, der von 1972 bis 1982 Geschäftsführer von »World's End« war, jetzt völlig vom Heroin abhängig war und für seine Sucht Kleider und Bargeld aus dem Laden entwendete. Er verkaufte massenhaft Waren zum Großhandelspreis und verbuchte sie als normale Verkäufe. Die Differenz steckte er in die eigene Tasche. Quittungen wurden von Hand ausgestellt, und die Ladeneinnahmen wanderten in eine altmodische »Burroughs«-Kasse. »Die Japaner kauften ›Pirates‹-Sachen im Wert von mehreren tausend Pfund«, erinnert sich Jordan, »aber der Laden war nicht auf solche Geschäfte eingerichtet – Frachtlisten, Gewicht, Ausfuhrdokumente. Wir kamen ja kaum mit dem normalen Kunden zurecht, geschweige denn mit dem Export.« Die »Piraten«-Artikel verkauften sich so gut, daß Collins die Kasse nicht mehr schließen konnte. »Michael hat viel Geld geklaut«, sagt Jordan. »Komisch, daß Vivienne sich Geld von ihm lieh, wenn sie knapp dran war. Erst viel später dämmerte ihr, daß es ihr eigenes Geld war, das er ihr borgte. Wie hätte er bei seinem Lohn denn sonst so viel Geld haben können?«

Collins blieb dem Laden manchmal tagelang fern. Einmal kam er nicht zu einer Vormittagsbesprechung. Es goß in Strömen, und schließlich kletterte er mit sechs Stunden Verspätung von seinem Moped, völlig durchnäßt und nur in Unterhose. Völlig geistesabwesend war er den ganzen Tag herumgefahren. Es dauerte noch Monate, bis Vivienne Collins' Abhängigkeit und seine Unterschlagungen bemerkte. Die Beweislast wurde so erdrückend, daß sie ihn schließlich feuerte. Im Lauf der Zeit hatte er viele tausend Pfund unterschlagen. »Willst du ihn nicht anzeigen?« fragte eine Angestellte. »Nein, ich habe nur gesagt, er soll sich verpissen.« »Aber dann nehmen dich ja alle andern auch aus. Das ist eine Art Freibrief.« Mit sonnigem Optimismus argumentierte Vivienne: »Ich habe ja die ganze Zeit über Geld gemacht, als er mich bestohlen hat. Also habe ich keinen Verlust gemacht.« Solch positives Denken war ein typischer Charakterzug, es half ihr in allen Lebenslagen.

Michael Collins arbeitete als nächstes für den jungen Designer John Galliano. Collins machte ihn mit Mr. Mintos, Viviennes Schneider in Camden Town, bekannt. Galliano begann, die gleichen Stoffe wie Vivienne zu verwenden, zum Beispiel Madras für seine »Afghan Bankers«-Kollektion. Suzanne Bartsch, die Gallianos Modelle in New York verkaufte, sagt über ihn: »Am Anfang ließ er sich stark von Vivienne beeinflussen, wie er mir gestanden hat. Er bewunderte sie sehr.« Auch Tom Binns arbeitete für Galliano, und Patrick Cox entwarf Schuhe für ihn.

Offenbar brauchte Vivienne einen richtigen Buchhalter, und endlich stellte sie auch einen ein. Eines Tages waren Lorraine Piggott und Gene Krell gerade in »World's End«, als Vivienne anrief und den Buchhalter verlangte. »Ist nicht da«, antwortete Piggott. Eine viertel Stunde später rief sie wieder an. »Wo ist er denn bloß?« Piggott erklärte gerade, daß sie ihn den ganzen Tag noch nicht gesehen habe, als Vivienne sie unterbrach: »Warte mal, ich höre da was!« Sie legte den Hörer neben das Telefon. Dann hörte man lautes Klopfen am anderen Ende der Leitung, und ein paar Minuten später kam Vivienne wieder ans Telefon und schrie: »Verflixt noch mal! Der dämliche Buchhalter hat das Klo in Brand gesetzt!« Er hatte sich in der Toilette einen Schuß setzen wollen und versehentlich das Toilettenpapier angezündet. Dann war er auf dem Klobecken sitzend eingenickt. Vivienne mußte die Tür aufbrechen und das Feuer löschen. Sie feuerte ihn aber nicht, sondern sagte nur: »Er hat ein kleines Problem. Er muß das geregelt kriegen, er hat es mir versprochen.«

Mitten im Chaos und trotz ihrer eigenen Finanznöte konnte sich Vivienne spontan großzügig zeigen. Als Michael Collins seinen Job verlor, hatte David kein Dach mehr über dem Kopf. Sie bezahlte ihm ein Hotelzimmer, bis er eine neue Bleibe fand. Auch als Gene Krell heroinabhängig wurde, versuchte Vivienne stets, ihm zu helfen. So tolerant sie sich gegenüber Menschen zeigte, die von der Norm abwichen, so hart konnte sie bei anderen sein; Richard Torry sagt, sie sei »garantiert härter als Malcolm« gewesen und habe »Leute, die es gut mit ihr meinten«, schlecht behandelt. Einsamkeit, Frustration, Geldmangel und das Gefühl, nicht die Anerkennung zu finden, die sie verdiente, äußerten sich bei ihr als Aggression gegen andere. All ihre Lieblinge hatten eine Eigenschaft gemein – sie ließen sich von ihr beeinflussen, und sie konnte sie, wie Jordan es ausdrückte, »wie ein Projekt behandeln«. Loyale Mitarbeiter wurden allerdings selten in klingender Münze oder mit einem Dankeschön belohnt. Je nach Lust und Laune kürzte sie einem Angestellten den Lohn und gab einem anderen eine Erhöhung, auch wenn beide Seite an Seite arbeiteten. Manche wunderten sich, daß Vivienne den »ausgekochtesten Typen« vertrauen konnte, obwohl das vielleicht daran lag, daß sie sich nicht selbst mit geschäftlichen Dingen befassen wollte und die Lösung praktischer Probleme lieber anderen überließ. Sie stürzte sich lieber in ihre eigentliche Arbeit, fest davon überzeugt, Vorreiterin einer heroischen Bewegung zu sein. Mit ihrer chaotischen Art konnte sie sich auch McLarens Aufmerksamkeit sicher sein.

Als die Geschäfte schlecht liefen, hielten sich die Mitarbeiter, denen sie den Lohn schuldig blieb, an den Waren schadlos. Manchmal borgte sie sich von ihren Angestellten Geld, ohne es zurückzuzahlen, oder sie verfiel auf ausgeklügelte »Lösungen«. So schlug sie zum Beispiel einer verblüfften Verkäuferin vor, sie wolle ihr statt 125 nur 25 Pfund die Woche zahlen und sie von der Lohnliste streichen, damit sie Sozialhilfe beziehen könne. »Dann könnte ich 100 Pfund sparen. Ist das nicht eine tolle Idee?« 1983 waren fast alle Mitarbeiter in »Nostalgia of Mud« drogenabhängig, und in der Londoner Clubszene und unter Studenten war bekannt, daß man bei Zahlung von 50 Pfund Schweigegeld soviel Zeug aus dem Laden tragen konnte, wie man wollte. Wer sollte das schon merken, wo doch nie eine Bestandsaufnahme stattfand?

Viviennes nächste Schau im Oktober 1982, »Hobo-Punkature« (Frühjahr/Sommer 1983), die von der Presse zusammen mit japanischen Versionen des gleichen Stils als »Tütenlady-Mode« bezeichnet wurde, war eine Verschmelzung von »Buffalo« und Punk. Es war ihre erste Kollektion, die bei der offiziellen Veranstaltung der Chambre Syndicale gezeigt wurde und die damals in Zelten vor dem Louvre stattfand. Viele der Models hingen an der Nadel. Sylvie Grumbach und ihr Assistent Pierre Benaim hatte die meisten von ihnen in den Pariser Nachtclubs und Bars entdeckt. Die »kaputte« Erscheinung der süchtigen Models wurde noch erheblich verstärkt, als sie mit silbrigem Make-up über den Laufsteg taumelten, das im Scheinwerferlicht aschfahl wirkte, und den viellagigen Lumpen-Look vorführten. Es war ein gespenstischer Effekt. Einige Models waren nicht einmal mehr fähig, den Laufsteg zu betreten.

Die wenigen Mitarbeiter, die Vivienne nach Paris begleiteten, mußten in doppelt oder dreifach belegten bescheidenen Hotelzimmern schlafen. »Wenn man nachts erschöpft ins Zimmer kam, lagen da schon lauter Schnorrer herum«, erinnert sich Lorrain Piggott. »Die sagten dann: ›Ach, Vivienne hat gesagt, daß wir hierbleiben dürfen.‹ Es war einfach lachhaft.« Eins der schlecht bezahlten jungen Dinger, die für Vivienne arbeiteten, wohnte in einem besetzten Haus am Eastend, dessen Dach nur aus einer Plane bestand. Da sie sich keine Westwood-Modelle leisten konnte, lief sie bibbernd in dünnen Kattunfetzen herum, die sie im Atelier aufgesammelt hatte – »Das war alles, was Sharon hatte!« – aber sie war ein so leidenschaftlicher Westwood-Fan, daß sie nichts anderes tragen wollte.

»Hobo-Punkature« präsentierte arg strapazierte Stoffe, die mit säurebehandelten Knöpfen geschlossen wurden. In Viviennes Augen sahen sie »wie gebraucht aus, damit sie mehr zu erzählen haben«. Für die Anfertigung der Kleider waren bis zu fünf verschiedene komplizierte Färbe- und Druckverfahren erforderlich. Die Färber bekamen allerdings keine klaren Anweisungen, da sich Vivienne und Lorraine Piggott widersprachen. Zu allem Überfluß bestand Vivienne darauf, die Sachen *vor* dem Stonewash-Prozeß zu nähen, da nur noch eine Woche Zeit blieb, um eine große Bestellung nach Japan zu verschiffen. Nachdem der Stonewasher im Eastend einen ganzen Tag mit den halbgefärbten nassen Kleidern gekämpft hatte, rief er erbost im Büro an und brüllte: »Kommen Sie sofort her! Ihre verdammten Lumpen haben meine Maschinen verstopft, das kostet uns Tausende!« Hunderte von Wickelröcken wurden daraufhin klatschnaß aus den Waschmaschinen gezerrt und wieder in den Kingly Court verfrachtet, wo vier Mitarbeiter tagelang damit zubrachten, sie zu entwirren und sie zum Trocknen auf das Geländer der Gemeinschaftstreppe zu hängen. Das Personal mußte zwischen großen Bottichen mit giftigen und entflammbaren Säuren stehen und die halbtrockenen Kleider in Kartons verpacken. Der Gestank war überwältigend. Mitten in dieses Chaos kam eine Journalistin von der *Women's Wear Daily* hineinspaziert, um Vivienne zu interviewen. Die lag im Bett und arbeitete.

Neben den beiden eigenen Läden, »World's End« und »Nostalgia of Mud«, hatten Vivienne und McLaren ein paar Großhandelskunden gewinnen können – zwei Boutiquen in New York, zwei in Italien und fünf in Japan, die der Groß- und Einzelhändler Astore Robot kontrollierte. Außerdem war da noch eine unabhängige Einzelhändlerin, eine japanische Enthusiastin, die sich in Berni Vinyl umgenannt und ein winziges Lädchen in ihrer eigenen Wohnung in Fukuoka in Südjapan eröffnet hatte. Doch die Bestellungen blieben mager: fünf bis zwanzig Outfits, die oft nur als Schaufensterdekoration gedacht waren. Viviennes finanzielle Lage war derart angespannt, daß sie oft nicht einmal die Stoffe kaufen konnte, um die Bestellungen auszuführen. Ein zum Abendessen eingeladener Gast wurde in der Nightingale Lane mit gebratener Petersilie und Knoblauch bewirtet, so knapp war das Geld. Präsentkörbe von Geschäftspartnern wurden zur Beköstigung des Personals aufgehoben, und ein Päckchen, das Joseph ins Internat in Herefordshire geschickt bekam, enthielt ein Piratenhemd und ein paar matschige Apfelsinen. Die Vertreter in Italien sorgten sich, daß ihre Überweisungen von Viviennes gewaltigem Minus geschluckt würden und sie ihre Bestellungen nicht erhalten würden. Darum überredeten sie Lorraine Piggott, Lire mit dem Gegenwert von 10 000 Pfund aus dem Land zu schmuggeln – nach den strengen italienischen Devisenvorschriften ein Vergehen, das mit Gefängnis bestraft wird.

Viviennes Angestellte wunderten sich, daß Viviennes Durchhaltevermögen nie nachließ, trotz der Schulden, des drogensüchtigen Personals, der stürmischen Beziehung zu McLaren und trotz ihrer Einsamkeit. Eine Mitarbeiterin erklärte: »Sie genoß das Gefühl, daß alles kurz vor dem Zusammenbruch war ... So viel Gleichmut ist richtig unheimlich.« »Nichts wirft sie um«, sagt Simon Barker. »Ich kann mich nicht erinnern, daß sie jemals deprimiert gewesen wäre. Sie ist eine Kämpfernatur.«

Die Strukturen von »Glitterbest« waren ein Lehrstück für die Malaise der britischen Modeindustrie: ein Mangel an Professionalität und betrieblicher Planung, Verachtung für Wünsche der Kunden, gepaart mit einem leidenschaftlichen Engagement von Menschen, die Tag und Nacht für so gut wie nichts arbeiten. Der kanadische Schuhdesigner Patrick Cox, der sich eine Wohnung mit Viviennes persönlichem Assistenten, dem Iren David Staines, teilte, konnte den Zusammenbruch der Firma aus nächster Nähe beobachten. Man lud ihn nämlich ein, die Schuhe für die Herbst/Winter-Kollektion »Clint Eastwood« von 1984/85 zu entwerfen, als er noch am Cordwainers' College studierte. Cox erinnert sich, wie entsetzt er über Viviennes prekäres Verhältnis zu Lieferanten und freien Mitarbeitern war – er mußte einen Schuhfabrikanten aus eigener Tasche bezahlen, um Viviennes Schuhe für die Schau anfertigen zu lassen, und »Glitterbest« erstattete ihm die Kosten erst lange Zeit danach.

Inspiration für die Modelle der Kollektion »Witches« (Herbst/Winter 1983/84), die verführerisch vom Körper gleiten sollten, hatte Vivienne in einem Buch über Voodoo-Rituale in den Tropen gefunden, ein anderes Motiv war ihr Interesse an Inzest. Zu den Klängen von *Duck Rock*, McLarens Album mit afrikanischer Musik, eröffnete »Witches« mit einer exquisiten Serie von Wollcapes mit riesigen spitzen Kapuzen in Fuchsie, Ägäischblau und Zimt und bis zum Schienbein reichenden Wickelröcken, die von einer bandagierten Taille herabhingen und zu dreilaschigen Turnschuhen mit Keilabsatz getragen wurden. Als die Models sich aus den Mönchscapes schälten, wurden bei einigen enge, hüftlange Strickjacken mit spitzen Schulterpolstern sichtbar. Dazu trugen sie passende Schlauchröcke in einer Palette von dezenten Terrakotta- oder Brauntönen. Die spitzen Schultern wiederholten sich an überdimensionalen, cremefarbenen Regenmänteln. Bei dieser Schau zeigte sich Viviennes Gespür für Farbe und deren originelle Verwendung. Die ganze Kollektion war ein Wechselspiel zwischen Passend und Unpassend, die superweiten Capeformen und die enganliegenden Feinstricksachen. Sie wirkte erstaunlich modern, verspielt und sportlich und sprach die Sinne an, durch die scheinbar zufällige Art, in der die Sachen um den Körper gewickelt und drapiert waren. Der harmlose Spaß, den diese Kollektion ausdrückte, bekam zusätzliche Akzente durch eine Reihe marineblauer Trägerröcke mit Hirschhornknöpfen (wie sie Vivienne als Schülerin getragen hatte) und dickes Sweatshirtmaterial, das sich so warm und kuschelig wie Pelz anfühlte. Die Models trugen ein sparsames Make-up, das Haar war locker geflochten.

Die Sportswear der Kollektion, inspiriert von New Yorker Straßenbanden, basierte auf schlichten elastischen Schläuchen von fluoreszierendem gewachstem Acryl-Jersey, die der Silhouette des Körpers folgten. Dazu trug man überdimensionale Turnschuhe. Madonna machte das Stretchkleid populär. Vivienne verwendete Designs des New Yorker Graffiti-Künstlers Keith Haring, dessen naive, fröhliche Comicfiguren McLaren schon vorher auf der Hülle von Duck Rock verwendet hatte. Vivienne setzte Harings Arbeit wie Hieroglyphen ein, sie spielte mit heidnischer und inzestuöser Symbolik.

Am Ende der Schau, die Vivienne fast im Alleingang bestritten hatte, trat McLaren ins Rampenlicht, um den Applaus entgegenzunehmen. Vivienne folgte ihm zögernd. Die Körpersprache der beiden sprach Bände. McLaren, ganz konservativ in Hemd und Krawatte, Cordhose und Jermyn-Street-Regenmantel, trat auf Vivienne zu und küßte sie flüchtig auf die Wange. Vivienne, die Kleider aus der Kollektion trug, schien sich selbst über ein so kühles Zeichen der Zuneigung zu freuen.

Die eigentliche Wirkung von »Witches« ging nicht von der Produktion oder der Bühnenshow aus, sondern von der heiteren Beschwingtheit der fröhlichen Kleider und der Ausgelassenheit der Models. Der japanische Designer Kansai Yamamoto stand die ganze Zeit wie gefesselt da, seine Augen leuchteten vor Überraschung, als er dieses Fest der Mode sah. Polly Mellen von der amerikanischen *Vogue* erklärte die Schau zu einer »großen, sehr bedeutsamen Kollektion«. Eine Moderedakteurin sagte: »Man verpaßte zwangsläufig Givenchy, um Westwood zu sehen, aber das war es wert.« Die Kollektion brachte Bestellungen im Wert von 250 000 Pfund allein aus Italien ein.

McLaren hatte wenig mit »Witches« zu schaffen. Sein professionelles Interesse ließ nach, und zwei Männer füllten die Lücke, die durch seinen Weggang entstanden war, Carlo D'Amario und Gary Ness. Der eine versprach, ihr den Wunsch nach einem Platz in der Haute Couture zu erfüllen, der zweite schmeichelte ihrer intellektuellen Eitelkeit.

Vivienne lernte Carlo D'Amario nach »Witches« in Paris kennen. Wie McLaren war er fünf Jahre jünger als sie. D'Amario, ein stämmiger Italiener mit einer allzu vertraulichen Art, war auf den Spuren der Hippies bis nach Afghanistan gereist und hatte seinen Lebensunterhalt unter anderem mit Teppichhandel bestritten. Nach seiner Rückkehr nach Italien hatte er dem Popmode-Designer Elio Fiorucci einen Posten buntbemalte Glaswände (von Flipperautomaten aus den fünfziger Jahren) verkauft, bei dem italienischen Unternehmen King Jean gearbeitet und die PR-Agentur »Casanova« gegründet. Jetzt war er auf der Suche nach einem neuen Projekt, und sein Blick fiel auf Vivienne. Er stellte sie Fiorucci vor, für den sie freiberuflich arbeitete, doch er hatte die Absicht, ihr Geschäft in Italien zu führen und ihre Kleider in Italien herzustellen.

Im Mai 1983 waren Vivienne und D'Amario ein Paar und Geschäftpartner. Sie räumte ein, daß ihre Beziehung zu McLaren »mehr aus als an« sei. Wie McLaren war auch D'Amario ein Geschichtenerzähler, der ihre Phantasie mit plakativen Aphorismen beflügelte: »Das Establishment ist ein Auto, das hundert Meilen in der Stunde fährt, und du kannst versuchen, es langsamer fahren zu lassen, aber anhalten kannst du es nie. Am Ende fährt das Auto mit deiner Energie noch schneller. Was du tun mußt, ist *zweihundert* Meilen die Stunde fahren!« Mit seinem Mantra »*Dai* [los!], *dai*, Mrs. Westwood! Avanti, avanti!« D'Amario konnte Vivienne davon überzeugen, daß McLarens Antimode-Haltung sie hemmte und daß er selbst ihr behilflich sein könnte, einen Platz im Herzen des Mode-Establishments zu erobern. Lorraine Piggott sagt über D'Amario: »Er war es, der [Viviennes] Potential als erster sah. Ich glaube, sie fühlte sich einfach sehr geschmeichelt von diesem Mann, der sich ihr sexuell näherte, aber auch seine Geschichten erzählte ... Er schmeichelte ihr wie wild und kannte ihre Schwächen genau.«

McLaren kochte. »Ich konnte den Mann einfach nicht ausstehen. Ich fühlte mich von Viviennes Wahl verraten, ich kam mit ihm nicht klar. Vivienne klammerte sich an ihn und wollte mir eins auswischen, weil sie dachte, sie hätte mich verloren.« Lorraine Piggott glaubt, sein Zorn rührte daher, daß »dieser widerliche Mensch seine Stelle einnehmen würde ... die meisten fanden ihn etwas komisch, aber er merkte, daß der Mann gefährlich werden könnte ... Aber sie wollte das nicht wahrhaben.« McLaren, der Vivienne so lange unterschätzt hatte, schäumte, weil D'Amario jetzt die Früchte der Arbeit ernten würde, die er seiner Meinung nach in den Aufbau ihrer Reputation und Karriere gesteckt hatte: »Er haßte Carlo, weil er ihm das alles wegnahm.«

Gary Ness, der zweite neue Mann in ihrem Leben, war eine unheimliche Figur, der die Welt durch einen ständigen Nebel von Gitaneswolken betrachtete. Sein Phlegma und absichtlich gepflegter anglo-kanadischer Akzent erinnerte an Vincent Price. Ein Trio aus spitzen Winkeln beherrschte sein Gesicht: ein Turm aus stahlgrauem Haar, von vorspringenden Schläfen nach hinten gekämmt, ein spitzes Ziegenbärtchen und eine große Hakennase, deren Löcher sich verächtlich blähten. Von Alkohol und Tabak gezeichnet, ließ er seine schiefergrauen Pupillen böswillig schweifen.

Als Homosexueller in den Fünfzigern konnte Ness Vivienne nicht mit sexuellen Versprechungen locken. Statt dessen versprach er ihr Bildung und Inspiration. Wieder einmal hatte Vivienne einen Mentor gefunden. Ness nahm sie an die Hand und führte sie in eine Welt der Bücher, Kunstgalerien und Hochkultur. »Er hat mich von Punk zur Kultur zurückgebracht«, sagte sie 1997. »Ohne ihn wäre ich nicht die Modedesignerin geworden, die ich heute bin.« »Statt in mir das Evangelium ihrer Ideen zu sehen«, grollte McLaren, »hatte sie jene Bücher. Sie wollte nicht mehr Teil der Rock-'n'-Roll-Mentalität sein, und meine Sachen drehten sich alle um Musik. Bücher waren eine Möglichkeit, sich zu distanzieren.« Ness behauptete, einer wohlhabenden kanadischen Familie zu entstammen, die ihm sein Erbe verweigert hatte. Nachdem er vier Jahre die Kulissen und Kostüme eines kanadischen Wandertheaters entworfen hatte, bekam er 1954 ein Stipendium für die École des Beaux Arts in Paris, wo er Porträtmalerei studierte und sich auf Miniaturen spezialisierte. 1977 hatte er sich der Mannschaft des Ladens in der King's Road 430 als Porträtzeichner angeboten. Anfangs war er eher daran interessiert, Jordan aufs Papier zu bannen, weil sie eine stärkere optische Wirkung hatte als Vivienne. Er hatte auch Roland Penrose beim Herausgeben einer von der Kritik gelobten Biographie von Pablo Picasso geholfen und behauptete, augenblicklich an einem Buch über anglo-amerikanisches Spießertum zu arbeiten. Ness gewann geistige Kontrolle über Vivienne, als er sie mit den anthropologischen Schriften von Claude Lévi-Strauss vertraut machte, auf die sie ab »Buffalo« immer wieder in ihrer

Arbeit Bezug nehmen sollte. Er war Henry Higgins, sie Eliza Doolittle, und sie begann, ihn als ihren »Guru« zu bezeichnen.

Ness wohnt in einer verdreckten Mansardenwohnung in einem baufälligen weißen Haus in der Nähe vom Westbourne Grove in Westlondon, zwischen Stapeln von Büchern, Platten, Malkästen und Zeitungen, auf denen überquellende Aschenbecher stehen. Sein Bett besteht aus einer Schaumstoffmatratze auf den nackten Fußbodendielen, darauf liegt eine alte Decke. Kein Kochversuch wird unternommen, und bis vor kurzem stand hier nicht einmal ein Kühlschrank, also stand die Milch auf dem Fensterbrett, wo sie schnell sauer wurde.

Ness begann, sich auf Zuwendungen von Vivienne zu verlassen, die ihn seit 1982 einmal wöchentlich für eine »Tutorenstunde« besuchte und willens war, dafür ein Honorar zu zahlen. Ihr schlecht bezahltes Personal bekam das bald mit. »Sie hat jede Woche für ihn Geld abgezweigt«, sagt Lorraine Piggott, »und wir haben uns gefragt, wer ist dieser Mensch? Die Leute hier bekamen nicht einmal den Lohn ausbezahlt, und wer war dieser alte Knacker, der da in den Laden kam?« Da Vivienne ihren Mitarbeitern nicht von ihrer geistigen Abhängigkeit von Ness erzählte, wundert es kaum, daß sie ihn verachteten.

Da Vivienne bildungshungrig war und kultiviert sein wollte, verschlang sie die Bücher, die Ness ihr vorstellte. Durch ihn hörte sie von den Salons, die das gesellschaftliche und geistige Leben in Paris im achtzehnten und neunzehnten Jahrhundert bereichert hatten. Sie begann, den Salon als die vollkommene Gesellschaftsform zu betrachten und malte sich aus, einen Kreis von Intellektuellen – vorzugsweise Männern – in einem eigenen modernen Salon um sich zu sammeln. Diese Ambition wurde zur Obsession, so daß sie schließlich mit ihrem Interesse an der Mode konkurrierte.

Obwohl sich Carlo D'Amario und Gary Ness um Vivienne bemühten, verfolgten sie immer noch schmerzliche Erinnerungen an McLaren. Im Winter 1983 war der Kontakt vollkommen abgebrochen; die Lage verschärfte sich durch den geschäftlichen Zusammenbruch und McLarens Argwohn bezüglich D'Amario und seinen Partnern. McLaren, der jetzt mit seinen ehrgeizigen Plänen beschäftigt war, in Hollywood Filme zu produzieren, bezahlte ihre Rechnungen nicht mehr.

Die einzigartige kreative Partnerschaft von Westwood und McLaren war endgültig zerbrochen. Jahrelang hatte die Welt McLaren als den Initiator ihrer innovativen Mode betrachtet und Vivienne als die willige Helferin im Hintergrund, die seine Anweisungen ausführte. Ende der achtziger Jahre schlug das ins andere Extrem um. Jetzt hielt man Vivienne für das alleinige verkannte Genie. Tatsächlich waren beide begabt, originell, ehrgeizig und ausbeuterisch, beide hatten eine Schar von Kriechern um sich versammelt.

Ein Vorfall ist symptomatisch für das Zerwürfnis des Paars und gleichzeitig bezeichnend für die gemeinsame Arbeit. Als das Victoria- und-Albert-Museum ein »Pirates«-Outfit für seine Sammlung anschaffte, erhielt es zunächst nur das Etikett »Westwood«, 1993 korrigiert in »Westwood & McLaren«, nachdem McLaren einen Rechtsanwalt eingeschaltet hatte. Das war fair: Die Kollektion hätte keiner ohne den anderen realisieren können. Doch laut McLaren hat »Vivienne sich darüber gefreut, sie wußte, daß es mich verletzen würde. Das Etikett war eine Lüge.«

Vivienne hat Vivienne gemacht. Er überzeugte sie von ihren Fähigkeiten und lenkte ihre Begabungen in Richtung Mode, außerdem lieferte er das theoretische Rüstzeug für die Vermarktung ihrer Modelle. Er ermutigte sie, die konventionelle Mode herauszufordern. Vielleicht noch wichtiger war, daß er sie sensibel für die Gesellschaft machte, für das, was auf der Straße geschah und was in den Köpfen von Jugendlichen vorging. So holte er sie aus der Phantasiewelt wohlklingender Ideen, Worte und der Geschichte, in die sie sich so gern flüchtete. Nach der Trennung kehrte sie allmählich in eine abgehobenere Welt zurück, und darunter litten ihre Kollektionen.

McLaren gab Vivienne auch eine Modephilosophie. Er glaubte, daß neue Stile sich nicht alle halbe Jahre für die Erfordernisse des Modekalenders ändern sollten. Statt dessen sollten sie dann aufkommen, wenn ein Designer etwas Neues, Relevantes zu sagen hatte, etwa in einem Turnus von zwei Jahren. So locker hatten sich ihre Modestile entwickelt, und sie hatten ihren Laden jeweils entsprechend umgestylt. Als Vivienne erst einmal den offiziellen Weg der Mode beschritten hatte, mußte sie sich deren Regeln und Zeitplänen unterwerfen. Als Viviennes große Liebe vorbei war, qualifizierte sie McLaren als den »Inbegriff eines orthodoxen Rebellen« –, wobei »orthodox« für sie ein Schimpfwort war.

Jetzt verfolgten sie ihre Gläubiger, und McLaren versuchte, ihr das Geschäft zu entreißen. Es gelang ihm, Viviennes Ruf zu gefährden, denn er konnte der Presse vorgaukeln, sie sei in den Fängen eines dubiosen Italieners, und daß die innovativen Modelle aus der King's Road 430 in den letzten zehn Jahren sein Werk gewesen seien. Vivienne schien sich geschlagen zu geben. Da ihre Welt zusammengebrochen war, hielt sie kaum noch etwas in England. Sie suchte bei D'Amario Trost und in Italien eine neue berufliche Chance.

6 »Ohne Italien gäb's mich nicht«

1984–1986

»Vielleicht bin ich eine Rebellin,
aber eine Außenseiterin bin ich nicht.«

Vivienne Westwood, November 1983

Italien erlebte nach dem Zweiten Weltkrieg einen großen wirtschaftlichen Aufschwung. Das ist zu einem guten Teil vielen führenden italienischen Herstellern zu verdanken. Sie waren davon überzeugt, daß ein gutes Design nicht nur schmückendes Beiwerk von Konsumgütern sei, sondern ein ganz zentraler Bestandteil. Zu Recht glaubten diese Fabrikanten, daß ihre Produkte mit erstklassigem Design ausgestattet sein müßten, wenn die Volkswirtschaft Italiens ihren Status verbessern wollte. Denn ihr Land sollte nicht nur als Quelle billiger Arbeitskräfte gelten – wie Spanien oder Portugal –, sondern zum Lieferanten lukrativer, hochwertiger Güter aufsteigen – wie Großbritannien oder Deutschland. Führende Designer wie Ettore Sottsass, Sergio Pininfarina und die Castiglioni-Brüder wußten den bewährten italienischen Sinn für Ästhetik für sich zu nutzen, ließen sich einstellen und entwarfen begehrte Produkte wie Fiat-Automobile, Zanussi-Haushaltsgeräte, Olivetti-Büroausstattungen und B & B-, Cappelini- und Kartel-Möbel. Diese Aufgeschlossenheit spiegelte sich auch in der italienischen Modeindustrie wider. Große Textil- und Bekleidungshersteller – wie etwa GFT (Gruppo Finanzario Tessile), Aeffe und die Genny-Gruppe – investierten in führende, bahnbrechende Designer aus Italien und anderen Ländern – darunter Giorgio Armani, Romeo Gigli, Valentino, Emanuel Ungaro und Jean Paul Gaultier –, um deren Kollektionen herzustellen und zu vertreiben.

Der Erfolg dieser Produzenten und ihrer Designer war zum Teil aber auch darauf zurückzuführen, daß sie mit innovations- und experimentierfreudigen Modezeitschriften zusammenarbeiteten. So galt die italienische *Vogue* in weiten Kreisen als die wagemutigste Ausgabe der Zeitschrift. Auch Anna Piaggi, Chefredakteurin von *Vanity* – einer weiteren italienischen Publikation aus der Verlagsgruppe Condé Nast – bot stets ein Podium für einfallsreiche und moderne Kleidung. Italienische Zeitschriftenredaktionen und Hersteller bahnten den Weg für die Kombination von redaktionellen Seiten und Werbung. Dies verhalf Top-Designern wie Armani, Valentino, Krizia und Ferré in den achtziger Jahren zu ihrem internationalen Kundenkreis. Die Bekleidungs- und Textilindustrie stieg in Italien zum wichtigsten Wirtschaftszweig auf. Ende der achtziger Jahre wurde annähernd die Hälfte der in den westlichen Industrieländern produzierten Prêt-à-porter-Mode in Italien hergestellt, unter anderem auch die lukrativen US-amerikanischen Label Calvin Klein, Ralph Lauren und Donna Karan.

Vivienne war in Italien nicht nur von der Kritik begeistert aufgenommen worden, sondern wichtiger noch: Sie hatte auch finanzielle Unterstützung bekommen. Darum kehrte sie London den Rücken, wo man sich – sieht man einmal von wenigen »einsamen Rufern« ab – nur über sie lustig machte. Keith Wainwright erinnert sich: »Sie stieß in Großbritannien an Mauern. Vivienne und Malcolm machten die innovativsten Sachen, und niemand konnte es auch nur entfernt mit ihnen aufnehmen, was die Änderung der Mode oder deren Weiterentwicklung betraf. Und trotzdem nahm kein Mensch Notiz von ihnen, am wenigsten die [britische] *Vogue*, die ja die Mode bestimmte.« (Tatsächlich hatte jedoch ein allmählicher Wandel stattgefunden, und 1983 bezeichnete die britische *Vogue* Vivienne und McLaren als die »wichtigsten Vertreter des zeitgenössischen Stils«.)

Vivienne revanchierte sich für die Ablehnung und warf den Briten ihren kulturellen Konservatismus, das verkrustete Klassensystem, eine sklavische Einstellung zur Arbeit und ihre ständige Beschäftigung mit der Straßenkultur vor, die sie selbst mittlerweile als allzu »underground« abtat. »Zukünftig wird meine Inspiration nicht mehr mit der Rolle einer Außenseiterin zusammenhängen«, sagte sie 1983. »Ich stehe mitten drin. Vielleicht bin ich eine Rebellin, aber eine Außenseiterin bin ich nicht.« Vivienne war aus McLarens Schatten herausgetreten und entschlossen, ihm »World's End« nicht zu überlassen. Sie würde die Firma selbst übernehmen und sich ins Zentrum der Modewelt vorkämpfen.

Ende 1983 hatte Vivienne Schulden, das Finanzamt drohte mit einer Betriebsprüfung, McLaren machte ihr das Leben schwer, und so meldete sie Konkurs an und floh nach Mailand. In den folgenden sechs Monaten pendelte sie zwischen Großbritannien und Italien, bevor sie sich mit ihrem neuen Freund und Geschäftsberater Carlo D'Amario für fast ein Jahr in Mailand niederließ. Während dieser Zeit versorgte D'Amarios Mutter den sechzehnjährigen Joseph in ihrem Haus in der Nähe. Ben war inzwischen zwanzig Jahre alt und blieb in London.

D'Amario schwor sich, Viviennes Möglichkeiten voll auszuschöpfen, und wollte ihre Kollektionen in den modernsten italienischen Fabriken fertigen lassen. »Ich will in Italien arbeiten«, beharrte Vivienne. »Ich bitte einzig darum, daß mir die Leute professionelle Hilfe leisten. Die Situation hier ist absolut phantastisch.« Im Grunde genommen war sie wegen ihres Berufes, nicht der Liebe wegen nach Italien übersiedelt. Völlig zu Recht argumentierte sie, man könne mit eigenen Produkten in der Modeindustrie durchaus Erfolge erzielen, wenn man sie in Italien fertigen ließ. D'Amario seinerseits sah vor allem lukrative Möglichkeiten. Bella Freud sagt: »Er erkannte ihr Talent. Und Italien ist ein Land, das den wirklichen Wert von Ideen und von Design begreift. Er dachte: ›Wow! Wir können reich werden!‹ Carlo hat ein dickes Fell. Es ist ihm völlig egal, was die Leute über ihn sagen oder denken – solange er sein Geld bekommt.«

D'Amario sah nicht nur Viviennes einzigartige Begabung, sondern nahm sie auch geschickt für sich ein. Vivienne, die schon immer eine Schwäche für Schmeicheleien hatte, fand es hinreißend, daß dieser Mann sie zu verführen versuchte – auch wenn er nicht gerade ein Adonis war. Nach D'Amarios eigener Aussage ging er nach ihrer ersten Begegnung davon aus, sie sei so berühmt, daß sie »Multimillionärin sein mußte ... Ich war ziemlich entsetzt, als sie mir eröffnete, wie wenig Geld sie verdiente. Zum Glück hat sie mich verführt.«

Ähnlich wie McLaren und Ness vor ihm, so verständigte sich auch D'Amario mit Vivienne, indem er Fabeln und Vergleiche verwendete: Beispielsweise beschrieb er sich als die Lokomotive, die den Zug zum Erfolg ziehen werde. »Er schmeichelte sich ungeheuer bei ihr ein und wußte genau, wo ihre Schwächen lagen«, meinte Lorraine Piggott, ihre Produktionsleiterin bei »World's End«. Terry Doktor bezeichnete D'Amarios Vorgehen schlicht als »Sex«. Gene Krell, ein treuer Freund Viviennes, sagt: »Sie hatte keine Alternative ... überhaupt machte sie sich nie besonders große Gedanken, was die geschäftliche Seite betraf.«

Ihre nächste Kollektion »Hypnos« (Frühjahr/Sommer 1984) entwarf Vivienne in Italien. Sie wurde im Oktober 1983 in Paris im Cour du Louvre gezeigt. Im Mittelpunkt stand Sportkleidung mit fluoreszierenden Nylonfarben auf weißem Untergrund. Der sexuellen Freizügigkeit und dem sinnenfrohen Heidentum der Antike erwies Vivienne ihre Reverenz, indem sie die Stoffe mit erotischen Gestalten der griechischen Mythologie bedruckte: zum Beispiel mit einem Satyr, der mit einem klumpfüßigen Tier kopuliert; oder mit einer medusaähnlichen Figur, deren Haupt mit Penissen statt mit Schlangen geschmückt ist. Knöpfe in Gestalt von Miniatur-Phalli hielten die Kleidung zusammen. Von der Zeitschrift *The Face* wurde die Kollektion als »Porno-Olympiade« bezeichnet. Sie wurde in Italien gefertigt, sehr zu McLarens Leidwesen, denn dies bestätigte, daß er keine Kontrolle mehr über Vivienne hatte.

Die Kosten für die Schau »Hypnos« betrugen angeblich 30 000 Pfund. Bei den amerikanischen Einkäufern von Macy's und Bloomingdales kam sie sehr gut an. Die Großhandelspreise für Viviennes Kollektion hatten sich verdoppelt – ein Rock zum Beispiel kostete im Einkauf jetzt 140 statt 70 Dollar. Trotzdem beabsichtigten die Einkäufer von Bloomingdales – Mary Wong und Kal Ruttenstein –, Bestellungen für das gesamte Sortiment aufzugeben und die Kleidungsstücke in den Schaufenstern auszustellen, denn sie waren in Italien inzwischen in besserer Qualität gefertigt worden.

Jedoch kursierten hartnäckige Gerüchte, »World's End« stehe kurz vor dem Bankrott. Einige Einkäufer zögerten deshalb mit ihren Bestellungen – sie befürchteten, die Lieferungen nie zu bekommen. Der italienische Pop-art-Modemacher Elio Fiorucci, für den D'Amario zuvor sieben Jahre gearbeitet hatte, plante, die Modefirma zu kaufen. Viviennes und McLarens Entwürfe aus den siebziger Jahren waren zu modernen Klassikern geworden, die man sammeln konnte. Fiorucci hoffte daher, die Schnittmuster in seinen Besitz bringen und sie auf kommerzieller Basis reproduzieren zu können. Durch D'Amarios Vermittlung hatte er Vivienne bereits als freie Mitarbeiterin für die Modelle seiner Frühjahr/Sommer-Kollektion für 1984 engagiert. Dafür erhielt sie ein dringend benötigtes, stattliches Honorar.

Viviennes Übersiedlung nach Italien bedeutete allerdings nicht das Ende der erbitterten Auseinandersetzung mit McLaren. James Fallon, der Londoner Büroleiter von *Women's Wear Daily*, faßte die Situation so zusammen: »Malcolm war eben Malcolm – er war neidisch. Sie fand zuviel Beachtung. Er konnte sie nicht mehr so kontrollieren, wie er es erwartet hatte.« McLaren fing an, die Presse zu hofieren. Systematisch zog er dabei Viviennes Professionalität in Zweifel und redete den Journalisten ein, er selbst sei der wahre Urheber ihrer gemeinsamen Arbeit, während sie bloß die Näherin sei, die die Arbeiten ausführte. Er forderte Vivienne auf, in ihre Heimat zurückzukehren, zur Quelle ihrer gemeinsamen Inspiration. Und er sagte voraus, die Firma werde zusammenbrechen, wenn man diese von ihrer Inspirationsquelle abschneiden würde: »›World's End‹ ist aus der englischen Mode entstanden, vor allem aus unserer Straßenmode … Was wir auf der Straße finden, was wir aus den Mülleimern Englands erschaffen, ist eine äußerst tragbare Mode. Wenn Vivienne einen bürgerlichen Weg einschlagen will, na schön. Aber sie schuldet unserer Geschäftspartnerschaft mehr Aufmerksamkeit. Am Ende wird sie mit den Italienern eine Absprache treffen, fürchte ich … Ich bin nicht bereit, das alles leichtfertig hinzuwerfen.« Einige von Viviennes Anhängern pflichteten McLaren bei. So sagte Philip Sallon: »Ihre Untreue den Briten gegenüber kotzt mich wirklich an. Sie hat hier eine kostenlose Erziehung und Ausbildung genossen und von ihren Anhängern und Kunden ungeheure Unterstützung bekommen; und dann mäkelt sie an den Briten herum, weil sie angeblich keine Kultur hätten.« Da McLaren die Medien weitaus besser manipulieren konnte als Vivienne, und diese sich aus dem Ausland schlecht verteidigen konnte, wurde sein Standpunkt einige Jahre zur öffentlichen Meinung in England.

McLaren versuchte, Vivienne auch dadurch zu schaden, daß er die Mailänder Firma, die die Stücke für die »Hypnos«-Kollektion fertigte, informierte, sie hätte die Schnittmuster aus dem gemeinsamen Arbeitsraum gestohlen. Verständlicherweise gerieten die beiden Direktoren in Panik und stellten die Produktion vorübergehend ein. »McLaren rief die Fabriken an und verfügte, sie dürften nicht mit Vivienne zusammenarbeiten«, erinnert sich Bella Freud, die mittlerweile an der Academia di Costume e di Moda in Rom Modedesign studierte und sich hin und wieder mit Vivienne traf. »Er hat ihr nicht nur das Herz gebrochen, sondern wollte sie auch um ihren Erfolg bringen.«

Als McLaren wieder in London war, ließ er an die Türen des Ateliers neue Schlösser anbringen, um Vivienne den Zutritt zu verwehren. Außerdem änderte er das Firmenkonto. Er wies die Mitarbeiter an, Stücke aus gemeinsamen früheren Kollektionen fortzuschaffen, die bisher im Atelier eingelagert waren. Nach Viviennes Meinung ging es ihm darum, »zu beweisen, wie unwichtig ich war«. Um ihr Archiv zu komplettieren, muß sie daher bis heute die Exemplare ihrer frühen Arbeiten auf Auktionen und von Händlern kaufen. Überdies brachte McLaren einige Mitarbeiter dazu, sich gegen Vivienne zu wenden. Dadurch spaltete er die Firma in zwei Lager: Die einen waren bei »Nostalgia of Mud« beschäftigt gewesen und unterstützten überwiegend McLaren; die Mitarbeiter von »World's End« hielten dagegen Vivienne die Treue. Gene Krell, der dem zweiten Lager angehört, glaubt: »McLaren hat versucht, sie auf jede nur erdenkliche Weise zu bekämpfen. Er sagte, sie besuche viel zu viele ›Spaghetti-Dinners‹« – eine Anspielung auf D'Amario.

Allmählich brach »World's End« zusammen. Als Vivienne sich wieder einmal kurz in London aufhielt, schrie sie McLaren im Atelier vor einer Reporterin von der *Women's Wear Daily* an und drosch mit einem Stuhl auf ihn ein. Im Laufe des Winters 1983/84 wurden Strom und Wasser sowohl für den Laden in der King's Road als auch für das Atelier im Kingly Court und die Wohnung in der Nightingale Lane abgestellt, weil die Rechnungen nicht bezahlt worden waren. David Ireland, der den schummerigen Laden führte, durfte nur noch Bargeld annehmen. David Staines, Viviennes persönlicher Assistent, war gezwungen, geschäftliche Telefonate von seinem und Patrick Cox' Privatanschluß aus zu führen, was zu astronomisch hohen Rechnungen führte. »David kam nach Hause und telefonierte zweieinhalb Stunden mit Australien wegen einer Bestellung von dreieinhalb Paar Socken«, beschwerte sich Cox. »Und ich bekam dann eine Telefonrechnung über 2000 Pfund, die Vivienne nicht bezahlen konnte – und ich war Student! Also wurde uns das Telefon abgestellt.« Man zog aus dem Atelier im Kingly Court aus und verteilte die Kleider säckeweise in den Wohnungen der Angestellten in ganz London. »All die schwarzen Mülltüten wurden oben in der Wohnung gestapelt«, sagt Cox, »voll stinkender, verrottender Klamotten, und ganze Ladungen davon wanderten einfach in den Müll.« Im Juli 1984 weigerte sich Ireland, weiter für »World's End« zu arbeiten, und kündigte. Für einige Zeit traten Patrick Cox und dann Horace Carter-Allan an seine Stelle. Im Herbst schloß man den Laden endgültig. »Die Löhne und Gehälter wurden immer seltener bezahlt«, sagt Ireland. »Ich habe dort sechs Tage in der Woche gearbeitet und keinen Penny gesehen ... Allmählich verlor ich meine Illusionen, was die ganze Szene betraf – jede Menge Klatsch und Tratsch, Streitereien, Drogen, vor allem viel Heroin.« Patrick Cox, der das Ende der Firma aus nächster Nähe miterlebte, kam zu dem Schluß, daß Viviennes mangelnder Geschäftssinn und ihre Geringschätzung der praktischen, organisatorischen Dinge »ein Paradebeispiel dafür waren, was die britischen Designer falsch machten. Alle arbeiteten Tag und Nacht für praktisch nichts, nur weil es ihnen Spaß machte. Das Ganze war ziemlich unprofessionell.«

Die Gerichtsvollzieher kamen und beschlagnahmten Gegenstände aus den Läden, die am 25. Juli 1984 versteigert wurden – »im Auftrag der Stadtverwaltung gegen Vivienne Westwood und Malcolm McLaren« vom Auktionshaus Harbeys Auctions Ltd. Elf Posten Kleidung waren aufgeführt, zum Beispiel »ein Posten fluoreszierender, orange-gelber Kleidungsstücke aus italienischer Fabrikation« – dazu Koffer, Puffs und Fächer. Am Vorabend der Versteigerung schickte man allerdings David Staines mit Bargeld zum Auktionshaus, der die Waren auslösen konnte.

Es wurmte McLaren, daß seine ehemalige Geschäftspartnerin einen anderen Geliebten und Manager gefunden hatte – noch dazu einen Italiener. Ihn schmerzte immer noch die Erinnerung an einen früheren italienischen Konkurrenten um Viviennes Gunst, der Mitte der sechziger Jahre ihre Aufmerksamkeit auf sich gezogen hatte. Außerdem hatte er das Gefühl, es schmälere seine eigene Bedeutung, daß Vivienne ihre Liebe auf jemanden übertragen hatte, den er für einen unwürdigen Nachfolger hielt. Er begann, sich nicht nur über D'Amario, sondern über die gesamte italienische Modeindustrie abfällig zu äußern: »Das läuft in Italien überall so. Carlo D'Amario ist auch so ein Typ – kein seltener Fall in der Welt der Mainstream-Mode. Keiner von diesen Leuten ist ein besonders angenehmer Zeitgenosse.« McLaren sagte voraus, die Italiener würden »Vivienne über den Tisch ziehen«. Er erklärte die mündlichen Abmachungen, die D'Amario in ihrem Namen in Umlauf gebracht hatte, für gegenstandslos, und schwor, Vivienne davor zu bewahren, ihre gemeinsame Firma mit einem italienischen Geschäftspartner zusammenzubringen.

Es kam zu heftigen Auseinandersetzungen, bei denen es darum ging, wer die finanzielle Kontrolle über Viviennes Entwürfe haben sollte. Sie war zwar bankrott, aber sie war nach wie vor eine Modemacherin, mit der sich Geld verdienen ließ. McLaren bestand darauf, daß er und Vivienne immer noch Geschäftspartner seien. Sie sollten zusammen Angebote annehmen, um die Kleidungsstücke von japanischen Herstellern und Lizenznehmern produzieren zu lassen. Zugleich erklärte er, er sei »außerstande, die nächste Kollektion selbst zu entwerfen«. Unterdessen bezeichnete Elio Fiorucci Vivienne als seine »Modeberaterin«, und McLaren informierte die *Women's Wear Daily*, Fiorucci habe vor, »World's End« zu übernehmen. Der Agent von »World's End« war jedoch Alberto Raffaelli von der Mailänder Firma GLR, die die »Hypnos«-Kollektion fertigte. Der Presse gegenüber bestand dieser darauf, daß er die weltweiten Rechte dafür besitze, alle von Vivienne Westwood geschaffenen Entwürfe in Lizenz zu nehmen, herzustellen und zu vertreiben, egal, ob unter ihrem eigenen oder jedem anderen Namen, einschließlich »World's End«. Um seine Behauptung zu untermauern, zeigte er Reportern Verträge mit dem Datum vom 11. November 1982 – unterschrieben von Vivienne und McLaren –, die ihm die juristische Kontrolle über alle Vereinbarungen für sämtliche Entwürfe von Vivienne einräumte. Außerdem versicherte er, er sei der »erste Gläubiger« der Firma, wobei es sich um »keinen kleinen Betrag« handle. Raffaelli drohte Fiorucci mit gerichtlichen Schritten für den Fall, daß dieser Vivienne weiterhin als Mitarbeiterin in seinem Team bezeichnen würde.

Laut Luigi Bastigli, dem Geschäftsführer von GLR, hatten die britischen Vertragshersteller im vorhergehenden Jahr lediglich zehn Prozent der Bestellungen für italienische Kunden tatsächlich geliefert, und nur vierzig bis fünfzig Prozent der amerikanischen Bestellungen im Wert von 20 000 Dollar. »Das ist keineBöswilligkeit – die Leute wissen bloß nicht, wie man ein Unternehmen führt.« In der Zeit zwischen 1983 und Anfang 1984 hing die Zukunft der Marke »World's End« am seidenen Faden. Gleichzeitig drohten Vivienne und McLaren einander, den jeweils anderen zu verklagen hinsichtlich der Frage, wem die Firma gehöre. McLaren unternahm einen letzten Versuch, die Partnerschaft zu retten, und flog im Frühjahr nach Rom, um die Angelegenheit mit Vivienne, D'Amario und ihren italienischen Kollegen zu besprechen. »Sie wollten zwar an der Partnerschaft festhalten«, erinnert sich McLaren, »aber meine Rechtsanwälte rieten mir ab. Es handelte sich lediglich um eine geschäftliche Partnerschaft, nicht um eine GmbH. Und wir wußten nicht, wie diese Italiener waren und was passiert wäre, wenn wir mit der Herstellung begonnen und nichts verkauft hätten. Ich wäre haftbar gewesen.« Er behauptet, Vivienne habe die Firma absichtlich zugrunde gerichtet – nur weil sie sich von ihm sexuell gekränkt fühlte. »Sie hat völlig über meinen Kopf hinweg gehandelt. Sie wußte, daß sie mich nicht haben konnte und daß sie die Firma nicht zusammen mit mir führen konnte. Also hat sie die Firma ruiniert, um mich zu ruinieren.« Diese Version, bei der er völlig unschuldig erschien, konnte allerdings nicht erklären, warum sie zusammen inzwischen 250 000 Pfund Schulden angehäuft hatten.

Schließlich gab McLaren den Kampf auf und zog nach Hollywood. Dort arbeitete er vorübergehend als Ideenproduzent für die Twentieth Century Fox und lebte mit dem Exmodel Lauren Hutton zusammen, die inzwischen Schauspielerin geworden war. (Nils Stevenson meint: »Was Sex betrifft, hat Lauren Hutton ihn auf den Geschmack gebracht. Durch sie, nicht durch Vivienne, hat er den Sex entdeckt.«) McLaren schrieb das Ende der Geschäftspartnerschaft den unterschiedlichen Ambitionen zu, die bei ihnen aufeinandergeprallt waren. Er fand, daß Vivienne »als eigenständige Designerin arbeiten mußte und Leute brauchte, die … ernsthafter waren … Natürlich machte ich mit ihr bloß Mode, aber ich wollte auch die alten Formen zerstören. Ich war nicht verliebt in die Mode, sondern ich hatte mich immer mehr für die Medienseite des Ganzen interessiert, während Vivienne zur Pariser Haute Couture gehören wollte.«

Kurzfristig gesehen war die Trennung für McLaren in beruflicher wie privater Hinsicht nützlich, während Vivienne am Boden zerstört war. Langfristig jedoch ermöglichte sie Vivienne ihren großen Erfolg als Designerin. Die Modewelt wurde nicht mehr von McLarens Phrasen in die Irre geführt, mit denen er hauptsächlich Eigenwerbung betrieben hatte, und so erkannte sie schließlich die tragende Rolle, die Vivienne in dieser Partnerschaft ausgefüllt hatte. Der Preis für die Trennung bestand für Vivienne darin, daß sie in Herzensangelegenheiten nie mehr soviel tiefes Vertrauen haben konnte. McLaren dagegen bezahlte im beruflichen Bereich: mit dem Abstieg in relative Bedeutungslosigkeit.

In einem Gespräch über ihre Zusammenarbeit mit McLaren sagte Vivienne einmal: »Es war die Kultur, die er mir schenkte ... genau das hat mich so sehr an ihm fasziniert.« Ihre Entwürfe seien inspiriert gewesen »von dem Dialog über Ästhetik, den ich mit Malcolm führe«. Von ihm habe sie gelernt, Stile in »warm« und »kalt« zu unterteilen: »Die Ausdrücke ›warm‹ und ›kalt‹ helfen einem zu verstehen, wovon die Mode lebt. Die Mode der Mods ist zum Beispiel kalt. Malcolm würde sagen, daß sie für Bankangestellte gemacht wird. Sie ist nicht großzügig, sondern engherzig. Sie wissen schon, mit diesen kleinen Hüten und kalten Farben. Aber ein Rocker, ein Typ, der im Regen auf der Chelsea Bridge steht, in Nietenlederjacke und T-Shirt, und sein dicker Bauch hängt heraus – das ist warm. Und die Art, wie die Rocker tanzen, mit ihren großen Stiefeln – da steckt mehr Großzügigkeit drin. Es geht nicht darum, ob es teuer ist.«

Auch wenn die Beziehung zwischen Vivienne und McLaren zerstörerisch und gelegentlich sogar gewalttätig war, so haben sie doch ihre aufregendsten und innovativsten Arbeiten als Team geschaffen. »Der Einfluß, den die beiden auf die Mode hatten, kann gar nicht hoch genug eingeschätzt werden«, meint der Stilberater Peter York. Diese Partnerschaft war mehr als die Summe ihrer Teile. Vivienne war die experimentierfreudige Handwerkerin, McLaren der Artdirector, der die Themen vorgab, der jeder Kollektion einen aktuellen Bezug und Popularität verlieh und die letzte Auswahl traf. McLaren brauchte Vivienne. »Malcolm braucht jemanden, mit dem er gut zusammenarbeiten kann, sonst bringt er nichts zustande«, sagt Nils Stevenson. »Punk funktionierte nur durch den Gegensatz von Malcolm und Vivienne.« Dennoch, McLaren setzte Viviennes Beitrag, in dem er etwas rein Mechanisches sah, weiterhin herab. »Sie konnte noch nie eine Idee oder einen Gedanken formulieren. Sie hatte keine eigenen Ideen. Sie hielt sich auch selber nicht für kreativ, aber sie hatte wunderbar geschickte Hände. Sie fand immer einen Weg, daß eine Idee funktionierte.« Und doch war es Vivienne, die sich – ungeachtet der Prophezeiungen McLarens, der Presse und der Kunden – als die Dynamischere und Kreativere von beiden erwies. Zusätzlich brachte sie einen unbändigen Ehrgeiz mit und setzte ihre Ideen diszipliniert um.

Vivienne hatte sich also von McLaren befreit und arbeitete an ihrer »Clint-Eastwood«-Kollektion für den Herbst/Winter 1984/85, die als Parodie auf den Italo-Western gedacht war. Unter riesigen fluoreszierenden Regenmänteln mit Gürteln schmückten bekannte italienische Firmenzeichen – wie Fiat oder Olivetti – Nylon- und Wolljacken sowie kurze Bondage-Hosen. Die Hosen hatten leuchtende Abzeichen und waren mit Gürteln versehen, die durch Klettband geschlossen wurden. Zu einigen Stücken gehörten riesige, schachtelförmige Taschen; ein Hinweis darauf, daß Handtaschen als überholt betrachtet wurden.

Einige Wochen vor der Schau stellte Vivienne fest, daß sie noch keine Schuhe entworfen hatte. Patrick Cox versah zwei Entwürfe, die McLaren bereits angefertigt hatte, mit dem letzten Schliff: ein schwarzer Lackschuh mit dicker Sohle, aus dem eine Lasche herausragte, sowie eine Version des »Witches«-Turnschuhs mit den drei Laschen. Zusätzlich schlug Cox fünf Paar Plateauschuhe vor, die vorne sieben und hinten zehn Zentimeter hoch waren. Als er die Prototypen aus seiner Tasche zog und sie Vivienne zeigte, rief sie abschätzig: »Igitt, Plateauschuhe! Scheußlich – absolut siebziger Jahre!« Da vor der Schau in der Garderobe nicht genug Schuhe zur Verfügung standen, zeigte Cox den Models die Schuhe, die sie phantastisch fanden. John Galliano und John Flett, die beide im Zuschauerraum saßen, beauftragten Cox, Schuhe für ihre eigenen Kollektionen zu entwerfen. Im März 1990 belebte Vivienne die Plateausohle neu und stattete damit einen eleganten Pumps für ihre »Portrait«-Kollektion aus; dieser Schuh wurde zum Wahrzeichen ihres Modehauses.

Bei der Schau »Clint Eastwood« im Cour du Louvre in Paris (März 1984) herrschte ein wildes Durcheinander. Die Kleidungsstücke trafen erst zwei Stunden vorher aus Italien ein, und viele waren noch nicht fertig. Deshalb zwang Vivienne ihre Assistenten, die Stylistinnen und auch verschiedene

Zuschauer, sich hinter der Bühne an tragbare Nähmaschinen zu setzen und die Kleidungsstücke noch zusammenzunähen. Zugleich hatte Gene Krell die wütenden Zuschauer zu beruhigen – sie mußten über zwei Stunden warten.

Da nur wenige Stücke aus der »Clint-Eastwood«-Kollektion tatsächlich hergestellt wurden und weil Vivienne über keine Verkaufsstellen in London mehr verfügte, warf die Kollektion keinen Profit ab. Dennoch unterstützte D'Amario Vivienne weiter und besorgte ihr ein Bankdarlehen, um das Label »World's End« zu retten. Sobald Viviennes Vertrag mit Fiorucci ausgelaufen war, trat er sofort in – erfolgreiche – Verhandlungen mit Zamasport – dem Hersteller, der die Kollektionen von Romeo Gigli produzierte –, damit Vivienne für ihn Kreationen schuf.

Auch mit Sergio Galeotti, Giorgio Armanis Partner, führte D'Amario Gespräche. Galeotti überwachte Armanis Geschäfte. Er kümmerte sich um die praktische Seite der Herstellung und arbeitete mit GFT zusammen, Italiens führendem Unternehmen für Designermode, das die Kollektion produzierte. Außerdem entwickelte er mehrere Designermarken für den Vorsitzenden von GFT, Marco Rivetti. Galeotti sah Viviennes Talent und schlug der Armani-Gruppe vor, einen Vertrag zu entwerfen, der Herstellung und Verkauf von Viviennes Kollektionen zum Inhalt hatte. Während die Verhandlungen liefen, hielt sich Vivienne vorübergehend in London auf. Sie hatte nicht einmal genug Geld, um sich den Rückflug nach Mailand leisten zu können. In ihrer Verzweiflung bat sie David Connors – den Architekten, der ihr bei der Innenausstattung des »Seditionaries«-Ladens geholfen hatte –, ihr etwas Geld zu leihen. »Man stelle sich das mal vor«, erinnert sich Connors. »Giorgio Armani bietet ihr an, daß sie weltweit die Nummer eins wird, und sie kann sich kein Flugticket leisten – nicht einmal einen Busfahrschein!« (Mehrere Jahre später bot Vivienne Connors 200 Pfund in bar oder Kleidung im Wert von 400 Pfund an, um den Kredit zurückzuzahlen. Er entschied sich für die Kleidungsstücke.)

Am 16. Januar 1985 wurde in der *Women's Wear Daily* verkündet, daß die Vertragsverhandlungen zwischen Armani und

Westwood kurz vor dem Abschluß standen. Die Kooperation wurde als »eine von den seltsameren Verbindungen in der Modewelt« bezeichnet. In kommerzieller Hinsicht ergab sie jedoch einen Sinn. War Armanis diskrete, »erwachsene« Mode der Inbegriff eines gepflegten Minimalismus für die moderne Frau, so war Viviennes Arbeit farbenfroh, jugendlich und auffällig. Die jungen Italienerinnen sehnten sich nach britischer Avantgarde-Mode. Mitte der achtziger Jahre war die Mode an eine Weggabelung gelangt: Würde man zur konventionellen, damenhaften Qualität zurückkehren, die man mit den französischen Modeschöpfern in Zusammenhang brachte, oder würde man eher die experimentelle Richtung der Dekonstruktion einschlagen, die Vivienne vertrat und die führende japanische Modemacher weiterführten? Galeotti hatte ein Geschäft eingefädelt, das beide Extreme des Modespektrums einschließen würde: mit zwei Modeschöpfern, deren Kollektionen kraß unterschiedliche Vorstellungen von der modernen Frau zeigten und die beide auf ihrem Gebiet führend waren.

Das Geschäft sah einen Siebenjahresvertrag mit Vivienne vor, den sie um weitere fünf Jahre verlängern konnte und der Armani das weltweite Exklusivrecht für den Gebrauch des Namens Vivienne Westwood gab. Vivienne sollte nicht nur eine »beträchtliche« finanzielle Unterstützung von Armani erhalten, der ihre Kollektionen herstellen und verkaufen würde, sondern sie sollte auch Tantiemen erhalten, im kreativen Bereich völlig freie Hand bekommen und alle Fragen der Werbung, wie zum Beispiel die Modenschauen, selbst managen. Die erste Schau sollte in Paris im März 1985 stattfinden.

Giorgio Armani freute sich über die geschäftliche Verbindung mit Vivienne. Nachdem er ein Video mit einer ihrer Kollektionen gesehen hatte, erklärte er, es zeige »Stil und Anmut in ihrer Kollektion – ein zärtliches Gefühl«; vielleicht das, was Vivienne als »warme« Mode bezeichnet hätte. »Von ihrer Mode geht etwas aus, das an unsere Vorfahren erinnert«, sagte er weiter. »Ihre Kleider haben eine Art naive Aura, aber besonders gefiel mir, daß sie überhaupt nicht aggressiv wirken.« Für Vivienne, die Armani nur einmal traf, war der Geschäftsabschluß sehr willkommen: »Wir beide haben klare

Vorstellungen. Armani verleiht einer entspannten Kleidung Status und Ansehen. Er wird immer aussehen wie Giorgio Armani, und ich werde immer aussehen wie Vivienne Westwood.«

Während sie an ihrer ersten Kollektion unter der Ägide der Armani-Gruppe arbeitete, wohnte Vivienne in dem kleinen Hotel »Elizabetta« in Florenz und arbeitete mit der GFT-Fabrik in der Toskana zusammen. Gelegentlich unternahm sie Ausflüge nach Rom, wo sie sich mit ihrer ehemaligen Mitarbeiterin Bella Freud traf, die im Haus des britischen Künstlers Brian Clark lebte und mit Prinz »Dado« Ruspoli, dem Oberhaupt einer bedeutenden römischen Familie, ausging. Bella Freud war ihrer früheren Chefin gegenüber ein wenig vorsichtig. Keith Richards von den Rolling Stones hatte ihr den Auftrag erteilt, einen Mantel für ihn zu fertigen. Und weil sie sich erinnerte, daß Vivienne strikt gegen das Establishment war – vor allem was die Stars am Rockmusikhimmel betraf –, so rechnete sie damit, daß »Vivienne mich für ziemlich blöd halten würde, weil ich für ihn arbeitete«. Aber zu ihrer Überraschung war Vivienne sehr aufgeschlossen und freundlich und half ihr sogar beim Entwurf des Mantels.

Bella Freud vertraute sie an, daß sie in Italien einsam war. Vermutlich verstärkte sich ihre Isolation noch dadurch, daß sie kein Italienisch sprach. Sie erzählte aufgeregt über ihre neue Affäre mit D'Amario, »wie ein junges Mädchen, das ständig davon redet, daß die Sternzeichen gut zusammenpassen«. Doch als sie ihre Probleme mit McLaren schilderte, wirkte sie erstaunlich distanziert. »Sie hat nie zu Selbstmitleid geneigt. Und jetzt sah es fast so aus, als würde sie sich von außen betrachten, wenn sie ihren seelischen Schmerz ›als Brennen in einem Teil meines Körpers‹ beschrieb, statt das zu tun, was die meisten Frauen getan hätten, nämlich den Mann als ›verdammtes Arschloch‹ zu bezeichnen.« Eines Nachmittags, als sie auf einer Straße spazierengingen, drehte sich Vivienne zu Bella Freud um und sagte: »Weißt du, wenn mich jetzt das Auto dort überfahren würde, würde ich nur meiner Mum good bye sagen, und sonst niemandem.« Sie erwähnte dabei keinen ihrer beiden Söhne.

Bella Freud führte Vivienne in eine privilegierte und exklusive Gesellschaft ein, die von Reichen und Adligen – wie zum Beispiel den Ruspolis, dem Graf von Mulgrave, der Baronin Francesca von Thyssen-Bornemisza – und von Künstlern wie Brian Clark, Cy Twombly und dem Fotografen Alastair Thane bevölkert wurde. Man traf sich in Dado Ruspolis Schloß »Cerveteri«, nördlich von Rom, oder auf einem Anwesen in der Nähe, das Ruspolis Kusine, Paola Igliori und ihrem Ehemann, dem Künstler Sandro Chia, gehörte. Inmitten von Renaissance-Brunnen und Gartenanlagen aus dem siebzehnten Jahrhundert spielte Vivienne mit diesen reichen und schönen jungen Leuten Scharaden. Das öffnete ihr die Augen für eine andere Lebensweise, eine andere Sensibilität und eine andere Art, sich zu kleiden. Vivienne, die sich hier außerhalb ihrer vertrauten Umgebung befand und in so selbstbewußter und sorgloser Gesellschaft, zeigte sich eher reserviert und wachsam, statt rechthaberisch. Paola Igloiri schilderte sie als »zurückhaltend und nicht sehr gesprächig«. Aber Viviennes Ernst und »ihre ungewöhnlichen Ansichten und Einstellungen« faszinierten sie.

In dieser Zeit veränderte Vivienne ihre Äußeres so gut wie nie. Sie trug eine kurze Jacke im Prinzeßstil und einen mittellangen Cordrock, bedruckt mit einem Holzmaserungsmuster (den sie in ihrer nächsten Kollektion zeigte und den später die Sängerin Cindi Lauper trug). Vivienne hielt dieses Muster, das metaphorisch den zweiten Teil ihres Nachnamens darstellte, für eine Art Talisman, der »ihr Glück bringen« sollte, erinnert sich Dometilla Getty. Ihr Haar, mit Medaillons in dünnen Zöpfen zusammengehalten, hatte sie grell mit Henna gefärbt, Brauen und Lider mit dem goldenen Piraten-Make-up bemalt, die Lippen hatte sie dunkel umrandet.

Was die berufliche Seite betraf, so schien Viviennes Stern endlich aufzugehen. Wie groß die Anerkennung war, die man ihr im Modegeschäft zollte, zeigte sich deutlich, als sie im November 1983 in Tokio ihre Kollektion als eine der »Besten Fünf« (Hanae Moris' weltweiter Mode-Award) präsentierte, zusammen mit Claude Montane, Calvin Klein und Gianfranco Ferré. Zu Beginn des Frühjahrs 1985 starb jedoch Sergio

Galeotti an einer Krankheit, die mit Aids in Zusammenhang stand – kurz bevor Viviennes neue Kollektion termingerecht in Paris gezeigt werden sollte. Giorgio Armani, der um seinen engen Freund trauerte und sich Sorgen machte, weil das Unternehmen seinen Geschäftsführer verloren hatte, schränkte die Geschäftsaktivitäten ein und sagte sowohl die Schau als auch die Herstellung der Westwood-Produktlinie ab. Zahlreiche Gerüchte kursierten, denen zufolge sich die Fabrik, in der man an Viviennes Kollektion arbeitete, gegenüber der Armani-Gruppe beschwert hätte, daß man mit Vivienne überhaupt nicht zusammenarbeiten könne. Angeblich hatte sie es versäumt, adäquat abgestufte Farbmuster vorzulegen; auch warf man ihr vor, sie sei aufbrausend und unfähig, sich an einen Ablauf oder an Abmachungen zu halten.

Am meisten verblüffte Gene Krell an Viviennes Reaktion auf das Scheitern des Vertrages, den sie doch als Erfüllung ihrer Träume angesehen hatte, wie hartnäckig und entschlossen sie trotzdem weitermachte. In der kurzen Zeit zwischen Galeottis Tod und dem Ende der Zusammenarbeit mit Armani hatte man Muster für Viviennes Schau hergestellt und Einladungen an Presse und Käufer versandt. Sie entschied sich dafür, den Zuschauern persönlich zu sagen, daß die Schau in letzter Minute abgesagt worden war. Es muß für sie äußerst demütigend gewesen sein, ihre Gäste über diesen beruflichen Fehlschlag zu unterrichten. Doch mit der ihr eigenen Chuzpe stellte sie sich in den Zelteingang des Cour du Louvre – mit einer Mütze aus einem Souvenirladen, die eine Faust mit einem riesigen Filzhammer zierte – und informierte alle Anwesenden darüber, daß die Schau abgesagt war.

Durch das Debakel mit Armani verschob sich die Enthüllung einer ihrer außergewöhnlichsten Kollektionen: »Mini Crini«, ursprünglich »World School« genannt. Die Kollektion war wie immer widersprüchlich. Diesmal hatte Vivienne zwei der extremsten sowie kontroversesten und anscheinend miteinander unvereinbare Kleidungsstücke der Damenmode zusammengebracht: die schwere, bodenlange Krinoline, getragen von der reiferen Dame in den respektablen sechziger Jahren des neunzehnten Jahrhunderts, und den mädchenhaften kurzen Rock, den die angeblich befreite und promiskuitive junge Frau der sechziger Jahre des zwanzigsten Jahrhunderts trug. Vivienne genoß nicht nur die Gegenüberstellung von übertrieben Verborgenem mit übertrieben Enthülltem, sondern auch, daß sie es gerade zu diesem Zeitpunkt zeigte. Indem sie einen knielangen Rock mit weiten Hüften einführte, bot sie der Unisex-Silhouette der Power-Kleidung in den achtziger Jahren die Stirn und hoffte, daß ihre Krinoline »diesen häßlichen italienischen Look aus der Mode rausschmeißen wird. Frauen wollen wieder feminin aussehen.«

Mitte der achtziger Jahre wurde in der gängigen Mode die Gestalt von adoleszenten jungen Männern zum Leitbild. Frauenkleidung war gekennzeichnet durch das Ideal von breiten Schultern, schmalen Hüften und langen, schlanken Beinen. Weibliche Kurven und Fruchtbarkeit verbargen sich hinter einer kantigen Androgynie. Die Krinoline des neunzehnten Jahrhunderts dagegen richtete die Aufmerksamkeit auf die Hüften der Frau und feierte die Fruchtbarkeit. Welche geeignetere Möglichkeit bot sich also, um dem zeitgenössischen Verbergen der Tatsache, daß eine Frau Kinder bekommen kann, entgegenzutreten, als die Krinoline wieder einzuführen? Viviennes erster Mini-Crini-Rock saß direkt auf den Hüften und schwang sich bis unterhalb des Knies – kürzere Versionen folgten. Sie kombinierte ihn mit einem stark taillierten, kurzen Blazer mit schmalen Schultern oder mit einer vorn mit Schleife verzierten kleinen Jacke sowie mit Minnie-Mouse-Plateauschuhen aus Holz oder weißem Schaumgummi – eine Nachahmung des kindlichen Aussehens einer Comicfigur. Das Ensemble war eine seltsam hybride Mischung; dazu gehörten auch der weich-feminine Oberkörper des New Look von Dior, das Mädchenhafte des Minirocks, die Fülle der Röcke mit Netzunterrock aus Viviennes Jugend, die Lampenschirmkleider, die Leon Bakst für Diaghilews Ballette *Petruschka*, *Narcisse* und *Carnival* entworfen hatte sowie die Reifröcke des französischen Zweiten Kaiserreichs.

Im Laufe der letzten 400 Jahre hat sich eine extrem übertriebene Linie in der Damenmode dreimal durchgesetzt: die Fischbein-Korsage und der Reifrock des fünfzehnten Jahrhunderts; das Korsett und der Reif-Unterrock des achtzehnten Jahrhunderts; schließlich die Korsage und die Krinoline des neunzehnten Jahrhunderts. Die ursprüngliche Krinoline, die die Kaiserin Eugénie von Frankreich populär machte, beherrschte die Mode in den fünfziger und sechziger Jahren des neunzehnten Jahrhunderts. Als der Rock nach und nach weiter wurde, lieferte er Satirikern einen Fundus für ihren Spott. Sie nahmen ihn aufs Korn, weil er lächerlich unpraktisch und gefährlich sei. Modebewußte Damen wurden geschildert, die beim geringsten Windhauch wie Regenschirme vom Boden in den Himmel abhoben, und 1858 ließ sich das englische Satireblatt *Punch* darüber aus, welche Konsequenzen diese Mode für die Architektur (»Man muß Treppen und Portiken verbreitern«) und für das weibliche Gehirn habe (»eine enge Taille verrät einen engstirnigen Verstand«). Die Krinoline war zudem eine Ärgernis für Männer, die sich gezwungen sahen, auf Distanz zu den Frauen zu gehen, die sich mit einem Kleidungsstück von drei bis vier Metern Durchmesser umgaben. Dennoch wurde das Krinolinenkleid nicht nur von den Damen der feinen Gesellschaft getragen, sondern auch von Fabrikarbeiterinnen, Ladenverkäuferinnen und Dienstmädchen. Es war zwar ausladend, doch befreite es die Beine der Frauen von den engen, schweren Unterröcken und ermöglichte so mehr aktive Tätigkeiten. Die Kaiserin zum Beispiel begann, darin flott zu gehen, und um 1865 wurde die »Jupe passe partout« eingeführt: Dieser Rock barg ein System von kleinen Rollenzügen, mit dem man ihn heben konnte, so daß seine Trägerin auch aktiven Freizeitbeschäftigungen wie Wandern, Bogenschießen oder Krocketspielen nachgehen konnte.

Die Krinoline des neunzehnten Jahrhunderts ruhte auf einem Unterrock aus Roßhaar (crin: franz. für Roßhaar), der durch Stahldraht (für Federn in Uhrwerken), Fischbeinreifen, geflochtenes Stroh oder gar aufblasbare Gummireifen steif gemacht wurde. Kritikern gegenüber erklärte Vivienne, daß ihre zeitgenössische Version, die auf »Fischbein«-Reifen aus Kunststoff hing, bequem und praktisch sei. »Der Rock fällt einfach um die Frau herum, und deshalb bemerkt sie ihn gar nicht … sie könnte in einer U-Bahn sitzen und würde gar nicht fühlen, daß sie einen trägt – bis sie aufsteht und er sich einfach aufspannt. Selbst wenn man in einer überfüllten U-Bahn sitzt – er springt immer wieder in die alte Form zurück, wenn man ihn zusammengedrückt hat.« Die übertriebenen Proportionen fand sie anziehend, weil sie ihrer Meinung nach der Trägerin »ein besonderes Gefühl der Präsenz verleihen. Er bewirkt tatsächlich, daß sie den Busen herausstrecken möchte.« Viviennes Ansicht nach gehört die Krinoline »zu den erotischsten Kleidungsstücken, die es je gegeben hat, und zwar wegen der Art und Weise, wie sie schwingt und kleine Durchblicke auf Haut und Unterwäsche gewährt«.

Auch die archaischen Eigenschaften des Rockes faszinierten sie. »Ich nehme etwas aus der Vergangenheit, das eine Art Lebendigkeit hat, die man noch nie genutzt hat ... und ich werde ganz besinnlich – so als würde ich ein Musikstück schreiben oder ein Bild malen. Dior ging ständig in Museen, und wenn ihn ein Mitarbeiter finden wollte, steckte er sicher unter einem großen Kleid, weil er herausfinden wollte, wie sie gemacht waren. Entscheidend ist, daß man etwas nimmt, was es schon gibt, und dann so sehr darin eintaucht, daß man am Ende etwas Originelles hervorbringt, weil man es den eigenen Ideen anpaßt.«

Nur selten schildert eine Modeschöpferin ihre Arbeitsweise so klar und aufschlußreich. Spuren ihrer früheren Tätigkeit als Lehrerin fanden sich jedoch hier und da immer noch bei Vivienne. Sie war nicht wortgewandt, doch wie sie ihre Methode erklärte, das war direkt und informativ. Nach ihrer Beschreibung ist Modedesign »fast wie Rechnen. Man verfügt über eine Auswahl von Ideen, und zu diesen muß man etwas dazuzählen oder abziehen, um so zu einer Gleichung zu kommen, die für die jeweilige Zeit stimmt.«

Vivienne besaß ein ausgeprägtes und kluges Gespür für den richtigen Zeitpunkt. Simon Barker gegenüber sagte sie, sie habe sich das erste Mal 1978 eingehender mit der Krinoline befaßt. Aber sie habe sich dann doch entschlossen, die Sache erst dann zu realisieren, wenn sie das Konzept vollständig entwickelt habe und es in einem geeigneteren Augenblick einführen könne. Zwar erntete Vivienne später mit dem Krinolinenrock viel

Beifall als kreative Designerin, doch war sie nicht die erste, die den Rock bauschiger machen wollte. 1977 hatte Chrissie Walsh (die Freundin des Architekten Ben Kelly) ihn bei ihrer Abschlußshow zum M. A. (Master of Arts) am Royal College of Art gezeigt, ebenso wie Rifat Ozbek für seinen B. A. (Bachelor of Arts) an der St. Martin's School. Vivienne kannte sie beide. Philip Sallon experimentierte ebenfalls mit der Krinoline, wie seine College-Skizzenbücher aus der damaligen Zeit beweisen. Zudem enden alle Moden in Übertreibungen, und so war es nicht zu vermeiden, daß das Ideal der superschlanken Hüfte herausgefordert werden würde.

Viviennes Mini-Crinis beruhten auf der Kreisform. Sie kombinierte die runden Gesichter und Körper der Comicfiguren Micky- und Minniemaus mit dem radähnlichen Rund des Krinolinenrocks. Die Baumwoll- und Denimstoffe, aus denen sie ihre Röcke schnitt, waren mit riesigen Tupfen oder Sternen bestickt. Und die Plateauschuhe mit runder Spitze vermittelten ihrer Meinung nach den Eindruck »einer alten Prostituierten, die so tut, als wäre sie vierzehn«. Gerade Linien wurden verbannt. Um die Bedeutung der Kurve klarzumachen, zeigte Vivienne ihre Kollektion mit wohlgerundeten, jungen, britischen Modellen.

Mit Hilfe eines Darlehens, das D'Amario besorgt hatte, fand das Debüt des Mini-Crini im Oktober 1985 im Cour du Louvre statt. In drei Versionen wurde der Rock gezeigt: als Korb, Kugel und als Bienenkorb mit außen angebrachten Reifen. Ein paar Wochen später übernahm Suzanne Bartsch in New York den Nachtclub »Limelight« und zeigte die neue Kollektion, die von den Amerikanern »Pollyanna«-Kollektion getauft wurde. Die deutsche Emigrantin war ungewöhnlich avantgardistisch eingestellt und für Vivienne in New York eine wichtige Kontaktperson. Ihre erste Boutique, die sie 1981 in der Thompson Street in Soho eröffnet hatte, bot ein einzigartiges Schaufenster für »New London in New York«; hier wurde Kleidung von BodyMap, Leigh Bowery und Rachel Aubin verkauft, Glasschmuck von Andrew Logan und Brillen von Tony Cross. Zunächst wurde Viviennes Look als bloßer Jux abgetan, doch schon nach wenigen Monaten berichtete die *New York Times*, daß Bartschs Boutique – und nicht nur sie – »in jüngster Zeit ziemlich große Schwierigkeiten hat, ihre Avantgarde-Kundschaft mit Krinolinen einzukleiden, da sich der Rock als äußerst beliebt bei der Kundschaft erwiesen hat«.

Die Verbindung mit Bartsch endete nicht in Freundschaft. Laut Bartsch hatte Vivienne erhebliche Vorauszahlungen für Bestellungen gefordert, die nie eintrafen: »Ich habe ihr 15 000 oder 20 000 Dollar überwiesen, habe aber nie ein Stück gesehen.« Als eine Art Vergeltung soll Bartsch angeblich die im »Limelight« gezeigten Stücke der »Mini-Crini«-Kollektion einbehalten haben. »Hätte ich die Lieferungen bekommen, dann hätte ich sehr gut verdient«, sagt Bartsch. »Ihre Sachen wurden einem förmlich aus der Hand gerissen.« Viele Jahre lang sprachen die beiden Frauen kein Wort miteinander, und die Tatsache, daß die Lieferungen aus den Westwood-Kollektionen an Bartschs Boutique nur sporadisch, willkürlich oder überhaupt nicht eintrafen, belastete das Verhältnis noch weiter.

Weil die »Mini-Crini«-Kollektion während der Zusammenarbeit mit der Armani-Gruppe vorbereitet worden war, hatte Vivienne ihre Schnittmuster in der toskanischen Fabrik zurückgelassen, die das gesamte Sortiment produzieren sollte. Vivienne wollte die Muster unbedingt zurückhaben, und Bella Freud zufolge »stahl Carlo D'Amario sie für Vivienne aus der Fabrik«. Diese Tat, verbunden mit D'Amarios Unterstützung und dem Darlehen, das er aufgenommen hatte, um ihre Firma zu retten, hinterließ bei Vivienne das Gefühl, sie sei ihm zu ungeheuer großem Dank verpflichtet. Eine Schuld, die sie nicht vergessen würde. Simon Barker ist jedoch der Ansicht, daß sie »Carlos Rolle als Retter übertrieb. Die italienische *Vogue* hätte sowieso über sie berichtet, und Fiorucci wollte sie unbedingt haben. In Italien hatte sie eine Zukunft, ganz gleich, was geschah.«

In der Zeit, in der Vivienne nicht in London war, trennte sie sich von Gary Ness, der inzwischen von ihren Geldzuwendungen abhängig geworden war. Er war dadurch wie gelähmt und wartete auf die Rückkehr seiner Wohltäterin. Sein Einfluß sollte später erhebliche Auswirkungen auf Viviennes Arbeit haben.

7 Rule Britannia!

1986–1988

»Am meisten Spaß hat es mir immer gemacht, wenn ich die Engländer parodieren konnte.«

Vivienne Westwood, 1987

Zu Beginn des Jahres 1986 lebte Vivienne in bescheidenen, unsicheren Verhältnissen. Ihr Siebenjahresvertrag mit Armani hatte abrupt geendet, und die stürmische Affäre mit Carlo D'Amario war ebenfalls vorüber. Es gab jetzt kaum noch etwas, was sie in Italien hielt. Ohne Mann und ohne Geld kehrte sie nach London zurück, wo die 250 000 Pfund Schulden, die sie während der Partnerschaft mit McLaren angesammelt hatte, immer noch beglichen werden mußten.

Der Architekt David Connors traf seine ehemalige Kundin kurz nach ihrer Rückkehr im Londoner Stadtteil Chelsea. Als er sie nach dem Armani-Vertrag fragte, klagte sie: »In Italien nimmt man billige Stoffe und sorgt dafür, daß sie teuer aussehen, und ich nehme teure Stoffe und sorge dafür, daß sie billig aussehen. Die Italiener begreifen einfach nicht, was ich versuche!« Aber trotz des Spottes, der finanziellen Schwierigkeiten und der Einsamkeit war Vivienne entschlossen, weiterzumachen: »Sie hat eine außergewöhnliche Fähigkeit, Rückschläge wegzustecken«, bemerkt ihr Freund Gene Krell. »So etwas wie Not und Widrigkeiten nimmt sie einfach nicht zur Kenntnis.«

Vivienne verzichtete nun auf ihren Vogelscheuchen-Look zugunsten strenger, sittsamer, englischer Anzugstoffe – vielleicht, weil sie die Ansichten der Italiener über Mode kennengelernt hatte. Sie begann, die feine Schneiderkunst der Savile Row zu rühmen, ebenso die Tradition und Handwerkskunst, die der schottische und englische Tweed sowie der englische

Gabardine in sich bargen. Sie hatte das Thema »Sexualität« in der Mode nicht aufgegeben, sondern spielte einfach nur mit einer anderen Form – mit unterdrückter Sexualität, mit der Erotik, die in den nationalen Klischees latent vorhanden war: die Lehrerin mit Brille oder die englische Nanny, die ihrer Arbeit stets akkurat und adrett gekleidet nachgeht. Nur eine britische Designerin, die intuitiv dieses komische Element im britischen Volkscharakter spürte, konnte es entsprechend zelebrieren.

Viviennes Eltern waren in das Städtchen Teignmouth in der Grafschaft Devon (im Südwesten von England) gezogen. Am 8. September 1985 starb ihr Vater an einer Herzkrankheit. Zwar wurde sein Vermögen von knapp über 4000 Pfund zu gleichen Teilen unter den drei Kindern verteilt, aber er hatte nur Olga und Gordon als Testamentsvollstrecker eingesetzt, obwohl Vivienne die älteste war. Vivienne freute sich auf das Zusammensein mit ihrer gerade verwitweten Mutter, die nun von Devon nach London zog und eine Zeitlang bei ihrer Tochter in der Nightingale Lane wohnte. Unverkennbar hatte Vivienne Doras robuste Konstitution geerbt, aber auch ihre mädchenhafte Art, ihre Offenheit und ihre Vorliebe dafür, sich gern schön anzuziehen. Dora zog die verrücktesten Sachen an – wobei sie auffällige, pfauenblaue Seidenjacken oder knallrote »Love«-Jacken aus Viviennes Kollektionen bevorzugte. Aber Dora hatte ein glücklicheres Naturell und war weniger kompliziert als ihre Tochter. Ihre Wangen waren gerötet, und ihre wasserblauen Augen glitzerten vor lauter Vorfreude auf den nächsten aufregenden Abschnitt in ihrem Leben.

In Viviennes Verhältnis zu ihrer Mutter hatte es Höhen und Tiefen gegeben, aber jetzt, da »der Eindringling« – so nannte Dora McLaren – nicht mehr da war, kamen sich die beiden Frauen näher. Trotzdem akzeptierte Dora immer noch nicht, was sie als ungehöriges Betragen ihrer Tochter ansah: die Punk-Exzesse, ein uneheliches Kind und pornographische Entwürfe. Sie ermunterte Vivienne, nostalgische englische Kleidungsstücke zu verwenden, wie zum Beispiel Wollensembles von Smedley und Schulträgerröcke, die sie in ihrem Postladen in Tintwistle verkauft hatte. Als einmal Simon Barker in Viviennes Laden kam und sich vorbeugte, um einige Restposten aus der »Witches«-Kollektion anzuschauen, die in einem Korb reduziert angeboten wurden, warnte ihn Dora: »Oh, sehen Sie da bitte nicht rein! Da hat Vivienne einige Tops mit diesen komischen Knöpfen in Form von Penissen drin. Ich weiß wirklich nicht, warum sie solche Sachen macht!« Vivienne hatte sich während ihrer Punk-Phase über die Kritteleien ihrer Mutter sehr geärgert, dennoch willigte Dora nun ein, ihr dabei zu helfen, das Geschäft wieder aufzubauen – mit nichts, abgesehen von Viviennes Berühmtheit und ihren eigenen bescheidenen Ersparnissen. So wie sie der Boutique »Let it Rock« finanziell geholfen hatte, so investierte sie auch jetzt in das neue Unternehmen ihrer Tochter.

Vivienne eröffnete die Boutique »World's End« wieder und begann ihren unaufhaltsamen Aufstieg. Sie war wieder zahlungsfähig, und die Kritik zollte ihr Anerkennung. Da sie Konkurs angemeldet hatte, konnte sie keine Firma mehr unter ihrem eigenen Namen eröffnen, und so zeichneten ihre Mutter und ihr Sohn Joseph als Geschäftsführer einer neuen Firma: »Casnell Ltd.« – den Namen übernahm man einfach von einem Unternehmen, das in Konkurs gegangen war. Vivienne war jedoch mutlos. Sie weigerte sich, darüber zu sprechen, warum sich das Armani-Geschäft zerschlagen hatte, und sie hatte auch das Vertrauen zu ihren früheren Geschäftspartnern verloren. McLaren hatte sie im Stich gelassen; D'Amario war immer noch ein glühender Verehrer von ihr, aber unzuverlässig als Verbündeter; Michael Collins war inzwischen heroinsüchtig geworden, er war zu nichts mehr fähig und hatte Tausende Pfund aus ihrem Geschäft unterschlagen; und die meisten Mitarbeiter, die es leid waren, daß sie nicht bezahlt wurden, und die sich über Viviennes schlechtes Management und ihre Selbstsucht ärgerten, hatten sie verlassen.

Vivienne war trotzdem immer noch überzeugt, daß sie eine große Modemacherin werden würde, und so nutzte sie ihre besondere Überzeugungsgabe, um einigen treuen Freunden und ihren Familienangehörigen Darlehen, Rat und unentgeltliche Hilfe zu entlocken.

Als sie nach Italien geflohen war, hatte sie den Laden

»Nostalgia of Mud« schließen müssen und die Boutique »World's End« aufgegeben, aber die Schlüssel zum Geschäft in der King's Road 430, das mittlerweile seit einem Jahr leerstand, hatte sie immer in der Hand behalten. Im Juli 1986 öffnete sie den Laden einfach wieder und nahm die Arbeit an der Stelle auf, wo sie aufgehört hatte. Zunächst kämpfte man mit den Schwierigkeiten in der Dunkelheit – Strom und Gas waren immer noch abgestellt. Gemeinsam mit ihren Söhnen und ihrer Mutter wischte Vivienne den Fußboden, putzte die Fenster, stellte die wenigen Stücke ihrer nicht zu Ende gebrachten Armani- und »Mini-Crini«-Kollektion aus und begann mit dem Geschäft – ganz wörtlich – im Dunkeln. Die Kunden mußten mit Taschenlampe und Kerze einkaufen. Damals besuchte Holly Johnson, der Leadsänger der Gruppe Frankie Goes to Hollywood die Boutique: »Es gab weder Elektrizität noch Licht, in dem man sich die Kleiderständer mit bedrucktem Jeansstoff hätte ansehen können. In einer Ecke saß eine alte Frau [Dora] und nähte in der Schummerbeleuchtung Knöpfe an, während eine andere Frau in den mittleren Jahren und mit roten Haaren [Vivienne] umherwuselte und sich entschuldigte, weil es kein Licht gab und nicht geheizt war.«

In der Dunkelheit wirkten die Mini-Crinis, die kleinen Blazer, die Hemden und Jeans plakativ farbig und grell. Auf den Baumwollstoffen mit strahlenden Kontrasten von Scharlachrot und Weiß, Marineblau und Weiß, Scharlachrot und Apfelgrün oder Sonnenblumengelb und Schwarz waren Sterne und Tupfen aufgedruckt – so groß wie Tennisbälle. Sie waren ebenso auch auf Jeansstoff genäht – als »Spot Jeans«. Die »Mini-Crini«-Kollektion, die im letzten Herbst auf dem Laufsteg in Paris und im Nightclub »Limelight« in New York gezeigt worden war, hatte einen dermaßen durchschlagenden Erfolg gehabt, daß im Herbst 1986 viele der führenden Designer Viviennes Krinolinen-Stil nachahmten – es war eine Kollektion, die ganz bewußt dem Funktionalismus die Stirn bot, der in der Mode des zwanzigsten Jahrhunderts vorherrschte. Diejenige Wiedergabe ihrer Form, die bei der Kritik den größten Beifall fand, präsentierte Christian Lacroix, als er 1985 seine Couture-Kollektion startete – mit dem Mini-Crini im Mittelpunkt. Neben Couture-Versionen von Lacroix und Karl Lagerfeld für Chanel konnte man in New York glänzende Kopien von Oscar de la Renta, Bill Blass, Donna Karan und Calvin Klein kaufen, ebenso wie auch in London bei Miss Selfridge. »Wenn andere mich kopiert haben, dann hat das für mich immer einen Aufstieg bedeutet«, sagt Vivienne. »Ich nehme es ihnen nie übel, wenn sie mich kopieren – solange sie's nicht vermasseln.« Aber obwohl Vivienne sich bestätigt und rehabilitiert sah, als ihr klar wurde, daß die internationale Haute Couture ihrem Vorbild im Design folgte: Finanziell zahlte es sich nicht aus.

Im Sommer 1986 bekam Jordan, die inzwischen geschieden war und wieder in Seaford lebte, einen Anruf von einer melancholischen Vivienne. Diese bat sie, zurückzukommen und den Laden in der King's Road zu leiten, da sie niemanden sonst finden könne, der sie nicht bestahl. Aber Jordan war zufrieden in ihrer Heimatstadt, züchtete Birma-Katzen und arbeitete in einer örtlichen Tierarztpraxis – sie lehnte ab. Es war kennzeichnend für Viviennes dickes Fell, daß sie es fertigbrachte, Jordan mit diesem Anliegen anzusprechen. Vivienne war ihr gegenüber oft scharfzüngig und spitz gewesen; sie hatte Jordan verleumdet, weil diese sich 1981 »bourgeois« und schwach verhalten habe, als sie Kevin Mooney von »Adam and the Ants« geheiratet hatte; und sie hatte sie als Verräterin bezeichnet, weil sie 1978 in Derek Jarmans Film *Jubilee* aufgetreten war.

Vivienne war ehrgeizig und wollte ihr Ansehen in den Kreisen der Haute Couture zurückgewinnen. Darum war sie entschlossen, ihre Kleider wieder auf dem Laufsteg zu zeigen. Zwei Männer standen ihr in dieser düsteren Zeit bei: Keith Wainwright, dem das Friseurgeschäft »Smile« zwei Häuser von der Boutique entfernt gehörte, und Jeff Banks, der Besitzer des Modeunternehmens Warehouse und der spätere Moderator der Modesendung *Clothes Show* der BBC. »Ihre Lage war völlig verzweifelt«, erinnert sich Wainwright. »Wir haben Vivienne regelrecht mit durchgefüttert, und wenn ich bei Jeff zum Abendessen eingeladen war, haben wir über alles Mögliche geredet, nur damit sie nicht den Mut verlor.« In den nächsten fünf Jahren frisierte Wainwright die Models für alle Modenschauen von Vivienne unentgeltlich. Banks gelang es, daß sie Kritik berücksichtigte, und er stellte praktisch im Alleingang ihr Unternehmen auf eine feste Basis.

Banks hatte zuerst durch Wainwright von Viviennes Notlage erfahren. Als ein Taxiunternehmen wegen einer unbezahlten Rechnung über 800 Pfund (die zum großen Teil auf McLarens Kosten ging) gegen Vivienne vor Gericht zog und ihr dadurch der Konkurs sowie die Schließung der Boutique drohte, rief Wainwright bei Banks an und fragte ihn: »Könntest du Vivienne helfen? Sie ist verzweifelt. Alles stürzt über ihr zusammen.« Banks willigte ein, sie zu unterstützen – unter einer Voraussetzung: daß sie einen realisierbaren Geschäftsplan entwarf. Nachdem er mit den Schuldnern verhandelt hatte, bestand er darauf, »Casnell« in kleine Abteilungen aufzuteilen. Wenn ein einzelner Bereich, zum Beispiel die japanische Kundschaft, seine Rechnungen nicht beglich, konnte so das übrige Unternehmen davor bewahrt werden, mit hineingezogen zu werden. Banks war großzügig. Er lieh Vivienne zwischen 15 000 und 20 000 Pfund (an den exakten Betrag kann er sich nicht mehr erinnern) und stellte sich für ihr neues Bankkonto als Bürge zur Verfügung.

Zu den härtesten Bedingungen, die Banks an das umstrukturierte Unternehmen stellte, gehörte, daß Großhandelsbestellungen nur dann ausgeführt werden durften, wenn zugleich mit der Bestellung eine Anzahlung von fünfzig Prozent geleistet und zudem der restliche Betrag beglichen wurde, noch bevor die Waren ausgeliefert wurden. Es durften keine Ausnahmen gemacht werden – nicht einmal bei einflußreichen amerikanischen Edelkaufhäusern wie Bergdorf Goodman oder Nostrums. Anschließend machte er sich daran, dem neunzehnjährigen Joseph diejenigen Buchhaltungskenntnisse beizubringen, die er benötigen würde, um die Geschäfte seiner Mutter führen zu können. Joseph war ein geborener Geschäftsmann. Er lernte schnell und freute sich darauf, die neue Rolle zu übernehmen. Der nächste Schritt bestand darin, Vivienne mit Jean Bennett, einem erfahrenen Public-Relations-Berater, bekannt zu machen und danach mit John Walford, einem Fernsehproduzenten (seine Schwester Thea hatte für »SEX« Lederunterwäsche entworfen). Schließlich kam man überein, sämtliche Honorarzahlungen so lange zurückzustellen, bis Viviennes Unternehmen auf einer gesicherten finanziellen Basis stand.

Vivienne hätte in der Modeszene vielleicht nicht überlebt, wenn Banks sie nicht so geschickt und klug angeleitet hätte. Er war bereit, beträchtliche Mengen an Zeit und Geld in ihr Unternehmen zu investieren, weil er glaubte, »daß es keinen Grund gab, warum dieses herausragende Talent unter den Papieren des Gerichtsvollziehers begraben werden sollte.« Trotzdem irritierte ihn Viviennes Selbstsucht: »Sie ist unglaublich egozentrisch. Sie denkt an niemand anderen. Ihr ganzes Leben und Sein ist Vivienne Westwood. Ihre Antriebsfeder ist Egoismus – sie hat ein riesiges Ego – und nicht finanzieller Erfolg oder der Erwerb materieller Güter. [Sie] braucht aber die Genugtuung, daß man sie für eine unerschöpfliche Quelle des Wissens, der Schaffenskraft und zahlloser Erzählungen und Anekdoten hält.«

In dieser schwierigen Zeit hielt Vivienne an ihrer Überzeugung fest, sie sei ebenso talentiert wie ihre neuentdeckte Heldin, Coco Chanel: »Ich bin Coco Chanel [und] Yves Saint Laurent«, sagte sie 1986 zu einem Journalisten, »aber es geht mir nicht in erster Linie darum, Couture in ihrem Sinn zu machen. Ich habe starke Ideen, die sich zu einem ganz klassischen Bereich der Mode hin ausbreiten können ... Herrenanzüge, Damenkostüme. Ich würde gern in all diese Bereiche einsteigen.«

Die amerikanische Modefachzeitschrift *Women's Wear Daily* war das erste einflußreiche Publikationsorgan, das sich für Viviennes Talent engagierte. Vivienne hegte und pflegte dieses Interesse der Redaktion. Gegenüber dem Londoner Bürochef, James Fallon, brüstete sie sich 1985 mit zahllosen Ideen, die sie in den nächsten zwölf Monaten auf den Markt bringen werde, und sie versicherte ihm: »Mein Prestige war noch nie so groß wie in diesem Augenblick – weil ich so viele Novitäten im Ärmel habe ... Ich weiß, was ich will und was ich tue. Ich bin mir nur nicht sicher, wie ich dort hinkomme. Ich lege ein bestimmtes Tempo vor und verhalte mich in allem sehr professionell.« Sie erklärte, daß der größte Teil ihrer bevorstehenden Kollektion in England gefertigt werden würde, daß sie sich aber erst dann um eine Modenschau und ein Großhandelsgeschäft kümmern werde, wenn sie eine angemessene Produktionskapazität erreicht hätte. Sie habe, behauptete sie, »wieder eine starke Basis. Hätte ich die früher gehabt, dann hätte ich nicht aufhören müssen, sondern hätte im kleinen Stil weitermachen können.«

Vivienne wurde offen nationalistisch hinsichtlich der Auswahl ihrer Stoffe, der Hersteller und der Themen für ihre Kleidung. Dies war sicherlich teilweise eine Reaktion auf ihre Erfahrungen in Italien, zum Teil aber war es auch auf ihren tiefsitzenden Patriotismus zurückzuführen – sie sprach zum Beispiel immer von »England« und »englisch«, nicht von »Großbritannien« und »britisch« (ebenso waren Frauen für sie immer »Damen«). Englische Wolle von hoher Qualität hatte sie schon immer geliebt (viele ihrer Punk-Bondage-Anzüge waren daraus gemacht), und nun beschloß sie, die feinen und weitgehend vernachlässigten Traditionen und Handwerkskünste Englands zu nutzen: »Weil England eine besondere Geschichte der Industrialisierung hat, bekommt man hier Dinge, die man nirgendwo sonst bekommt, und zwar in guter Qualität und zu einem gutem Preis.« Die traditionellen schottischen Einstrickmuster nannte sie als ein Beispiel für etwas, das man in Italien so nicht produzieren könne. Moderne Maschinen hätten dort die Kunst des Strickens so gut wie ausgelöscht, und Modevorhersagen legten die Farben und Stoffe jeder Saison fest und ließen wenig Vielfalt zu. Wenn Vivienne allerdings die Arbeiten von Tai und Rossita Missoni in Italien gesehen hätte, hätte sie sicherlich ihre Einschätzung revidiert: Anfang der sechziger Jahre hatten die Missonis einige alte Strickmaschinen aus den zwanziger Jahren gefunden, die mit bis zu zwanzig verschiedenfarbigen Garnrollen in einer Reihe stricken konnten. Die beiden hatten anschließend die äußerst kunstvolle, dekorative Strickmode wiederbelebt.

Aber es waren die Besonderheiten der englischen Garderobe, die Vivienne inspirierten: sowohl die der Oberschicht und des englischen Königshauses als auch ihre alltäglichen Karikaturen in Gestalt der »Cockney-Pearl Kings und Queens«, den Londoner Straßenverkäufern in ihren schmucken traditionellen Kostümen. Diese karikierte sie mit leiser Ironie in ihrer »Harris-Tweed«-Kollektion (die sie mitunter auch die »noble« oder »königliche« Kollektion nennt). Wieder einmal bediente sie sich der Technik der Collage aus Elementen der Hoch- und Subkultur, die sie von McLaren erlernt hatte. »Harris Tweed« wurde im März 1987 im Apex Room im Olympia Exhibition Centre gezeigt, genau ein Jahrzehnt nach ihrer gehässigen Attacke auf die Mitglieder der Königsfamilie in der Boutique »Seditionaries«.

1987 erklärte sie, ihr Lieblingsdesigner sei der Modeschöpfer des Königshauses, Sir Norman Hartnell. Er hatte für die Königin die schweren, bestickten Kleider mit mehreren Unterröcken entworfen. »Englische Schneiderkunst und die englische Tradition haben mich immer stark beeinflußt, von beidem bin ich geprägt, hier liegen meine Wurzeln. Es ist nicht möglich, Technik ohne Tradition zu haben. Technik ist stets ein Entleihen dessen, was andere Leute gemacht haben ... Ich hole mir die Eindrücke von der Straße, aber ich gebe mehr Einfluß zurück, als ich nehme«, behauptete sie gegenüber *Women's Wear Daily*. Vielleicht war das eine Erwiderung auf McLarens spöttische Bemerkung, Vivienne habe den Kontakt zu dem, was draußen passierte, verloren. Inzwischen spielten sie das gleiche Spiel, machten beide die Vergangenheit auf provozierende, originelle Weise modisch: er, indem er berühmte Opernarien mit Rockmusik versetzte; sie, indem sie aus traditionellen schottischen Tweedstoffen und alten Accessoires aktuelle Mode machte.

Viviennes kleine »Harris-Tweed«-Kollektion – die erste, die wieder auf heimatlichem Boden stattfand – wurde im vorderen Zimmer ihrer Wohnung zusammengestellt, »ohne Bügeleisen oder Tische, nichts war da! Die Kollektion materialisierte sich einfach aus dem Nichts heraus«, erinnert sich eine Aushilfskraft, die Muster mit der Maschine nähte. Die Kollektion beinhaltete so unverzichtbare Bestandteile der englischen Oberschichtkleidung wie zum Beispiel Tweedmäntel im Schulmädchen- und Nanny-Look, inspiriert durch Fotos von den jungen Prinzessinnen Elizabeth und Margaret aus den dreißiger und vierziger Jahren. (McLaren behauptet allerdings, er hätte die Idee schon Jahre zuvor gehabt, als er in der Kinderabteilung des Kaufhauses John Lewis recherchiert und seine neue Freundin Vivienne in diesem Look eingekleidet habe.) Aber sie präsentierte auch Twinsets mit Perlenkette, Jagdröcke, Jodhpurs und schwarzen Samt. Als Accessoires kamen parodistische Kopfbedeckungen hinzu: eine Krone, ein John-Bull-Hut, »Pearly-Kings'- und -Queen's«-Hüte. Die Models im St.-Trinian-Stil hatte man nach ihrer Ähnlichkeit mit typischen englischen Internatsschülerinnen ausgewählt. Sie kauten Kaugummi und hatten sich Lippenstift über den Mund geschmiert. Dies war eine Persiflage zu Fotos im Gesellschaftmagazin *Tatler*, auf denen Debütantinnen abgebildet waren, die ihre Partner bei Tanzveranstaltungen abknutschten. Vivienne stellte sich gern vor, daß »sie brave Mädchen waren und keine Jungs mit aufs Zimmer nahmen«.

Als diese Modenschau stattfand, war Harris-Tweed, der Inbegriff des traditionellen britischen Stoffes, aus der Mode. Rauhe, schwere Stoffe waren für die moderne Lebensweise nicht erforderlich. Wohlhabende Männer und Frauen, die in Stadtwohnungen mit Zentralheizung und Klimaanlage lebten, bevorzugten Schichten aus leichter Urlaubskleidung. Harris-Tweed wird seit hundertfünfzig Jahren auf den kargen Inseln Harris und Lewis (Äußere Hebriden) hergestellt. Der kräftige, reißfeste und wasserabweisende Stoff war so strapazierfähig, daß ein Herrenmantel den Träger durchaus überdauern konnte. Um dem Besitzer ein langes Leben zu wünschen, sang der Weber immer wieder ein gälisches Lied zum Takt seines Pedals, während das Schiffchen hin und her durch den Webstuhl sauste:

Mayest thou wear the cloth to shreds,
Mayest thou wear the cloth to rags,
Mayest thou wear the cloth
With food and music in every way,
As we would fain have thee.

Solche folkloristischen Einzelheiten müssen auf Vivienne faszinierend gewirkt haben, denn sie suchte hinter jedem Stoff und hinter jedem Kleidungsstück nach einer Geschichte. Strenge Vorschriften, die von der »Harris Tweed Association« erlassen worden waren, definierten, was ein echter Harris-Tweed war: Er mußte aus hundert Prozent reiner, schottischer Wolle bestehen und in Heimarbeit von den Inselbewohnern gewebt werden.

Die intensiven und vielfältigen Farben des Stoffes – zum Beispiel wurden in einen »schwarzen« Tweed bis zu sieben unterschiedliche Farbtöne gewebt – bezog der Weber aus seiner Umgebung: das Grauviolett vom Nebel über dem Meer, das Schwarzviolett von der Schlehe, das stechende Gelb vom Schnabel eines Wanderfalken, das rötliche Umbra von der durchweichten Erde. Vivienne liebte die Tweedstoffe wegen dieser Farben, die »so intensiv waren, daß sie wie Juwelen wirkten«. Juwelen paßten gut zu ihrem königlichen Thema, außerdem trugen die Windsors seit Generationen Tweed.

Vivienne erinnerte sich nun an diesen phantasieanregenden Stoff, als er ihr von Elliott Little gezeigt wurde. Er war der Londoner Agent für Kenneth MacKenzie, eine der beiden Webereien, die den Stoff unter Lizenz herstellen durften. Der geschäftsführende Direktor des Unternehmens, Harris MacKenzie, reiste nach London, um sich mit Vivienne zu treffen. Er zeigte ihr seine Farbentafel und stellte sofort fest, »daß sie sehr genau wußte, was sie wollte ... sie war anspruchsvoll, sehr anspruchsvoll«. Sie schickte sogar Musterbücher zurück, zusammen mit Anweisungen, »den Stoff haariger zu machen«. Vivienne verbrauchte für diese Kollektion neun Stoffballen von je achtzig Meter Länge. Die Bestellung hatte sie in ihrer großen, schnörkeligen Lehrerinnenhandschrift aufgesetzt, wobei sie lediglich ihre private Telefonnummer angab und das Versprechen hinzufügte, daß sie die Rechnung bezahlen würde – denn sie war es schließlich gewohnt, daß Lieferanten sich weigerten, ihr ein Konto zu eröffnen.

Während sich die Geschäftsbeziehungen mit Kenneth MacKenzie Ltd. weiterentwickelten, wurde Vivienne zunehmend experimentierfreudiger in ihrem Gebrauch des traditionellen

Stoffes. Anders als bei anderen Designern, deren Textilien in modernen, automatisierten Fabriken hergestellt wurden, wurde Viviennes Kollektion von Hand zugeschnitten und auf normalen Nähmaschinen zusammengenäht. Folglich konnte sie Vivienne nur mit traditionellem Tweed in der einfachen Breite (75 Zentimeter) arbeiten. Dieser konnte auf den industriellen Schneidemaschinen nicht zugeschnitten werden, die für Stoff von doppelter Breite (125 Zentimeter) konstruiert waren. Robin Huggan, der Artdirector der Firma, fand Vivienne »sehr energisch«; sie verlangte ständig Neuerungen. Zum Beispiel wollte sie einen Tweed haben, der auf dem Schottenmuster des Prinzen von Wales beruhte. Als man ihr einen Bogen mit einer Vielzahl von Mustern in verschiedenen Farbtönen und Strukturen zeigte, wollte sie aus allen einen Patchwork-Tweed kreieren. Huggan erklärte ihr, das sei nicht möglich. Aber da sich Vivienne von ihrer Idee nicht abbringen ließ, wurde der vielfarbige Tweed fein säuberlich und Zentimeter für Zentimeter auf mehreren Webstühlen hergestellt.

Der Reichsapfel ist seit 1911 das Warenzeichen der »Harris Tweed Authority« – ein Symbol, das früher praktisch jedes englische Kind kannte, das einen Schulmantel aus Tweed besaß; und jeder Mann, der einen Sportmantel trug. Auf dem Vorhang hinter dem Laufsteg für ihre »Harris Tweed«-Show zeigte Vivienne einen riesigen Reichsapfel, saturngleich von einem Ring umgeben. Dieser Reichsapfel wurde dann ihr eigenes Markenzeichen. Dieses Logo habe sie gewählt, so Vivienne, weil sie »immer auf traditionelle Weise gearbeitet hat. Der Saturnring um den Reichsapfel symbolisiert den Schritt in die Zukunft ... und natürlich hat man mich, ganz nebenbei bemerkt, mit der Königin in Verbindung gebracht, wie die Bezeichnung ›Queen of Punk‹ zeigt.« Die unverhohlene Aneignung des Warenzeichens der »Harris-Tweed Authority« führte dort zu einiger Verbitterung, aber Ian MacKenzie, Hauptgeschäftsführer des Verbandes, meint: »Insgesamt hat uns das Ganze wohl mehr genützt als geschadet, darum hat es keinen Sinn, viel Aufhebens davon zu machen.« Der Verband verklagte »Casnell« Ltd. nicht, und die »Harris Tweed Authority« profitierte tatsächlich sehr von der Verbindung mit einer derart erfolgreichen Modedesignerin. Nachdem Vivienne das Symbol zu ihrem Erkennungszeichen gemacht hatte, riet Banks ihr, es weiterzuentwickeln, »den Apfel zu polieren und ihn zu pflegen, bis er wirklich strahlt. Dann werden die Leute zu dir kommen, und der Satellitenring wird allmählich entstehen.« Die Männer, die Vivienne am besten kannten – McLaren, Ness, D'Amario, Banks – pflegten sich mit Vivienne durch Fabeln und Metaphern zu verständigen – so, als ob sie mit einem Kind redeten.

Eine andere nostalgische Wirkung von traditionellem, hochwertigem Tuch, die der Aufmerksamkeit der Designerkonkurrenz entgangen war, zeigte sich auch, als Vivienne sich den feinmaschigen Strickwaren von John Smedley zuwandte. Das Material rief bei ihr Erinnerungen an die Kindheit wach: Dora hatte in Tintwistle Smedleys »hygienische« Unterwäsche aus Wolle verkauft. Smedley's stellte diese Wollkleidung seit 1765 in einer aus Naturstein errichteten Fabrik in den nahegelegenen Hügeln der Grafschaft Derbyshire her. Da die Geschäfte des Familienunternehmens gut liefen, verspürte niemand den Wunsch, etwas zu ändern. Dann jedoch kam Vivienne, an einem dunklen, nassen Tag im Herbst 1986. Der Chefdesigner der Firma, Craig Alexander, empfing sie am örtlichen Bahnhof und begleitete sie über die alte Brücke, zwischen Mauern aus Feldsteinen und an Angestellten vorbei, die auf königsblauen Bänken saßen und ihre Sandwiches in der kühlen Luft verzehrten. Das Geklapper der Webstühle konkurrierte mit dem Brausen des Wasserrades. Als Vivienne durch die Tür trat, an der eine bescheidene Messingplakette mit dem Firmennamen angebracht war, muß sie das Gefühl gehabt haben, in ein anderes Jahrhundert zurückversetzt worden zu sein.

Lange hatte sie selbst Kleidung von Smedley getragen, und sie wußte genau, was sie wollte: das klassische Twinset in vier ganz und gar unmodischen Farben – Sächsischblau, Camel, Ecru und Tomatenrot. Jordan hatte sie auf diesen traditionell englischen Look aufmerksam gemacht, der allerdings aus der Mode war. Sie hatte ihn in ironischer Absicht getragen, als sie damit in Derek Jarmans Punk-Film *Jubilee* in der Rolle der Amyl Nitrate aufgetreten war. Es amüsierte Craig Alexander, daß Vivienne »sich immer die Farben aussuchte, die wir aufgeben wollten, weil sie seit zehn Jahren von niemandem mehr gekauft wurden«. Zu diesen Farben fügte sie ihre auffälligen Reichsapfel-Knöpfe und ihr von Halls of Mansfield gesticktes Logo hinzu. Diese Silhouette, die den Körper nachmodellierte, wurde zur unverwechselbaren Handschrift Vivienne Westwoods. Nebenbei gesagt, schmeichelte sie auch ihrer eigenen Figur: Sie hatte schmale Schultern, einen kurzen Oberkörper und eine hohe Taille. In dieser Zeit verkauften andere Designer weite Cardigans, und es war typisch für Vivienne, daß sie das genaue Gegenteil plante.

In den folgenden Kollektionen verwendete sie eine breitere Farbpalette. Dabei forderte sie Smedley's ganzes Können heraus, indem sie kunstvolle Muster in Auftrag gab: Fotos und Bilder, die in die Teile hineingestrickt wurden, Darstellungen von bunten »Harlekin«-Rauten und Liebesherzen. Ihre Rautenmuster-Leggings wurden ein Bestseller. Im Laufe der nächsten drei Jahre lieferte Smedley's zwischen drei- und vierhundert Paar pro Saison – für den Sommer in Sea-Island-Cotton, für den Winter in Wolle. Seit der Zeit, in der sie Kleidung für »SEX« entwarf, wiederholte Vivienne erfolgreiche Dessins von einer Kollektion zur nächsten. So wie Saint Laurent seinen »Klassiker« hatte – den Kolani – so entwickelte auch Vivienne ihre »Klassiker« weiter.

Bei den seltenen Anlässen, bei denen sie die Firma Smedley besuchte, arbeitete Vivienne dort den ganzen Tag und ging mit den Angestellten in den Pub zum Mittagessen, das aus Fritten und Whiskey bestand. Craig Alexander erinnert sich, daß Vivienne in Gegenwart der Angestellten gern viel redete und damit angab, »sie lese etwas ganz gründlich – griechische Geschichte und solche Sachen«. Und ob ihre Zuhörer nun interessiert waren oder nicht, »sie redete einfach weiter«: über ihre Kindheit oder darüber, wie sie ihre Mutter schockiert hatte, als sie in bizarrer Aufmachung auf dem Land spazierenging. Ihren Vater erwähnte sie mit keinem Wort.

Viele traditionelle britische Konfektionäre lehnten es ab, sich in ihrem Betrieb von den Launen der Mode ablenken zu lassen. Tony Langford, geschäftsführender Direktor der Firma

Smedley, gesteht: »Mode macht mir angst.« Er führt zwei Schwierigkeiten bei der Zusammenarbeit mit Modedesignern an: »Sie sind in erster Linie Designer und dann erst Geschäftsleute, und zwar sehr, sehr schlechte. Sie kommen Leuten wie uns, die wir Pragmatiker sind, deshalb unstet und weltfremd vor.« Und so erging es ihm auch mit Vivienne. Smedley mußte bei ihr »immer hinter dem Geld her sein«. Am Ende jedoch stand Smedley in ihrer Schuld, denn sie vermittelte ihnen solventere Designer als Kunden, darunter Paul Smith, Margaret Howell und Rei Kawabuko von Comme des Garçons. Außerdem ermutigte die Kooperation Smedley dazu, wie Langford einräumt, »die Außenwelt bewußter wahrzunehmen; denn hier in diesem wunderschönen, aber auch sehr entlegenen Tal ist es ziemlich leicht, egozentrisch zu werden. Die Zusammenarbeit hat unseren Horizont erweitert.« Und das führte wiederum zur Erschließung neuer Märkte. In seinen Augen unterschied sich Vivienne von anderen Designern durch ihre Entschlußkraft: »Westwood wußte genau, was sie wollte.« Verglichen mit den Einkäufern bedeutender Großhändler, die mitunter sechsundzwanzig verschiedene Farben auswählten, weil sie sich nicht entscheiden konnten, ging Vivienne bei ihrer Auswahl äußert zielbewußt vor.

Die »Harris-Tweed«-Kollektion bedeutete ihr sehr viel, denn sie symbolisierte ihre Heimkehr nach England. Die Schau war Viviennes Antwort für ihre Anhänger und für McLaren, der sie kritisiert hatte, weil sie den Londoner Laufsteg zugunsten von Paris und dann Mailand verlassen hatte. Alle Kleidungsstücke waren in England gefertigt worden. Und Vivienne investierte jeden Penny, den sie in die Finger bekommen konnte, in diese schöne Kollektion, die ihrer eigenen Einschätzung nach ihr berufliches Schicksal entscheiden würde. Später gab sie zu, daß sie »in sehr, sehr großen Geldnöten steckte ..., weil ich kein Kapital hatte, mit dem ich arbeiten konnte. Es war eine Art Glücksspiel. Eigentlich hätte ich diese Shows überhaupt nicht machen dürfen, da sie mich ungeheuer viel Geld kosteten.«

Es war auch Viviennes erste Modenschau in London ohne McLaren. Diese sollte sich von den Shows unterscheiden, die sie gemeinsam vorgestellt hatten – vielleicht wollte Vivienne auch ihre neu gefundene Ernsthaftigkeit unter Beweis stellen, was die Kultur betraf. Jedenfalls wies sie die Models an, nicht schnell zu gehen; und statt der Rockmusik wählte sie klassische Stücke aus Tschaikowskys Dornröschen, Musik von Debussy, Ravel, Kurt Weill – gesungen von Lotte Lenya – sowie einige gefühlvolle englische Lieder wie zum Beispiel »My Love is Like a Red, Red Rose« – gespielt von einer Blaskapelle aus Yorkshire. Möglicherweise verlieh Vivienne in dieser Kollektion bestimmten früheren Erfahrungen und Erinnerungen phantasievoll Ausdruck, die sie als Kind während der Zeit des Krieges gemacht hatte: Erinnerungen an Union Jacks oder bunten Girlandenschmuck im dörflichen Tintwistle bei festlichen Anlässen wie der Krönung von Elisabeth II. Keith Wainwright setzte Viviennes Idee um, das Haar der Models zu hohen, steifen, zylindrischen Formen zu frisieren, so als ob man gerade die Lockenwickler herausgenommen hätte – ein Look, der geradewegs aus Viviennes Kindheit stammte.

Am Abend der Schau stand Mutter Dora mit einem neuen Freund im Schlepptau bei ihrer Tochter Vivienne auf der Matte und forderte diese auf, ihnen ihr Doppelbett zu überlassen. Vivienne bot ihnen statt dessen Joes und Bens alte Jugendbetten an. Ein Riesenkrach war die Folge, und Dora stürmte davon, was Vivienne ziemlich wütend machte. Einer von Viviennes Assistenten erinnert sich: »Dora schert sich einen Dreck um ihre Tochter oder darum, unter welch großem Druck sie stand.«

Der Apex Room im Olympia Exhibition Centre war bis zum letzten Platz gefüllt. Zu den Zuschauern zählten McLaren, die Leute von der Modepresse und japanische Filmteams. Wie es inzwischen üblich war, achtete Vivienne gar nicht darauf, wie spät es war – sie saß in der Garderobe und nähte Unterröcke. Den Modisten Stephen Jones hatte man aus dem Zuschauerraum geholt, damit er letzte Hand mit anlegte. Als schließlich Lynn Franks, Cheforganistorin des »British Fashion Council« gemeinsam mit einem wichtigen PR-Mann hinter die Bühne kam und rief: »Bringen Sie die verdammte Show endlich auf die Bühne, oder sie ist abgesagt!«, wandte sich Vivienne ruhig an John Walford und antwortete: »Ich glaube nicht, daß Sie in diesem Ton mit mir reden müssen«, und nähte weiter. Walfords Puls beschleunigte sich sichtlich; er handelte mit Vivienne aus, daß sie noch diesen einen Unterrock fertignähen und die Show dann anfangen sollte.

Die Models waren bis zu sechs Stunden vor Beginn der Show eingetroffen. Weil Joseph einige mit Champagnerkisten in die Garderobe gebracht hatte, waren die meisten Models so beschwipst, daß sie sich nicht mehr allein ankleiden konnten. Wie immer gab es kein festes Programm, und die Kleider hingen ungeordnet auf den Ständern. Eine Show mit Vivienne zu machen, war für Walford so, »als ob man mit einer Studentin arbeitete«. Außerdem machte es ihn verrückt, daß sie keinen Sinn für praktische Notwendigkeiten hatte. Einer der Höhepunkte der Show war ein »Freiheitsstatuen«-Mieder, das zu einem Westwood-Klassiker wurde. Vivienne wollte, daß praktisch jedes Mädchen dieses Bustier einmal trug. Darum schlug sie Walford vor: »Das erste Mädchen trägt es, dann zieht es sich um und gibt es der zweiten.« Wieviel Zeit es in Anspruch nehmen würde, bis das Model die Corsage ausgezogen und an das nächste weitergegeben hätte, das sie dann anziehen müßte, hinaustreten und seine Präsentation auf dem Laufsteg beginnen würde – daran verschwendete sie keinen Gedanken, aber in dieser Zeit wäre der Laufsteg leer geblieben.

Zum Teil war Gary Ness verantwortlich für dieses Bustier. Das Kleidungsstück war im fünfzehnten Jahrhundert an den europäischen, vor allem an den französischen, italienischen und spanischen Höfen eingeführt worden. Es war zur damaligen Zeit unter dem Namen »Divorce« (englisch für Trennung, auch Ehescheidung) bekannt, weil es die Brüste trennte, indem es sie nach oben und außen drückte, so daß eine Art provozierender »Balkon« entstand. Ness hatte eine Version auf dem Flohmarkt gefunden. Sie stammte aus dem neunzehnten Jahrhundert und hatte winzige Einsätze aus schwarzem Samt und elfenbeinfarbener Faille. Er zeigte sie Vivienne, die sich daraufhin von einem Kostümdesigner eine Kopie aus dem achtzehnten Jahrhundert machen ließ. Diese verwendete sie als Schablone, fotokopierte Schnittmuster aus einem Buch und beschrieb die Einzelheiten telefonisch dann dem Schneider und

Zuschneider, dem Autodidakten Sandy Gordon, der den Prototyp herstellte.

Karl Lagerfeld war so beeindruckt von dem »Freiheitsstatuen«-Mieder, daß er es nicht nur 1990 für Chanel kopierte, sondern 1994 auch als die wichtigste (Neu)-Erfindung seit Jahren in der Mode und als Teil des Modekanons bezeichnete. Skeptiker bezweifelten allerdings, ob ein so kompliziert konstruiertes Kleidungsstück in der Prêt-à-porter-Mode je Erfolg haben würde, da es individuell angefertigt werden mußte und deshalb nicht kommerziell genutzt werden konnte. Nachdem Vivienne zu einem späteren Zeitpunkt jedoch elastische Seiten eingefügt hatte, wurde das Mieder auch ein kommerzieller Erfolg. Madonna machte es populär, und Jean-Paul Gaultier schuf 1983 eine Version mit spitzen Körbchen, womit er öffentlich bekannte, was er Viviennes kreativer Führerschaft verdankte. Aus derselben Kollektion wurde die Kombination von Harris-Tweed und recyceltem Jeansstoff (den man sparsamerweise aus zweiter Hand im Jeansladen »American Classics« um die Ecke gekauft hatte) ebenfalls von Lagerfeld für Chanel kopiert.

Neben dem Twinset mit Perlenkette war auch ein anderes wichtiges Stück aus der »Harris-Tweed«-Kollektion von Derek Jarmans Film *Jubilee* inspiriert: die Krone, wie sie »The Bod« trug, der sie als »Haute Couture« bezeichnete. Der Künstler Andrew Logan und der Clubbesitzer Philip Sallon, die Vivienne beide persönlich kannte, hatten sich ebenfalls angewöhnt, Kronen zu tragen. Ausnahmsweise hatte Vivienne selbst Zweifel, was die Stoffkrone betraf. Sie hatte diese deshalb am Morgen nach der Fertigstellung ihrer Mitarbeiterin Bella Freud gezeigt, deren Geschmack sie für sehr snobistisch hielt (was Vivienne für ein Kompliment hielt) und deren Meinung für Vivienne daher »sehr nützlich« war« (für Vivienne war »snobistisch« ein Kompliment). Nachdem sie Freuds Zustimmung gewonnen hatte, fing sie richtig an. Sie beauftragte Stephen Jones, Kronen aus Harris-Tweed herzustellen. Er fertigte eine Skizze und eine Kattunprobe der Krone an und ging damit zu Vivienne. Es folgte »eine lange Diskussion über Geld«, da Jones darauf hinwies, daß es sehr zeitraubend sein würde, zahllose

Tweedstreifen auszuschneiden. Sparsam wie immer, nahm Vivienne die Musterkrone, schnitt ausreichend Tweed für sechs oder sieben Modelle zu und schickte das Ganze zurück, damit er alles zusammennähte. Jones gab den Kronen auch den letzten Schliff, zum Beispiel den »Hermelin«-Besatz aus weißem Kunstpelz, den er auf dem Flohmarkt in der Berwick Street in Soho gekauft hatte; die schwarzen Tupfer fügte er mit einem Textmarker hinzu.

Jones befestigte an allen Kronen sein Label »Stephen Jones, London« und schickte sie an Vivienne zurück, die die Labels prompt herausriß und durch ihre eigenen mit der Aufschrift »World's End« ersetzte. Jones war wütend, als er das sah, beschloß aber, den Mund zu halten. Wenige der jungen Künstler und Handwerksleute, die zu Kollektionen beitragen, werden je öffentlich gewürdigt; rasch hatte Vivienne diesen Brauch übernommen. Die verschiedenfarbige Tweedkrone wurde zu einem Sammlerstück der Westwood-Anhänger.

Auch ein anderes Accessoire aus dieser Kollektion wurde zu einem Klassiker. Bereits 1984 hatte Patrick Cox Vivienne die Idee nahegelegt, den Plateauschuh wiederzubeleben; jetzt zeigte sie ihre ganz besondere Version. Die Leute schauten sich auf der Straße um nach dem kräftigen »Schaukelpferd«-Schuh mit Plateausohle und Schnürstiefeletten. Die eingekerbte Hacke bewirkte, daß man mit den Schuhen von der Hacke bis zur Spitze hin- und herschaukeln konnte. Dieser Schuh wurde zu einer Zeit eingeführt, als schmale, flache Ballerinas, Pumps und Turnschuhe in der Mode dominierten. Es war typisch für Viviennes Andersartigkeit, daß sie Kleidungsstücke entwarf, die der vorherrschenden Mode zuwiderliefen. »Auch wenn eine Sache unpopulär war – sie machte keine Kompromisse«, sagt Simon Barker.

Um allen deutlich das »typisch Englische« der »Harris-Tweed«-Kollektion vorzuführen, engagierte Vivienne ein Model, das die leicht ordinäre Beauty Queen der Seebad-Postkarte repräsentierte. Sarah Stockbridge, Fotomodell und Schauspielerin, die Vivienne von ihrem talentierten Designassistenten Murray Blueit vorgestellt worden war, kam aus Südlondon und stylte sich als Parodie des Starlet der B-Movies aus den fünfziger Jahren; sie trug eine wasserstoffblonde Dauerwelle à la Diana Dors und sprach mit dem Tonfall einer Sexmieze. Sie hatte für »Boy« gemodelt (dem Konkurrenten von »SEX« und »Seditionaries« in der King's Road) und zögerte, an der »Harris-Tweed«-Schau teilzunehmen, bis John Walford sie endlich dazu überredete. Schließlich wurde sie für die Öffentlichkeit »das Gesicht« des Labels Vivienne Westwood. Vivienne bezeichnete sie besitzergreifend als »meine wunderschöne Sarah« (auf die gleiche Art bezeichnete sie ihre Assistenten als »meine Schätze«).

Sarah Stockbridge war nicht nur hübsch, sondern auch witzig und eine beeindruckende Darstellerin. Indem sie gekonnt zwischen aufreizenden Gesten und verschämten Blicken wechselte, erzeugte sie bei den Zuschauern eine elektrisierende Spannung. Vivienne liebte sie, weil sie so englisch war – bis hin zu ihrem Namen – und weil sie sich »wie eine echte, erfahrene Stripperin bewegte und trotzdem sehr nach Oberschicht aussah«. Sarah verstand es meisterhaft, »Hure und Herzogin« zu spielen, und ihr war nichts peinlich. Selbst vor einer aggressiven Zuschauermenge, die man angestachelt hatte, Viviennes Kleider auszubuhen, verlor sie nicht den Kopf. Sie kannte keine Hemmungen und sie schockierte, ohne daß sich das Publikum jäh abwandte. Man konnte sie ohne vorherige Probe auf den Laufsteg schicken und anweisen, entweder einen Striptease vorzuführen oder sich mit dem Habitus einer ironischen Königin zu bewegen. Sie war die ideale Vermittlerin für Viviennes Kleidung, die Verkörperung ihrer Traumfrau, in vieler Hinsicht ihr Alter ego.

Die »Mini-Crini«- und die »Harris-Tweed«-Kollektion betonten Viviennes Vorliebe für das Spiel mit britischen Tabus und für das Parodieren der konservativen, eleganten Garderobe. Zusammen mit McLaren hatte sie das Publikum durch verwegene Darstellungen zu den Themen Fetischismus und Republikanertum verspottet. Nun waren es zwei andere typisch britische Themen, über die sie sich lustig machte: Klasse und Nacktheit. Dazu gehörte die Strumpfhose mit Feigenblatt, ein Revival des T-Shirts mit den nackten Brüsten sowie Corsagen, die die Brustwarzen freiließen. In der Öffentlichkeit kam

Vivienne deswegen so gut an, weil sie mit so heiklen Themen spielerisch umging. Die Briten liebten sie, weil sie den Mut hatte, über diese Tabus Witze zu reißen. Für die Komödie der Peinlichkeiten hatten die Briten schon immer viel Sinn.

Die Japaner waren besonders von den Themen »Teddy-Boy«, »Mod« und »Punk« in Viviennes vorhergehenden Kollektionen fasziniert gewesen; nun fühlten sie sich von Viviennes Kleidern aus der Mitte der achtziger Jahre angezogen, in denen kunstvolle und romantisierte Versionen eines älteren und bedeutenderen Englisch-Seins anklangen. Sie liebten die Art, wie Vivienne mit der Garderobe einer traditionellen Gesellschaft spielte, die ähnlich wie ihre eigene formell, hierarchisch und ritualistisch war. Für Japaner, die sich von ihren konformistischen und fremdenfeindlichen Landsleuten unterscheiden wollten, kamen Viviennes Kleider gerade recht. Ihre Kreationen konnte man mühelos auf Entfernung erkennen, ebenso wie die der anderen westlichen Modefirmen, die von den Japanern bevorzugt wurden – zum Beispiel Chanel und Moschino. Viviennes japanische Anhänger pilgerten zu »World's End« und kauften en gros, einige brachten sogar Sammelalben mit, in die sie liebevoll Zeitungsausschnitte und Fotos ihrer Heldin geklebt hatten. Die Angestellten in der Boutique wurden von ihnen nicht nur über Outfits oder Mitarbeiter ausgefragt, die in den gesammelten Zeitungsartikeln erwähnt worden waren, sondern auch nach den Namen jeder Person, die zufällig im Hintergrund irgendwelcher Pressefotos zu sehen war.

Für Berni Vinyl war der erste Blick auf ein Kleidungsstück von Vivienne Westwood wie eine Erleuchtung. Als Fünfzehnjährige hatte sie in Fukuoka ein Video von Annabella gesehen – der Leadsängerin der Punk-Gruppe »Bow Wow Wow« – verkleidet als Britin. »Das war etwas Ungeschliffenes, Besonderes«, erinnert sie sich. »Ich wollte wissen, was es für ein Gefühl war, solche Sachen zu tragen und anders als die anderen Leute zu sein.« Zu jener Zeit waren Viviennes Kleider in Japan nicht erhältlich, darum reiste man nach England, um sie dort zu kaufen. Und so begannen ihre zweijährlichen Pilgerfahrten zu »World's End«. »Viviennes Kleider gaben mir Energie und vermittelten mir das Gefühl, stark zu sein. So hatte ich mich noch nie gefühlt. In Japan konnte ich überhaupt keine Sachen finden, die in mir dieses Gefühl auslösten.« Binnen einiger Jahre hatte Berni einen kleinen Laden namens »Round the World« in ihrer winzigen Wohnung in Fukuoka eingerichtet, randvoll mit Kleidern, die sie zu Einzelhandelspreisen in London kaufte. Die japanischen Fans kamen zu ihr nach Hause, um alte und neue Westwood-Kleidung zu kaufen. Berni recherchierte die Geschichten, die sich hinter den Kleidern verbargen, und gab sie an ihre Kundschaft weiter. Die Stücke mit dem größten Sammlerwert für die Japaner waren die Punk-Originale, die »John Bull«-Hüte die »Piraten«-Hemden, die »Mini-Crini«- und die Harris-Tweed«-Kollektion sowie ein »Witches«-Pullover mit Hunde-Knöpfen und spitzen Schultern. Astore Robot hatte einen Exklusivvertrag, der vorsah, daß er Viviennes Kleidung in Japan vertreiben durfte. Aber Vivienne drückte ein Auge zu und ließ Bernis Geschäftsaktivitäten durchgehen.

Oberflächlich betrachtet, konnte es so erscheinen, als ob sich Viviennes Ausdrucksform in der Mitte der achtziger Jahre dramatisch verändert hätte – weg von einer gleichmacherischen Straßenkleidung, hin zu einer elitären Kostümmode, die eine archaische Eleganz zur Schau stellte. In Wirklichkeit hatte sie ihren Stil Schritt für Schritt und allmählich weiterentwickelt. Sie verwendete nach wie vor Arbeitsmethoden und Inspirationen, die jenen ähnlich waren, denen sie im Rahmen ihrer Partnerschaft mit McLaren gefolgt war. »Viviennes Kleider waren immer – von Anfang an – ohne Tradition, aber elegant«, sagt Terry Doktor. Ob es sich um die Bluse eines heroischen Piraten handelte, um die Tweedkrone einer Königin oder um das peruanische Bauernhemd: Alle Kleidungsstücke hatten eine romantische, idealistische Botschaft, die von Viviennes ganz eigener Recherche und durch die Gegenüberstellung von scheinbar unzusammenhängenden Elementen inspiriert war. Welche Form ihre Kleidung auch annahm – sie erweckte immer eher die Aufmerksamkeit, als daß sie subtil war. Darin spiegelten sich Entscheidungen wider, die sie in ihrer Jugend für ihre Garderobe getroffen hatte.

Auch wenn sich Viviennes Arbeitsmethoden vielleicht nicht geändert hatten – ihre Themen wandelten sich in dieser Zeit. Allmählich wechselte sie von der Retro-Mode hin zum Revivalism und von der Kür zur Pflicht. Dieser Umschwung drückte sich einerseits in ihren veränderten Ambitionen aus und andererseits auch darin, daß sie einen neuen Markt ansteuerte. Unter dem Einfluß McLarens war ihre Kleidung eine respektlose Parodie gewesen – auf die alltägliche Garderobe der britischen Jugend seit dem Zweiten Weltkrieg. Damit hatte sie dem Establishment eine lange Nase gemacht. Ihre neue Faszination, mit der sie sich der Kleidung des Adels zuwandte, entsprang teilweise ihrem Snobismus. Zwar vermuteten Modekenner, Vivienne wolle die gesellschaftliche Elite und ihre Lebensweise ironisch kommentieren, aber tief im Inneren hegte sie eine große nostalgische Sehnsucht nach deren Wertvorstellungen und Lebensart. Dennoch konnte sie an diesen mitunter beißende Kritik üben. So wunderte sich Derek Dunbar über die Art, in der sie fragte, welche Kleidungsstücke die »piekfeinen«, Stammkunden in der Boutique kauften und was sie dazu trugen. Einmal erzählte Dunbar ihr von einem Kunden, der Tweedjacke und Hemd bei der Falkenjagd zu Pferde tragen wollte. Darauf sei Vivienne sofort zum Angriff übergegangen – nicht nur gegen die Jagdsportarten, sondern auch gegen das, was sie als die Freizeitbeschäftigungen der Oberschicht betrachtete.

Seit der Zeit von »Seditionaries« waren Viviennes Entwürfe sehr viel mehr geworden als nur ein verwegene Mode, bei der es um die äußere »Fassade« ging und die mit der Historie lediglich spielte. 1987 war sie so ehrerbietig der Vergangenheit gegenüber, daß sie mit den früheren Modestilen nicht mehr leichtfertig umgehen konnte. McLaren behandelte im Gegensatz dazu die Geschichte als etwas, das man ironisch nutzen konnte. Vivienne argumentierte so: Wenn man ihren Stil trage, sehe man so aus, »als ob man Macht und Kultur und Eleganz besitzt. Es ist ein weiter Weg von der Kultur der bürgerlichen Mittelklasse, aber es bedeutete auch einen Schritt weg vom Underground … damit kann man keinen Status in der Gesellschaft erwerben … Man hat ein schöneres Leben, wenn man beeindruckende Kleidung trägt.« Ihr Beharren darauf, daß die Eleganz in die Mode der Straße einziehen solle, spiegelte die Zeit wider, die Werte der achziger Jahre, orientiert an Konsum und beruflichem Erfolg. Der habgierige Yuppie hatte den idealistischen Rebellen als Vorbild für die Jugend ersetzt. Hochglanzmagazine verkündeten die Rückkehr von Qualität und Eleganz. Die Gesellschaftsseiten feierten Debütantinnen und die Nouveau riche, während die Editorials eine teure Garderobe, allem voran das Kostüm, in den Vordergrund stellten. Man gab phantastische Summen für Designerkleidung aus. Vivienne begrüßte dies: »Ich kenne jemanden, der das Geld von seinem Universitätsstipendium für ein Jackett von Yohiji Yamamoto ausgegeben hat, das er jetzt jeden Tag zu Jeans trägt«, meinte sie bewundernd.

Sie war »es leid, Kleidung vom Standpunkt der Rebellion aus zu betrachten. Ich fand das Rebellieren anstrengend, und nach einer Weile war ich mir auch nicht mehr sicher, ob es richtig war.« Das Auseinanderdriften der Auffassungen, sagte sie, sei der Grund für die Trennung von McLaren gewesen: »Es interessierte mich nicht sonderlich anzugreifen ... Mich interessierte mehr, die Grenzen zu überspringen... Ich glaube weder an die Jugend noch an die Politik, so wie damals, als ich Punk machte. Der Dschungelbeat sollte das Establishment erschüttern und die puritanische Moral gefährden und all das. Aber mir ist klargeworden, daß er das nicht geschafft hat. Im Augenblick ist ›Eleganz‹ mein Lieblingswort, weil es mit Kultur zu tun hat. Und das einzige, woran ich wirklich glaube, ist Kultur, Zivilisation. Wenn eine Person elegant aussieht, dann deutet das darauf hin, daß sie sich für Fragen der Kultur und Kultiviertheit interessiert.«

Mode konnte sich als Obsession der Jugend inzwischen mit Popmusik messen. Designer waren ihre Idole und wurden bejubelt; schmeichlerische Journalisten stilisierten Modemacher zu Göttern, indem sie an ihre Egos appellierten und sie zu ihren Ansichten befragten – nicht nur zur Mode, sondern auch zu Ökologie, Liebe, Politik und die Sitten ihrer Zeit. Dies erlaubte ihnen, Modephilosophien und gängige politische Slogans mit ihren Produkten zu verbinden und diese dadurch begehrenswerter zu machen. Wenn Katherine Hamnett ihre T-Shirts mit Slogans wie »58 Prozent wollen keine Pershing« und »Oppose Clause 28« bedruckte oder wenn Valentino während des Golfkrieges das Wort »Frieden« in 27 Sprachen auf ein Couture-Abendkleid stickte, wurde in den Medien garantiert darüber berichtet. Warum sollte man Geld für Werbung ausgeben, wenn scharenweise fügsame Presseleute herbeiströmten, die nur so darauf brannten, Star-Designer zu interviewen und sich modische Schlagwörter und Weltanschauungen anzuhören?

Viviennes Arbeiten hatten sowohl eine verbale als auch eine visuelle Aussage; ja, für sie und einige ihrer Anhänger waren diese Botschaften ebenso bedeutsam wie die ästhetischen Wirkungen. Sie verwendete Kleidung, um allgemeine Vorstellungen anzugreifen. Sie lehnte beispielsweise das maskuline »Power-Kostüm« für Frauen als »bürgerlich« ab – unterstützt von Anny Wintour, der damaligen Chefredakteurin der britischen *Vogue* (diese Art des Kostüms wurde repräsentiert durch Karl Lagerfelds Designs für Chanel und durch Armanis Entwürfe). Lässige Sportkleidung, behauptete sie, trügen nur »hyperaktive Idioten«. »Mich interessiert der perfekte Körper nicht«, sagte sie. »Leute mit makellosen Körpern machen mich mißtrauisch – ich frage mich dann immer, was sie im Kopf haben. Ich hoffe, daß mein Körper auf irgendeine Art eine Ehre für meinen Verstand ist.«

Vivienne wetterte gegen das Banausentum des zwanzigsten Jahrhunderts. Sie warb für eine andere Vision, die sie aus der Vergangenheit bezog. Dabei war ihr Ansatz das genaue Gegenteil, zum Beispiel von der Methode Yves Saint Laurents. Er war bestrebt, in seinen Entwürfen »le silence des vêtements, le meilleur silence des vêtements« auszudrücken. Für Vivienne waren die lautstarken didaktischen Möglichkeiten der Mode wichtiger als ihre ästhetische Wirkung. Dies war teilweise eine Folge ihrer Nationalität, denn England ist stärker durch seine literarische als durch eine visuelle Kultur geprägt.

Sie attackierte die schon fast comichafte weibliche Silhouette mit breiten Schultern und knallengen kurzen Kostümen aus der Serie *Denver Clan*. Darin brachte sie wieder einmal ihren

Haß auf die importierte amerikanische Kultur zum Ausdruck. Sie wollte die weiblichen Formen wieder durchsetzen, indem sie die Schulter schmaler, die Taille enger und den Rock weiter machte. Ihr Anliegen wurde prompt aufgenommen – von Romeo Gigli und Christian Lacroix. Doch trotz ihrer Bemühungen blieb bis zum Ende des Jahrzehnts das Kostüm der »Berufstätigen« vorherrschend, das eine superschlanke, im Fitneßstudio gestählte Figur polsterte. Daneben gab es noch Azzedine Alaias Kurven, die in hautengen Pullovern aus Stretch-Lurex steckten.

Vivienne war entschlossen, ihre Unabhängigkeit von McLaren durchzusetzen. Jetzt machte sie in der Öffentlichkeit Aussagen über ihn. Er sah sich unterdessen mit einem Gerichtsprozeß konfrontiert, der durch einige noch lebende Mitglieder der Sex Pistols ausgelöst wurde. Sie wollten Gewinne aus den Aktivitäten der Gruppe einfordern, die man ihnen ihrer Ansicht nach vorenthalten hatte. Vivienne bezweifelte, daß es sich lohnen würde, vor Gericht zu gehen; und obwohl es zum Prozeß kam, kapitulierte McLaren schließlich. Der Schlußkommentar dieses Svengali lautete: »Die Puppenspieler müssen akzeptieren, daß ihre Marionetten früher oder später rebellieren.«

Vivienne hatte den Kontakt mit McLaren aufrechtgehalten, während er in Hollywood mit Lauren Hutton zusammenlebte. Hin und wieder rief sie ihn mitten in der Nacht an und suchte Rat und Trost: »Ich bin über vierzig! Ich muß etwas beweisen und eine große Modedesignerin werden.« Die beiden erörterten, wie man am besten dabei vorging. Sie entschieden, daß die Couture – nicht die Street-Fashion – der Weg war, um das Ansehen zu erlangen, nach dem sie sich so sehnte. Viviennes und McLarens Interpretation des Begriffs »Couture« war dabei nicht ganz zutreffend: Sie meinten damit nicht handgefertigte Kleidung, die für Kunden individuell auf den Leib geschneidert wird, sondern vielmehr eine verfeinerte Version der Prêt-à-porter-Mode.

Vivienne war auf die Couture aufmerksam geworden, als sie im Victoria-und-Albert-Museum die Geschichte des Kleides recherchierte. Das lag teilweise daran, daß die Kleider etwas Elitäres hatten, und teilweise an der überlegenen Schneiderkunst. McLaren behauptete gern, daß er sie auf diesen Weg gebracht habe, aber sie hatte sich einfach den Zeiten angepaßt. Mitte der achtziger Jahre war »Couture« zum Schlagwort in der Mode für feine Leute geworden. Verantwortlich hierfür waren größtenteils zwei Unternehmer – Bernard Arnault und Alain Wertheimer – die Millionen in diesen glamourösen, jedoch anachronistischen Zweig der Mode investiert hatten. Sie wollten ihre lizensierten und mit einem Markennamen versehenen Modewaren gut verkaufen. Arnault war Vorsitzender und Leiter des Konzerns für Luxusgüter Louis Vuitton Moët Hennessy. Er hatte Mut bewiesen und aus dem Nichts ein neues Haute-Couture-Haus eröffnet – unter der Leitung des begabten Modemachers Christian Lacroix, den er von Jean Pateau abgeworben hatte. Die Familie Wertheimer, der das Haus Chanel gehörte, hatte den deutschen Modeschöpfer Karl Lagerfeld eingestellt, um den Namen Chanel durch das Medium der Couture wiederzubeleben. Die Folge war, daß alle, die mit der Modeindustrie zu tun hatten, aufmerksam wurden auf die ursprünglichen Entwürfe von Coco Chanel, Christian Dior und Cristobal Balenciaga, drei der größten Modeschöpfer dieses Jahrhunderts.

Wenn es eine Person gab, die Vivienne tatsächlich ermutigte, in Richtung Haute Couture weiterzugehen, dann war es nicht McLaren, sondern ihr »Guru« Gary Ness. Er half ihr, ihren Ehrgeiz in neue Bahnen zu lenken, er förderte den offensichtlichen Umschwung in ihrem Designstil. Kennzeichnend für diese Wandlung war, daß sich ihr Vokabular änderte: Sie sprach von »Kultur«, »Eleganz« und »Zivilisation« und nicht mehr von »Rebellion«, »Rock 'n' Roll« und »Jugend«. Diese Begriffe spickten nun ihre Gespräche und spiegelten die Neigungen von Ness, nicht mehr die von McLaren.

Nachdem seine Wohltäterin Vivienne nach London zurückgekehrt war, erschien Ness wieder in ihrem Leben und empfing dankbar ihre wöchentlichen Zuwendungen von etwa 100 Pfund. Normalerweise trafen sie sich Mittwoch abends. Im drahtversteiften Tupfen-Crini-Röckchen, mit »Schaukelpferd«-Plateauschuhen, im ausgestellten Harris-Tweed-Prinzessinnenmantel und mit einer Tweedkrone – um etwas Warmes auf dem

Kopf zu haben, wenn es das Wetter erforderte – radelte Vivienne zu Ness' Wohnung in der Hereford Road, einer Seitenstraße des Westbourne Grove. Sie selber hielt ihr Outfit für »eine Sensation«.

Obwohl er in Geldnöten war, weigerte sich Ness, zu Hause zu kochen. Und obgleich Vivienne mit einem Bananensandwich oder einer Pizza zum Mitnehmen zufrieden gewesen wäre, bestand er darauf, auswärts zu essen – normalerweise auf ihre Kosten. Und so begleitete dieser nicht unflotte Dandy – mit einer frischen Blume im Knopfloch und mit einem Seidenschal, den er sich nicht um den Hals schlang, sondern melodramatisch mit der Hand gegen den Hals drückte – seine Tweed-Königin um die Ecke und aß mit ihr bei »Khan's« Curry oder bei »Lee Fook« Nudeln.

Nachdem er sich über die Bedienung und den Niedergang der gastronomischen Standards beklagt hatte, unterrichtete er seine wißbegierige Schülerin und machte Pläne, wie sie die Wiedergeburt ihrer Mode bewerkstelligen könnte. Die Beziehung zwischen den beiden war nicht nur einseitig. Es mag zwar sein, daß Ness in Vivienne eine Zahlmeisterin gefunden hatte und ein bereitwilliges Objekt, durch das er seine ganz eigene Art des Denkens bestärken konnte. Vivienne jedoch erhielt durch ihn eine Art Ausbildung – wenn auch eine polemische – hinsichtlich der Kultur der oberen Kreise zurück. Danach hatte sie sich gesehnt, seit sie zwanzig gewesen war.

Der Grundgedanke in Ness' Argumentation besagte – Vivienne sollte ihn im Laufe der nächsten zehn Jahre immer wieder nachplappern –, daß das zwanzigste Jahrhundert in kultureller Hinsicht wertlos sei. Die zeitgenössische Jugend habe einen »Hirnschaden«, der weitgehend auf den Einfluß des amerikanischen Kulturimperialismus zurückzuführen sei. Und Viviennes Prestige könne nur durch Kleider mit elitärem Touch begründet werden, die Reichtum zur Schau stellten und mit offenen kulturellen Anspielungen versehen werden müßten. Ness hatte vier Jahre lang als Bühnenbildner und Kostümdesigner gearbeitet, und er führte Vivienne weg von der Mode und hin zur Kostümierung.

Zu seinen praktischen Ratschlägen gehörte, daß sie professionelle Mitarbeiter einstellen sollte, da ihre Kleider keine gute Paßform hätten. Die Kritik war berechtigt: Vivienne stand mittlerweile in dem Ruf, schlecht sitzende Kleidung herzustellen. Ein Visagist, John Gustaffson, der bei Viviennes Schauen mitarbeitete, warnte Michael Rosen – einen PR-Mann, der eine Ausstellung britischer Designer für das »International Wool Secretariat« organisierte – davor, »die Sachen von der Westwood nach fehlenden Knöpfen und nicht beendeten Säumen zu überprüfen«. Ness drängte Vivienne, die in Savile Row herrschende Arbeitslosigkeit auszunutzen und sich einen erfahrenen Zuschneider und Schneider zu besorgen. Wie vorauszusehen war, traf sie keine gute Wahl: Sie entschied sich für einen Mann, der häufig betrunken war und mehr Interesse an ihren Mitarbeiterinnen als an gutsitzenden Kleidern zeigte.

Vivienne brauchte jetzt auch ein richtiges Atelier. Deshalb bezog sie unmittelbar nachdem sie die »Harris-Tweed«-Schau gezeigt hatte, einige Räume in einem weitläufigen Lagerhaus in der Greenland Street, einer Nebenstraße der Camden High Street. Jeff Banks bürgte für die Miete. Binnen einem Jahr hatte sie für die Arbeit dort zehn Mitarbeiter eingestellt. D'Amario taufte das Atelier abschätzig »Bombay«, weil dort »Hippies« arbeiteten, wie er sich fälschlicherweise ausdrückte. Neben Bella Freud und Bens franko-persischer Freundin Yasmin Eslami, die beide finanziell unabhängig waren, beschäftigte Vivienne mehrere schwule Männer in den Zwanzigern, die sich mehr schlecht als recht mit einem mageren Wochenlohn von fünfzig bis hundert Pfund durchschlugen. Sie trugen dazu bei, daß Vivienne, die inzwischen siebenundvierzig Jahre alt war, mit den Nachtclubs und der Jugendkultur in Berührung blieb.

Ein Besucher in der Greenland Street hätte sicher keine Zweifel bekommen, was Viviennes Finanzlage betraf. Nachdem man von der Camden High Street mit ihren heruntergekommenen Läden abbog, in denen Schallplatten für Sammler, »New-Age«-Artikel und Eisenwaren verkauft wurden, betrat man ein schmutziges und verwahrlostes, zugiges und überfülltes Gebäude. Wenn man über eine Betontreppe drei Stockwerke hinaufgestiegen war, kam man durch eine massive

Lagerhaustür in einen langen Flur mit Betonfußboden, der mit Einkaufswagen voller Stoffballen zugestellt war. Kein Empfangstresen, kein Schild wies den Weg. Dann wanderte man durch ein halbes Dutzend kaninchenhöhlenartige, winzige Räume, »eingerichtet« mit Nähmaschinen, Tischen und schäbigen Schränken aus der Zeit des Zweiten Weltkrieges. Schließlich fand man vielleicht Vivienne in einem der Räume – bekleidet mit ihren schlappigen Rentier-Slippern und in einer Strickjacke, die vor der Brust mit einer Sicherheitsnadel zusammengehalten wurde –, während sie wie wild an einer Modepuppe Stoff drapierte und zurechtzupfte.

Der erbärmliche Zustand ihres Arbeitsplatzes stand in krassem Gegensatz zu den Ateliers anderer Top-Designer. Gianni Versaces Zentrale zum Beispiel lag im Herzen Mailands, in einer Seitenstraße der eleganten Via della Spiga. Wenn dort ein Besucher die Reihen der Rezeptionisten und persönlichen Assistenten in der marmornen Empfangshalle passiert hatte, stieg er eine imposante, strenge und kahle Treppe empor. Damit der Besucher nicht vergaß, daß Signor Versace ein außerordentlich kultivierter Mann war, blickten Marmorbüsten römischer Götter und Kaiser aus den mit Halogen beleuchteten Alkoven hinab. Jeder Hinweis auf die tatsächlichen geschäftlichen Aktivitäten – wie beispielsweise unordentliche Papiere oder Stoffballen – wurden sorgfältig vor den Blicken von Besuchern versteckt, so daß die unmittelbare Umgebung des Designers einen aufgeräumten und von jeglicher Arbeit unbefleckten Eindruck vermittelte.

Wenn man Valentino in seinen privaten Räumen mit Blick auf die Spanische Treppe in Rom besuchte, war das so, als habe man ein Treffen mit dem »Duce«. Am Ende eines ballsaalgroßen Büros saß der Meister-Kleidermacher hinter einem Schreibtisch, der so lang war, daß man dahinter praktisch aus dem Blick geriet, und den das Messing so sehr belastete, daß er sich tief in den dicken, persischen Teppich darunter eingrub. Rechts und links sah man auf dem Boden Möpse zwischen Kissen schnüffeln, ausladende Eßtische mit Beinen aus Elfenbein, schwere, mit Knöpfen übersäte packed Sessel und Puffs, alles mit luxuriösen islamischen und orientalischen Stoffen bezogen.

Um Valentino selbst zu sprechen, war der Besucher gezwungen, sich über eine Barrikade aus silbergerahmten Fotos zu strecken, auf denen Valentino Berühmtheiten umarmte.

Selbst die bescheideneren Arbeitsräume über drei Stockwerke hinweg von Viviennes Landsmännin Jean Muir waren antiseptisch sauber, ordentlich und weiß getüncht. Sie glichen eher einem Operationssaal als einem Modeatelier. Miss Muir war so reinlich wie ein Shaker und immer darauf vorbereitet, vor ihren Herrgott zu treten.

Viviennes Büro dagegen war »eine Müllhalde«, wie sich ein Stoffhändler erinnert, der sie nur selten dort vorfand, selbst wenn er einen Termin hatte. Vivienne arbeitete lieber von ihrem Bett aus in der Wohnung in der Nightingale Lane. Dort rief beispielsweise Craig Alexander von Smedley an, wenn er etwas entschieden haben wollte. Bei einem solchen Anlaß bekam er den Eindruck, daß sie nicht richtig zuhörte, und fragte: »Geht es Ihnen gut? Sie hören sich gar nicht gut an.« Nein, es gehe ihr wirklich nicht gut, antwortete sie. »Ich habe hier Leute von der städtischen Wohnungsgesellschaft, und ich bin ganz schön sauer. Diese Leute behaupten, sie wären gekommen, um eine Zentralheizung einzubauen, aber ich will so etwas nicht. Aber sie bestehen darauf und sagen, daß ich eine haben muß.« Vivienne kümmerte sich kaum um ihren eigenen Komfort, sondern betrachtete den Einbau der Heizung als einen Eingriff in ihre Rechte.

Carlo D'Amario war Vivienne 1986 nach London gefolgt und zog mit ihr zusammen. Sie nahmen ihre erlahmte Affäre wieder auf – sehr zum Verdruß von Gary Ness, seinem Rivalen um Viviennes Gunst. Manche von Viviennes Mitarbeitern spielen die Bedeutung ihrer Affäre mit D'Amario herunter. Andere jedoch, die die Beziehung aus der Nähe sahen – darunter Derek Dunbar, John Walford und Simon Barker – glauben, daß die beiden zu diesem Zeitpunkt aufrichtig verliebt waren. Eines Nachmittags, während sie an einem Korsett arbeitete, zog Sandy Gordon es aus Spaß an: »Igitt! Zieh das aus, du siehst ja aus wie ein Affe«, rief Dunbar, den die Art und Weise abstieß, in der die Haare auf Gordons Schultern und Rücken unter dem Samt hervorsprossen. »Nein, ich finde, es sieht großartig aus«, sagte Vivienne, »es erinnert mich daran, wie Carlo einmal unter der Dusche stand und überall auf seinem behaarten Körper Seifenschaum war. Es sah toll aus.«

Zuerst einmal versuchte D'Amario, Vivienne davon zu überzeugen, daß sie gegen Giorgio Armani SpA. wegen Vertragsbruches eine Klage vor dem Zivilgericht in Mailand einreichen sollte. Laut *Women's Wear Daily*, die über den Fall berichtete, behauptete D'Amario, man habe Vivienne vertraglich ein Honorar in Höhe von drei Millionen Dollar garantiert. Aber Gabriella Forte, die leitende Vizepräsidentin bei Armani, erhob Einspruch: Sie bestand darauf, daß Vivienne selber die Vereinbarung gebrochen habe, weil sie keine Entwürfe geliefert hatte, die man kommerziell in einer Fabrik hätte produzieren können. (Es ist interessant, daß zunächst Alberto Biani von Staff International die Produktion von Viviennes Kollektion verweigerte.) Armani stimmte einem Vergleich zu, wie der Vertrag es vorsah; der Rechtsstreit wurde jedoch bis heute nicht beigelegt.

Allmählich beschränkte sich D'Amarios Beziehung zu Vivienne rein auf das Geschäftliche, er hielt sich immer noch hauptsächlich in Italien auf. Gelegentlich schliefen sie aber trotzdem noch zusammen. Als sie zum Beispiel 1988 in Berlin waren, um an »Dressed to Thrill« teilzunehmen – einer Präsentation internationaler Mode – klopfte Barker, der mit ihnen gefahren war, an die Tür von Viviennes Hotelzimmer. D'Amario öffnete – er knöpfte sich gerade die Hose zu. Vivienne lag auf dem Bett, lediglich mit einem Unterhemd bekleidet.

Zwar ging sie ab und zu mit D'Amario ins Bett, aber Vivienne war einsam. Sie fand keinen Trost, weder in Büchern noch in Gary Ness' Predigten. Darum verliebte sie sich in Kollegen, die – wie sie wußte – schwul waren. Simon Barker erinnert sich, wie peinlich es ihm war, als sie ihren Mitarbeitern erklärte, sie habe sich in ihn verliebt. Sie verliebte sich auch in Sandy Gordon und machte ihm einen stürmischen Heiratsantrag. Solche Vorfälle waren Barkers Meinung nach ein Zeichen für Viviennes emotionale Unsicherheit. »Wenn sie mit Männern zusammen ist, meint sie schnell, in sie verliebt zu sein. Sie ist sehr abhängig.«

Vivienne behauptete immer wieder, daß die Arbeit Vorrang vor der Liebe habe und daß sie keine Zeit für einen Liebhaber habe: »Ich bin vollkommen glücklich. Den ersten Teil meines Lebens habe ich damit verbracht, Sex zu haben, Kinder großzuziehen und all das. Aber jetzt bin ich zu beschäftigt und muß arbeiten. Aber ich bin noch interessiert – schreiben Sie das in Ihrem Artikel«, instruierte sie eine Journalistin. »Wenn jemand eine Beziehung haben möchte, bei der wir uns nur einmal alle zwei Wochen oder so für den Sex treffen, dann würde mir das gefallen.« Später gab sie zu, daß sie ungeachtet solcher Angebote »ehrlich gesagt, ziemlich konformistisch war – ich habe keines dieser Angebote angenommen«.

Es war ihre Kombination von Offenherzigkeit, einer erstaunlichen Energie und dem Talent zur Innovation, die Viviennes Mitarbeiter zu einer ungeheuren Loyalität inspirierte. Ihr ansteckender Enthusiasmus für das Design und ihre Fähigkeit, selbst hart zu arbeiten, riß ihre Umgebung mit. Sie arbeiteten ohne Murren viele Nächte durch, um eine Kollektion fertigzustellen, und hielten, genau wie ihre Chefin, zwischendurch in einer Ecke des Ateliers auf einem Stoffballen ihr Nickerchen. »Sie kann ein richtiger Drachen sein, sie ›peitscht‹ die Leute an die Arbeit. Aber sie verlangt von niemandem, etwas zu tun, was sie nicht auch tut. Sie hat unheimlich viel Elan«, sagt John Walford. Ihre engste Mitarbeiterin während dieser Jahre, Bella Freud, meint: »Sie kann sehr großzügig sein, aber auf der anderen Seite ist sie so zickig, daß man sich fragte, warum man dieser Person gegenüber so loyal war. Aber am Ende war ihre Arbeit so brillant, daß man blieb … Sie ist eine großartige Lehrerin. Sie weiß, wie man aus einer Person das Beste herausholt. Ihr Können ist faszinierend.« Obwohl Vivienne oft völlig chaotisch zu sein schien, staunten ihre Angestellten über ihr enormes Erinnerungsvermögen. Selbst an die unwichtigste Anweisung, die sie einem Mitarbeiter gegeben hatte, erinnerte sie sich noch Tage später.

Es gab keine Arbeit, die Vivienne als unter ihrer Würde empfand. Sie hob sogar Nadeln vom Fußboden auf und verbrauchte verdorbene Milch in ihrem Tee, um Geld zu sparen. Einer ihrer Lieblingssprüche gegenüber ihren Mitarbeitern lautete: »Das leichte ›Nein‹ akzeptiere ich nicht. Ich will das schwierige ›Ja‹.« Vivienne schuf eine Großfamilie, und deren Zuhause war das Atelier in der Greenland Street. Selbst wenn sie die Beherrschung verloren hatte – aufgrund finanziellen Drucks oder wegen einer nahe bevorstehenden Frist – trug sie nur selten jemandem etwas nach. Doch im Gegensatz zu der unglaublichen Treue, die sie bei anderen Menschen ihr gegenüber auslöste, erwiderte sie deren Loyalität nur selten – es sei denn, es nützte ihr. Sowohl Jean Bennett als auch John Walford wurden jäh entlassen, obwohl sie ihre Dienste in einer düsteren Zeit von Viviennes Laufbahn gratis angeboten hatten. In Bennetts Fall beschloß Vivienne, einen PR-Mann einzustellen, den sie besser kontrollieren konnte. Ein paar Jahre später wurde Walford durch eine Reihe hochkarätiger Show-Produzenten ersetzt (1997 wurde er wieder eingestellt).

Ihrem persönlichen Assistenten, David Staines, zahlte Vivienne ein erbärmlich geringes oder so gut wie gar kein Gehalt. Dennoch hielt er ihr unverbrüchlich die Treue. Auch diese Loyalität gab sie nicht zurück. Einmal, nachdem sie aus Italien zurückgekehrt war, gingen sie und Bella Freud die Treppe zu einem Nachtclub hinauf und entdeckten Staines. Sie sah ihn und fing an, ihm mit beiden Armen zuzuwinken. Er wunderte sich, daß sie ihn so freudig begrüßte, und erwiderte den Gruß überschwenglich. Vivienne wurde kühl und erklärte: »Ich habe dich nicht begrüßt – ich wische dich weg.«

Vivienne stellte große Anforderungen an Freunde und Mitarbeiter und fand nichts dabei, sie und ihre Familien übermäßig in Anspruch zu nehmen. So erkor sie beispielsweise einmal Walford zu ihrem Vertrauten und rief ihn morgens um sieben an – wodurch sie die ganze Familie weckte –, um mit ihm über ihre Karriere zu sprechen. Jeff Banks war irritiert, daß sie spätabends unangekündigt bei ihm zu Hause eintraf, ohne abzuwarten, daß man sie hereinbat, ihr Fahrrad in den Flur schob und bis morgens um fünf blieb, um mit ihm über ihre Arbeit zu sprechen. Ihr Mangel an Rücksichtnahme konnte bisweilen unerträglich sein. Praktisch jedes Unternehmen, das in diesen Jahren mit ihr zu tun hatte, berichtete das gleiche: Es war unmöglich, Vivienne dazu zu bringen, ihre Rechnungen zu bezahlen. Sie war so dreist zu erwarten, daß ihre Stoff- und Zulieferer, Näherinnen und freien Mitarbeiter ihr Geschäft mitfinanzierten.

Bella Freud erinnert sich: »Wenn eine Frau ein Problem hatte, dann war sie verärgert; aber wenn ein Mann ein Problem hatte, dann interessierte sie sich dafür. Das einzige, was sie an Frauen interessierte, war die Macht, die ihnen die äußere Erscheinung verlieh.« 1987 wurde eine Angestellte mit Mitte Zwanzig schwanger. Sie war unsicher, ob sie eine Abtreibung vornehmen lassen sollte oder nicht, und unklugerweise suchte sie Viviennes Rat. Diese belehrte sie ohne Umschweife: »Sie sind viel zu jung, um ein Kind zu bekommen! Was wird aus Ihrer Arbeit? Ihrer Karriere?« Vivienne fuhr fort, ihr zu erzählen, wie sie selbst, als sie auf dem Weg zu einer Abtreibung war, einen Mantel sah und dachte: »Soll ich die Abtreibung machen lassen oder den Mantel kaufen? Und am Ende bekamen wir Joseph!« Joseph stand direkt neben ihr.

Viviennes unverblümte Art konnte manchmal auch komisch sein, nicht nur grausam. Wenn sie ein Geschenk bekam, hatte sie die Angewohnheit, es sich genau anzusehen und dann zu sagen: »Vielen Dank, aber ich kann es nicht gebrauchen«, oder: »Danke, aber es gefällt mir nicht.« Sie betrachtete solche Antworten als »ehrlich«. Diese »Ehrlichkeit« konnte bisweilen verblüffend unprofessionell sein. Als sie 1987 vom Musiksender MTV in ihrer Boutique in der King's Road interviewt werden sollte, verschwand sie zunächst im Umkleideraum, setzte sich ihre Tweed-Krone auf und zog einen ihrer Crinis an. Dann kam sie langsam wieder heraus, setzte sich vor die Kamera und sagte ruhig: »Ich möchte Ihnen jetzt etwas über meine Kleider sagen ...« Dann seufzte sie, rutschte unruhig auf dem Stuhl hin und her und sagte: »Es ist mir einfach zu langweilig«, stand auf und ging.

Vivienne fühlte sich nicht verpflichtet, denjenigen Anerkennung zu zollen, deren Designs sie »geborgt« hatte. Sie kopierte später auch die Arbeit vieler junger Designer, darunter Stephen Jones, Georgina Godley, Leigh Bowery und Richard Torry. 1986 wurde Vivienne einmal von Jones in seinen Showroom in der Lexington Street eingeladen. Bezaubert durch ihre Komplimente über seine Hüte, fertigte er ihr einen kleinen Dreispitz aus grünem Samt. »Es hat ewig gedauert, ihn herzustellen, aber ich habe nie einen Dank bekommen. In der nächsten Saison tauchten diese Dreispitze bei ihr auf dem Laufsteg auf.«

Angehörige von Berufen, mit denen Vivienne zusammenarbeitete – beispielsweise Schneider – bemerkten hin und wieder, daß sie es meisterlich verstand, das Beste aus ihnen herauszuholen, indem sie zweierlei kombinierte: Sie stellte Anforderungen, die unmöglich zu erfüllen waren; und sie nutzte eine Technik – wie Stephen Jones meinte –, bei der »sie einen völlig unschuldigen Eindruck machte und einem das Gefühl aufzwang, daß man sich um sie kümmern müßte. Aber dabei ist man sich bewußt, daß sie das letzte Wort und die völlige Kontrolle über alles hat.«

Mit großer Vorfreude sahen die Mitarbeiter stets der alljährlichen Feuerwerksparty im November entgegen, die in der Wohnung in der Nightingale Lane stattfand. Berni Vinyl, die bei den Aufführungen der Westwood-Shows sozusagen zum Inventar gehörte, war ebenfalls eingeladen und kam in den extremsten Kleidern ihrer Heldin. Einmal war sie für das Wetter unpassend mit einer »Love«-Jacke und einem Mini-Crini gekleidet. Als Vivienne sah, daß Berni fror, faßte sie sie am Arm und sagte: »Komm mit, ich gebe dir eine wollene Unterhose.« Unter ihrem Bett lagen Schachteln mit Smedley-Unterhosen, bedruckt mit ionischen Säulen. In späteren Jahren, als die Zahl der Mitarbeiter gestiegen war, fand diese Party, die eine wichtige Funktion erfüllte und das Team zusammenhielt, nicht mehr statt.

Vivienne schien nicht in der Lage zu sein, irgend jemandem körperliche Zuneigung zu zeigen. »Ich habe nie gesehen, daß sie einem ihrer Söhne mal über das Haar strich«, bemerkt Derek Dunbar. »Sie ist keine geborene Mutter.« Als sie einmal bei Barker und Dunbar zu Besuch war, ermahnte man ein dreijähriges Mädchen, die Katze nicht am Schwanz zu ziehen. Vivienne wurde barsch: »Ich geb ihr was hinter die Ohren, dieser kleinen Göre!«

Es war offensichtlich, daß Vivienne von ihren beiden Söhnen Joseph vorzog. Im Gegensatz zu seinem Bruder wurde

Ben von ihr nicht als Model für ihre Laufsteg-Shows ausgewählt. Und auf einem Video von einer Schau geht er auf sie zu, um ihr zu gratulieren und sie in den Arm zu nehmen – nur um abgeschüttelt zu werden. Joseph dagegen wurde von ihr stolz wie ein Begleiter behandelt. Er bekam stets Anerkennung für seine Hilfe. »Er ist wunderbar!« rief Vivienne dann aus. »Er ist fast wie ein Ehemann zu mir – was die Hilfe betrifft.« Als das *Sunday Times Magazine* sie zusammen mit einem ihrer Söhne zu einem Interview einlud, nahm sie Joseph mit, nicht Ben. Tatsächlich hatte auch Ben hart für seine Mutter gearbeitet – er hatte schwierige Aufgaben übernommen wie zum Beispiel, einen Hersteller für die »Schaukelpferd«-Schuhe zu finden. Aber er bekam selten Dank für seine Bemühungen.

Ben bemühte sich um Erfolg als Fotograf. Aber seine Mutter hatte wenig Achtung für die technischen Künste und noch weniger für die Fähigkeiten ihres älteren Sohnes. Statt dessen ermutigte sie ihn, mit ihrem Bruder Gordon zusammenzuarbeiten, der inzwischen Filme über Reisen und andere Themen für große Firmen machte. Obwohl Vivienne ihn zurückwies, hielt Ben die Beziehung zu beiden Eltern aufrecht – auch wenn ihm völlig klar war, wie sehr seine Mutter seinen Vater verletzt hatte. »Alles, was Mum tut, findet er [Derek, sein Vater] prima. Er wird nichts Abfälliges über sie sagen. Er wollte sich nicht von ihr trennen. Er ist mit einer normalen Frau verheiratet und hat ein ganz normales Leben in den Midlands. Sie ruft ihn nicht an, er ruft sie an. Über bestimmte Dinge unterhalten sie sich. Er ist bei allen ihren Shows willkommen ... Die Leute in unserer Familie stehen sich sehr nahe, sehr liebevoll und offen. Sie behandeln mich wie einen Erwachsenen, nicht wie einen Idioten«, behauptet er nicht sehr überzeugend.

Obwohl Vivienne Joseph eindeutig bevorzugte, war es ihm wiederum unmöglich, ihr seine Gefühle zu zeigen. Viel von seiner Verbitterung läßt sich darauf zurückführen, daß sein Vater die Familie verließ. Viele Jahre lang ignorierte McLaren seine väterlichen Pflichten, bis ihn seine Freundin Lauren Hutton darauf aufmerksam machte. Als Hutton in den späten achtziger Jahren London besuchte, lud sie Joseph zum Abendessen in ein Restaurant ein und fragte ihn, ob er sich von McLaren abgelehnt fühle. Joseph war völlig überrascht über diese direkte Frage und vertraute den Vorfall Derek Dunbar an: »Joe war völlig baff. Sie hatte ihm sofort die entscheidende Frage gestellt, und er konnte nicht ausdrücken, was er fühlte.«

Vivienne, die sich voll Ehrgeiz auf ihren Beruf konzentrierte und darin von Gary Ness noch bestärkt wurde, isolierte sich allmählich von jedem gefühlsmäßigen Kontakt mit anderen. Ness schnaubte jedesmal verächtlich, wenn sie Herzensangelegenheiten erwähnte, und tat sie mit einer Freudschen Wendung ab: »die Zukunft einer Illusion«. Er kritisierte sie, weil sie ihren Söhnen erlaubte, bei ihr zu wohnen. Seiner Meinung nach lenkten sie Vivienne nur von der Arbeit ab. Im Jahre 1988 zogen beide aus der Wohnung in der Nightingale Lane aus und mieteten eine andere Wohnung in London.

Vivienne war so sehr von Ness' genialen Fähigkeiten überzeugt, daß sie 1986 einen Termin mit dem späteren Verleger Dan Franklin vereinbarte, der damals als Cheflektor bei Heinemann arbeitete. Franklin hatte angenommen, Vivienne wolle ihm ihre Autobiographie anbieten. Statt dessen kreuzte sie mit Ness auf und versuchte ihm die Idee schmackhaft zu machen, er solle das lang versprochene und noch ungeschriebene Meisterwerk von Ness über das angelsächsische Banausentum und das Versagen der zeitgenössischen Kultur herausbringen. »Nach dieser Theorie sollten wir zu Matthew Arnold und einer Vision zurückkehren, wie sie im neunzehnten Jahrhundert herrschte«, erinnert sich Franklin. »Die beiden hielten Vorträge über die Schrecken der modernen Kultur, was mich insofern überraschte, als sie das Paradebeispiel für die Schrecken der modernen Kultur ist!« Er erinnert sich, daß ihn Viviennes Normalität erstaunte. Er hatte eine schockierende, von McLaren beeinflußte Punkerin erwartet, nicht eine Frau in den mittleren Jahren, die eher der Premierministerin Margaret Thatcher als einer Rebellin ähnelte. (Er war nicht der einzige, dem diese Ähnlichkeit auffiel.) Bei ihm blieb der Eindruck haften, daß die beiden Besucher »völlig auf dem Holzweg« waren, und gab die Geschichte in den nächsten zwei Wochen immer wieder gern zum besten.

Vivienne war entschlossen, das Wissen und die »Kultur« zur Schau zu stellen, die sie von Ness im Zusammenhang mit ihren Kleidern erworben hatte. Und so wurden ihre Kollektionen nun wie ein weißes Blatt Papier behandelt, das sie mit den Lehren ihres Tutors vollschreiben konnte. In geistigen Fragen verließ sie sich auf Ness – zu Franklin sagte sie: »Ich war ein kleines Dummerchen. Bis ich diesen Mann kennengelernt habe, wußte ich ja gar nichts.« Trotzdem widerstrebte es ihr, Ness in der Öffentlichkeit anders als mit seinem Vornamen anzureden beziehungsweise ihn als »einen der letzten Gurus der westlichen Welt« vorzustellen. Dies paßte zu ihrem ehrgeizigen Ziel, sich in Fragen der Kultur als eine Art Orakel auszugeben. Mode war zu Viviennes Medium geworden, ihre und Ness' Ansichten über Kunst und Kultur zu verbreiten. Sie beschloß 1987 außerdem, eine Rockgruppe zu gründen, um den jungen Leuten ihre Auffassung näherzubringen. Mit ihrer intuitiven Fähigkeit, einen Nerv bei diesem Publikum zu treffen, nannte sie die Gruppe »Choice«, wobei sie erklärte: »Darin steckt ›choice‹, wie guter Geschmack, und ›choice‹, die Wahl der Leute; und außerdem klingt es sehr international, sehr groß.« Als D'Amario hörte, daß Madonna Vivienne geschrieben hatte, um ihr zu sagen, sie sei ihre Lieblingsdesignerin, schlug er vor, Madonna könne doch die Leadsängerin dieser neuen Gruppe werden, die ihren ersten Auftritt bei Viviennes nächster Schau haben sollte. Mit Hilfe von Robin Scott (dessen Gruppe »M« 1978 mit der Single »Pop Music« einen Hit gelandet hatte) schickte Vivienne ihr später ein Demotape mit Liedern, die sie für Madonna geschrieben hatte. Aber sie bekam keine Antwort. Vivienne beunruhigte das jedoch nicht – denn sie nahm an, der Grund sei der, daß Madonna »alle Hände voll zu tun hatte, weil ihre Hochzeit« mit Sean Penn bevorstand. Später entschied sie sich, statt dessen Sarah Stockbridge als Leadsängerin zu nehmen.

»Choice«, so erläuterte Vivienne, sei als Podium für die Förderung von »Kunst und Mode« gedacht, »eine Gelegenheit, ein Bild zu kontrollieren, das mir sehr guttut«. Sarah Stockbridge sollte eine Art »rituelles Opfer darstellen. Ich will ihr die ganze Kultur, die ich kenne, aufladen. So, wie man es macht, wenn man jemanden töten will; alles, was ein Stamm kennt, legt man auf das Opfer, all die Motive und Totems. Und dann steckt man es in Brand.«

Der Text der ersten Single »Bride of Fortune« – auch bekannt unter dem Namen »The Mini Crini Song« – zeigte Viviennes Talent, eine von Ness inspirierte Idee zu vereinfachen (vielleicht auch zu simplifizieren) und sie dadurch für das Publikum attraktiver zu machen:

Swing the Crini
All round the world
Swing the Crini
Ring the bell.

On the Tree of Knowledge
I have carved »Amour«
The answer's not the looks, but books
If you want Glamour …

Meanwhile in the grotto
Dionysus wakes
Stars and spots are in his head
I will cure his aches.

Das Lied wurde zum erstenmal im Nachtclub »Fridge« in Brighton aufgeführt. Wie Tommy Roberts zehn Jahre zuvor bemerkt hatte, liebte es Vivienne, vor einem Publikum zu stehen. »Die Bühne reichte den Zuhörern bis zu den Köpfen«, freute sich Vivienne. »Reihen und Reihen von Menschen, die zu mir heraufsahen. Es war toll. Genauso, als ob man ein Popstar wäre.« Vivienne schrieb sechs Songs für die Gruppe, von denen allerdings keiner aufgenommen wurde. Ein Lied zu schreiben, das war für sie nichts Neues. Sie hatte »Who Killed Bambi?« für die Sex Pistols geschrieben und »I'm a Teenage Savage« für das erste Album von »Bow Wow Wow«. Da sie zu beschäftigt war, um Simon Barker zu treffen, der die Musik schreiben sollte, sang sie ihm das Lied auf Band oder am Telefon vor. Es gefiel ihr, ihren Lieblings-Stripteasesong

»The Stripper« von David Rose mit Hits aus der Zeit der Teds – wie »Woolly Bully« von Sam the Sham and the Pharaohs – oder mit dem Volkslied »Cherry Ripe« zu verbinden, das ihr aus ihrer Kindheit vertraut war.

Barker empfand diese exzentrische Art der Zusammenarbeit als frustrierend: »Sie kann nicht singen. Sie wechselte mitten im Lied die Tonart. Und wenn ich sagte: ›Hör mal, Vivienne, du hast die Tonart gewechselt‹, sagte sie: ›Nein, hab ich nicht. Ich hab nur angefangen, und dann kam ich nicht zur der hohen Note, darum habe ich gewechselt – aber ich habe nicht die Tonart gewechselt.‹ Als wir einmal in Berlin Karaokelieder sangen, kannte sie keinen einzigen der Texte. Sie kannte nur Lieder aus ihrer Kindheit.«

Die Frühjahr/Sommer-Kollektion »Britain Must Go Pagan« (auch bekannt als »Pagan I«), die im Oktober 1987 gezeigt wurde, war die erste von fünf Kollektionen, in denen Vivienne mehr die Stile und Sitten der Antike und weniger diejenigen Englands erforschte. Auf das klassische Altertum wurde sie erstmals aufmerksam, als Ness sie zu einer Ausstellung über griechischen Schmuck der Antike im Britischen Museum mitnahm. Was Vivienne besonders begeisterte, war die amoralische und libertäre Einstellung der alten Griechen zum Sex in all seinen Formen und ganz allgemein zum Streben nach Lust und Genuß. Das bewies – zumindest ihr –, daß ihre provozierenden Designs für »SEX« klassische Wurzeln hatten.

TEIL III

Die gefeierte Aussenseiterin

8 Zeig offen, was du denkst

Oktober 1988–Dezember 1989

»Ich benutze die Mode als Vorwand,
um über kulturelle Erscheinungen im allgemeinen
zu sprechen, denn dort liegen meine Interessen.«

Vivienne Westwood, 1933

»Wer Collage sagt, meint irrational.«

nach Max Ernst, 1948

»Ich lasse mich von klugen Menschen inspirieren«, so beschrieb Vivienne freimütig ihre Methode. Die Kleider stellten nicht nur ihr neu entdecktes Wissen zur Schau, sondern wurden auch zu Lehrtafeln, auf die sie ihre Kritik oder ihre Lösungen zu Problemen der Zeit schrieb: »Das beste Accessoire ist ein Buch!« oder »Die Diskriminierung kommt wieder« oder »Ich bin für Elitedenken.« Anders als bei den T-Shirts der »grünen« Designerin Katherine Hamnett wurden diese Statements nicht auf die Kleidung aufgedruckt, sondern in den Aufbau und Stil ihrer Kollektionen quasi hineingewoben und in Begleittexten publiziert. Außerdem erläuterte Vivienne die Aussagen in aller Öffentlichkeit, wenn sie Interviews über ihre Arbeit gab. Sie machte das Intellektuelle zum Fetisch. In dieser Hinsicht war ihre Designertechnik das Gegenteil von der Arbeitsweise eines Issey Miyake, der sagte: »Ich produziere Kleidung und keine Ideengebäude.«

Hinter Viviennes Botschaften stand Gary Ness. Ebenso wie Malcolm McLaren, ihr früherer Mentor, versorgte auch Ness die Designerin mit einer Liste von Büchern. Darin fand sie ihre Ideen und ließ sich anregen auf der Suche nach Titeln für ihre Kollektionen und nach markigen Zitaten, die sie ihnen beifügte. Ness rechtfertigte seine verbissen vertretenen Ansichten durch eine Unmenge an Zitaten von Matthew Arnold, Aldous Huxley, Bertrand Russell, La Rochefoucauld und Marcel Proust. Er wurde für Viviennes Entwicklung unverzichtbar – er war ihre Ein-Mann-Universität. Während andere sich über Vivienne lustig machten, weil es ihr an Kultur fehlte, stärkte er ihr Selbstvertrauen und bot ihr »eine Reise in eine außergewöhnliche Welt der Kultur«, wie Gene Krell bemerkte.

Ness führte Vivienne zur Inspiration das Bild Prousts vor Augen, allein in seinem korkgetäfelten Zimmer, und bestand so darauf, daß Kreativität Einsamkeit erfordere und daß emotionale Bindungen »ständige Ablenkungen« seien. Nachdem er sie überredet hatte, ihren Liebhaber und ihre Söhne aus der Wohnung zu schicken, drängte er sie, sich ganz auf ihre Arbeit zu konzentrieren. Allerdings hatte Ness durchaus auch ein eigennütziges Motiv, wenn er sich bemühte, seine Schülerin zu isolieren. Er wollte sie ganz für sich behalten, um zu verhindern, daß andere Ansichten seinen Einfluß schwächten. Wie sich zeigen sollte, gehörten die nächsten Jahre – ebenso wie die Zeit zwischen 1979 und 1982, als McLaren sie praktisch verlassen hatte – zu Viviennes kreativsten Phasen.

Ness, ein einsamer Misanthrop, saß in seiner winzigen Wohnung nahe der Westbourne Grove und wartete auf Viviennes Anrufe. Aber statt sich mit ihr zu unterhalten, zog er es vor, Monologe zu halten, in denen er zwischen spöttischer Verachtung für die Menschheit und aufgeregtem Mißtrauen den Mächtigen gegenüber – Rechten und Linken gleichermaßen – hin- und hersprang. Wenn Vivienne ihn mit einer halb ausgegorenen Idee unterbrach, fuhr er sie an: »Halt deinen Schnabel, Hilda Ogden«, weil sie klang wie die Figur aus der Seifenoper *Coronation Street*. Sie mochte zwar lachen, wenn er ihr so heftig über den Mund fuhr. Außer ihm und D'Amario erlaubte sie aber sonst niemandem, daß er sie so zurechtwies.

Ness' bleiches Antlitz bekam nur dann ein wenig Farbe, wenn er eine neue Verschwörungstheorie entwarf. So richtig in Fahrt geraten, konnte er furchterregend wirken, doch er war weniger originell, als vielmehr belesen. Jegliche Originalität seiner Ideen entstand erst aus Viviennes praktischer Umsetzung. Ihre Wißbegierde war unersättlich; manchmal jedoch fühlte Ness sich von ihr überfahren, weil sie sich ganz bestimmte Bröckchen an Kultur herauspickte und diese dann später vor den Medien oder ihren dafür empfänglichen Mitarbeitern im

Atelier wiederkäute. Vivienne war von Schmeichlern umgeben: Die jungen Angestellten, die im allgemeinen nicht die Bildung besaßen, um ihre Aussagen zur Kultur anzuzweifeln, bestaunten ihre »intellektuelle« Chefin. Unorthodoxe Ansichten liebte Vivienne über alles: Schon immer hatte sie sich von dem angezogen gefühlt, was andere abstieß und schockierte. Jetzt verschaffte Ness dieser Vorliebe ein pseudo-intellektuelles Fundament. Wenn jemand Einwände erhob, zitierte sie einfach ihren Helden Bertrand Russell mit seiner Warnung, daß die Orthodoxie der Friedhof der Intelligenz sei. Dieser Satz wurde zu Viviennes Mantra.

Häufig, normalerweise Mittwoch abends, erschien die ungeduldige Studentin mit einer bestimmten Frage in Ness' Wohnung. »Was wäre ein guter Titel für die nächste Kollektion?« oder »Erzähl mir von der Technik in der Malerei des siebzehnten Jahrhunderts«, verlangte sie dann, wobei sie eine mühelos verständliche Zusammenfassung erwartete, die sie ihrem Instantwissen hinzufügen konnte. Diese bunt durcheinandergewürfelten kulturellen Informationen führten – auf ihre Kollektionen angewandt – zu einigen witzigen und originellen Designs. Doch Vivienne verstand Ness' Nachhilfeunterricht nur oberflächlich. Das war auch nicht weiter überraschend, denn sie hatte wenig Zeit für ein derartiges Bücherstudium und sehnte sich nach freien Stunden, in denen sie einfach für sich allein sein konnte. Wenn sie versuchte, mit Journalisten oder Fans einen Aspekt ihrer »Kultur« zu diskutieren, wirkten ihre Aussagen folglich wirr und anmaßend. Im Umgang mit Stoffen besaß Vivienne eine einmalige Gewandtheit, aber wenn es um Worte ging, war sie keineswegs so geschickt. Trotzdem wünschte sie sich so sehnlich, kultiviert und gebildet zu erscheinen, daß sie sich einfach immer wieder auf solche Debatten einließ, statt sich in Gesprächen auf das Thema Mode zu beschränken. Leider achtete sie ihre eigenen Leistungen als Modeschöpferin wenig – es war ihr wichtiger, als Intellektuelle zu gelten. »Die Mode war nicht meine erste Liebe«, sagte sie Ende der achtziger Jahre. »Ich habe mich bewußt entschieden, zu lernen und Literatur zu lesen.«

Vivienne war zwischen einer fürsorglichen Haltung Ness

gegenüber und ihrem Ärger über seine finanzielle Abhängigkeit hin- und hergerissen. Dennoch – so meinte Gene Krell – würde sie doch nie auf ihn verzichten wollen. Ob sie sich ein Thema für eine Kollektion ausdachte oder ob die Medien sie nach ihren Ansichten über das Tagesgeschehen befragten: Immer wurde Ness zu Rate gezogen wie jemand, der Reden für Politiker schreibt. Inzwischen kostete er Vivienne zwar schon etwa 200 Pfund in der Woche, aber sie hielt dieses »Unterrichtshonorar« für gut angelegtes Geld.

Lange Zeit behielten sie ihre Freundschaft für sich. Im Studio hatten zwar viele von Ness gehört, aber nur wenige hatten ihn kennengelernt. Und er weigerte sich, einen Besuch in der Greenland Street zu machen, wo die Mitarbeiter seiner Ansicht nach aus »Geistesgestörten« bestanden. Vivienne war entschlossen, seine Rolle vor der Öffentlichkeit zu verbergen. Darin zeigte sich eine Berechnung, die ihren – möglicherweise absichtlich kultivierten – Ruf Lügen strafte, sie sei naiv und etwas verrückt. Als der Journalist Duncan Fallowell sie 1990 bat, ihren geistigen Mentor zu nennen, erwiderte sie ausweichend: »Vielleicht sollte ich Ihnen seinen Namen nicht sagen. Aber ich habe in meinem ganzen Leben keinen weiseren Menschen kennengelernt. Und ein großer Gelehrter ist er auch.« Vivienne wollte das Rampenlicht nicht mit ihm teilen.

Auch wenn Ness in der Öffentlichkeit nicht anerkannt war, so gestand Vivienne ihm doch: »Ich brauche dich mehr als irgend jemanden sonst. Ich habe in den letzten zwanzig Jahren mehr mit dir gesprochen als mit jedem anderen.« Ness blühte auf bei solch einem Lob. Es befreite ihn von dem Gefühl, von Vivienne abhängig zu sein. Sie wiederum nutzte seine neurotische Empfindlichkeit geschickt aus, indem sie in bestimmten Abständen ihre Zuwendungen zurückhielt, zu Verabredungen mit ihm nicht erschien und sich mal als Vertraute und dann wieder als Zahlmeisterin gab.

Anne Barr, Textredakteurin bei *Harper's & Queen*, hatte Ness' Verhalten jahrelang beobachtet: »Er erfindet ständig Ausreden, warum er kein Geld hat... Er klammert sich einfach an einen und will Geld und daß man ihn einlädt.« Eine Weile hatte sie sich Sorgen um sein Wohlergehen gemacht und ihm ausgeholfen, aber nach und nach durchschaute sie ihn. Eines Tages kam sie in ein teures Restaurant und sah den angeblich mittellosen Ness allein an einem Tisch sitzen und ein üppiges Abendessen verzehren, dazu trank er eine gute Flasche Wein und scherzte mit den Kellnern. Offenbar war er ein regelmäßiger Gast. Anne Barr gewöhnte sich an seine Armutsbeteuerungen und an seine Klagen darüber, daß alle ihn letztendlich fallen ließen. Einer seiner unerfreulichsten Züge war in ihren Augen »sein unangenehmer Snobismus, der sich mit Viviennes Frische vermischte und sich tatsächlich auf ihre Arbeit auswirkte«.

McLaren hatte Vivienne ihre wohlmeinenden Gesten ausgetrieben – bezeichnend war zum Beispiel, daß sie als junge Frau ihre mageren Ersparnisse an Oxfam gespendet hatte. Jetzt dagegen sorgte Ness dafür, daß sie viel von ihrem tief verwurzelten Ideal von einer Gesellschaft, in der Gleichheit herrscht, ablegte und statt dessen sein Elitedenken nachahmte. Unter seinem Einfluß wanderten Viviennes Sympathien von den Jüngeren und »Gewöhnlichen« hin zu den Angehörigen des Establishments – besonders interessierte sie sich für die Welt der Akademiker, der High Society und der Mode. Sie übernahm die Vorurteile ihres Lehrers, fühlte sich aber oft unbehaglich in der »besseren« Gesellschaft, um dennoch im nächsten Moment den kleinen Mann und seinen Geschmack anzuprangern.

Ness argumentierte so: Sein einsames, vergeistigtes Dasein solle nicht von den Mühen des Geldverdienens besudelt werden. Er müsse unterstützt werden, damit er genug Muße habe, um seine bedeutenden Gedanken zu formulieren. Vivienne ließ sich von dieser, wie es ihr schien, romantischen Haltung gegen die bürgerliche Angepaßtheit beeindrucken. Für sie war das Streben nach finanziellem Gewinn nie ein Motiv gewesen, und Ness' ausdrückliche Verachtung für den schnöden Mammon sprach sie an, auch wenn er für die schöneren Dinge in seinem Leben gerne andere bezahlen ließ. Sie beschloß, die Rolle seiner Gönnerin anzunehmen und ihren weltabgewandten Intellektuellen zu beschützen und zu finanzieren.

Da Vivienne den Ehrgeiz hatte, bestimmte Personen kennenzulernen und ihre Anerkennung zu gewinnen, versuchte sie – auf etwas ungeschickte Art –, sich bei den Großen und Vornehmen einführen zu lassen: bei Aristokraten, insbesondere bei solchen, die das besaßen, was sie als »Einfluß« bezeichnete; und bei Angehörigen der kulturellen und intellektuellen Elite, deren Ansichten sie sympathisch fand. Wenn sie Fremde kennenlernte, stellte sie normalerweise schnell fest, ob diese ihr bei der Suche helfen konnten. Zu denen, die sie mit besonderem Eifer umwarb, gehörten Lord und Lady McAlpine. Alistair McAlpine war der Schatzmeister der konservativen Partei und ein begeisterter Sammler zeitgenössischer Kunst. Seine Frau Romilly arbeitete als Redakteurin bei *Vogue* und gehörte im britischen Establishment zu den Damen, die die gewagteste Kleidung trugen. Lady Henrietta Bathurst, die Tochter des Earl of Bathurst, und Jamie Sainsbury, Sprößling der Supermarkt-Familie, sowie Dometilla, die Ehefrau von Mark Getty aus der texanischen Öl-Dynastie, waren ebenfalls bevorzugte Kontakte. Bella Freud, die für Vivienne arbeitete, wurde wegen ihres »snobistischen Geschmacks« geschätzt, und weil sie ihrer Arbeitgeberin die Augen für die »Welt der feinen Pinkel« öffnete, wie Simon Barker es ausdrückte, »zum Beispiel für Lucy Ferry [Bryans Frau], für Dometilla Getty und für deren Art, sich zu kleiden«.

Für die nächsten fünf Kollektionen erkundete Vivienne nicht mehr die Kleidung des britischen Establishments, sondern wandte sich den alten Kulturen zu. Um das ungehemmte Vergnügen der Griechen an körperlichen Freuden zu feiern, stellte sie Chitons und Sandalen mit Flügeln vor und plädierte für eine Rückkehr zur Lebensweise dieser Heroen aus früherer Zeit: »Großbritannien muß zu den Vorstellungen der Griechen und Römer zurückkehren. Ihre Moral war gesünder, es ging dabei nicht um Sünde ... Es ist eine Frage des skeptischen Standpunktes. Sie wußten, daß man geistig aufgeschlossen bleiben muß.« Aus Bewunderung für Proust, in dessen Werk Ness sie eingeführt hatte, schlug sie später vor, daß junge Männer die Moden der Belle Epoque tragen sollten. Um ihrer Kritik an der Demokratie Ausdruck zu verleihen, trat sie für die vordemokratische Kleidung der Eliten des achtzehnten und neunzehnten Jahrhunderts ein. Sie nutzte jede Gelegenheit, um ihre Anhänger dafür zu gewinnen, überkommene Meinungen in Frage zu stellen und ihr zurück in eine idyllische Vergangenheit zu folgen. Genauso, wie sie McLarens Versionen der Situationsethik und des Dadaismus aufgenommen hatte, so machte sie sich jetzt Ness' klassisches Altertum zu eigen. »Sie las ein Buch und baute auf diesen Vorstellungen dann eine Kollektion auf«, sagte McLaren. »Sie knallte einem das verdammte Buch um die Ohren, bis einem Hören und Sehen verging!« Vivienne bestand darauf, daß »in diesem Jahrhundert alles auf Mythen« beruhe, »wie die Vorstellung, Liebe sei etwas, das weitergehen sollte; diese Vorstellung von der Liebe, die wir da haben, ist einfach zu orthodox ... deswegen interessiere ich mich für die Heiden. Sie hatten solche Mythen nicht.« Es ist leicht einzusehen, daß eine derartige Haltung zu der tief verletzten Vivienne paßte.

Die fünf Kollektionen vom Frühjahr/Sommer 1988 bis Frühjahr/Sommer 1990 wurden als die »Pagan«-Serie bekannt und erhielten die Titel: »Britain Must Go Pagan«, »Time Machine«, »Civilizade«, »Voyage to Cythera« und »Pagan V«. Die Serie zeigte sehr effektvoll Viviennes ungewöhnlich schöpferischen Geist, die Verschmelzung ihrer technischen Kunstfertigkeit mit ihrer kindlich unbefangenen Sicht. Es war, als könnte sie dank ihrer Unvoreingenommenheit einen Stil oder eine Dekoration wie zum erstenmal sehen. Ihre Vorgehensweise war ein Beispiel für den kreativen Prozeß, wie Baudelaire ihn schildert: als eine »freiwillig wiedergefundene Kindheit«. Typisch für diesen Blick war Viviennes Idee, das meistgekaufte amerikanische Spielzeug, den »Care Bear«, an einem Korsett in der »Britain-Must-Go-Pagan«-Kollektion anzubringen. Eines Nachmittags kam sie in ihr Atelier in der Greenland Street zurück und verkündete: »Ich habe diesen niedlichen Teddy hier gefunden.« Ihre Angestellten konnten nicht glauben, daß sie das kitschige Spielzeug reizvoll fand. Aber als sie das Tier vorn an einem Korsett befestigte und die beiden Pfoten des Bären als Körbchen für die Brüste verwendete, mußten sie zugeben, daß das pfiffig war; und es wurde zum Hit.

Vivienne war praktisch immun gegen die Reklame- und

Marketingmechanismen, die im Westen den Geschmack der Verbraucher lenkten. So hatte sie den internationalen Erfolg des Teddybären nicht bemerkt und konnte das Stofftier – ebenso wie andere populäre Figuren oder Bilder – mit unvoreingenommenem Blick sehen. In diesem Fall war Viviennes Immunität ein Gewinn, aber zu anderen Zeiten hinderte diese Eigenschaft sie daran, ihre Arbeit in finanzieller Hinsicht zu nutzen. Sie hatte kein Interesse daran, mit ihren Schöpfungen dem Markt zu gefallen, und folglich war auch ihr Wissen und Interesse hinsichtlich ihrer Kunden gering. Sie konnte vor einem fertigen Kleidungsstück stehen und staunen: »Ist das nicht schön?« Und wenn eine Angestellte sie fragte: »Aber wer soll das tragen?« erwiderte sie einfach: »Das ist mir egal, aber es ist jedenfalls schön.« Ihr Glaube an ihre eigene Kreativität war so stark, daß sie prahlte: »Alles, was ich auf den Laufsteg bringe, läßt sich in meinem Laden verkaufen; meine Fans werden es toll finden.« Das war eine erfrischende Abwechslung von den »informierten« Designern wie Donna Karan oder Giorgio Armani, die sich damit brüsteten, ihre Kunden zu kennen, und die ihre Kundschaft also auch selten überraschten.

Bella Freud staunte über die Menge und die Originalität von Viviennes Ideen. Zusammen zogen sie los und spürten bei Händlern oder Textilfabrikanten Stoffe auf: »Ich fragte mich: ›Was kann sie denn mit diesem Stück anfangen?‹ Ich betrachtete es zwei- oder dreimal voller Staunen und dachte dabei: ›Wie kann sie das bloß hinkriegen?‹« Aber sie schaffte es, und mit zauberhaftem Ergebnis. Vivienne konnte nicht aufhören, Neues zu schaffen. »Selbst wenn sie auf einer einsamen Insel wäre, würde sie ihre Arbeit auf diese forschende, bahnbrechende Art und Weise fortführen«, glaubt Freud. Am Vorabend einer Modenschau mußten die Zuschneiderinnen mit der Arbeit an einer brandneuen Idee beginnen, ungeachtet des bevorstehenden Termins. Bei jeder Schau präsentierte Vivienne nicht bloß ein paar neue Ideen, sondern gleich Dutzende – so viele, daß Moderedakteure und Käufer gar nicht alle aufnehmen konnten. »Das Außergewöhnliche war«, meint Freud, »daß sie eine so große Menge an Einzelheiten im Kopf behalten konnte«, ohne richtige Zeichnungen, ohne bestimmte Ordnung oder Planung. »Sie erfand etwas im Kopf, und es stimmte einfach. Es war wie ein Puzzle, das sie im Kopf zusammensetzte, und die ganze Kollektion war einfach unglaublich.« Vivienne nutzte die banalsten Quellen: Zum Beispiel war der Druck »Milchstraße« – Planeten, Kometen und Löwen auf Samt und Baumwolle – für die Kollektion »Britain Must Go Pagan« im Olympia im Oktober 1987 direkt den Vorsatzblättern eines Astronomiebuches entnommen, das ihrem Sohn Ben gehörte.

Wie auch schon bei früheren Shows war eine Reihe der Models für »Britain Must Go Pagan« betrunken, darunter auch die angehende Schauspielerin Patsy Kensit. Man hatte ihr gesagt, sie solle die mit Säulen bedruckte Unterwäsche von Smedley ausziehen, da sie ihr nicht stehe, und Kensit hatte vergessen, daß sie deshalb unter ihrem Rock nichts anhatte. Während sie den Laufsteg entlangtobte, hob sie den Rock immer wieder, ohne sich ihrer Nacktheit bewußt zu sein. Einige Kritiker nahmen fälschlicherweise an, Vivienne hätte das mit ihrem Model abgesprochen, in Wirklichkeit aber war die junge Frau einfach beschwipst.

Die nächste Modenschau, »Time Machine« (Herbst/Winter 1988) wurde im März 1988 im Zelt des British Fashion Council vor dem Ausstellungszentrum im Olympia vorgeführt. Sie trug ihren Namen zu Ehren von H.G. Wells' Science-fiction-Roman *The Time Machine* (1895), der auf Ness' Leseliste für Vivienne stand. Eine Serie von zweireihigen Kostümen aus kariertem Tweed sollte die Jugend der siebzigjährigen Amateurdetektivin Miss Marple heraufbeschwören, der Heldin aus Agatha Christies Krimis. Nur Vivienne konnte eine so altmodische Schulmeisterin als Sexidol wählen. Die Anzüge und Kostüme waren so erfolgreich, daß sie viele Saisons lang fester Bestandteil jeder Kollektion blieben. Die Miss-Marple-Kostüme wurden witzigerweise mit Davey-Crockett-Fellmützen getragen, die tief über den Kopf gezogen wurden, als aktuelle Parodie auf die Kopfbedeckung, die von der eigenwilligen Herzogin von York auf der Skipiste getragen wurde. Andere Kostüme wurden mit parodistischen Perücken im Stil Karls II.

getragen, die Vivienne in ihrer schrulligen Heimwerkermanier selbst am Küchentisch gebastelt hatte.

Vivienne stellte die Kollektion mit netten kleinen Geschichten vor: »Miss Marple war einst eine junge Dame und trug ihre umwerfenden Röcke« oder »Sonntagskostüme aus Tweed hauen uns immer noch um« stand im Programm, als Tweedröcke, unter deren Säumen Unterröcke hervorguckten, den Laufsteg entlangkamen. »Liebesgöttinnen gehen zum Markt«, und »Sie trug schwarzen Samt, und ihre Zwillingsschwester trug die Farbe der Traube« lauteten die Texte, die eine Serie von schwarzen und violetten Röcken, Blusen und Hosen aus Samt begleiteten.

Vivienne sah mit der Hilfe von Ness die klassischen griechischen Statuen auf ganz neue Art. Nachdem sie das Buch *Seeing Through Clothes* von der amerikanischen Modehistorikerin Anne Hollander gelesen und die Kleidung der antiken Welt untersucht hatte, kam Vivienne zu der Überzeugung, daß der Faltenwurf Kennzeichen einer zivilisierten Geistesart sei, und drängte ihre Anhänger, wieder Kleidung mit Falten zu tragen. »Ich will Ihnen mal was erzählen«, begann sie, als wollte sie ihnen mit einer anzüglichen Klatschgeschichte einen Rippenstoß verpassen, »diese Griechen trugen Gewänder, die Falten warfen – wenn Sie etwas anhaben, das um den Körper drapiert ist, so daß es sich ständig bewegt, dann spielen Sie damit, und der Stoff spielt mit Ihnen – und die Griechen glaubten, die Barbaren wären nicht sinnlich, weil sie ihre Körper nicht durch den Faltenwurf spürten.«

Faltenreiche Gewänder waren von Madame Grès und Augusta Bernard bekanntgemacht worden, zwei französischen Modeschöpferinnen aus der Zeit zwischen den Kriegen, die den Klassizismus bewunderten. Vivienne ihrerseits verwendete Falten, um ansonsten funktionalen und enganliegenden Kleidern verführerische Bewegung zu verleihen. Sie ließ durchsichtige Girlanden von den Schultern von Tweedkostümen herabwehen, ließ sie quer über die Oberteile von Korsagen im Stil des achtzehnten Jahrhunderts schwingen und schuf so eine moderne und originelle Kreuzung der Modestile. Anspielungen auf die antike Welt fanden sich auch in den

Kulissen für die Show, die unter anderem einen griechischen Fries als Hintergrund zeigten; aber ebenso in den Accessoires, etwa in Smedleys gestrickten, mit Bildern von ionischen Säulen bedruckten Unterhemden und Unterhosen, in den Widderkopfperücken und den weißen Plateausandalen, die mit Flügeln geschmückt waren und an den Götterboten Hermes erinnern sollten. Mit ihrem Hin- und Herspringen in der Geschichte der Mode und dem Zusammenfügen von Stilen aus verschiedenen Perioden erfand Vivienne erstaunliche Kombinationen. Die Kollektion »Voyage to Cythera« (Herbst/Winter 1989) war nach Watteaus Gemälde, das den Geburtsort der Venus darstellt, benannt worden. Dafür schuf sie in dem Bemühen, »schockierend und originell« zu sein, hautfarbene Leggings, auf denen in Höhe des Schambeins ein Feigenblatt aus Acrylglas angebracht war: »Es ist sehr schwierig, sich etwas Schockierendes und Originelles auszudenken«, bemerkte sie zu diesem Kleidungsstück. »Ich habe mich selbst damit überrascht, daß ich ein Kleidungsstück entworfen habe, das sogar mich schockierte.« Ihr war aufgefallen, daß bei den griechischen Statuen des Adonis das Sinnliche seiner Nacktheit immer durch Faltenwürfe verstärkt wurde; und sie sah eine Parallele zu den »Incroyables« der napoleonischen Zeit, von denen sie 1980 zu ihrer »Piraten«-Kollektion angeregt worden war. Ihrer Ansicht nach hatten die rebellischen Stutzer damals die engen, hellen Hosen (typischerweise aus Nankingstoff, einem dichtgewebten Baumwolltuch, oder aus feinem Hirschleder) getragen, um auf ihre Genitalien aufmerksam zu machen – Vivienne war überzeugt, daß »diese Männer versuchten, wie die Adonisstatuen auszusehen«. Die Feigenblatt-Leggings wurden entweder mit weiten Oberhemden kombiniert, »so daß der Eindruck von einem Kerl entstand, der einen gleich vergewaltigen will, aber sie wurden von einer Frau getragen«, oder mit langen, zweireihigen Jacketts. Sie hoffte, die Kollektion würde beweisen, daß es möglich war, »in Unterwäsche zu erscheinen und doch gleichzeitig vornehm zu sein«.

Als sie ihre neue Schöpfung vor dem Spiegel anprobierte, kreischte Vivienne vor Vergnügen: »Es sah pornographisch aus. Es war fürchterlich sexy, einfach weil es das Gegenteil von dem war, was sonst in der Mode als sexy galt. Sexualität ist immer ein Zusammenspiel zwischen den Polaritäten des Männlichen und des Weiblichen.« Als Sarah Stockbridge in jenem Sommer zum Ball der Sex Maniacs die Feigenblatt-Leggings und einen Body trug, erregte sie viel größeres Aufsehen als Gäste, die praktisch nackt oder eingezwängt in sadomasochistisches Gummi oder Leder ankamen – obwohl sie von Kopf bis Fuß mit Stoff bedeckt war. Zu den Leggings mit den aufgedruckten Harlekinen hatte Vivienne sich durch Leon Baksts Kostüme für Diaghilews Ballet Russe anregen lassen, das Gary Ness ihr vorgestellt hatte. Presse und Öffentlichkeit waren anfangs tatsächlich schockiert bei dem Gedanken, daß Frauen nichts weiter als Leggings unter ihren Jacketts tragen sollten, aber schon nach zwei Saisons gehörte das Kleidungsstück zur Grundausstattung der modisch gekleideten Frau und war als »Principal-Boy«-Stil bekannt, nach der von weiblichen Darstellern besetzten Rolle in der Christmas Pantomime.

Vivienne war entschlossen, sich gegen das zur Wehr zu setzen, was sie als Englands fortbestehenden Puritanismus betrachtete. »Bevor ich irgend etwas über Eitelkeit sage«, erklärte sie 1989 einem Journalisten, »möchte ich die brillante Beobachtung des amerikanischen Humoristen H. L. Mencken anführen, die ich häufig zitiert gehört habe: ›Puritanismus ist die quälende Angst, daß irgend jemand irgendwo glücklich sein könnte.‹ Ich möchte diese Definition beibehalten und das Wort ›puritanisch‹ im altmodischen Sinne benutzen, indem ich sage: Mein erster Eindruck von dem Begriff Eitelkeit ist, daß er, wenn er schon nicht von Puritanern geprägt wurde, doch von ihnen verwendet wurde, um uns wegen eines sündhaften Verhaltens auszuschimpfen, und zwar bis zum Anfang dieses Jahrhunderts. Seitdem wurde die organisierte Religion von nationaler Götzenverehrung abgelöst, und das Ausschimpfen hat anscheinend aufgehört.«

Als Ness' Einfluß stärker wurde, stellte Vivienne ihre Kollektionen mit hochtrabenden Manifesten vor. Sie lasen sich wie konfuse Collagen von widersprüchlichen Ansichten und Zitaten, die sie in ihren »Nachhilfestunden« gesammelt hatte. Zum

Beispiel hieß es im Programm zu ihrer »Civilizade«-Schau im Olympia im Oktober 1988:

> *Wir sind für Skeptizismus, Diskussion und elitäres Denken, so wie die Heiden intellektuelle Freiheit schätzten und festen Glaubenssätzen mißtrauten. Der Tod ist so gotisch-schauerlich; das Leben ist so griechisch-schön, wie Oscar Wilde sagt. Man spricht von viktorianischen Werten, aber viktorianische Werte bedeuteten ein Beharren auf endlosen, streitsüchtigen Abendessen, sie waren aber nicht gleichzusetzen mit dem Puritanismus der Mittelschicht. Nicht Pecksniffs [in Dickens'* Martin Chuzzlewit*] Angelegenheit, sondern [Thomas Love] Peacocks. Wie schon gesagt: »Wir wollen keinen Kreuzzug: Wir wollen einen Zivilisationszug.« Die französische Revolution hat die Aristokratie vernichtet, wie sie die anderen Stände ignorierte. Die englische Aristokratie hat sich selbst vernichtet, weil sie die Charakteristika der Mittelschicht übernahm. Das anglo-amerikanische Spießbürgertum ist die vollkommene Stagnation. Sie wurde kürzlich von einem bekannten Richter als die 3 K gekennzeichnet: Klassendenken, Konservatismus und Konformität. Wir fügen noch zwei weitere hinzu: Konvention und Konsumverhalten. Ideen und Kunst werden nur durch Diskussion am Leben erhalten. Skeptizismus erzeugt Ideen, feste Überzeugungen dagegen ersticken diese im Keim. Elitäres Denken bedeutet nicht Macht und Geld, sondern es ist die Kultivierung von Ideen und Kunst, die durch Macht und Geld ermöglicht wird.*

Obwohl Vivienne im Ruf stand, originell zu sein, hatte sie gar keine Bedenken, von anderen Modeschöpfern zu kopieren. Sie griff Ideen auf, die aus der Welt stammten, die man als »Avant-Avantgarde« bezeichnen könnte, also zum Beispiel von studentischen oder Underground-Modemachern oder von relativ unbekannten Designern, denen sie in der Londoner Nachtclub-Szene begegnete. Die »gepanzerten« Tweedjacken in der Kollektion »Time Machine« zum Beispiel waren eindeutig von einem Design Richard Torrys beeinflußt, das eine Saison früher vorgestellt worden war. Torry hatte zwei Saisons lang für Vivienne gearbeitet und für kurze Zeit das Studio mit ihr geteilt. Er ließ sich von den Rüstungen im Victoria-und-Albert-Museum und im Londoner Tower inspirieren, während Vivienne ihre Anregungen aus der Wallace-Kollektion bezog. In Nachahmung der zusammenhängenden Metallplättchen, aus denen sich eine mittelalterliche Rüstung zusammensetzt, legte Torry Tweedstücke nebeneinander auf Ärmel und Brust seiner Jacketts und setzte außerdem die Taille hoch an. Ein solches Kleidungsstück trug er, während er vor dem Zelt des British Fashion Council im Olympia Schlange stand, um die zweite Vorführung von Viviennes Kollektion »Time Machine« zu sehen. Da trat ein Freund auf ihn zu und meinte: »Nicht daß du 'n Schock kriegst, Richard; sie hat deine Panzer-Jacketts gemacht!« Im Sommer 1989 sollte Viviennes Version des Jacketts, die aus Harris-Tweed bestand, praktisch über Nacht untragbar werden: Modeschöpfer Al Berlin, der die Teenybopper-Band Bros einkleidete, steckte die Brüder in diese Jacketts. »Danach konnte man einfach keins mehr verkaufen«, sagte Simon Barker.

Torry schloß sich später der Popgruppe Minty an, die der verstorbene Leigh Bowery gegründet hatte, ein Designer, Performance-Künstler und Model. Auch Vivienne wurde von Bowery beeinflußt und bewunderte seine Arbeit sehr. Als zum Beispiel das Victoria-und-Albert-Museum 1986 die von der Zeitschrift *Blitz* organisierte Ausstellung »Designer Denim« übernahm, lieferte Bowery ein Jackett, das mit Tausenden von Haarklämmerchen wie mit Borsten übersät war, während Vivienne nur eine Denim-Jacke einreichte, die ganz nüchtern mit ihrem Logo verziert war. Vivienne hob Bowerys Jackett als außergewöhnlich hervor; die zeitraubende Kunstfertigkeit, die darin steckte, mußte ihr einfach gefallen.

Als Vivienne an Profil gewann, ließ die Öffentlichkeit sich – dank neugieriger und skeptischer Medien – von ihren komischen Manierismen und ihrer Sprechweise faszinieren. Vor einem Publikum suchte Vivienne dann nach Worten, als würde sie im Geiste ein Wörterbuch durchgehen, um den exaktesten, eindrucksvollsten Ausdruck zu wählen, ganz gleich, wie lange sie dazu brauchte. Es war unvermeidlich, daß solche Auftritte mit verbalen Mißgriffen gespickt waren. Wenn Vivienne versuchte, ein kompliziertes Motto einer ihrer Kollektionen zu vermitteln, wie etwa das Thema der Griechen und ihrer faltenreichen Kleidung, litt sie sichtlich unter Anspannung. Sie schlang die Beine fest umeinander, beugte sich vor und kniff die Augen fest zu, während sie mit einer Hand nervös an ihrem Rocksaum zupfte und mit der anderen anscheinend eingebildeten Speichel in den Mund zurückschob. So begann sie einen Monolog, wobei sie immer schneller auf ihrem Stuhl hin- und herschaukelte, als hätte sie Schmerzen. Sie hielt kaum inne, um Atem zu schöpfen, während die Gedanken herauspurzelten. Unterbrechungen oder Bitten, beim Thema zu bleiben, wehrte sie verzweifelt ab, indem sie den Sprechenden anfuhr: »Nein, warten Sie, unterbrechen Sie mich nicht ... nein, ich will nicht über Klamotten reden ... nein, darauf komme ich später zurück, ich muß Ihnen von diesen Griechen erzählen.« Sie erweckte den Eindruck, daß sie ihre von Gary Ness übernommenen Aussprüche mechanisch abspulte. Da sie nicht die Fähigkeit besaß, sachlich über etwas zu diskutieren, schweifte sie einfach zu einem anderen Thema ab, wenn ein Interviewer ihr widersprach.

Diese Vortragsweise und Viviennes erschreckende Unlogik deckten schonungslos ihre Denkprozesse und die Dürftigkeit ihrer Argumente auf. Als sie im Juni 1993 von der Journalistin Brenda Polan im Londoner Institute for Contemporary Arts vor einer großen Zuhörerschaft interviewt wurde, hatte Vivienne es sich in den Kopf gesetzt, einen Roman des französischen Schriftstellers André Gide zu erwähnen. Anscheinend ohne jedes Gefühl von Peinlichkeit überlegte sie, ob sie den englischen oder den französischen Titel nennen sollte: »Ich will ihn nicht auf französisch sagen, weil mein Akzent nicht so gut ist, aber trotzdem, ich könnte es mal versuchen, wenn Sie wollen – nein. Oder doch – warum nicht? Ja! Also, jedenfalls ...« Diese exzentrische Naivität in Kombination mit ihrer auffallenden Erscheinung brachte Vivienne die Zuneigung eines großen Teils der britischen Öffentlichkeit ein – es war Theater. Den Medien allerdings diente sie als Zielscheibe für ihren Spott.

Im März 1988 wurde Vivienne eingeladen, in der BBC-Talkshow *Wogan* aufzutreten, die zur besten Sendezeit ausgestrahlt wurde. Showmasterin war Sue Lawley, eine typische Engländerin der Mittelschicht, die zu diesem Anlaß in einem dunkelblauen Kostüm mit weißen Punkten und zehenfreien weißen Sandaletten erschien. Die anderen Gäste waren Janet Street-Porter, die eine führende Rolle in der avantgardistischen Jugendkultur spielte und Viviennes Arbeit seit langem bewunderte, und der Literaturkritiker und Showmaster Russell Harty. Vivienne sah gut aus in ihrem scharlachroten »Centaurella«-Kleid, zu dem der mythische Zentaur sie inspiriert hatte, und in den Schaukelpferd-Stiefeln mit Plateausohlen.

Während des ganzen Interviews wurde Vivienne von Lawley und Harty systematisch verhöhnt. Das Publikum bestand großenteils aus Rentnern, da die Sendung an einem Nachmittag in der Woche aufgenommen wurde. Harty ermunterte die Zuschauer, auf Viviennes Kosten zu lachen, obwohl Street-Porter protestierte, Viviennes Designs seien sehr bedeutungsvoll. An einem Punkt mitten in der Modenschau, bei der Sarah Stockbridge und der Tänzer Michael Clarke die Models waren, wurden das Gelächter und die Sticheleien besonders heftig – angeheizt noch durch Lawleys hinterhältigen Einwurf: »Sollen Sie als Zuschauer eigentlich lachen? Sie lachen nämlich.« An diesem Punkt endlich warnte Vivienne: »Wenn das Publikum nicht aufhört zu lachen, sage ich dem nächsten Model, daß es nicht auf den Laufsteg kommen soll.« Am Ende dieser grotesken Veranstaltung wandte Lawley sich herablassend an Vivienne und fragte, indem er ihr Knie tätschelte: »Wir haben Sie doch nicht etwa gekränkt?« Stockbridge und Simon Barker waren erstaunt, als Vivienne hinter der Bühne bemerkte: »Na, das ist ja anscheinend gut gelaufen.« Vielleicht war es ihr Glück, daß sie Spott einfach nicht wahrnahm. Als man ihr ein paar Monate später von Hartys Tod berichtete, erwiderte sie ganz unverblümt: »Geschieht ihm recht! Er war sowieso ein Arschloch.«

Vivienne konnte sich entwaffnend drastisch ausdrücken. Wenn ihr unbehaglich zumute war, half sie sich dadurch, daß sie das Förmliche mit Vertraulichkeiten zerplatzen ließ. Wenn sie zum Beispiel einen Salon betrat, in dem eine konventionell stilvolle Gesellschaft aus Kunsthistorikern und Verlegern mit Einfluß zusammengekommen war, fing sie so an: »Nett hier, was? Will jemand 'ne Zigarette?« Als Brenda Polan das Interview im Institute for Contemporary Arts mit der Bitte begann, Vivienne möge sich zu Herbert Read, dem Gründer des Institutes, äußern, erwiderte diese: »Sorry, Brenda, ich such gerade meine Streichhölzer.«

Viviennes Art zu rauchen offenbarte sowohl ihr Temperament als auch ihre Kindlichkeit. Sie paffte wie eine Anfängerin, spitzte übertrieben die Lippen, während sie immer wieder an der Zigarette zog und den Rauch anscheinend ohne Lungenzüge ausblies. Der ganze Vorgang wirkte wie die theatralische Geste eines Teenagers, der nur raucht, um aufzufallen.

»Im tiefsten Innern fühlt sie sich unwohl und kehrt zu der bodenständigen Art der Leute aus dem Norden zurück«, meint John Walford. Valeries Mendes vom Victoria-und-Albert-Museum, die Vivienne über zwei Jahrzehnte hinweg beobachtete, erkannte ihr Unbehagen in der Gesellschaft – zum Teil wohl auch, weil es ihr selbst ähnlich erging: »Ich bin auch aus dem Norden. Ich kenne die Verhältnisse, aus denen sie wahrscheinlich stammt. Es war eine sehr schwierige Zeit für sie, und wenn man aus diesen Bedingungen im Norden, wo es keine Kommunikationsnetze, kein Fernsehen usw. gab, in eine sehr kultivierte Welt kam, blickte man einfach nicht durch ... Sie hat schwer gearbeitet, um zu überleben, und sie hat die Armut kennengelernt, und auch wenn sie nie Hunger gelitten hat, weiß sie doch vermutlich, was es bedeutet, ohne etwas dazustehen. Und wenn man das einmal weiß, dann ist es immer schwer. Das bleibt immer Teil von einem. Man vergißt es nie.«

Viviennes Bierernst bei Fernsehinterviews führte dazu, daß ihr Auftreten unabsichtlich »camp« wirkte, und so wurde sie zwangsläufig zu einer Witzfigur. Unerbittlich und manchmal auf komische Weise unangemessen verfolgte sie tiefgründige Themen. Als sie zum Beispiel für ein Hochglanzmagazin Holly Johnson interviewte, den Leadsänger von Frankie Goes to Hollywood, unterbrach sie nach einigen Minuten schelmischen Geplänkels: »Wir haben noch nichts Pikantes gesagt, oder?«

Johnson nahm an, daß sie mit »pikant« etwas Sexuelles meine und fragte sie daher, ob sie lesbische Erfahrungen habe. Vivienne jedoch hatte auf ein philosophisches Gerangel gehofft. Anschließend sprachen sie über die Regenbogenpresse. Vivienne fragte, warum Johnson sich geweigert habe, der Tageszeitung *Sun* ein Interview zu geben, denn sie selbst vertrat ganz naiv den Standpunkt, die Redakteure der Regenbogenpresse seien »einfach dazu da, benutzt zu werden, wenn Künstler Ideen zu verkaufen haben«. Das Interview wurde nie veröffentlicht.

Viviennes Kleider sprachen zwar den Sinn für Theatralik an, der ihrer Kundschaft zu eigen war, doch dieser extreme »Camp«-Stil ließ die Stücke manchmal wie Kostüme aus einer Verkleidungskiste wirken, gedacht für Kinder, die Erwachsensein spielten. Nachdem McLaren fort war, ließ Vivienne immer stärker homosexuelle Elemente in ihre Arbeit einfließen, in solchem Maße, daß ihre Schöpfungen Anfang der neunziger Jahre Ähnlichkeit mit Transvestitenkostümen bekamen. Dieser Stil war vollkommen anders als die Kleidung, die von anderen erfolgreichen Modeschöpferinnen hergestellt wurde. Falls es ein Element gab, das die Entwürfe der Frauen von denen ihrer männlichen Kollegen unterschied, war es das Realistische, nicht das Phantastische. Wenn man einen Vergleich zwischen Viviennes Arbeiten und denen der führenden Modeschöpferinnen des zwanzigsten Jahrhunderts anstellte, ergab sich ein scharfer Kontrast. Andere Frauen neigten dazu, praktische Uniformen zu entwerfen, die dem Wunsch entgegenkamen, sich wohl zu fühlen und Respekt zu fordern. Designerinnen wie Coco Chanel, Jean Muir, Jil Sander und Donna Karan zum Beispiel stellten Kleider vor, die von berufstätigen Frauen, wie sie selbst es waren, mit Anstand und Würde getragen werden konnten und die auf die Persönlichkeit der Trägerin aufmerksam machten, denn sie dienten als schmeichelhafter Hintergrund für ihre Individualität. Die extravaganten Designer unter den Männern dagegen – und Vivienne ebenfalls – bevorzugten Kostümierungen. Diese machten es dem Träger oder der Trägerin möglich, sich als jemand anders zu verkleiden, als besserer oder als interessanterer Mensch. »Man hat ein besseres

Leben, wenn man imponierende Kleidung trägt«, bemerkte Vivienne häufig. Das Theatralische ihrer Schöpfungen spiegelte nicht nur den Geschmack ihrer homosexuellen Angestellten und Freunde wider, sondern auch das Unbehagen, mit dem sie ihre Rolle spielte. Offensichtlich hielt sie es für notwendig, in einer Verkleidung aufzutreten, die Interesse und Kommentare hervorrief. Es verwundert kaum, daß sie in der Schwulenszene vergöttert wurde. Transvestiten standen für Viviennes Kleider Schlange, und in Los Angeles konnten bestimmte Läden von den Schuhen mit hohen Plateausohlen in Männergrößen gar nicht genug Paare vorrätig haben.

Eine weitere Eigenart Viviennes bestand darin, daß sie, anders als andere Designerinnen, die Sexualität mit ihren Kleidern nicht herunterspielte, sondern zur Schau stellte. Allerdings war ihre Vorstellung von dem, was sexy war, höchst eigenwillig. Sie maß dem Empfinden größere Bedeutung bei als dem Erscheinungsbild. Wenn sie ein Kleidungsstück als »sexy« bezeichnete, hieß das nicht unbedingt, daß der Anblick sexy war, sondern eher, daß es sich beim Tragen sexy anfühlte, wobei es um das körperliche und emotionale Gefühl der Einengung oder des Unbehagens ging, das die Trägerin in ihrem engen Korsett, in den Plateauschuhen, die die Zehen taub werden ließen, oder in dem sinnlich schwingenden Reifrock verspürte. Dadurch, daß man ständig an den Körper erinnert wurde, weil er so fest verpackt war und so aufrechtgehalten wurde, fühlte man sich gezwungen, sich sexy zu bewegen. Es war ein eigenständiges Gefühl von Sexualität: Wenn die Trägerin sich selbst für sexy hielt, dann war sie es auch. Manche Männer fanden dieses Wissen an den Frauen attraktiv, andere fühlten sich davon abgestoßen. In dieser Hinsicht brachte Viviennes Mode ein großes Selbstvertrauen zum Ausdruck, und ihre Kundinnen betonten immer wieder, daß sie sich in den Kleidungsstücken sexuell sehr stark fühlten.

Manche Feministinnen lobten diesen Aspekt an Viviennes Schöpfungen, doch Vivienne selbst war keine Feministin, und sie tat die Bewegung als »zu puritanisch« ab. Sie hatte sowieso nie eine starke Verbundenheit mit ihrem Geschlecht empfunden, sondern verunglimpfte Frauen allgemein als den »konservativsten Teil der Gesellschaft«, eine Eigenschaft, die Margaret Thatcher ihrer Meinung nach weidlich ausgenutzt hatte. Vivienne erklärte, sie würde »eher Homosexuelle fördern oder verteidigen als Frauen, weil erstere der Gesellschaft viel mehr gegeben haben«. Sie hatte kein Talent, Freundschaften zu schließen, weil sie Menschen entweder als überlegen oder als unterlegen betrachtete. Besonders hart ging sie mit ihren Geschlechtsgenossinnen ins Gericht, und sie hielt nur wenige für so stark wie sich selbst. Da andere Frauen ihr nicht ebenbürtig waren, baute sie auch keine bedeutsamen Freundschaften auf. Lieber sammelte sie »Mädchen«, wie Sarah Stockbridge, Bens Freundin Yasmin Eslami und das Model Susie Bick, die sie ankleiden und bemuttern konnte, besonders wenn sie ein kompliziertes Privatleben hatten und als »Opfer« betrachtet werden konnten. Von seiten Viviennes war das nicht schlichte Güte, sondern einfach eine Liebe zu Projekten, zu Aktionen. Sobald eine ihrer »Puppen« Anzeichen von Unabhängigkeit oder Ehrgeiz zeigte, wie Sarah Stockbridge, die ihre schauspielerischen Fähigkeiten ausbilden wollte, oder Jibby Beane, Verkäuferin und inoffizielles Hausmodel, die eine Karriere als Galeristin anstrebte, ließ Vivienne sie auf der Stelle fallen.

Im Gegensatz dazu schwärmte Vivienne für hochgebildete oder aristokratische Frauen, die sie für einflußreich hielt, wie Bella Freud, Lady Henrietta Bathurst, Lady Romilly McAlpine und Amanda Knight (für kurze Zeit Verkäuferin in der Davies Street), die Beziehungen zu höheren Kreisen hatte. Vivienne pflegte die Kontakte zu diesen Frauen, sagt Simon Barker, weil sie hoffte, daß sie eines Tages als inoffizielle Botschafterinnen fungieren und »die Art von Kundschaft anziehen würden, die sie sich wünschte: die Vornehmen« – und das geschah auch. Aber im allgemeinen kam Vivienne mit Frauen nicht gut aus, insbesondere dann nicht, wenn sie die Dreistigkeit besaßen, ihr zu widersprechen, oder wenn sie sich von ihr nicht beeindrucken ließen. Selbst wenn Frauen für Vivienne eintraten, reagierte sie unhöflich. Als zum Beispiel Janet Street-Porter sie gegen Sue Lawley und das brüllende Studiopublikum bei der Aufzeichnung der Sendung *Wogan* verteidigte, versäumte Vivienne es trotz des Drängens von Barker und Derek Dunbar, sich brieflich oder telefonisch bei ihr zu bedanken.

Vivienne stand in Carlo D'Amarios Schuld, weil er sie vor dem Bankrott gerettet und einen Bankkredit mit unterzeichnet hatte, den er abgesichert hatte, um ihre Firma neu zu gründen. Er war »immer für sie da«, sagt John Walford, »vielleicht, weil sie mit ihm Schluß machte«, als sie Italien verließ. Seitdem hatte er seine Position als Manager des italienischen Unternehmens gefestigt, und zusammen mit Viviennes Sohn Joseph besaß er neunundvierzig Prozent des britischen Zweiges der Gesellschaft, Vivienne Westwood Ltd., und einundfünfzig Prozent des italienischen Zweiges, Vivienne Westwood SpA. Nach und nach überredete er sie, immer mehr Kleidung in Italien produzieren zu lassen, wo er sowohl die Geschäftsbeziehungen als auch die Finanzen kontrollieren konnte.

Was immer Viviennes langjährige Partner auch über seine Lebensweise und seine Aktivitäten gedacht haben mögen, feststeht, daß Viviennes Unternehmen ohne D'Amario zusammengebrochen wäre. Zu seinen wichtigsten Funktionen gehörte es, einen Hersteller zu verpflichten, der in die Produktion von Viviennes Kollektionen investierte, und auf diese Weise die Stabilität und die Kontinuität ihres Labels zu sichern. D'Amario war mit einem kleinen italienischen Hersteller befreundet, mit Alberto Biani, der mit seinem Partner Sandro Dal Pra in Noventa Vicentina in Norditalien die Firma Staff International gegründet hatte. Biani entwarf Staff Internationals eigene drei Marken – New York, Industria und Alberto Biani Damenkleidung – während Dal Pra sich um die Finanzen kümmerte. Zu gegebener Zeit entstand eine Partnerschaft mit dem italienischen Designer Valentino, und man produzierte sein weitverbreitetes Sortiment (eine preisgünstige Kollektion von der Stange, die die Unterschrift eines Designers trug – oder manchmal vorgab, sie zu tragen) und später dann Costume Nationale, Martin Margiela, Missoni, Balmain, Bella Freud und Stephen Sprouse.

Als Vivienne 1987 ihre »Harris-Tweed«-Kollektion entwarf, trat D'Amario an Biani heran und fragte ihn, ob die Möglichkeit bestehe, daß Staff International ihr Sortiment herstelle. Vivienne ging der Ruf voraus, daß sie finanziell unzuverlässig sei und unmöglich schwierige und komplizierte Muster entwerfe, aber D'Amario erklärte, sie sei »ein Genie« und die Möglichkeit, ihre Arbeiten zu produzieren sei »eine großartige geschäftliche Chance«.

Es spricht für Biani, daß er sich bereit erklärte, den Vertrag abzuschließen, doch »Harris Tweed« kommerziell zu produzieren, erwies sich praktisch als unmöglich. Nicht nur, daß Vivienne darauf bestand, den traditionell gefertigten Tweed in einfacher Breite zu verwenden, sondern sie legte Biani auch zu viele Abänderungen des Designs und zu viele komplizierte Muster vor. Wiederholt wurde sie auf die daraus resultierenden Schwierigkeiten hingewiesen, aber sie weigerte sich, ihre Designs so zu vereinfachen, daß sie den kommerziellen Anforderungen der Produktion entgegenkamen. Ein Mitarbeiter von Staff International erinnert sich: »Sie hatte nur die Schau im Sinn, nicht die Realität der Produktion. Sie war völlig unflexibel. Außerdem wollte sie ausschließlich Ware von John Smedley verwenden. Alberto erkannte bald, daß es unmöglich war, an ihren Designs etwas zu verändern, sie war so unbeugsam in ihrer Haltung – keine Kompromisse!«

Nichtsdestotrotz hatte Vivienne in D'Amario ein seltenes Exemplar gefunden, einen Geschäftsführer, der bereit war, ihre geistigen Höhenflüge, ihre »unkommerziellen« Entwürfe und ihre vollkommene Mißachtung des Marketings und der Kundschaft zu dulden. D'Amario lenkte Vivienne in zweierlei Weise. Erstens verschaffte er ihr schöpferische Freiheit, indem er ihr alle organisatorischen Aufgaben abnahm. Diese Regelung kam sowohl seiner Brieftasche als auch ihrem Temperament entgegen. Und zweitens besaß er, wie McLaren, die Fähigkeit, sie zu manipulieren – einmal vertraute er Simon Barker an: »Immer wenn ich mich bei Vivienne nicht durchsetzen kann, brauche ich ihr bloß zu schmeicheln.« Wenn Vivienne zugegen war, nannte er sie respektvoll »Madame«, und allmählich übernahm das ganze Studio diese Anrede, aber hinter ihrem Rücken wurde sie geringschätzig als die verrückte »La Westwood« bezeichnet. In dem Versuch, alle Erinnerungen an McLaren, den er haßte, auszuradieren, schrieb D'Amario Viviennes Geschichte um. In ihrem Lebenslauf von 1993 wurden alle Hinweise auf ihre Arbeit mit McLaren gestrichen, und selbst die Erwähnung seines Namens war in D'Amarios Gegenwart verboten.

Vivienne zu managen war keine leichte Aufgabe, denn so sanft sie in ihren Bewegungen und Gesten auch sein mochte, im Denken war sie es keineswegs. D'Amario hatte normalerweise Geduld mit ihren nervenaufreibenden Eigenheiten, aber gelegentlich verlegte er sich darauf, sie zu tyrannisieren (Bella Freud hat Viviennes Neigung beobachtet, »sich mit Männern zu umgeben, die sie demütigen«). Einige von Viviennes Mitarbeitern betrachteten D'Amario als bloßen Opportunisten, aber er war emotional an Vivienne gebunden, ganz abgesehen von seiner unkonventionellen Buchführung und ebensolchen Geschäftspraktiken – die nicht gerade ungewöhnlich waren, wenn man die Maßstäbe des italienischen Geschäftslebens oder der italienischen Politik oder eben der Modeindustrie anlegte, wo Bestechungen und Schmiergelder an der Tagesordnung waren. Walford bemerkt zu D'Amarios Gefühlen für Vivienne: »Er wäre sehr gerne bei Vivienne geblieben und ihren Kindern ein Vater gewesen – wirklich. Er liebte sie – er liebt sie immer noch. Ich glaube nicht, daß sein Interesse an Vivienne bloß auf Geld beruht, sondern daß er sie wirklich immer noch liebt. Die Schwulen – und die meisten Männer in der Firma sind schwul – mögen Carlo nicht, wegen seiner Liebe zu Vivienne.«

Eine weitere Methode D'Amarios, Einfluß auf Vivienne auszuüben, bestand darin, daß er versuchte, Joseph an seiner Seite zu halten, auch wenn ihm das letztlich nicht gelang. D'Amario hatte wenig Achtung vor Joseph und gab ihm den Spitznamen »Milky«, um anzudeuten, daß er wie ein Säugling war, den man nicht von seiner Mutter trennen durfte. Die Animosität zwischen den Männern wurde noch durch die Tatsache verstärkt, daß Joseph als McLarens Sohn D'Amario ständig an Viviennes große Liebe erinnerte.

Ungereimtheiten gehören zur menschlichen Natur, aber in

Viviennes Fall waren die Widersprüche außergewöhnlich groß. Sie war sowohl reaktionär als auch radikal, sie war knauserig und großzügig, liebevoll und gefühllos, gerissen und naiv. Sie konnte sich stundenlang glücklich in ihre Arbeit vertiefen und aß dann nicht, sondern trank nur zahllose Tassen Tee mit saurer Milch, die sie nicht wegschütten wollte. Wenn sie abends mit Freunden essen ging, behauptete sie, sie mache Diät, und bestellte nur einen Salat, plünderte dann aber die Teller ihrer Gefährten. Einmal, als sie bei Barker und Dunbar zum Tee war, bat man sie, die Finger vom Kuchen zu lassen, bis der Tee fertig sei. Als die beiden aus der Küche zurückkamen, stellten sie fest, daß dem Kuchen ein riesiger Bissen – wie in einem Comic – fehlte. Vivienne spielte die Unschuldige. Gary Ness fand in seiner Obstschale gelegentlich halb aufgegessene Bananen, deren Schale sorgsam wieder zusammengelegt worden war, so daß sie unberührt aussahen.

Kollegen klagten, daß Vivienne die ärgerliche Angewohnheit habe, Zigaretten zu schnorren, während sie gleichzeitig behauptete, sie rauche nicht. Einmal wurde sie bei der Zollabfertigung angehalten, weil sie zu viele zollfreie Zigaretten bei sich hatte. Erst leugnete sie, daß sie rauchte, dann gab sie an, die Zigaretten gehörten nicht ihr, sondern ihren Reisebegleitern. Als der Zollbeamte darauf beharrte, daß sie entweder Zoll bezahlen müsse oder daß die Zigaretten konfisziert würden, begann Vivienne ein Kreuzverhör. Welchen Sinn hatte das? Was würde mit den Zigaretten geschehen? Würde er sie selbst rauchen? Nein, sie würden verbrannt werden, erwiderte er. Was für eine Verschwendung! protestierte Vivienne. Statt dessen konnte sie die Glimmstengel doch selbst verbrennen, indem sie sie rauchte! Sie verbiß sich in die Sache wie ein Terrier. Als sie schließlich besiegt die Zollstelle verließ, stürzte sie sich auf Sarah Stockbridge, die Schaukelpferd-Schuhe trug, und schimpfte: »Ohne deine blöden Schuhe hätten die uns nicht aufgehalten.«

Vivienne besaß eine so robuste Gesundheit, daß sie kaum krank wurde, und entsprechend kannte sie weder Mitgefühl noch Nachsicht, wenn ihr Personal sich aus Krankheitsgründen frei nahm. Modische Sport- und Tanzstudios verachtete

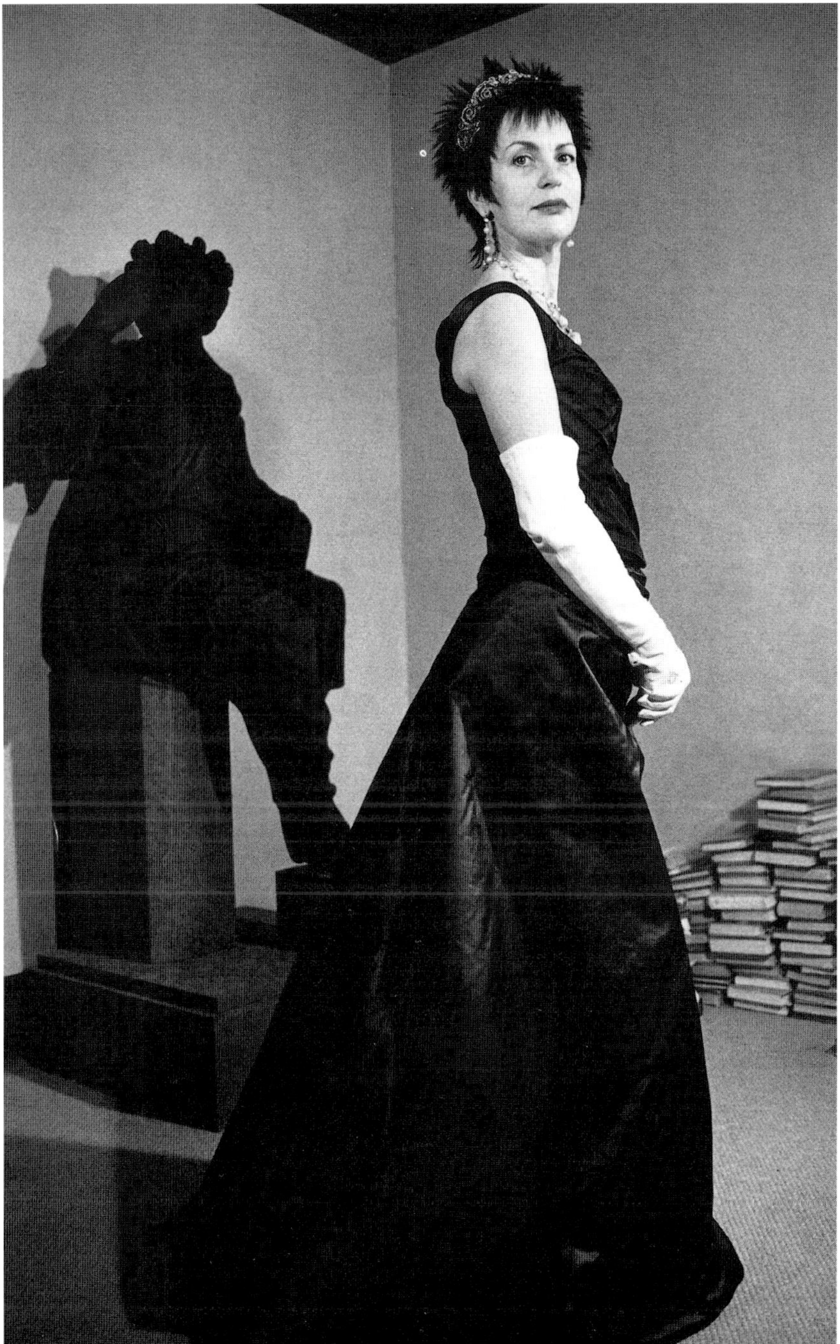

Endlich Kundschaft aus dem Establishment: Lady McAlpine trägt ein Westwood-Modell zu ihrem Diadem aus Anlaß der feierlichen Parlamentseröffnung.

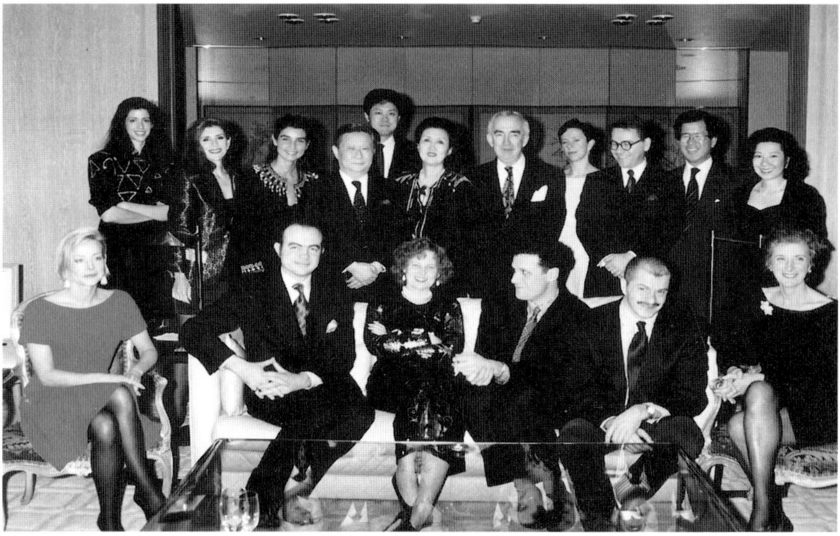

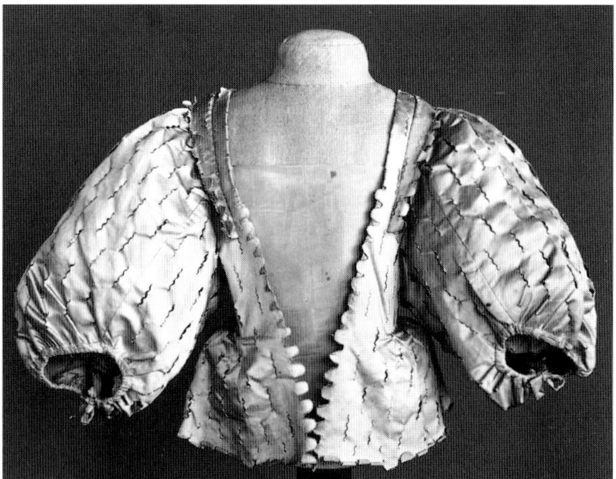

Oben: Vivienne wird im Januar 1991 zum zweitenmal von Hanae Moris Modestiftung in Tokio geehrt. Auf dem Sofa: Christian Lacroix, Vivienne, Isaac Mizrahi und Franco Moschino. In der hinteren Reihe (Mitte): Hanae Mori; die vierte von rechts ist Victoria Fernandez.

Links: Für Vivienne wurden Museen immer mehr zur Inspirationsquelle. Sie kopierte die Art, wie dieses Seidenmieder des siebzehnten Jahrhunderts geschlitzt war, im Victoria-und-Albert-Museum.

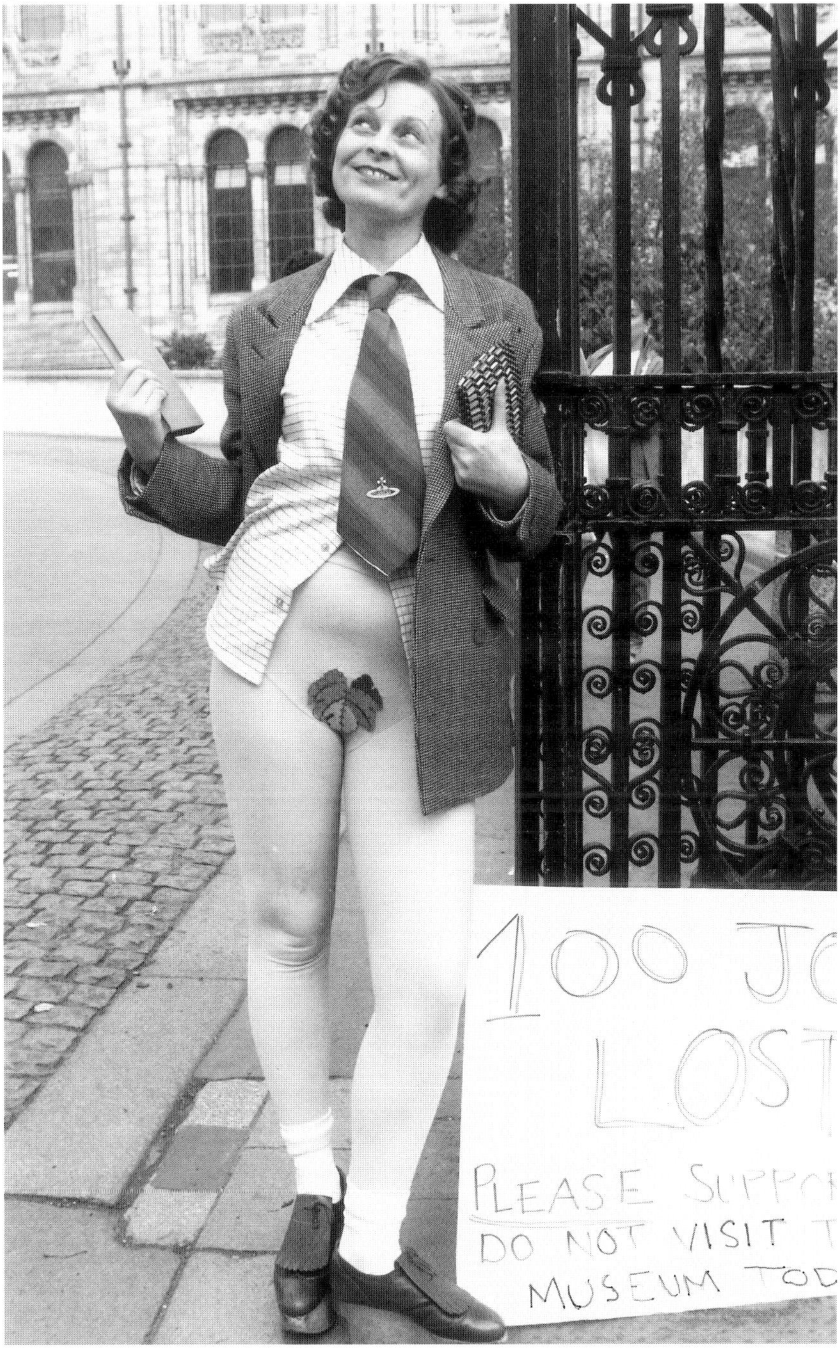
100 JO
LOST
PLEASE SUPPO
DO NOT VISIT T
MUSEUM TOD

Kulturprotest vor dem Natural History Museum, London 1990. Vivienne trägt ihre Feigenblatt-Strumpfhose, um die Passanten daran zu erinnern, »daß die Griechen zivilisiert waren, im Gegensatz zu uns«.

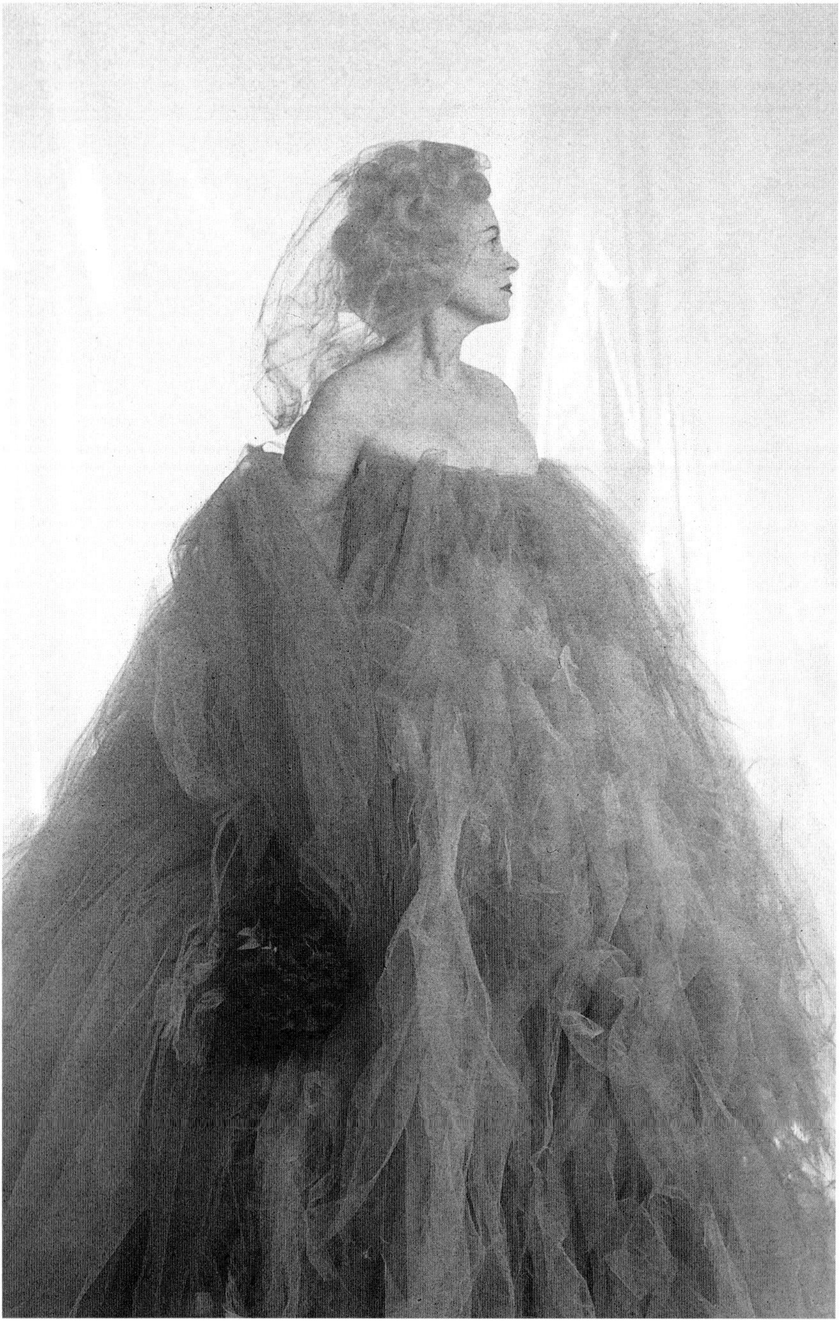

Snowdons Foto fängt das Mitleiderregende eines Modells ein. Eine einsame Miss Havisham im Hochzeitskleid aus angestaubtem weißen Tüll, dem ersten, das Vivienne entwarf, aus »Dressing Up«. Es wurde mit einem goldenen Keuschheitsgürtel getragen, den Andreas' Vater in Österreich schmiedete.

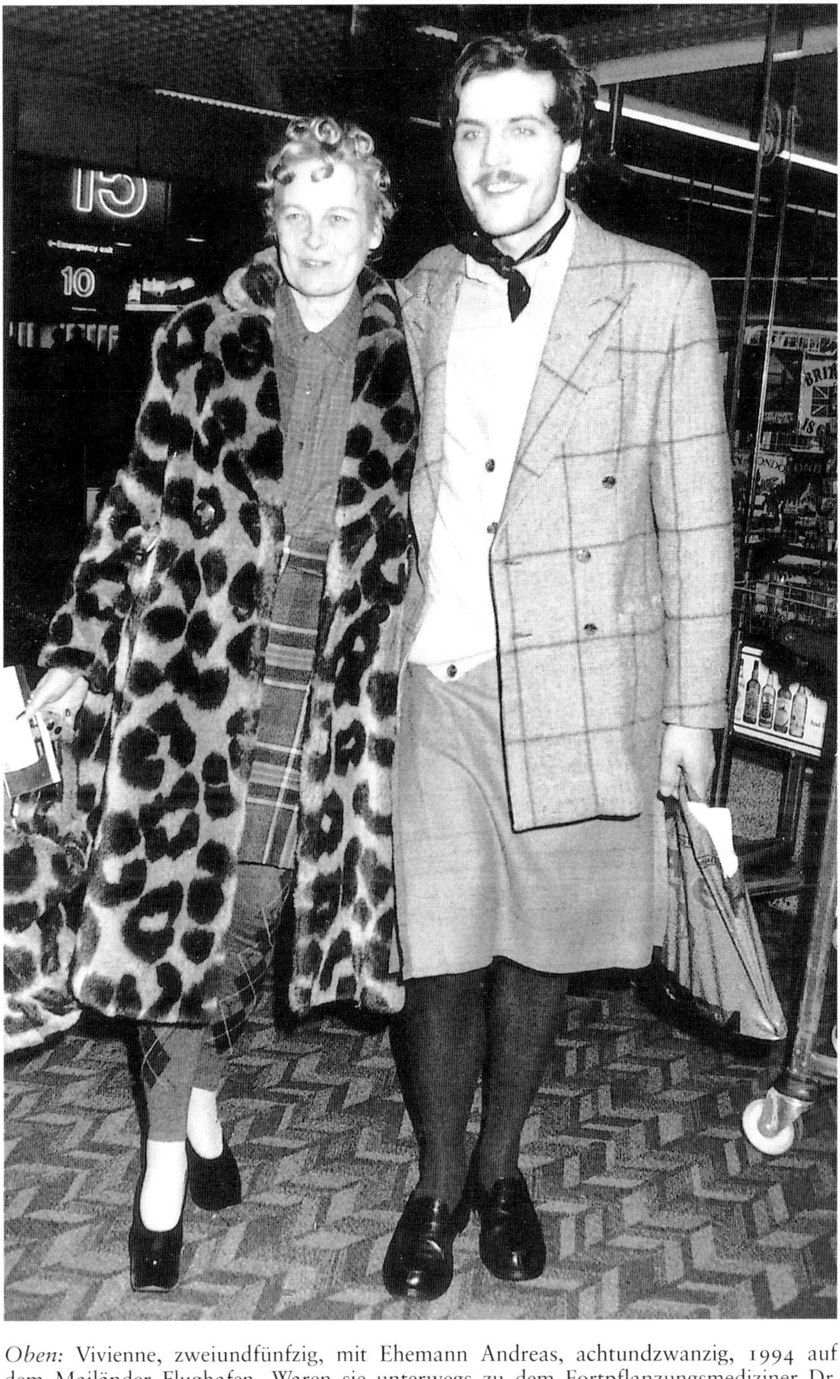

Oben: Vivienne, zweiundfünfzig, mit Ehemann Andreas, achtundzwanzig, 1994 auf dem Mailänder Flughafen. Waren sie unterwegs zu dem Fortpflanzungsmediziner Dr. Deverino Antonori, wie die Boulevardpresse spekulierte?

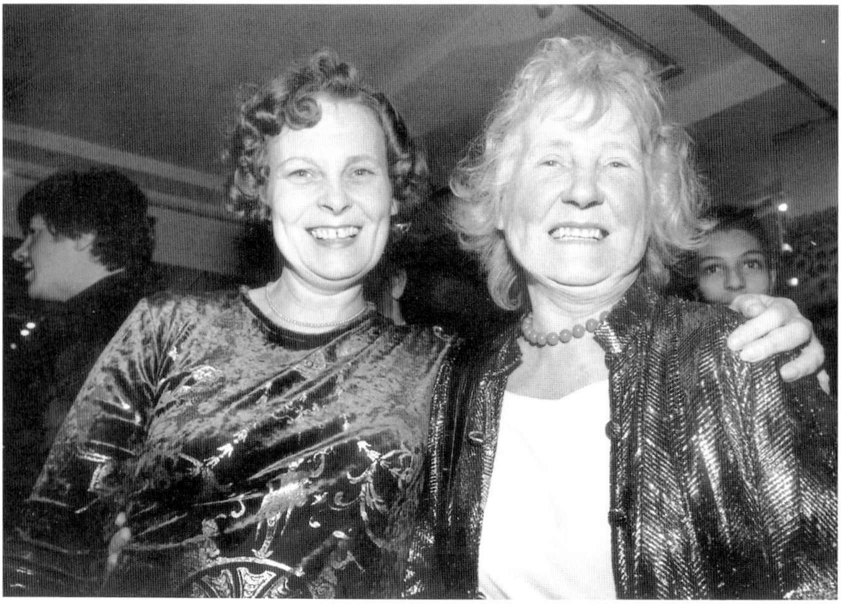

Vivienne 1991 mit ihrer Mutter Dora.

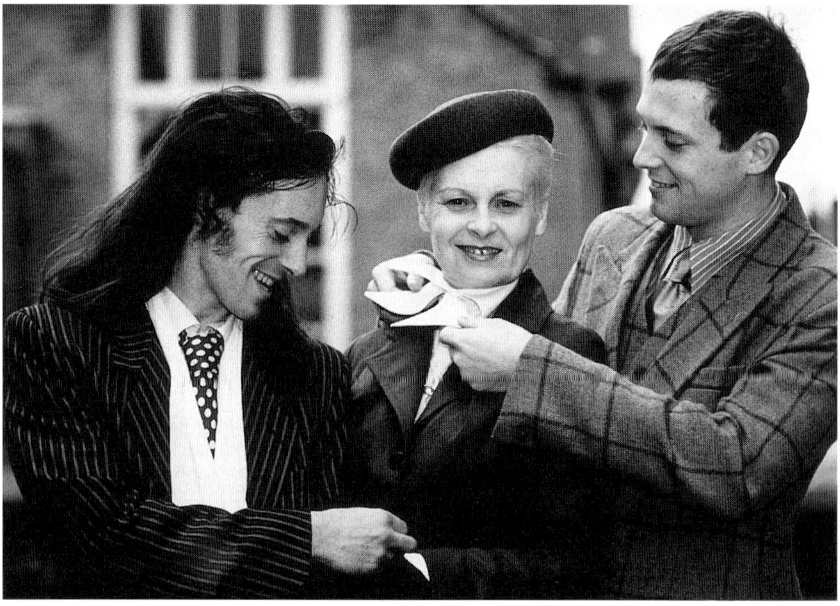

Zwei liebende Söhne. Ben Westwood und Joseph Corré gratulieren ihrer Mutter vor dem Atelier in Battersea, bevor sie sich im Buckingham-Palast ihren Orden des Britischen Empire abholt. 15. Dezember 1992.

Vivienne und McLaren im Februar 1993, am Vorabend von Roger Burtons »Vive le Punk!«-Ausstellung in London. Das war der Augenblick, in dem sie merkte, daß sie ihn nicht mehr liebte.

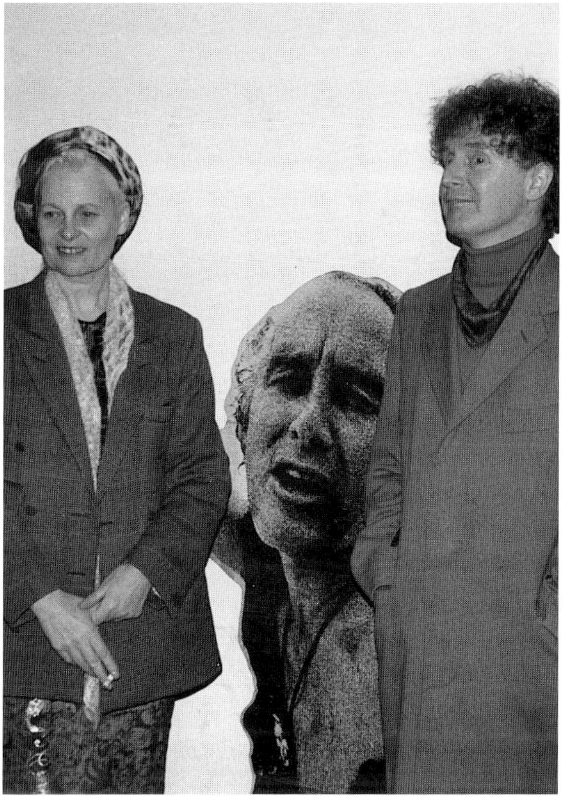

Carlo D'Amario, Viviennes Geschäftsführer, 1997 im Atelier in der Elcho Street in Battersea.

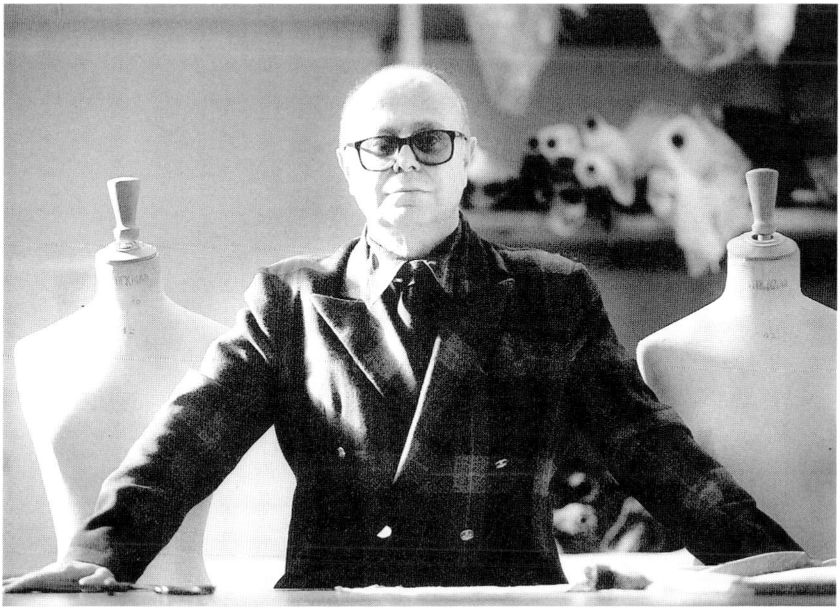

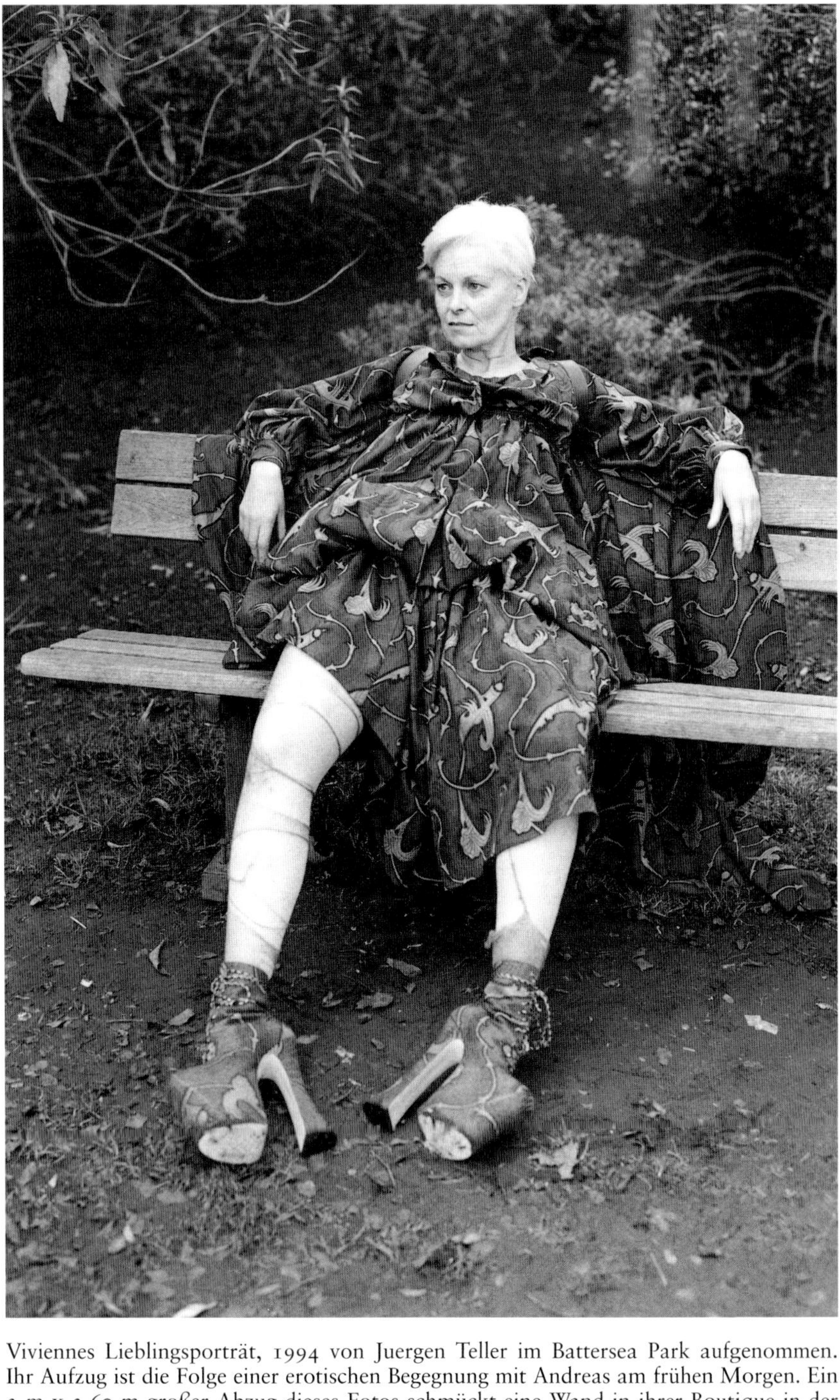

Viviennes Lieblingsporträt, 1994 von Juergen Teller im Battersea Park aufgenommen. Ihr Aufzug ist die Folge einer erotischen Begegnung mit Andreas am frühen Morgen. Ein 3 m x 3,60 m großer Abzug dieses Fotos schmückt eine Wand in ihrer Boutique in der Davies Street.

sie, doch sie hielt sich unabsichtlich fit, indem sie bei jedem Wetter und zu allen Tages- und Nachtzeiten mit dem Fahrrad fuhr. Die tägliche Fahrt von der Nightingale Lane bis zu ihrem Studio und zurück war pro Strecke ein Weg von über sechs Kilometern, und häufig fuhr sie Umwege zu Museen, zu ihren Läden oder zu Gary Ness' Wohnung. In ihre eigenen Schöpfungen gekleidet erregte sie Auffallen, wenn sie in voller Fahrt durch London strampelte. Manch einer drehte sich nach dieser Frau mittleren Alters um, die in einer Tweedkrone und einem »Mini-Crini«- oder Argyll-Twinset, dazu passenden Leggings, Schottenrock und Timberlandstiefeln vorbeiradelte. An Tagen, an denen sie in der Öffentlichkeit erscheinen sollte, verließ sie ihre Wohnung mit ihren pinkfarbenen Lockenwicklern, die sie unter einem flauschigen weißen Angoraschal »versteckte«. Bei der Ankunft in ihrem Studio tauschte sie die Stiefel gegen ihre Lieblingspantoffeln, ein Paar mollig warme Rentierhausschuhe.

Vivienne war ein Wintermensch. Sie mochte gesunde Eintöpfe, Rotwein, Whiskey, Tweed, Wolle und Wind und Regen. Urlaub machte sie selten, denn sie widmete sich ganz und gar ihrer Arbeit. Die wenigen Male, wenn sie sich doch eine Pause gönnte, machte sie lieber flotte Wanderungen in den Bergen Nordenglands, als sich bei Mittelmehrkreuzfahrten auf dem Deck einer Yacht zu räkeln, wie man es von der typischen Modedesignerin erwartete. Da wundert es nicht, daß ihre Winterkollektionen deutlich besser waren als die Sommerkollektionen.

Viviennes Vertiefung in ihre Arbeit und die Tatsache, daß sie keinen Liebhaber hatte, führte dazu, daß sie in diesen Jahren ihr Äußeres und ihre Kleidung vernachlässigte. Tag für Tag trug sie die »Spot«-Jeans aus ihrer »Mini-Crini«-Kollektion und eine sackartige Strickjacke, die mit Sicherheitsnadeln zusammengehalten wurde. Als Viviennes alte Schulfreundin Maureen Purcell sie zu Hause besuchte, staunte sie über die Durchschnittlichkeit der Wohnung und die abgerissene Kleidung der Designerin. Vivienne, die jetzt auf die Fünfzig zuging, wurde mollig, und die Kombination von Übergewicht, Alter und Schäbigkeit gab ihr, wenn sie nicht im Dienst war, ein Aussehen, das sich mit ihrem Status und ihrem Ruf als Hohepriesterin des ausgefallenen Designs ganz und gar nicht vertrug.

Wenn man Vivienne zu ihrem einsamen Dasein befragte, wehrte sie den Gedanken an Liebe ab, mit Erklärungen wie: »Ich glaube, daß alles Wissen in Büchern zu finden ist, und alle Liebe liegt in der Kunst.« Eines Morgens, nachdem sie in der U-Bahn eine Reklame für einen Rendezvous-Service gesehen hatte, in der es hieß: »Lassen Sie das Leben und die Liebe nicht an sich vorübergehen«, beschwerte Vivienne sich bei ihren Kollegen, daß das ein blöder Satz sei: »Als wenn Leben und Liebe das gleiche wären! Ich finde, eine Liebesgeschichte hilft ganz schön dabei, das Leben an einem vorübergehen zu lassen.« Sie behauptete: »An diesem Punkt in meinem Leben bin ich bereit, alles das – Beziehungen, alles – für Anregungen des Verstandes zu opfern.« Es ist möglich, daß diese Haltung einfach ihre Ernüchterung widerspiegelte. Im Laufe der Jahre hatte sie eine ganze Menge Liebe und Energie in Männer investiert, die ihre Erwartungen enttäuscht hatten. Nur Derek, ihr Ehemann, war ihr treu gewesen.

Bei ihrer Konzentration auf die Arbeit zeigte Vivienne die Striktheit und die Selbstkritik einer Perfektionistin. Aus scheinbar nichtigen Gründen verwarf sie ganze Kollektionen, die andere Designer vielleicht für ihre besten gehalten hätten. Diese Strenge ging mit einem festen Glauben an das endgültige Design einher. Wie die meisten leidenschaftlich kreativen Menschen genoß Vivienne das völlige Eintauchen in ihr Handwerk. Allerdings konnte sich diese Intensität auch auf eine Person richten. Vivienne konnte von einem Mitarbeiter fasziniert sein (oder seltener, einer Mitarbeiterin), den sie nicht wegen seiner beruflichen Fähigkeiten, sondern wegen seines Lächelns, seines Stils oder seiner reizvollen Beziehungen auswählte. Solange ihre Liebe erwidert wurde, war die Beziehung glücklich, aber, wie Simon Barker es ausdrückt: »Wie Margaret Thatcher wollte sie in ihrem Kabinett keinen Widerspruch.«

Der Fotograf und Designer Michael Roberts machte sich Viviennes bemerkenswerte Ähnlichkeit mit Margaret Thatcher spitzbübisch zunutze, indem er für das Titelblatt der *Tatler*-Ausgabe zum 1. April 1989 die selbstherrliche Modeschöpferin in der Rolle der selbstherrlichen Premierministerin abbildete. Anfangs, so erinnert Roberts sich, zögerte Vivienne, bei diesem Aprilscherz mitzumachen, weil sie die Thatcher haßte, aber dann »machte sie es so gut, daß es schon gruselig war«. Als Vivienne in Perücke, Perlen und einem konservativen Aquascutum-Kostüm posierte, stellte sie sich vor, sie würde sich im Krankenhaus über ein Kind beugen und sich dabei sagen: »Dieses Kind liegt mir am Herzen, es liegt mir wirklich am Herzen«, und die so entstandene Ähnlichkeit schrieb sie ihren »großen schauspielerischen Fähigkeiten« zu. Doch diese ungleichen Frauen, die beide in der zweiten Hälfte der siebziger Jahre die Erfolgsleiter erklommen hatten und die beide zum Symbol für die achtziger Jahre werden sollten, besaßen durchaus Gemeinsamkeiten, nämlich einen unbändigen Tatendrang und großen Ehrgeiz sowie die Fähigkeit, Anhänger um sich zu scharen und zu lenken, und eine Rücksichtslosigkeit, die die Opposition niedermähte. Wenn jemand Vivienne im Weg stand, explodierte sie, wie Barker bemerkte: »Wow! Die wurde vielleicht wütend! Richtig gefährlich.« Wenn Worte versagten, half sie sich mit der Androhung von physischer Gewalt, indem sie zum Beispiel einen Schaukelpferd-Schuh auszog (sie wogen fast fünf Pfund pro Stück) und drohte, damit zu werfen.

Ihr ganzes Leben lang war Vivienne überzeugt, daß Kompromisse ein Zeichen von Schwäche seien, und so wählte sie konsequent den Weg des größten Widerstandes. Es bereitete ihr größtes Vergnügen, ihren Widerspruchsgeist spielen zu lassen. Da die Kunden für den Sommer weiße Kleidung erwarteten, entwarf sie schwarze und graue. Wenn ein Kollege Bewunderung für ein Buch, ein Gemälde oder einen Ballen Stoff zum Ausdruck brachte, lästerte sie darüber. Das wurde so berechenbar, daß Barker jeder Bemerkung voranstellte: »Ich weiß, daß du mir nicht zustimmen wirst, Vivienne, aber ...«

Im Oktober 1989 zeigte Vivienne in den Duke of York Barracks, wohin der British Fashion Council die British Fashion Week verlegt hatte, die Kollektion »Pagan V«. Wie viele ihrer Frühjahr/Sommer-Kollektionen war auch diese dürftig, abgesehen von einer Serie gestreifter Baumwollpyjama-Anzüge für Männer. Die Kollektion, die zu den Klängen von Debussys

»*Prélude à l'après-midi d'un faun*« gezeigt wurde, war von heidnischen Erotika inspiriert und enthielt unter anderem eine Serie von Röcken, Hosen und Blusen aus Baumwolle und Leggings, die im Schritt mit einem erigierten Penis bedruckt waren, einer primitiven Zeichnung, die von Vivienne selbst stammte. Einige amerikanische Käufer, die in der ersten Reihe saßen, waren so schockiert, daß sie empört den Saal verließen.

Ein grinsender Joseph Corrè führte die Models auf den Laufsteg hinaus. Sie waren mit wie Diamanten glitzernden Ketten aneinandergebunden, wie angeleinte Tiere. Amanda de Cadenet mit ihrem Image des wilden Kindes, die Moderatorin der spätabendlichen Popmusik- und Talkshow *The Word*, gehörte auch dazu. Als sie Vivienne anvertraute, ihr Hintern sei so dick, daß man ihn in kein Kleidungsstück stecken könne, in dem er zur Geltung käme, entwarf Vivienne mit vorhersehbarem Eigensinn einen äußerst knappen Badeanzug für ihr Model. Vivienne wollte betonen, daß füllige Frauen ihr gefielen; ihre Bewunderung für die Figuren der weiblichen Idole ihrer Jugend, Marilyn Monroe und Jayne Mansfield, hatte nicht nachgelassen. Auf die Presse und Einkäufer machte die Schau zwar keinen Eindruck, aber die Bildredakteure der Regenbogenpresse waren Feuer und Flamme. Allerdings drückt sich das Wohlwollen der Regenbogenpresse nicht unbedingt in Verkaufszahlen aus.

Neben üppigen Frauen setzte Vivienne auch ältere und durchschnittlich aussehende Models ein. Zu ihren Lieblingsmodels gehörte Bertie Hope-Davies, Anfang Sechzig, eine ironische, charaktervolle Dame der Gesellschaft, die zur Schickeria gehörte und die sie über Bella Freud kennengelernt hatte. Vivienne bestand darauf, daß Frauen mit »durchschnittlicher Figur« eher Bewunderung verdienten als gertenschlanke, große Models. Innerhalb von wenigen Saisons folgten andere Designer, vor allem Jean-Paul Gaultier, Viviennes Beispiel, indem sie anstelle von professionellen Models »gewöhnliche Menschen« einsetzten, um ihre Kleidung vorzuführen, und Mitte der neunziger Jahre dann feierten – und umwarben – die großen Kosmetik- und Modefirmen, wie The Gap und Levi's, den normalen Mann und die normale Frau.

In »Pagan V« wurden zwar einige originelle Ideen gezeigt, aber im ganzen war die Schau schlecht zusammengestellt und viel zu lang, und Viviennes Kleidung paßte nicht zu so großen, unpersönlichen Laufstegen wie dem in den Duke of York Barracks. Die Show wurde ein schwerwiegender Mißerfolg, und da nicht genug Kleidungsstücke in Auftrag gegeben wurden, weigerten die italienischen Fabrikanten sich, sie überhaupt herzustellen. Joseph und John Walford, der die Show inszeniert hatte, hatten Vivienne nahegelegt, eine weniger umfangreiche und billigere Kollektion zu kreieren, doch sie hatte diesen Rat in den Wind geschlagen und unvorsichtigerweise viel zuviel Geld in das Sortiment »Pagan V« investiert, und so war sie nach diesem Fehlschlag finanziell in großen Schwierigkeiten.

In der Vergangenheit hatte Vivienne nie an sich gezweifelt, ganz gleich, wie Presse und Einkäufer auf ihre Kreationen reagierten. Aber Walford meint: »›Pagan V‹ hat sie wirklich getroffen, denn finanziell gesehen war es eine totale Katastrophe. Es hätte ein ruhmreicher Moment sein sollen, und nur fünf Jahre später hätte ihr das Publikum beim Anblick dieser Kollektion in den Gängen zugejubelt ... Es folgte eine Phase, in der sie kürzertreten mußte; sie war sehr niedergeschlagen.«

Obwohl Vivienne in den vier Jahren seit ihrer Rückkehr nach London hart gearbeitet hatte, wollten sich kommerzieller Erfolg und selbst finanzielle Stabilität immer noch nicht einstellen. Die Anerkennung seitens der Modekritiker war unterschiedlich, aber statt Vivienne Geld einzubringen, hatte derartiges Lob nur zur Folge, daß man sie kopierte. Andere profitierten von ihrer Originalität, indem sie verwässerte Versionen ihrer Kleidungsstücke herstellten, die sich dann kommerziell ausschlachten ließen. Vivienne selbst lebte währenddessen mehr schlecht als recht von der Hand in den Mund. Nur selten lud sie Besuch in ihre heruntergekommene Wohnung ein, die einer Studentenbude ähnelte und nur mit ein paar Postern geschmückt war: dem Detail eines schönen Jünglingskopfes aus einem Gemälde von Piero della Francesca und einem Tizian. Anders als ihre Mutter setzte Vivienne keinen Stolz in ihr Heim. »Wenn Nachbarn vorbeikommen, läßt sie sie nicht herein, weil es zu chaotisch ist«, sagt Simon Barker.

Die winzige Wohnung war vollgestopft mit Kleiderständern, Stoffballen und einer Sammlung von »Mistress of the Universe«-Puppen, Science-fiction-Spielzeug, das mit sehr detailgetreuer Kleidung ausgestattet war, die man wechseln konnte, und das ihr bei der Arbeit für die Kollektion »Civilizade« im Frühjahr/Sommer 1989 als Anregung gedient hatte. Soweit Möbel vorhanden waren, waren sie eher praktisch als dekorativ, denn Vivienne hatte weder das Geld noch das Bedürfnis, etwas anderes zu erwerben. Was ihr Kummer bereitete, war, daß sie nicht von allen Kleidungsstücken, die sie mit McLaren zusammen entworfen hatte, ein Exemplar besaß. Sie behauptet, McLaren habe während ihrer stürmischen Trennung ein paar Handlanger in die Kingly Court geschickt, die die Muster mitnehmen sollten, und er »hat sie weggeschmissen, weil sie mit mir zu tun hatten, und darauf legte er keinen Wert mehr«.

Viviennes Wohnung war so voll mit Kleidern, ungespültem Geschirr, Töpfen mit Färbemitteln und über Jahre hinweg angehäuftem Kleinkram, daß ihr völlig entfallen war, daß sie immer noch Keith Harings Originale für die »Witches«-Siebdrucke unter dem Bett liegen hatte. Als Haring 1990, im Alter von zweiunddreißig Jahren, viel zu früh an Aids starb, bekamen diese Werke einen ungeheuren Wert. Keith Wainwright erinnert sich, daß Vivienne ihn, wenn er zu Besuch in ihre Wohnung kam, immer begrüßte mit: »Trink 'ne Tasse Tee, Keith. Spül dir eine Tasse ab.«

Viviennes finanzielle Lage war so angespannt, daß sie mit Zahlungen jonglieren und Lieferungen verzögern mußte, einfach um sich den Stoff leisten zu können, der zu Kleidung verarbeitet werden sollte. Obwohl sie ihre Schulden nicht begleichen konnte, vermochte Joseph es nicht, sie in ihrer Entschlossenheit, immer größere Kollektionen zu entwerfen, zu bremsen. Vivienne bekam einfach nicht genug Bestellungen von den Einzelhändlern. Den größten Teil ihrer Kundschaft machten die sechs Läden von Astore Robot und die Boutique von Berni Vinyl in Japan aus sowie zwei Boutiquen in Italien, und gelegentlich gaben Bloomingdales und kleine Boutiquen wie Charivari und Suzanne Bartsch in New York einige Bestellungen auf. Vivienne hatte nie nach Reichtümern verlangt, aber nun ging sie auf die Fünfzig zu und hatte die Geldnot satt. Sie wünschte sich nicht nur Anerkennung, sondern auch die finanzielle Sicherheit, um ihrer Arbeit nachgehen zu können. Es war ein langer und schwieriger Weg gewesen.

Was sie besonders ärgerte, war die Art und Weise, wie die Modebranche in Großbritannien sie behandelte. »Unsere Viv«, wie man sie geringschätzig nannte, wurde eher als Witzfigur denn als begabte Designerin betrachtet. Im Gegensatz dazu hielt man sie im übrigen Europa, in Japan und in für ihr Werk empfänglichen Gruppen in Amerika für eine bedeutende Neuerin und Berühmtheit. Romilly McAlpine, die ein Fan Viviennes geworden war, verabscheute die Art, wie »die Briten das Gute herunterputzen. Aber«, sagte sie, »Karl Lagerfeld und Azzedine Alaïa haben mir beide in verschiedenen Phasen gesagt, daß sie Vivienne Westwood für die interessanteste Designerin der Welt halten und daß sie die einzige ist, deren Werk sie sich anschauen.«

Die angesehene Auszeichnung »Designer of the Year«, die der British Fashion Council vergab und über die leitende Angehörige der Industrie abstimmten, schien für Vivienne unerreichbar zu sein. Ganz besonders wurmte sie, daß John Galliano zweimal hintereinander, 1987 und 1988, die Auszeichnung erhielt, denn sie war überzeugt, daß seine Arbeiten sehr stark ihre Werke nachahmten. Seine Herbst/Winter-Kollektion von 1985, »Fallen Angels«, enthielt zum Beispiel weite Hosen, die nur mit einem Hosenträger gehalten wurden, und falsch geknöpfte Hemden, die stark an Viviennes Entwürfe der frühen achtziger Jahre erinnerten. Als bekanntgegeben wurde, daß Galliano zum erstenmal den Preis erhalten hatte, wandte Vivienne sich an die Journalistin Sally Brampton und »ließ eine Schimpfkanonade gegen ihn und die Art, wie er sie kopiert hatte, vom Stapel«. Der kluge und erfahrene amerikanische Fotojournalist Bill Cunningham stimmte ihr zu, schloß aber: »Vivienne ist immer noch verrückt, während John schick ist.«

Das war wohl auch der Grund, warum die überwiegend konservative britische Modepresse Viviennes Arbeiten übersah. Außerdem fiel es der etablierten Modewelt schwer, Vivienne ihr früheres Verhalten zu verzeihen: Schließlich war sie die

Frau, die ihre Traditionen in Frage gestellt und sich über ihre Monarchin lustig gemacht hatte. Unterdessen grämte sich Vivienne, weil man sie übergangen hatte.

Im November 1989 wurde ihre düstere Stimmung durch einen Lichtstrahl aus New York aufgehellt. John Fairchild, der ungeheuer einflußreiche Verleger von *Women's Wear Daily*, veröffentlichte ein Buch mit dem Titel *Chic Savages*, seinen Bericht über die Welt der Mode. Er schrieb darin:

> *Es gibt heutzutage sechs Designer: Yves Saint Laurent, Giorgio Armani, Emanuel Ungaro, Karl Lagerfeld, Christian Lacroix und Vivienne Westwood – ihre Mode hängt immer an einem goldenen Faden (??)... Von den sechsen ist die Britin Vivienne Westwood die Königin unter den Designern, und intellektuelle und große Designer, darunter auch Jean-Paul Gaultier, beobachten sie. Sie wird von den avantgardistischen französischen und italienischen Modeschöpfern kopiert, denn sie ist wie eine Alice im Wunderland der Mode, und ihre Schöpfungen sind herrlich verrückt – so phantastisch, daß man sie bei der Teegesellschaft des verrückten Hutmachers tragen kann. Doch obwohl sie kopiert wird, strampelt Westwood sich in ihrem Laden »World's End« in London ab und lebt von der Hand in den Mund. Wie schade, daß sie nie mit Armani ins Geschäft kam, der zwar ihre Begabung erkannte, aber mit dieser phantastischen Kreativität nicht umgehen konnte. Als ich Vivienne das letzte Mal sah, war sie eher wie die Queen gekleidet, in Harris Tweed, aber sie trug immer noch ihre hochgeschnürten Pilgerschuhe.*

Viele Leser wunderten sich über Fairchilds Begeisterung für Vivienne. Konnte er wirklich die Verrückte meinen, die solche untragbaren Kleidungsstücke entwarf? Die Modejournalistin Suzy Menkes erinnert sich: »Die Leute waren total verblüfft, aber die Amerikaner sind sehr nüchtern und haben eine hohe Meinung von John Fairchild.« Würde seine Zustimmung das Blatt wenden?

Kurz vorher hatte Vivienne sich von Jean-Charles de Castelbajac überreden lassen, wieder zu unterrichten. Er hatte sie für seine Nachfolge als Professor für Mode an der Akademie für angewandte Künste in Wien empfohlen. Vivienne nahm die auf zwei Jahre befristete Stellung an, die ihr monatlich für drei Tage Arbeit die hübsche Summe von 4000 Pfund einbrachte. Es war Geld, das sie dringend brauchte.

Wiederholt hatte Vivienne ihrer Empörung über die Lehrmethoden an britischen Kunst- und Modeschulen Ausdruck gegeben. Sie pickte sich die Schule Central St. Martin, die führende Vertreterin der experimentellen Methode im Modedesign, als Hauptschuldigen heraus, weil sie nicht »technisch« arbeitete, denn »der einzige Weg, etwas zu lernen«, bestehe darin, »gute Vorbilder ... zu kopieren«. Viviennes Ansicht nach hatte die seit den sechziger Jahren vorherrschende Haltung des Laisser-faire einem exzessiven Selbstausdruck den Vorzug gegeben vor dem Studium der elementaren Techniken des Schneiderns und dem gründlichen Verständnis der Geschichte der Mode. Das Ergebnis war, daß die Arbeiten der Studenten, wie Vivienne fand, schludrig, häßlich und nicht tragbar waren.

Als Vivienne ihre Stelle in Wien und später in Berlin antrat, nahm sie die Gelegenheit wahr, ihre traditionelleren Unterrichtsmethoden zu praktizieren. Die Studenten wurden angeleitet, diszipliniert zu arbeiten und immer wieder historische Trachten und bäuerliche Kleidung zu kopieren, so daß sie manchmal monatelang an einem einzigen Stück arbeiteten. Vivienne war entschlossen, ihren Schülern die Überzeugung einzuimpfen, daß jede Naht, jeder Verschluß und jeder Stich an einem Kleidungsstück einen Grund haben mußte, und ihnen gleichzeitig ihre Leidenschaft für das erzählende Element in der Mode einzuflößen – jedes Kleidungsstück sollte eine Geschichte erzählen.

Ausgerechnet Vivienne – welche Ironie! –, die vollkommen autodidaktische Modeschöpferin, die sich entschieden hatte, ihren Studenten die Zwangsjacke der herkömmlichen Techniken anzulegen. Ihr Beharren auf einem gründlichen Unterricht, der darauf beruhte, von den Meistern des Handwerks zu lernen, entsprang ihrer früheren Tätigkeit als Lehrerin erklärbar sowie den Arbeitsmethoden, die sie sich selbst angeeignet hatte und ihrer Frustration darüber, daß sie keine geregelte Ausbildung im Schneiderhandwerk genossen hatte. Doch gerade ihr laienhafter Zugang zur Mode war die Voraussetzung dafür gewesen, daß sie in einer so ungezügelten, unvorhersehbaren und vor allem furchtlosen Weise erfinden konnte. Wenn Vivienne mechanisch gelernt hätte, wie man einen Ärmel einsetzt, einen Saum handrolliert oder schräg zum Fadenverlauf schneidet, hätte sie dann jemals die Neigung, die Naivität oder den Wagemut besessen, jeden Aspekt der Herstellung eines Kleidungsstückes zu erkunden und zu hinterfragen und sich durch aufwendige Experimente ihre eigene Methode, ein Stück zusammenzufügen, zu erarbeiten?

Obwohl viele Modeschöpfer, darunter auch Gianfranco Ferré, die Stelle in Wien gerne haben wollten, hatte Jean-Charles de Castelbajac Vivienne den Vorzug gegeben: »Ich wollte keinen herkömmlichen Designer als Nachfolger vorschlagen, sondern eine Bilderstürmerin.« Er räumt jedoch ein: »Seitdem bereue ich es, denn in Wien hat sie Andreas kennengelernt.«

Andreas Kronthaler war einer von Viviennes Studenten, hochgewachsen, gutaussehend, fünfundzwanzig Jahre alt, der Sohn eines österreichischen Schmiedes. Seine auffällige Erscheinung, die durch eine raffinierte Koketterie und die Intensität seines tief umschatteten Blickes noch betont wurde, ließ an einen opiumsüchtigen, romantischen deutschen Dichter des neunzehnten Jahrhunderts denken. Andreas verführte Männer und Frauen gleichermaßen, wobei er erstere vorzog.

Vivienne fühlte sich nicht nur von seinen körperlichen Reizen angezogen, sondern auch von seiner, wie sie meinte, außergewöhnlichen künstlerischen Empfindsamkeit und seiner Begabung. In einem Video, das sie 1990 für ihre Studenten anfertigte, sagt sie: »Ich war gestern abend ein bißchen beschwipst, und so habe ich etwas gesagt, was vielleicht wahr ist. Das einzige, was mich emotional aufrüttelt, was mir wirklich am Herzen liegt, ist Genie, Talent – außergewöhnliches Talent jedenfalls. Das Genie der Vergangenheit begeistert mich mehr als die Leute um mich herum, wenn sie keine Intelligenz besitzen ... Darauf reagiere ich nämlich bei Menschen. Es ist wirklich sehr aufregend für mich, hierzusein, denn an dieser Schule gibt es das tatsächlich.« Das »Genie«, das sie meinte, war Andreas. Sie hatte sich in ihn verliebt. Innerhalb von wenigen Wochen hatte sie ihm Arbeit in ihrem Atelier angeboten (es war der Traum vieler Modestudenten, bei Vivienne zu arbeiten), und einige Monate später wohnte er bei ihr in der Nightingale Lane.

Vivienne hielt Andreas für einen »Mann mit Kultur«, und fand, er wisse mehr über Kunst, als sie jemals lernen könne. Besonders beeindruckt war sie, als bei einem Gespräch über den Zweiten Weltkrieg nicht der Verlust an Menschenleben es war, der ihn zu Tränen rührte, sondern der Verlust an großen Kunstwerken. Nachdem Viviennes Selbstvertrauen durch den Mißerfolg von »Pagan V« erschüttert worden war, suchte sie in Andreas Kronthalers Armen Trost. »Auf diese Weise ist er eingestiegen«, sagt John Walford. »Andreas hat sie bearbeitet, und so kam er in die Szene hinein.« Die Verbindung sollte sowohl auf Viviennes Arbeit als auch auf ihr Privatleben eine dramatische Wirkung haben. Wieder einmal hatte sie sich einen Partner ausgesucht, der die Richtung ihrer Arbeit angeben würde, auf dessen sexuelle Treue sie sich aber nicht verlassen konnte und der auch ihre emotionalen Bedürfnisse nicht so recht befriedigte.

9 Die Frau aus Bath
1990–1993

Von meinem fünften Mann ich jetzt erzähle.
Gott sende nicht zur Hölle seine Seele!
Und doch war er mein ärgster Haustyrann,
Wie an den Rippen noch ich fühlen kann
Und immer werde, bis zum letzten Tag.
Doch frisch war er, wenn er im Bette lag.
Verstand sich ausgezeichnet aufs Gekose,
Wenn er begehrte meine belle chose;
Gewinnen konnt er, wenn er alle Glieder
Mir auch zerschlug, stets meine Liebe wieder.
...
Erschien mir's doch, er hätt ein solch paar feine,
Saubre, schön gewachsne Füß und Beine,
Daß gleich mein ganzes Herz gefangen war.
Er zählte, denk ich, damals zwanzig Jahr
Und vierzig ich, ich sag es unverhohlen;
Doch hatt ich einen Zahn noch wie ein Fohlen.
...
Ich gab ihm alles Geld und alles Land,
Das jemals ich empfangen vor der Zeit.
Doch tat es bald darauf mir bitter leid.

Geoffrey Chaucer: The Canterbury Tales*)

Erst als einflußreiche Personen im Modegeschäft in anderen Ländern Viviennes Talent zur Kenntnis genommen hatten, wurde sie auch in ihrer Heimat gewürdigt. Neben John Fairchild waren die bedeutendsten von diesen Anna Piaggi von der italienischen *Vogue* sowie die Pariser Designer Christian Lacroix, Karl Lagerfeld, Yves Saint Laurent, Jean Paul Gaultier, Jean-Charles de Castelbajac und Azzedine Alaia. Doch trotz dieser verspäteten Anerkennung konnte Vivienne nach wie vor weder größere Großhandelsaufträge bekommen noch – was wichtiger gewesen wäre – lukrative Lizenzgeschäfte abschließen, die die Finanzlage des Unternehmens stabilisiert hätten. Sie lebte praktisch weiter von der Hand in den Mund; John

*) Dt. Übersetzung zitiert nach: Canterbury-Erzählungen / hg. von Martin Lehnert, Rütten & Loening, Berlin, o. J.

Walford glaubt allerdings, daß sie diesen Lebensstil nur allzugern geändert hätte: »Sie hatte es wirklich satt, pleite zu sein, und deshalb sollte, nun, da sie anerkannt und angesehen war, noch etwas anderes hinzukommen ... es ging ihr jetzt eindeutig darum, Geld zu verdienen.« Viviennes nächste drei Kollektionen: »Portrait«, »Cut & Slash« und »Cut, Slash & Pull« gehören zu ihren schönsten. Jetzt, da sie nicht mehr durch einen Liebhaber oder durch ihre Söhne, die bei ihr wohnten, von ihrer Arbeit abgelenkt wurde, verwendete sie viel Zeit und Energie darauf, für die Schauen, die einige ihrer reinsten und aussagekräftigsten Entwürfe umfaßten, Recherchen anzustellen und sie gründlich vorzubereiten. Die Kleidung bildete eine ungemein reizvolle Verschmelzung von historischer Recherche, flamboyantem Sex-Appeal und Alltagsbekleidung wie etwa Jeans und T-Shirts, die sie mit Gemälden alter Meister bedruckte – in der Hoffnung, daß dies zu einer stärkeren Würdigung der Kultur der feinen Gesellschaft führen würde. Vivienne war nicht die erste Modeschöpferin, die ihre Anregungen aus Werken der Kunst bezog. So ließ sich Cristobal Balenciaga beispielsweise immer wieder von den religiösen Barockgemälden Francesco de Zurbaráns, den höfischen Porträts von Velásquez und der Beobachtungsgabe und Farbkunst Goyas inspirieren. In den sechziger Jahren hatte Yves Saint Laurent Gemälde moderner Meister wie Picasso, Cocteau und Mondrian auf seine Kleider gedruckt. Wie Balenciaga und Saint Laurent ließ sich auch Vivienne von der Form der alten Kostüme und Kleidungsstücke inspirieren. Da Vivienne noch nicht unter den Einfluß Andreas Kronthalers, seinem Hang zu »Camp« und zum Melodramatischen und seinen Hommagen an Thierry Mugler und Saint Laurent stand, trugen diese Kleider der »Portrait«-Kollektion ihre unverkennbare Handschrift. Die Kollektion (Herbst/Winter 1990–91) wurde nach den alten Meistern benannt, deren Bilder Viviennes Phantasie angeregt hatten. Mit diesen ließ sie dann die diversen Stoffe bedrucken. Sowohl hinsichtlich der Anerkennung durch die Kritik wie in wirtschaftlicher Hinsicht bildete diese Kollektion, wie sie zugab, »den Wendepunkt«. Die Kleider waren aussagekräftig und schön anzusehen, und da sie sehr dekorativ, anstatt konfrontativ und didaktisch waren, fanden sie bald von der Mainstream-Mode Anerkennung. Viele Kleidungsstücke, die das breite Publikum später mit dem Westwood-Look in Verbindung brachte, wurden in dieser kleinen, wohldurchdachten Kollektion erstmals präsentiert: die Korsage, bedruckt mit einer arkadischen Szene, das hautenge Samtstretchkleid, verziert mit einem Blattgold-Rokokodessin (eine kostspielige Drucktechnik, die Vivienne mit ihrem Gehalt finanzierte, das sie als Professorin in Wien bezog), der sogenannte »überhöhte« Plateaupumps (später stellte Vivienne einen «superüberhöhten« vor), mächtige Perlencolliers und Ohrgehänge sowie mit übergroßen Kunstpelzen mit Leopardmuster. Vivienne entwarf gern Kleider, Accessoires und Drucke, die entweder außergewöhnlich groß oder klein waren, und dies wurde zum unverwechselbaren Markenzeichen dieser Kollektion. »Portrait« war die erste in einer Reihe luxuriöser Kollektionen, die Vivienne mit der ihr eigenen Querköpfigkeit während einer der schlimmsten Rezessionen seit den dreißiger Jahren präsentierte. Die meisten zeitgenössischen Designer kreierten furchtsam »tragbare« Freizeitkleidung, unauffällige Klassiker oder weiße Kleider, wobei letztere eine Antwort auf die allgemeine Kritik bedeuteten, daß das zwangsläufige Veralten von Moden moralisch fragwürdig und ökologisch nicht vertretbar sei. Vivienne dagegen stellte eine Reihe verwegener barocker Kollektionen vor. Diese charakterisierten eine Vielfalt, eine Strenge und eine auffallende Dramatik, die einem großen Teil der aktuellen Mode hohnsprachen. Dezente, unauffällige Kleidung zu entwerfen, war Vivienne ein Greuel. Die Anregungen für diese Pracht aus der Zeit des Barock und des Rokoko bezog sie aus der Wallace Collection im Hertford House am Manchester Square in London. Gary Ness hatte Vivienne 1979 auf das Museum aufmerksam gemacht, das einen bleibenden Einfluß auf sie ausüben sollte. Die dortige Kunstsammlung war hauptsächlich zwischen 1840 und 1870 vom 4. Marquis von Hertford angehäuft und von seinem unehelichen Sohn Sir Richard Wallace erweitert worden. Herausragend an dieser Sammlung ist nicht, daß sie zu den schönsten Sammlungen der weitgehend französischen Mode und Kunst in Großbritannien gehört, sondern daß sie die französische Kunst gefiltert durch eine englische

Empfindsamkeit präsentiert. Die Wallace Collection machte Vivienne mit den französischen Malern des 18. Jahrhunderts wie beispielsweise Boucher, Watteau und Fragonard bekannt, deren Werke oftmals antike Schäferstündchen und sinnliche Genüsse darstellten. Ähnlich wie sie Ratschläge, die man ihr in Gestalt von Fabeln zutrug, befolgt hatte, so fühlte sie sich nun zu Bildern hingezogen, die Geschichten erzählten, und zwar vor allem Geschichten über aristokratischen Hedonismus oder heidnische Unzucht. Die Kollektion feierte zudem die außerordentlich feinen dekorativen Details im Stil des französischen Ancien régime, wie sie die Intarsien aus Messing und Schildpatt, die äußerst kunstvollen Einlegearbeiten in den Möbeln André Charles Boulles und die Pracht der Gewänder in Louise Elizabeth Vigée-Lebruns Porträts veranschaulichen. Viviennes Gespür für das Dekorative verfeinerte sich, als sie sich mit diesen und ähnlichen Werken auseinandersetzte, und sie entwikkelte eine Vorliebe für eine ostentative Ornamentik, die dem funktionalen Minimalismus zuwiderlief, der zu Beginn der neunziger Jahre in der Mode und in den dekorativen Künsten vorherrschte. Der Historiker David Cannadine hat einmal die Ansicht vertreten: »Niedergeschlagenheit ist die Hebamme der Nostalgie, und die Ernüchterung ist die Magd der Weltflucht«. Möglicherweise fühlte sich Vivienne zu dem tröstenden Mythos von besseren Zeiten, besseren Orten und besseren Menschen hingezogen, den die französische Kunst des 18. Jahrhunderts verhieß. »Modernität ist ein Fetisch, ein Mythos«, beharrte sie, überzeugt, daß »sich die Welt nicht verbessern kann und daß die Vorstellung, es gebe einen ständigen Fortschritt, Unsinn ist«. Obwohl sie nach außen forsch und fröhlich wirkte, gab es in ihr eine melancholische Seite. Nicht nur ihre privaten und beruflichen Lebensumstände bedrückten sie, sie fühlte sich auch durch das in ihrer Zeit herrschende »Spießertum« von der Gesellschaft entfremdet. Während andere Designer Moderichtungen aus der Nachkriegszeit wiederaufleben ließen, die durch Rock 'n' Roll, die Hippie- und die Diskowelle inspiriert waren, stand Vivienne so gut wie allein da, als sie ihre Ideen aus der fernen und dekorativen Vergangenheit bezog. Sie barg Bilder aus der Wallace Collection und bedruckte damit ihre Kleidung. Bei Boucher tauchten Schäfer und Schäferinnen mit Korsagen auf, die liederlich über die Unterkleidung hingen. Weiße Batistblusen (die Vivienne erstmals in der Kollektion »Time Machine« zeigte und die sie aus Jean-Baptiste Greuzes Gemälde Eine Dame kopiert hatte, bauschten sich unter schwarzen, von Vigées-Lebruns Gemälde Madame Perregaux inspirierten Samtjacken. Details aus einem Fries von Fragonard kombinierte sie mit den Intarsienarbeiten, die die Rückseite eines 1713 von André Charles Boulle für die Duchess du Berry angefertigten Spiegels schmückten. 1992 fielen Ranken aus Akanthus- und Weinblättern aus Goldfolie an einer Reihe von hautengen Etuikleidern aus Samt, Badeanzügen und einer lizensierten Auswahl von Strumpf- und Miederwaren für das Fachgeschäft »Sock-Shop« herab. Kunstpelz-Stolen, angebracht an ellbogenlangen, fingerfreien Handschuhen wurden aus dem Porträt der Madame de Rivieè von Ingres im Louvre kopiert. Indirekt hatte ein defekter Plattenspieler dafür gesorgt, daß Vivienne das Boucher-Korsett kreierte. Als sie mit Gary Ness in dessen Wohnung beim Tee zusammensaß, war ihr ein Stapel mit verstaubten Langspielplatten aufgefallen, die überflüssigerweise neben ihrem Sessel lagen, weil sie einige Monate zuvor Ness' Plattenspieler versehentlich kaputtgemacht hatte. Die oberste Plattenhülle auf dem Stapel zeigte Bouchers Schäferin mit ihrem lasziven Gefährten; dieses Gemälde entlieh Vivienne und verwendete es für einen Prototyp. Für das Hochzeitskleid am Ende der Schau bat sie Gary, die Putten aus Fragonards Armorettenschwarm hineinzumalen. Er war wütend, als sie ihm einen Kasten mit Farben und ein paar bis auf struppige Stummel abgenutzte Pinsel zur Verfügung stellte, die aussahen, als ob ein Kind sie verschmiert hätte. Vivienne beabsichtigte zwar, diese Bilder aus dem Bereich der Kunst zu feiern, indem sie sie mit fotografischen Mitteln auf die Kleider reproduzierte, doch in Wirklichkeit zerstörte sie dabei unwissentlich die Aura der Originale. Sie wurden vulgär, kommerziell und nichtssagend. Dies war nicht das erste Mal, daß Vivienne berühmte Bilder der Kunstgeschichte auf ihre Kleidung druckte. Und obwohl sie jetzt erklärte: »Im 20. Jahrhundert gibt es keine Kunst«, so hatte sie doch ein Jahrzehnt zuvor eine andere Meinung vertreten:

Für die Kollektion »Savage« (Frühjahr/Sommer 1982) hatte McLaren vorgeschlagen, sie solle auf ihre bauschigen Togen Scherenschnitte von Matisse, Andy Warhols *200 Campbell-Suppendosen* und Picassos *Guernica* verwenden. Aber Vivienne konnte mitunter eine Überzeugung so schnell aufgeben, wie sie sie gewonnen hatte. Ebendieses Quecksilbrige ihres Wesens machte sie für die Welt der Mode wie geschaffen, die schließlich darauf beruht, daß man sich enthusiastisch immer wieder neuen Themen zuwendet. Da es in Viviennes Welt der Entwürfe keine ewigen Wahrheiten gab, konnte sie mühelos ihre früheren Modelle aufgeben, und deshalb verabscheute sie auch Punk-Revivals. Als dekoratives Thema der »Portrait«-Kollektion sollte aber nicht nur der Glanz und die Pracht der Gemälde alter Meister dienen. Vivienne drückte dieses Thema in ihrer unnachahmlichen Art aus, indem sie in einem Ensemble »so viele verschiedene verschwenderische, luxuriöse Stoffe kombinierte – Seide, Satin, Pelz, Samt, Tweed, Gold, Perlen –, wie sie es nur irgend konnte. Die fotografischen Drucke fügte sie hinzu, »weil die Stoffe nicht ausreichten, die in den Gemälden aufgezählten Genüsse wiederzugeben«. Von John Walford, ihrem Showproduzenten, verlangte sie, er solle einen »vornehmen, snobistischen Veranstaltungsort« finden, und weigerte sich, ihre Kollektion dem großen und unpersönlichen Laufsteg des British Fashion Council auszusetzen, da er es ihrer Meinung nach dem Publikum nicht ermögliche, die Details ihrer Kleider zu würdigen. Walford fand die perfekte Lösung – ein imposantes stuckverziertes Gebäude in der Pall Mall mitten in London, in dem das »Institute of Directors« untergebracht war. Und so brachte Vivienne ihre »Portrait«-Kollektion unter Kristalleuchtern, einer goldenen Kuppel und Porträts der königlichen Familie und bedeutender Mitglieder des britischen Establishments auf den Laufsteg. Neben den »snobistischen Porträts« befaßte sich die Schau nochmals mit einem anderen von Viviennes Themen: der griechischen Antike. Dazu gehörten eine kurze, eng taillierte Jacke mit einem überdimensionalen großen Schaffellkragen – was so aussehen sollte, als ob sich die Trägerin ein Schaf über die Schulter geschlungen hätte. Zu Viviennes Favoriten in der Schau gehörte eine Dreiergruppe, bestehend aus engen, taubenblauen Kleidern im Diagonalschnitt – vermutlich wegen der »entliehenen« Details auf dem Mieder und dem Diagonalschnitt, der ihre von Madeleine Vionnet inspirierte Technik zeigte, die in den dreißiger Jahren die Schrägschnittechnik meisterlich beherrscht und auf Damenkleidern in griechischem Stil angewendet hatte. Unter all dem Glanz blieben diese Kleider von den Modeblättern weitgehend unbeachtet, deuteten sie auf die neue Rocklänge hin, die im folgenden Jahr kommen sollte. Vier Jahre später wurden sie dann von John Galliano genau interpretiert. Es war nicht das erste oder das letzte Mal, daß sich Galliano von Viviennes Kreationen inspirieren ließ. Vivienne und Walford vergoldeten den Glanz und Glamour und engagierten Models, die wie Statuen anmuteten. Sie trugen hohe Plateauschuhe, damit sie, wie Vivienne erklärte, so aussähen, »als ob sie auf Podesten stünden und soeben aus einem Gemälde herausgetreten wären«. Sie hoffte, sie würden die Vorstellung von »dekadenten Mätressen wecken, die als Herzoginnen enden könnten«. Die betrunkenen, aufgedonnerten Models aus den früheren Shows wurden fallengelassen, da Vivienne das Bild einer idealisierten englischen Oberschicht vermitteln wollte. Sarah Stockbridge, die Monroe imitierende Blondine, wurde mit Susie Bick zusammengebracht, einem weißhäutigen Schneewittchen mit rabenschwarzem Haar, und für gesunde Frische und Wohlgestalt sorgte das prominente amerikanische Fotomodell Denise Lewis. Hinzu kamen zwei japanische Models (eines davon bezahlte den Flug selbst – der Ehre wegen, in einer Westwood-Show aufzutreten) – sie sollten mithelfen, zahlungskräftige asiatische Kundinnen zu ködern. Außerdem setzte Vivienne wieder ältere Modelle ein, wie beispielsweise Bertie Hope-Davis und Birgit, eine gutaussehende, grauhaarige Mittfünfzigerin und Leiterin der Verwaltung eines Colleges, die sie in Wien kennengelernt hatte, und feierte Sarah Stockbridges bevorstehende Mutterschaft. Über Nacht zeigten Laufstege auf der ganzen Welt üppige schwangere Models und »echte Menschen« – ein Kunstgriff, den die Designer anwendeten, um zu zeigen, daß sie ganz im Trend lagen, mit dem, was die Presse die »fürsorglichen Neunziger« nannte. Die Korsagen und superhohen Pumps aus der »Portrait«-Kollektion faszinierten junge Frauen. Als Vivienne in ihrer »Mini-Crini«-Kollektion 1985 erstmals Plateauschuhe vorgestellt hatte, äußerten sich die Zeitungen abschätzig. Viele der Kundinnen, die unter dreißig waren, und die in Viviennes Boutique kamen, hatten bislang fast ausschließlich Turnschuhe und Sportkleidung getragen. Hochhackige Schuhe und weiblichen »Flitterkram« brachten sie mit der Generation ihrer Mütter in Verbindung. Als sie in diesen hochhackigen Schuhen gingen, hätten sie sich das erste Mal wie »richtige« Frauen gefühlt, sagten sie. Sie mußten sich ganz anders bewegen, was sie lustig fanden. Ebenso wie ihnen die Korsagen zum erstenmal das Dekolleté einer reifen Frau beschert hatten, so ließen die Schuhe sie nun wie Starlets gehen. Die Presse liebte die »Portrait«-Kollektion, und die britische *Vogue* berichtete ausführlich darüber. Infolge der Berichterstattung in den Medien stiegen die Verkaufszahlen. Daraufhin besuchten viele einflußreiche Designer, darunter Jean-Paul Gaultier und Azzedine Alaia, »World's End«, dessen parodistische Atmosphäre der Boutique und Viviennes Schlagzeilen machende Originalität sie anzog. Zudem zog die »Portrait«-Kollektion neue Kundinnen an – reifere, kultivierte Frauen mit beträchtlichem, frei verfügbarem Einkommen, wie die Schauspielerin Sian Phillips, Lady Romilly McAlpine und Lady Charles Powell, die Ehefrau von Margaret Thatchers engstem Berater. Diese schwelgten in dem, was man gelegentlich als das »Sinnliche« und »Romantische« an Viviennes Kleidern beschrieben hat. Der Trend in Viviennes Geschäften kehrte sich um. Im Juni 1990 fand Vivienne große Anerkennung im Ausland: Sie war die erste Designerin, die von Pitti Immagine, dem einflußreichen, in Florenz ansässigen Gründungsunternehmen der italienischen Mode- und Textilindustrie eingeladen wurde, ihre Kreationen auf dem dortigen Laufsteg zu zeigen. Es war Viviennes erste Schau, in der sie ausschließlich Herrenbekleidung zeigte; diese wurde von Pitti Immagine finanziert und von Marco Rivetti von der Gruppe Finanziario Tessile, einem der größten italienischen Hersteller für Designer-Mode, gefertigt. Rivetti, der Vivienne »ohne Zweifel das Paradebeispiel für einen Avantgard-Designer« hielt, hoffte, daß sein Unternehmen ihre Kollektion herstellen würde, aber es kam nicht dazu. Sibilla della Gherardesca, Leiterin der Öffentlichkeitsarbeit bei Pitti Immagine, erläuterte, warum sich das Unternehmen für Vivienne entschied: »1990 hatte Rivetti das Fundament für einen tiefgreifenden Wandel bei Pitti Immagine gelegt. Er wollte, daß sich das Unternehmen ›häutet‹ und sich in der ganzen Welt nach Neuheiten umsah. Die Pitti-Shows sollten eine Gelegenheit bieten, die alten Wege der Mode zu verlassen, ermöglichen, daß man auf unterschiedliche Stile hörte, daß man internationale Moden ausstellte. Um dies zu erreichen, mußten wir all die wichtigen Designer nach Florenz zurückholen. Wir mußten Veränderung signalisieren, doch gleichzeitig mußten wir etwas Hochklassiges, Elegantes, ein echtes Talent vorstellen. Wir wollten unterhalten, überraschen und zeigen, wo die Ideen in der Mode entstehen. Und außerdem wollten wir über die Grenzen Italiens hinausgehen ... Darum luden wir Vivienne Westwood ein; sie repräsentierte das alles – so wie kein anderer.« Der Kollektion, die in der Renaissance-Villa Gamberaia gezeigt wurde, verlieh man den Namen »Cut & Slash«, weil die Jeans und Stricksachen symmetrisch angeordnete Schlitze aufwiesen, die in die Stoffe geschnitten oder gestrickt wurden. Das war kein neuer Kunstgriff. Nicht nur hatte Vivienne diese Technik bereits während ihrer Punk-Phase und in ihrer »Savage«-Kollektion (Frühjahr/Sommer 1982) verwendet, sondern sie ging vielmehr bis in die Mitte des sechzehnten Jahrhunderts zurück, als deutsche Landsknechte ihre prächtigen, im Kampf aufgeschlitzen Kleider spazierentrugen – ein Stil, der, wie verlautete, junge Mädchen in Ohnmacht fallen ließ und folglich an den Adelshäusern der Renaissance nachgeahmt wurde. Im Anschluß an ihre Recherchen im Victoria-und-Albert-Museum und an Besprechungen mit Avril Hart, dem Kurator der Sammlung historischer Kleider aus der Zeit vor achtzehnhundert, kopierte Vivienne die englische Spielart dieser Mode aus den dreißiger Jahren des siebzehnten Jahrhunderts. Um ihren Reichtum zur Schau zu stellen, zogen die Höflinge damals die teure Seide ihrer Unterwäsche durch Schlitze in der Kleidung und schufen Kontraste von Stoffen und Farbtönen. Es hätte Vivienne amüsiert, diesen Renaissance-Stil der Gewohnheit der Teenager in den achtziger Jahren unseres Jahrhunderts gegenüberzustellen, die ihre Jeans einrissen, um den Eindruck von Armut zu erwecken; doch zu ihrem Leidwesen konnte sie dieses Verfahren nicht für den modernen Gebrauch vervollkommnen: der Jeansstoff ließ sich nämlich nicht in der Maschine waschen, da die Schlitze einliefen und das Kleidungsstück ausfranste. Andere Designer nutzten später diese Schwäche aus und verbesserten die Technik. Eine weitere Quelle ihrer Inspiration für das Verfahren, die Kleidung mit Schlitzen zu versehen, war wohl wieder einmal Derek Jarmans Film *Jubilee*; denn darin gibt es eine Szene, in der die Kamera dicht an den Saum des »Königin Elisabeth I.«-Kleides heranfährt, das auf deutliche, grobe Weise eingerissen ist und so die Mode der Tudorzeit nachahmt. Die Show beschwor außerdem das Leben der Dandys der Belle Epoque herauf – wie zum Beispiel die Romangestalten Georges Duroy, aus Guy de Maupassants Roman *Bel Ami* und Charles Swann aus Prousts *A la Recherche du Temps Perdu*, sowie den Ästheten Robert de Montesquieu, der als die Figur des Esseintes in Joris-Karl Huysmans' Roman *A Rebours* (*Gegen den Strich*) Unsterblichkeit erlangte. Diesen realen und fiktiven Helden jener Epoche sowie den Personen, die der Maler der feinen Gesellschaft der damaligen Zeit, James Tissot, gemalt hatte, entlieh Vivienne das Bild des gutgekleideten Flaneurs in schwarzer Jacke und cremefarbenen Hosen oder cremefarbenem Leinenjackett und dunkler Hose, dadurch attackierte sie die heutige Konvention, Jacke und Hose müßten zueinander passen. Und da sie auch praktisch dachte, argumentierte sie, die Kunden könnten ja zwei Anzüge kaufen, einen hellen und einen dunklen, und die Jacken austauschen. Ebenso wie Vivienne einige Saisons zuvor bei den Frauen vorgegangen war, so forderte sie nun den zweiteiligen Anzug mit breiten Schultern heraus, der die Herrenbekleidung der achtziger Jahre dominiert hatte. Sie entfernte die Wattierung, wodurch die Silhouette um die Brust herum schmaler wurde, und erklärte: »Neulich hat sich so ein Kerl mein Fahrrad angesehen und sich dabei vorgebeugt – die Rückenmuskulatur unter seiner Anzugjacke sah toll aus. Richtige Männer fand ich schon immer anziehend.« Die kommerziellen Kleidungsstücke in der »Cut & Slash«-Kollektion waren eine Auswahl an geschlitzten Jeans und T-Shirts, dandyhaften weißen Leinenhemden und gelbbraunen Leinenjacketts. Den Höhepunkt auf dem Laufsteg bildete ein außergewöhnlich hübscher himmelblauer Gehrock mit abgerundeten Vorderschößen im Stil des achtzehnten Jahrhunderts, mit hüftlanger Weste, deren Einfassung mit üppigen Teerosen bedruckt war. Neben diesen Gehröcken, Schlitzen und Halsbinden ließ Vivienne in dieser Schau noch einen weiteren Anachronismus aufleben, den Hosenbeutel. Die Mutigeren liebten ihn, der Glamrock-Star Gary Glitter trug einen und hatte seine kindliche Freude daran. Die »Cut & Slash«-Schau war gut organisiert. Sie zeigte männliche Topmodels und gipfelte in einem denkwürdigen Finale – einem Fechtduell und einem schottischen Reel-Tanz, den der Tänzer Michael Clarke und sein Partner Steven Petronio aufführten. Pitti Immagine hatte angeboten, die Kosten zu übernehmen, damit unmittelbar vor der Show noch Prominente einfliegen konnten, aber Viviennes Mitarbeiter bewiesen nicht gerade Organisationstalent: Sie versuchten die Prinzessin von Wales, Joan Collins und andere Hollywood-Stars in letzter Minute einzuladen –, und so ließen sich nur wenige Prominente dazu überreden, die lange Reise anzutreten. Selbst im Flugzeug nach Italien suchte Vivienne noch nach Stars, die der ersten Reihe am Laufsteg Glanz verleihen könnten. Zufällig saß sie neben einem italo-amerikanischen Architekten namens Peter Marangoni. Als sie erfuhr, daß er ein Haus in Florenz hatte, nahm sie an, er müsse Gore Vidal kennen, der ein Haus in Ravello an der Amalfi-Küste besaß, und versuchte, eine Abmachung zu treffen: Wenn Marangoni sie mit ihrem Heros der Literatur bekanntmachte, dann durfte er zu ihrer Show kommen. Der wenig elegante Vorschlag führte zu nichts. Ungefähr zur gleichen Zeit hörte man, wie Vivienne mit erstaunlicher Schroffheit eine Bekannte fragte, ob sie Jean Paul Gettys Adresse habe oder ob sie sie Mariam Rothschild aus der Bankiersfamilie vorstellen könne. Auf ähnliche Weise wurde der Journalist Lann Barker bestürmt, er solle ihr eine Liste mit den Adressen von Prominenten übermitteln. Als man Vivienne darauf hinwies, Barber habe zu tun und werde später zurückrufen, erwiderte sie: »Dann faxen Sie mir eben eine Liste mit den Namen und Adressen. Und zwar bis 11 Uhr.« Es war 10 Uhr 30, aber Barber war so freundlich. Es war schwierig, sich Viviennes brachialer Art zu entziehen. Geschickt eingesetzte Öffentlichkeitsarbeit und Marketing ist in der Haute Couture, zumal seit den achtziger Jahren, eine Vorbedingung für Erfolg. Top-Designer engagierten entweder eine Werbeagentur, was hohe Kosten verursachte, oder sie stellten einen PR-Fachmann fest ein. Vivienne dagegen beendete formlos ihr Arbeitsverhältnis mit Jean Bennett und verließ sich auf junge, unerfahrene Mitarbeiter wie Yasmin Eslami, Bens Freundin, die diese so wichtige Position übernahm. Die Folge war, daß Vivienne, statt sich den Bekanntheitsgrad eines erfahrenen PR-Beraters und dessen Kontakte zur Modeindustrie zu nutzen, selber diese Beziehungen herstellen und aufrechterhalten mußte. Damit sparte sie am falschen Ende – was aber zu verstehen war, wenn man ihr unkonventionelles und oft feindseliges Verhältnis zu den Medien sowie ihren arg strapazierten Geschäftsetat berücksichtigt. Unter dem weitgehend italienischen Publikum in der Villa Gamberaia befanden sich dann allerdings doch einige Prominente: der italienische Außenminister Gianni de Michelis, der bald seines Postens enthoben werden sollte, sowie die Schauspieler Matt Dillon und die Schauspielerin Kim Basinger. Den Gästen bereitete der reine und theatralische Phantasiegehalt der »Cut & Slash«-Kollektion großes Vergnügen: Sie muß ein höchst willkommener Gegensatz zu den üblichen italienischen Modeschauen gewesen sein, der an dem einen Ende des Extrems in Armanis strenger Androgynie und am anderen in Versaces elektrisierenden Extravaganzen seinen Ausdruck fand. Die männlichen Models hatten sich mit pfauenhafter Eleganz herausgeputzt. Die einzige Frau in der Schau war Susie Bick; sie trug ein weites, bodenlanges geschlitztes Baumwollkleid mit Tellerrock, das entfernt an eine griechische Toga erinnert, und das, wenn man es mit einem Gürtel raffte, dem Kleid in van Eycks Gemälde *Giovanni Arnolfini und seine Frau Giovanna* ähnelte. Valerie Mendes vom Victoria-und-Albert-Museum, die ein Kleid für die Sammlung des Museums erwarb, sagt: Vivienne »wußte, was man mit der Schlitz-Technik erreichen kann. Sie ging so vor, daß sie gewissermaßen Skulpturen schuf, die umherwirbelten [sobald man den Gürtel gelöst hatte]. Die Farben waren phänomenal ... einige Elemente sind ziemlich verrückt, lächerlich, aber das Ganze zeugt von Phantasie und Inspiration.« Das Kleid war ein Beispiel für die erste Zusammenarbeit mit Andreas Kronthaler. Es kostete 250 Pfund, was teuer war, und verkaufte sich nicht. Gianni de Michelis allerdings fand Viviennes romantische Interpretation der Herrenbekleidung so amüsant, daß er einige von ihren grauen Flanellanzügen bestellte, die seine Leibesfülle bedecken sollten. Als er sich im Juli in London anläßlich der G7-Konferenz der Regierungschefs der führenden Industrienationen aufhielt, begrüßte er den britischen Premierminister John Major, indem er den Mantel öffnete, auf das Etikett zeigte und verkündete: »Ihre Vivienne Westwood!« De Michelis gelang es, sich von den Staatsgeschäften vorübergehend zu entfernen und mit dem italienischen Botschafter in England, Graf Giacomo Atelico, und einem Aufgebot dekorativer »Assistentinnen« im Restaurant Cecconi im vornehmen Mayfair zu Mittag zu essen. Um ein Uhr hielten zwei schwarze Staatslimousinen vor dem Nobelrestaurant. Der Außenminister und seine Begleiter stiegen ein, ihnen folgte eine stöckelnde Vivienne, die ihr Fahrrad an einen Laternenpfeiler in der Nähe angeschlossen hatte. Sie trug einen gestreiften Schlafanzug und dreißig Zentimeter superhohe schwarze Lackpumps. Dann nahm sie ihr Kopftuch ab und setzte sich, allerdings ohne zu bemerken, daß sie einen pinkfarbenen Plastiklockenwickler im orange gefärbten Haar hatte. Als man sie diskret darauf hinwies, versuchte sie, statt sich unauffällig zur Damentoilette zu begeben, den Lockenwickler aus dem Haar zu bekommen, wobei sie Haarnadeln über den ganzen Tisch verteilte. Vivienne gab sich, anders als de Michelis, nicht damit zufrieden, über Mode zu diskutieren. Statt dessen belehrte sie den Außenminister und den Botschafter der Europäischen Gemeinschaft über die Torheiten der Demokratie. Gäste an Tischen in der Nähe platzten vor Neugierde, als sie diesen bunt zusammengewürfelten Haufen sahen und der Unterhaltung zuhörten. Während des Essens sagte de Michelis zu einem Gast, der mit am Tisch saß: »Vivienne Westwood ... kann doch mühelos überall Mode machen, warum nicht in Paris? Sie ist die wichtigste Modemacherin der Welt und hat ständig die besten eutropäischen Designer beeinflußt.« Es war in der Tat Paris, wohin es Vivienne zog. Im Sommer des Jahres 1990 verhandelte der britische Unternehmer Manny Silverman mit Vivienne und Marc Bohan, der früher bei Dior gearbeitet hatte, darüber, ob Vivienne die Stelle des Chefdesigners im Hause des mittlerweile verstorbenen Hof-Couturiers Sir Norman Hartnell übernehmen könne. Hartnells Renommierräume in der Burton Street in Mayfair hätten auch Viviennes Firma Platz geboten. Obwohl Vivienne eine hervorragende Mappe vorweisen konnte, entschied sich Silverman für Bohan – teilweise, weil ihm die einflußreiche Modeberaterin Eleanor Lambert dies empfohlen hatte: »Wenn Sie Vivienne einstellen, bekommen Sie eine gute Presse. Wenn Sie Bohan einstellen, bekommen sie Kunden.« Silverman kam zu dem Schluß: »Mit einer guten Presse kann man nicht die Gasrechnungen bezahlen.« Mangels Aufträgen mußte Hartnell schließlich sein Geschäft schließen. Silverman und sein Partner Roy Dixon, ein Rechtsanwalt, hatten außerdem Verhandlungen mit Vivienne und ihrem Sohn Joseph geführt und wollten in Viviennes Modefirma investieren. Da sie von vielen Designern kopiert werde, meinte Silverman: »Was ist besser, als mit sich selber gute Geschäfte zu machen?« Als Gegenleistung dafür, daß Silverman und Dixon in eine Kollektion für den breiten Markt investierten, gaben Vivienne und Joseph ihre Zustimmung, den Partnern Geschäftsanteile zu überlassen. Silverman empfand Vivienne und Joe »als ehrliche Leute, mit denen man gut Geschäfte machen konnte«. Er stand kurz davor, den Vertrag zu unterzeichnen, als sich Carlo D'Amario, der nur bereit war, Silverman eine Lizenz anzubieten, einschaltete und das Geschäft sabotierte. »Aus Erfahrung weiß ich«, sagt Silverman, »daß etwas, was möglich, ja wahrscheinlich ist, nicht mehr möglich ist, wenn Carlo dazukommt.« Viviennes nächste Schau, »Cut, Slash & Pull« (Frühjahr/Sommer 1991), wurde im Oktober im »Institute of Directors« vorgestellt und nahm Elemente der hochgelobten Herrenbekleidungsshow auf. Hierbei experimentierte sie mit dem äußeren Symbolgehalt männlicher und weiblicher Sexualität, indem sie die Kleidung der

Frauen mit Hosenbeuteln versah. Wie schon im Fall der »Portrait«-Kollektion geschehen, ließ sie den Saum bis zur Wade fallen, und das zu einer Zeit, als der Minirock die Mode dominierte. Sie erweiterte ihr altes Thema und bedruckte Badeanzüge mit Motiven aus den Gemälden Bouchers und zeigte erstmals einen surrealen Druck, menschliches Haar darstellend, das man fotografiert und so weit vergrößert hatte, daß man es so gut wie nicht mehr erkennen konnte. Dieser Trompe-l'œil-Effekt erinnerte an die visuellen Spiele, die Edward James, der Mäzen der Kunst des Surrealismus, für seinen Wohnsitz West Dean in der Grafschaft Sussex in Auftrag gegeben hatte, darunter die Abdrücke der nackten Füße seiner Ehefrau Tilly Losch auf dem Treppenläufer. Am Ende der Schau betrat Vivienne unter frenetischem Beifall den Laufsteg und sah – bis auf die Bierdose in der Hand – wie eine gepuderte königliche Mätresse mit Ringellöckchen in einem Porträt des siebzehnten Jahrhunderts von Sir Peter Lely aus. Dieses doppelte Bild, aufstrebende Dame der Gesellschaft und derber Bauer, symbolisierte die Widersprüche in ihrer Persönlichkeit. Die Journalisten und Käufer gingen von dem Balkon im ersten Stock in das darunter liegende Foyer, wo die Designer Jasper Conran und Anthony Price sowie der Künstler Duggie Fields sie aufforderten, bei der bevorstehenden Wahl zum »Designer of the Year« für Vivienne zu stimmen. »Irgend jemand muß etwas tun«, flehte Conran geradezu. »Aber höchstwahrscheinlich wird der Preis nicht an Vivienne vergeben – wieder nicht. Es ist skandalös. Sie ist unsere größte Designerin, sie ist wahrscheinlich die größte Designerin überhaupt, und man nimmt sie nicht einmal in ihrer Heimat zur Kenntnis. Die ganze Welt lacht deswegen schon über uns. Was ist los mit den Briten? Hassen sie Genies?« Bernadine Morris von der *New York Times* faßte dagegen zusammen, wie die ältere Generation auf die Kollektion reagierte: »Nun ja … interessant; aber wir sind nicht so exzentrisch wie ihr.« Stimmberechtigt war eine geladene Gruppe von Journalisten, Werbeleuten und Angehörigen der Modebranche. Viviennes Kollegen und Mitbewerber – mit Ausnahme einer Handvoll von Designern und Journalisten wie Sally Brampton und Brenda Polen – zögerten, vor Viviennes Leistungen den Hut zu ziehen. Das lag teilweise an der früheren, Anstoß erregenden Rolle, die sie als Königin des Punk gespielt hatte, doch ebensosehr ließ es sich auf mangelndes Verständnis zurückführen. Ihre Kollegen wurden aus ihren wenig kommerziellen und mitunter untragbaren und sogar häßlichen Kleidern nicht klug. Daß sie Autodidaktin war, ließ sie in den Augen mancher Leute als Amateurin erscheinen. Zusammen mit ihren rechthaberischen Tiraden und ihrer mitunter ausgesprochen unhöflichen Art, führte dies dazu, daß sie sich von anderen Angehörigen der Modebranche immer mehr entfremdete. Viviennes Beziehungen zur Presse waren von gleichbleibender Angriffslust gekennzeichnet. Massenblätter wie die einflußreiche *Mail on Sunday* verspotteten sie als die »Pennerin«, während Lynn Barber vom *Independent on Sunday* Viviennes Hybris und merkwürdiges Benehmen zutreffend offengelegt hatte. In ihrem Interview mit Barber behauptete Vivienne dreist, es sei ihr ein Rätsel, warum sie die Auszeichnung »Designer of the Year« nie erhalten habe: »Ich weiß ehrlich nicht, warum man mich nicht in dem Maße schätzt, wie man mich schätzen sollte.« Einem anderen Journalisten sagte sie: »Was mich antreibt, ist, daß ich unkonventionell bin. Mein Charakter wird davon bestimmt. Ich halte das für ein Zeichen von großer Intelligenz.« Solch selbstbewußte Äußerungen verachtete man ihn einem Land, das es lieber sah, wenn sich die Berühmten zurückhaltend und ironisch gaben – oder zumindest so taten, als wären sie es. In den letzten Jahren hatten genügend jüngere Journalisten, die während der Punk-Ära aufgewachsen waren und die Viviennes und McLarens Einfluß auf die populäre Kultur zu würdigen wußten, einflußreiche Positionen in den Medien besetzt. Und so nahm Vivienne also im Oktober 1990 bei der alljährlichen, im Fernsehen übertragenen Preisverleihung, die ihr Mäzen Jeff Banks moderierte, die Auszeichnung entgegen. Hinterher räumte sie ein, welch entscheidende Rolle John Fairchild bei dieser überfälligen Anerkennung gespielt hatte. »Mr. Fairchild war sehr wichtig für mich, weil er den Leuten in der Modebranche immer wieder nahegebracht hat, was ich ins Leben gerufen habe. Er hat sich für mich stark gemacht.« Die Auszeichnung sei jedoch eine späte Anerkennung ihres Beitrags für die britische Mode, die um so beleidigender ausgefallen sei, da einige mittelmäßige Kleidermacher, die den Mittelstand und den Adel in Großbritannien zu ihrer Kundschaft zählten, die Auszeichnung vor ihr erhalten hätten. Gene Krell hatte Verständnis für Viviennes Verbitterung: »Die Briten haben sie ungerecht behandelt. Alle wußten, daß sie die Auszeichnung ›Designer of the Year‹ hätte bekommen müssen, und darum wurde Vivienne zum Symbol der Heucheleien der britischen Kultur. Vivienne war ein agent provocateur. In Großbritannien hat man nie ganz begriffen, was für Veränderungen sie herbeizuführen versuchte. Sie besaß ein anarchisches Naturell, womit eine gewisse Art von moralischer Einstellung einherging. Praktisch im Alleingang hat sie die britische Modeindustrie geschaffen, die es seit den Zeiten der Carnaby Street nicht mehr gab. Die Leute kamen extra nach London, um Vivienne Westwood zu sehen, ansonsten fuhren sie direkt nach Paris. Trotzdem erhielt sie nie die Auszeichnungen, die sie verdient hätte, und am Ende zeigt das Wirkung – es kränkte sie. Paul Smith sagte, daß seine Auszeichnung rechtmäßig Vivienne gebühre, und weigerte sich, den Preis anzunehmen. Das war toll.« (In Wirklichkeit lehnte Smith die Wahl zum Designer des Jahres 1989 nicht aus diesem Grund ab, sondern weil er weder den Preis noch das Auswahlverfahren respektierte.) Zahllose Porträts und Berichte erschienen in den britischen Zeitungen, und jene Journalisten, die bis dahin die Nase über Vivienne gerümpft hatten, begannen sofort, ihr zu gratulieren, indem sie die Meinung nachplapperten, daß ihre Würdigung lange überfällig sei und daß sie vielleicht doch ein »Genie« sei. Doch weil sie so lange auf die Anerkennung durch Kollegen gewartet hatte, empfand sie sich weder ihnen noch ihrer Heimat gegenüber zur Loyalität verpflichtet, sondern rügte beide öffentlich und privat wegen ihrer »Spießigkeit«. Es war zu verstehen, wenngleich unglücklich, daß die konservativeren und einflußreicheren Vertreter der britischen Modeindustrie Vivienne immer noch mit Argwohn betrachteten. Punk war schließlich ein kalkulierter Angriff auf den Monarchen und die Vorstellung von der gehobenen Mode gewesen. Ebenso verständlich war, daß man in der ausländischen Modebranche Beifall zollte: die Galionsfiguren ihrer Nationen wurden ja nicht aufs Korn genommen. Und so entschied sich Vivienne, angespornt durch die zutreffende Einschätzung von D'Amario und Gary Ness, daß sowohl ihre Anerkennung wie ihre Verkaufszahlen steigen müßten, wenn sie in Paris ausstellen würde, keine Schauen mehr in London zu veranstalten. Viele ihrer Landsleute kritisierten sie, weil sie zum zweitenmal ihre Heimat verlassen habe. Doch ebenso wie der internationale Markt für Edelsteine sein Zentrum in Genf, der Finanzmarkt und der Markt für die Gemälde alter Meister in London und für moderne Kunst in New York hatte, so konzentrierte sich der Modemarkt unbestreitbar in Paris. Wenn sich ein Designer auf dem französischen Laufsteg durchsetzte, so war es wahrscheinlich, daß er seine Kleider international verkaufen konnte. Unterdessen renovierte Vivienne ihre zweite Boutique in London, die im Herbst 1988 eröffnet worden war. Der Name schlicht »Vivienne Westwood«, die Lage in der Davies Street im Zentrum des wohlhabenden Stadtteils Mayfair, die auf surreale Art barocke Inneneinrichtung und die Auswahl schöner und tragbarer Tweed- und Samtanzüge – mit alledem traf Vivienne eine eindeutige, absichtsvolle Aussage: Vivienne wollte an anspruchsvolle Kunden verkaufen. Sie entwickelte das sofort erkennbare Motiv des menschlichen Haars weiter, das sie in der »Cut, Slash & Pull«-Kollektion verwendet hatte, und bedruckte damit die Vorhänge und den Linoleumboden ihrer neuen »Couture«-Boutique. Der Architekt David Connors, der die Boutique »Seditionaries« mitgestaltet hatte, arbeitete mit Vivienne zusammen, und sie investierte viel Zeit, um ihr Flaggschiff zu verschönern, das mit beträchtlicher Verspätung im Dezember 1990 seine Pforten öffnete. Es war ein höchst auffälliger, amüsanter Modesalon, den – wie »World's End« – viele Anhänger und einige Touristen aufsuchten und bestaunten. Wie groß Viviennes Ansehen im Ausland war, wurde im Januar 1991 klar, als sie zum zweitenmal von Hanae Moris »Fashion Foundation« eingeladen wurde, am »Fashion Summit« (bis dahin unter dem Namen »Best Five« bekannt) der Stiftung teilzunehmen und »Cut & Slash« in Tokio zu zeigen. Die »Fashion Foundation« war Mitte der achtziger Jahre von der reichen Mori und ihrem Sohn Akira als jährliches »Schaufenster«

für die beste Mode der Welt gegründet worden. Wieder einmal hatte John Fairchild hinter den Kulissen gewirkt: Er hatte Hanae Mori empfohlen, Vivienne einzuladen. Die anderen geladenen Designer in diesem Jahr waren Christian Lacroix aus Frankreich, Isaac Mizrahi aus den USA und Franco Moschino aus Italien. Hanae Mori besaß »Macht und Einfluß«. Sie war die erste Ausländerin, die in die CSHC aufgenommen wurde, außerdem hatte sie als eine der ersten in Japan Mode im westlichen Stil hergestellt. Mori bezahlte für jeden Designer und eine Begleitperson Erste-Klasse-Flugtickets und Zimmer in einem erstklassigen Hotel, aber Vivienne bestand darauf, daß D'Amario und Usha Pohl, ihre deutsche Assistentin, sie begleiteten. Auf dem Flughafen Heathrow bestieg Vivienne das Erste-Klasse-Abteil der Maschine, bekleidet mit gestreiftem Pyjama, super-überhöhten Schuhen und einem übergroßen Mantel mit Leopardenmuster. Als sich das Flugzeug von der Rollbahn erhob, zog sie eine Flasche Whiskey aus ihrem Gepäck und bot sie ihren erstaunten Mitreisenden an, von denen sich viele hinter ihren Zeitungen versteckten. Vom ersten Tag an benahm sie sich wie ein Trampel mit schlechten Manieren, beschwerte sich ständig bei ihren Gastgebern und machte »Krawall«. Sie forderte, ihre eigenen Models einsetzen zu dürfen, statt die ihr zugewiesenen, und verglich mißtrauisch ihre Models mit denen, die man Lacroix zugeteilt hatte. Und trotz der großzügigen Gastfreundschaft forderte sie Taschengeld und Gratis-Zigaretten und beklagte sich gleichzeitig, daß man sie in New York besser behandelt habe. In Japan war sie so berühmt wie ein Popstar. Die Presseleute verfolgten sie, und so gab sie – wie sie es selber nannte – »Interviews im Schnellverfahren«, wobei sie keine Gelegenheit ausließ, ihre »Volksreden« zu schwingen. Welche Fragen man ihr auch stellte – sie belehrte ihre Interviewer und das Fernsehpublikum und warnte: »Es geht hier um die schlimmste Verschmutzung unserer Zeit – um die Verschmutzung unseres Gehirns, nicht die der Erde!« Darauf folgte dann ein kaum zu verstehender Monolog mit Versatzstücken aus Gary Ness' Westentaschenphilosophie, den sie im Schweinsgalopp vortrug, während der Dolmetscher ihr zu folgen versuchte. Während eines Interviews wurde sie gefragt: »Was ist Mode?« Sie war derart erschöpft und gelangweilt, daß sie mit dem ersten Gedanken antwortete, der ihr in den Sinn kam: »In der Mode geht es darum, daß man zum Schluß nackt ist.« Obwohl diese Antwort die Japaner etwas aus dem Konzept brachte, so war sie knapp und inspiriert. Vivienne wußte ihre japanischen Anhänger zu würdigen – sie »kicherten« nicht, wenn sie ihre Entwürfe sahen. »Ich möchte Konfuzius danken, der die Chinesen beeinflußte und über sie die Japaner, weil er den Kult der vornehmen Lebensart in die Gesellschaft einführte. Die Japaner sind so höflich. Wohingegen ich gerade aus Italien zurückkomme, wo die Leute, nur weil ich diese [Schaukelpferd-]Stiefel trage, dauernd gelacht und mit dem Finger auf mich gezeigt haben. In Frankreich ist es noch schlimmer, und im spießigen Großbritannien sind die Verhältnisse natürlich furchtbar.« Auf die Frage, warum sie ihren Kreuzzug fortsetze und diese Schuhe trage, erklärte sie, sie sehe so gut aus, daß es ihr nichts ausmache, wenn man sie beleidige. Den Höhepunkt ihres Besuchs in Tokio bildete ein festliches Abendessen, das die Moris in ihrer Wohnung gaben. Wenn ein Geschäftspartner in die Privatwohnung eines Japaners eingeladen wird, so ist das eine seltene und große Ehre. Die Moris deuteten an, daß sie nicht wollten, daß D'Amario mitkam. Um dafür Sorge zu tragen, baten sie deshalb Victoria Fernandez, Gründungsmitglied und Leiterin der Pressestelle der Stiftung, Vivienne allein zu begleiten. Als diese die Wohnung der Moris betrat, fiel ihr sofort auf, daß die anderen Designer ihre Begleitung mitgebracht hatten. Sie winkte Fernandez zu, sie solle ins Badezimmer kommen, und dann protestierte sie schreiend und kreischend, wobei es ihr gleichgültig war, daß sie eine Szene machte. Am nächsten Tag waren die Beziehungen zwischen ihr und ihrem Geschäftsführer sichtlich gespannt. Der letzte peinliche Auftritt fand am letzten Tag statt. Vivienne, die entweder unfähig oder nicht bereit war, ihre japanischen Geschäftspartner und Lizenznehmer auf eigene Kosten zu bewirten, versuchte zu erreichen, daß man diese ebenfalls zu dem zwanglosen Abschiedsessen, das die Moris für ihre Gäste gaben, einlud. Als man dieses Ersuchen ablehnte, drohte sie, plötzlich gekränkt, dem Essen fernzubleiben: »Ihr Benehmen war schrecklich. Sie hat kein Gespür für Anstand oder Höflichkeit.« Ungeachtet ihres Betragens in Japan freundete sie sich während ihres Aufenthalts dort mit dem Modeschöpfer Christian Lacroix an. Er rechnete damit, eine »zügellose Göttin« kennenzulernen, und erinnert sich, daß er »sowohl aufgeregt wie ängstlich war, denn seit meinen ersten Schritten in der Welt der Mode habe ich sie nicht nur bewundert, sondern hatte auch das Gefühl, daß sie mir in gewisser Hinsicht geholfen hat [als Quelle der Inspiration]«. Viviennes stählerner Kern »und die hartgesottene Art und Weise, wie sie tat, was sie für richtig hielt«, verblüfften ihn. Selbst nachdem sie das japanische Publikum »mit ihrer Ideenflut überschwemmt« hatte, so Lacroix, machte sie mit ihren Bekehrungsversuchen weiter. Als er später herausfand, daß sie sich vorgenommen hatte, in Paris Haute Couture zu kreieren, empfahl er sie beim Haus Patou, für das er seine ersten Couture-Kollektionen entworfen hatte. Auch wenn der Vorstand des Modehauses zu dem Zeitpunkt beschlossen hatte, keine weiteren Haute-Couture-Kollektionen mehr herauszubringen, handelt es sich doch um ein weiteres Beispiel für Viviennes Fähigkeit, andere dazu zu bringen, sie zu unterstützen. Sie bat offen um Hilfe – egal, von wem. Valerie Mendes vom Victoria-und-Albert-Museum bekam mindestens zweimal im Jahr einen Anruf, in dem Vivienne um Zutritt zu den Archiven ersuchte. »Sie ist sehr zielstrebig«, erinnert sich Mendes und zeigt sich von ihrer charakteristischen diplomatischen Seite. »Sie weiß genau, was sie sich ansehen will … Sie hat sich die Barock- und Rokokoseidenstoffe mit den schweren Rankenmustern aus dem achtzehnten Jahrhundert [die Vivienne für »Cut & Slash« kopierte und später für die »Grand Hotel«-Kollektion auf Jeansstoff druckte] … und Bilder mit architektonischen Themen angesehen. Ihr Interesse galt ausschließlich dem achtzehnten Jahrhundert, und natürlich den Kleidungsstücken mit Schlitzen. »Vivienne bombardierte Bunty King, die bestimmte und versierte Leiterin der Abteilung für Öffentlichkeitsarbeit der Wallace Collection, geradezu mit Ersuchen. Diese erkannte, daß Vivienne außerhalb von Museen und im Fernsehen und Rundfunk zwar häufig kundtat, daß Kunst und Kultur von Mäzenen finanziert werden müßten, doch zahlte sie als Entgelt für das »Entleihen« der Bilder keinen Pfennig an die Verwaltung der Wallace Collection. Sie suchte nicht einmal um Genehmigung nach. 1995, als Vivienne ansehnliche Gewinne mit Kleidern erzielte, die mit Bildern aus der Wallace Collection bedruckt waren, beklagte sich King: »Bislang haben wir von ihr überhaupt kein Geld bekommen. Sie hat sich völlig schamlos unserer Sammlung bedient, und wir haben nichts. Sie hat zwar gesagt, die Sammlung sei ihre Inspirationsquelle, aber wir haben in den Printmedien davon überhaupt keine Publicity gehabt … Als wir uns bei einem Anlaß auf die Hinterbeine stellten und sagten: ›Schluß jetzt! Keine Publicity – kein Geld!‹, ging sie und recherchierte und filmte im Victoria-und-Albert-Museum weiter. Nun habe sie ganz genau gewußt, wie rücksichtslos Vivienne vorging.« »Sie kultiviert diese ganz reizende Art, und trotzdem spürt man förmlich, wie sie durch einen hindurch- oder an einem vorbeischaut, dann wird einem klar, daß man sich überhaupt nicht einigen kann und daß sie das auch gar nicht vorhat. Sie hat ganz offensichtlich beschlossen, das zu tun, was sie zu tun gedenkt, und wird keinen Zentimeter nachgeben.« King selbst gab auch keinen Zentimeter nach, als 1994 ein Schweizer Fernsehsender um die Genehmigung bat, eine Dokumentarsendung über das Thema zu drehen, in welcher Hinsicht das Museum Vivienne inspiriert hatte. King willigte ein – unter der Voraussetzung, daß man ihr vor den Dreharbeiten eine Liste aller Mitglieder des Aufnahmeteams zusendete. Im letzten Augenblick wurden drei weitere Personen hinzugefügt. Eine war Jeanette Charles, die bekannte Doppelgängerin und Imitatorin von Königin Elisabeth II. King lief zur Tür – und sah gerade noch, wie ein großer schwarzer Mercedes vorfuhr. Im Fond saß eine Frau mittleren Alters, mit einer Tweedkrone, ellbogenlangen weißen Handschuhen und einem Pelzmantel. King stemmte die Hacken in den Boden; sie warf das gesamte Fernsehteam aus dem Museum und erklärte, sie werde es nicht zulassen, daß ihre Königin und ihr Land in diesem ehrwürdigen Gebäude zum Gespött gemacht werde. Als die Witzbolde flohen, spendeten die Museumswärter offenen Applaus. Der Vorfall amüsierte Vivienne, die gern Unfug trieb und »ein bißchen Krawall« veranstaltete. Sie blühte förmlich auf, sobald sie einen Adrenalinstoß spürte, weil sie einen Termin einhalten mußte oder wenn sie eine Szene machte; und wenn man sie bat, vor Publikum zu erscheinen, setzte sie ihren ganzen Ehrgeiz daran, Scherereien zu machen. Nachdem sie als Vorsitzende der Kommission, die den »Designer des Jahres« auswählte, dem landesweiten Fernsehpublikum den Preisträger verkündet hatte, erklärte sie, daß sie von der Meinung ihrer Mitjuroren abweiche. Als die Nachtclubbesitzerin Gerlinde Kostiff sie einmal bat, als Jurorin eines Modewettbewerbs in ihrem Club »Kinky Gerlinky« zu fungieren, machte Vivienne auf ähnliche Weise »Scherereien«. Nachdem die Teilnehmerinnen vor den Zuschauern vorbeistolziert waren, betrat Vivienne die Bühne und sagte bedächtig: »Also, Nummer 37 hat mir gut gefallen, aber ich habe mir auch die Nummer 19 notiert.« –»Suchen Sie eine aus!« drängte der Conférencier. »Na gut, ich sehe sie mir alle noch mal an.« Also stakelten alle Teilnehmerinnen noch einmal vorbei, und Vivienne hielt den Ablauf der Veranstaltung über eine halbe Stunde auf – teilweise, um die Zuschauer zu ärgern, und teilweise, um ihre Autorität unter Beweis zu stellen und ihre Meinung durchzusetzen. Um des lieben Friedens willen beschlossen die Organisatoren, daß der Preis, eine Flasche Champagner, geteilt werden solle. Vivienne konnte rücksichtslos und ungeniert sein. Als die japanische Kosmetikfirma Shiseido den Modisten Stephen Jones mit einer Retrospektive ehrte und alle Designer, mit denen er zusammengearbeitet hatte, einlud, für den Katalog eine kurze Würdigung zu verfassen, schrieb Vivienne: Wenn eine Dame einen Hut von Stephen Jones trägt, dann ist sie eine elegante Dame, die einen Hut trägt. Man würde sie mit dem Satz »Wie schön Sie sind« begrüßen, und nicht mit den Worten: »Mir gefällt Ihr Hut«. (Vivienne benutzte stets den Ausdruck »Damen«, nie das politisch korrektere Wort »Frauen«.) Jones war gekränkt, was nicht überraschte. Aber er arbeitete schon seit etlichen Jahren für Vivienne und meinte, daß es ihr immer wieder gelang, »das Beste aus einem herauszuholen, eben weil sie es fordert. Sie kommt zu einem, als wäre sie ein unschuldiges Kind, darum glaubt man, man müsse auf sie achtgeben. Andererseits ist einem jedoch bewußt, daß sie das Sagen hat und alles völlig unter ihrer Kontrolle steht.« Anfang der neunziger Jahre arbeitete Vivienne nicht mehr mit Jones zusammen, sondern zog es vor, eine Modistin namens Prudence fest einzustellen (trotz etlicher Nachfragen lehnt es das Unternehmen bis heute ab, ihren Nachnamen bekanntzugeben). Nicht nur setzte sie sich über die Gefühle anderer Menschen hinweg, sie nutzte auch ihre Zeit und ihre Bemühungen aus, wobei sie die Einstellung vertrat, daß sie von Glück reden konnten, mit ihr zusammenarbeiten zu dürfen. Simon Smith, ein junger Schmuckdesigner, der mitgeholfen hatte, die Prototypen für die »Harris-Tweed«-Kollektion herzustellen, erhielt den Auftrag, für die »Grand-Hotel«-Kollektion (Frühjahr/Sommer 1993) aus Harz Orchideenbroschen anzufertigen. Vivienne akzeptierte seine Probe, kritisierte aber – ungeachtet des erheblichen Aufwands an handwerklicher Arbeit und ungeachtet des Geldes, das er investiert hatte – in ungehobelter Manier die endgültigen Versionen und weigerte sich, die Auslagen zu erstatten. Smith, der um mehrere hundert Pfund ärmer war, verklagte sie. Sie schloß einen außergerichtlichen Vergleich mit ihm, ohne viel Aufhebens zu machen. Allmählich erwarb sich Vivienne wegen ihrer unfreiwillig komischen Verlautbarungen über Kultur und Gesellschaft und wegen ihrer ausgefallenen Kleidung den Ruf einer Art Ulknudel. Da sie nicht über sich selbst lachen konnte, wurde sie zur Zielscheibe für Parodien, denen man sich kaum entziehen konnte. Wie klug nun ihre Aussage aus dem Jahr 1981 erschien ...: »Ich bin unter anderem deshalb nicht sicher, ob ich Interviews geben soll, weil ich die Leute nicht abschrecken möchte und nicht behaupten will, daß es etwas ganz Tolles ist, meine Sachen zu tragen. Die Kleidung ist farbenfroh und aufregend; ich fände es viel besser, wenn sie für sich selbst spräche.« Nur befolgte sie nun leider nicht mehr ihren eigenen Rat. 1990 wurde die britische Öffentlichkeit in der *South Banks Show* des ITV, in *Opinions* des Radiosenders BBC 4 und in *The Look* und *Newsnight* des BBC-Fernsehens auf Viviennes Wortentstellungen, ihr ungeschicktes Interviewverhalten und ihr unkonventionelles Äußeres aufmerksam. Als ob sie versuchte, sich an ihren Text zu erinnern, saß sie in unbequemer Haltung da, schloß die Augen, gestikulierte wild mit den Armen – und auf diese Weise bemühte sie sich, den Zuschauern ihre Botschaft näherzubringen. Da sie nicht bemerkte, wann eine Sendung live gesendet oder aufgezeichnet wurde, hielt sie manchmal mitten im Satz inne und fragte: »Nein, warten Sie, können wir noch mal anfangen?« Als Selina Scott von Sky Television ihr eine Frage stellte, fragte Vivienne besorgt: »Soll ich das jetzt beantworten? Haben wir noch Zeit vor der Werbung?« In der Nachrichtensendung *Newsnight* der BBC bemühte sich der normalerweise scharfzüngige Jeremy Paxman höflich, Vivienne Antworten zu entlocken, aber sie blieb kurzangebunden und legte den Kopf in die Hände. Die Frage – ob man es rechtfertigen könne, 20 000 Pfund für ein Modellkleid auszugeben – schien sie zu verwirren, und schließlich fragte sie, ob man das Interview noch einmal von vorne beginnen könne. Es war live. Die Leute im Studio spekulierten darüber, ob sie nervös oder betrunken sei oder unter Drogen stehe. Tatsächlich war sie nur erschöpft und völlig überarbeitet. Einige Tage später suchte Derek Dunbar in seiner Nachbarschaft nach einer entlaufenen Katze und klingelte an einer Tür. Ein erstaunlicher Zufall wollte es, daß er vor Paxmans Haus stand. Als dieser erkannte, daß er mit einem von Viviennes Angestellten sprach, fragte er: »Was hatte sie genommen?« Dunbar gab ihm eine offene Antwort: »Nichts – absolut nichts, fürchte ich.« Vivienne begann erst spät in ihrem Leben, sich weiterzubilden und kannte ihre Schwächen. Öffentlich räumte sie ein: »Ich habe einen ziemlich kleinen Wortschatz, und zwar aus folgenden Grund: Ich bin nicht in einer Familie aufgewachsen, deren Angehörige viele vornehme Worte benutzten, und deshalb kommt es mir auch nicht besonders natürlich vor, sie zu gebrauchen.« Diese Offenheit trug zu Viviennes Beliebtheit in der Öffentlichkeit bei, die Einzelgänger liebte, und so gesellte sie sich den britischen »Originalen« zu, wie zum Beispiel dem Astrologen Patrick Moore und der Autorin von Liebesromanen Barbara Cartland. Leute, die nichts mit der Mode zu tun hatten, fingen an, sie auf der Straße zu erkennen. Als Vivienne beispielsweise einmal im Stadtteil Chalk Farm im Norden Londons Foto-Aufnahmen für ihre Kleider machte, ging sie in einer Pause in einen etwas schäbigen Pub, den die Alten und Einkommensschwachen frequentierten. Die Gäste stellten sich an, um ein Autogramm zu bekommen. Im »Athenaeum«, einem feinen Herrenclub in London, sah man mehrere Mitglieder in den Siebzigern und Achtzigern – Richter, Erzbischöfe, leitende Regierungsbeamte –, die sich um den Fernseher scharten und sich hingerissen eine Modenschau von Vivienne Westwood ansahen. Die Journalisten standen an, um ein Interview mit ihr zu bekommen, und rissen sich darum, ihre typischen Manierismen und Meinungen als erste zu bringen. Vivienne konnte die Journalisten immer noch nicht ausstehen, die sie natürlich verachtete, weil sie die allgemeine Meinung von sich gaben, oder weil sie sie als »spinnert« (ein Wort, das sie haßte) abtaten, und darum strengte sie sich an, den Presseleuten Schwierigkeiten zu machen und zu spät zu Terminen einzutreffen. Ihr Pressesprecher, Karl Plewka, wies jeden Journalisten, der um ein Interview mit seiner Chefin bat, darauf hin, daß sie »eine sehr intellektuelle Person ist und Interviews in Wirklichkeit als Podium nutzt, um das zu sagen, was sie sagen möchte ..., sie sorgt sich, daß sie bezüglich dieser Ideen, die ihr so viel bedeuten, falsch interpretiert wird, was ich sehr gut verstehen kann, weil sie nicht auf der gleichen Ebene spricht wie viele andere, und deshalb ist es vielleicht nicht immer so leicht, sofort zu begreifen, was sie sagt«. Die Medien hatten ihren großen Tag, als sie diesen schlecht formulierten Bombast verbreiten konnten. Um herauszufinden, was in den Interviewern steckte, drehte Vivienne den Spieß um, indem sie ihnen eine Frage stellte: »Und was können Sie mir Interessantes erzählen?« – »Interessant in welcher Hinsicht?« antwortete ein Journalist. »Was Ideen betrifft«, sagte Vivienne, »und dergleichen ...« Wenn sie glaubte, ein Journalist sei »intelligent und gebildet«, lud sie ihn ein, mit ihr essen zu gehen, und zwar meist in das indische Restaurant Khan's in der Nähe der Wohnung von Gary Ness in Westlondon. Dort forderte sie ihn auf, dem Rotwein zuzusprechen, und erklärte ihm, wie klug sie sei. Wenn sie dann, angefeuert durch den Alkohol, loslegte, zitterte sie beinahe vor Erregung, denn sie hatte ja so viel zu sagen, so viele Kampagnen durchzuführen. Sie selbst hielt sich für eine Art Vorkämpferin, wenngleich für eine schlecht ausgestattete, der die

Aufgabe zugefallen war, die Wahrheit zu sagen: »Oft weiß ich nicht, was ich sage, aber weil sonst niemand diese Dinge ausspricht, muß ich das eben tun. Mein Interesse gilt der Kultur, nicht der Politik.« Im März 1900 war Vivienne, die man als »die einflußreichste Modedesignerin Großbritanniens« ankündigte, »... deren Werk die Öffentlichkeit verblüfft und empört«, Gegenstand einer Dokumentation in der angesehenen *South Bank Show* des ITV. Auch wenn diese Sendung ein Meilenstein in ihrer Karriere war – zum erstenmal hatte das Programm einen Designer vorgestellt –, blieben Viviennes Eigenheiten doch deutlich erkennbar. Während Sarah Stockbridge vor einem Wunderwerk der Architektur stand und ein Phantasie-Outfit in griechischem Stil vorführte, bekamen die Zuschauer Viviennes Gedanken über die alten Griechen zu hören. Aber wie sollten sie übersehen, daß der »Griechische Tempel« eingerüstet war? Zumeist beriet Gary Ness Vivienne vor ihren Auftritten in den Medien; hatte er es nicht getan, war es nicht zu überhören. Eine ihrer besten Darbietungen gab sie in jenem September in einer Radiosendung aus der Reihe *Opinions*, die als Podium für Leute mit Auffassungen gedacht war, die den Status quo in Frage stellten. Vivienne war die ideale Geprächspartnerin: Zunächst einmal wollte sie die schäbige Art kritisieren, in der ihrer Meinung nach Mode an den britischen Kunsthochschulen, vor allem an dem renommierten St. Martin's College of Art, gestaltet wurde, zu dessen Schülern John Galliano und später Alexander McQueen gehörten – »ich finde St. Martin's schrecklich«, erklärte sie später. »Man sollte eine Bombe reinwerfen.« Aber diesmal besaß sie soviel Gespür zu erkennen, daß es besser wäre, nicht den eigenen Berufszweig anzugreifen, und so ging sie statt dessen die Frage der Rationalisierungsmaßnahmen an, die zur damaligen Zeit in den britischen Museen getroffen wurden. »Die Entlassung von Wissenschaftlern ist gleichbedeutend mit dem Fällen von Bäumen im New Forrest«, rief sie. Die Produzentin Anna Robinson, die mehrere Tage mit Vivienne an der Sendung gearbeitet hatte, fand Vivienne »außerordentlich intelligent – intelligenter als Gary –, aber es fehlte ihr offenbar an Bildung. Logik ist allerdings ein Fremdwort für sie.« Als Robinson fragte, ob der Artikel von Lynn Barber im *Independent on Sunday*, in der er Vivienne »als habgierige Person, die alles an sich rafft« darstellte, sie geärgert habe, schien sie überrascht – was sie zu dem Schluß führte, daß sie »ein umheimlich dickes Fell haben muß«. Sie sei »kein Mensch, der daran interessiert ist, mit anderen zu sprechen und sie zu überzeugen ... Es kommt ihr gar nicht in den Sinn, sich zu fragen, ob sie ihre Botschaft auch ›rüberbringt‹. Sie gehört zu jenen ungemein selbstzentrierten Menschen, die andere deshalb für verrückt halten, weil sie das, was sie sagen wollen, nicht abwandeln können, nicht dem angleichen, was andere Menschen erwarten ... Sie geht völlig in ihrem kreativen Vorhaben auf, und darum ist Verständigung oder Kommunikation ein schmutziges Wort für sie.« Diese ichbezogene Innerlichkeit behindere Vivienne nicht nur in ihrer Fähigkeit, Werbung für ihre Kollektionen zu machen, sondern störe auch ihr Verhältnis zu ihren Geliebten, Familienangehörigen und Mitarbeitern. Gary hatte Vivienne beim Schreiben des Skripts für *Opinions* geholfen. Die leitete die Sendung mit folgender Feststellung ein:

> *Meine Ideen fallen nicht vom Himmel, sie kommen aus einer intellektuellen Neugier, vom Graben in der Vergangenheit, vom Vergleichen der Dinge, damit man eine Perspektive und Einblick gewinnt. Und dann beginnt man, Dinge auf eine Art zusammenzubringen, wie noch niemand es vor dir getan hat, obwohl die Elemente die ganze Zeit vorhanden waren. Das ist der schöpferische Prozeß, der aus Tradition und Technik entsteht. Ich möchte mit Ihnen über die Bastionen der Traditionen sprechen – über unsere Museen, mit ihren großen Sammlungen, die unser Erbe sind.*

Anschließend kritisierte sie die den marktorientierten, vom Preis-Leistungs-Denken bestimmten Umbau des öffentlichen Dienstes von Premierministerin Margaret Thatcher, durch den in den letzten zwei Jahren acht Experten aus dem Victoria-und-Albert-Museum und sechzig Wissenschaftler aus dem Natural History Museum brotlos geworden waren. »Als ich das erfuhr, habe ich mich in fleischfarbener Strumpfhose mit grünem Feigenblatt (griechisch, um etwas über die Zivilisation auszusagen) mit den Wissenschaftlern solidarisiert, die zum erstenmal in der Geschichte gestreikt und ihre Streikposten vor dem Natural History Museum aufgestellt haben.« Wieder einmal, wie in der Punkzeit, instrumentalisierte Vivienne Kleidung als Mittel des Protests, obwohl ihr Aufzug für die meisten Passanten einen derart seltsamen Bezug zur »Kultur« hatte, daß er ihr Begriffsvermögen überstieg. Anders als viele andere Briten in der Kunstszene, bekundete Vivienne auch Interesse an der Welt der Wissenschaft, und wenn sie schon nicht »die beiden Kulturen« beherrschte, so wußte sie doch um ihrer beider Wert.

Voller Abscheu sagte Vivienne, und das nicht ganz zu Unrecht, Museen seien jetzt wenig mehr als Orte des Massenvergnügens: »Überall ist Disneyland.« Sie diskutierte im Äther mit so illustren Namen wie Lord Morris, Vorsitzender des Ausschusses für Museen und Galerien; Sir David Attenborough, Treuhänder des Britischen Museums; Dr. Peter Greenwood, Stellvertretender Wissenschaftsrat am Natural History Museum; und John Mallett, Kurator der Keramikabteilung im Victoria-und-Albert-Museum. Anna Robinson war beeindruckt von Viviennes Fähigkeit, »die Konsequenzen eines Arguments zu skizzieren [für die Interviewer]. Wenn ich das mit einem anderen Journalisten gemacht hätte, wären sie nie so weit gegangen. Sie hat mich zur Verzweiflung getrieben ... weil sie das Offensichtliche nicht akzeptieren wollte ... sie komplizierte die Argumente nur unnötig, aber am Ende war das wohl doch gerechtfertigt.« Der Tenor der Sendung war apodiktisch, und einige Experten fanden Vivienne irrational und anmaßend, aber für sie war es eine Chance, sich in der Gesellschaft aufzuhalten, nach der sie sich sehnte: die der Gebildeten, Mächtigen und Vornehmen.

So wie Viviennes Rückkehr auf den Londoner Laufsteg 1986 mit der großzügigen Unterstützung von Jeff Banks, Jean Bennett, Keith Wainwright und John Walford erleichtert worden war, so ermöglichte ihr jetzt der Designer Azzedine Alaïa die Rückkehr nach Paris. Er lud sie ein, kostenlos ihre Herbst/Winter-Kollektion mit dem Titel »Dressing Up« im März 1991 in seinem Vorführungsraum in Zentralparis zu zeigen. Eine Londoner Vorschau wurde in Soho im »Tall Orders«-Restaurant gezeigt. Wie so oft führte Viviennes stürmische Kreativität wieder einmal zu Änderungen in letzter Minute. Als ein Model gerade den Londoner Laufsteg in einem weiten Ballkleid aus schwarzem Tüll betreten wollte, hielt Vivienne sie an und sagte: »Ich glaube, wir sollten das hier aufreißen.« Das Kleid kam ihr zu perfekt und zu vorhersehbar vor.

Viviennes finanzielle Lage war jetzt so angespannt, daß sie sich kein Hotel leisten konnte, also reiste sie am Vorabend der Schau nach Paris und plante keine Zeit für eine Generalprobe ein. Da sie auf der Reise reichlich Whisky genossen hatte, kam sie zu betrunken bei Alaïa an, um ihn begrüßen zu können. Alaïa ließ sie einfach am Tisch schlafen. Angesichts des winzigen Etats für die Schau konnte man den Fußbodenleger zu einem Preisnachlaß überreden, da die Bretter nicht ganz eben waren. Die Schau wurde eine Pariser Sensation, und viele Top-Designer, darunter Gaultier und Lacroix, waren unter den Zuschauern.

Da Vivienne sich unbedingt eine Schau von Yves Saint Laurent ansehen wollte, wollte sie über sein Pressebüro eine Karte reservieren lassen. Offenbar war ihr das Protokoll einer französischen Modeschau fremd, denn wenige Stunden später kam ein Kurier mit einem Brief von Saint Laurent. Leider seien die Plätze in der ersten Reihe schon vergeben, und da eine Designerin von Viviennes Format nirgendwo anders sitzen könne, bedaure er, ihr diese Bitte abschlagen zu müssen. Sie faßte das als eine Abfuhr auf, aber anschließend traf ein riesiger Blumenstrauß von Saint Laurent ein, und in jeder darauffolgenden Saison bekam sie einen Platz in der ersten Reihe, auf dem sie manchmal vor Ergriffenheit über das Können des französischen Couturiers schluchzte. Pierre Bergé meint, Saint Laurent habe große Hochachtung vor Vivienne: »Sie ist vollkommen ehrlich, sie blufft nicht. Und sie arbeitet – sie arbeitet wirklich.« Auch Karl Lagerfeld und andere führende Designer schickten Blumen. Endlich fühlte sie sich von ihren Kollegen respektiert.

Wie der Name der neuen Kollektion schon andeutete, ging es um »dressing *up*«, nicht »dressing *down*«. Es war eine Kritik an der lässigen Freizeitkultur. Die Einladung, die Vivienne selbst illustriert hatte, zeigte ihre Lieblings-Models, Susie Bick und Sarah Stockbridge über eine Kleidertruhe gebeugt, wie sie sich Kostümierungen aussuchten. Die Schau war eine Mischung aus historischen und primitiven Stilen und enthielt weitgehend Highlights aus früheren Präsentationen, die noch nicht in Paris gezeigt worden waren, unter anderem die »Love«-Jacken, bei denen das geschlossene Revers aus schwarzem Samt ein Herz bildete, schwarze Samtanzüge, Netzstrümpfe und Leggings mit Haifischzahnmuster, Cordjagdröcke mit Lederhosenlatz und ledernem Fußabdruck, das Tellerkleid, schwarzes Leder aus »Cut & Slash«, der Boulle-Intarsiendruck (diesmal war die Goldfolie zerknittert und wirkte wie absplitterndes altes Gold), »Gefährliche Liebschaft«-Jacken (nach der Verfilmung des Briefromans *Les liaison dangereuses* von Choderlos de Laclos) und traditionelle gummibeschichtete Reitmäntel mit Fragonards Putten. (Als Romilly McAlpine damit auf der Madison Avenue spazierenging, fragten sie mindestens ein halbes Dutzend Leute, wo man so etwas kaufen kann.)

Ein weiteres bemerkenswertes Stück aus der Kollektion war ein enganliegender und hochgeschlossener gehäkelter Angorapullover mit eingearbeitetem Mieder, das über dem Busen geschlitzt war und den Blick auf die Brüste freigab. Der sittsame hohe Kragen stand im seltsamen Gegensatz zum Peephole-Effekt des Schlitzes.

»Dressing up« war in den Augen der Kritiker ein triumphaler Erfolg. Das französische Mode-Establishment schloß Vivienne ins Herz. Hinterher wurde sie von Jeff Banks, der *The Clothes Show* für die BBC aufzeichnete, gefragt, wie es ihr gelungen sei, nach Paris zu kommen. Sie faßte die Frage wörtlich auf und antwortete: »Im Kleinbus.«

Das Westwood-Team kam zweimal im Jahr mit einem metallicblauen gemieteten Kleinbus nach Paris, auf dem »Hedley's Humpers, Clapham« stand. Am Steuer saß meist ein alter Freund, Robert Pinnock, ein Baumdoktor und nebenbei Mädchen für alles. Der Wagen wurde mit den allerletzten Beiträgen zur Kollektion vollgeladen. Es fuhren mit: Vivienne, Mitarbeiter wie D'Amario und Yasmin Eslami, Bertie Hope-Davies, Joe, Ben und Dora und Madge, Doras beste Freundin. So zuckelte die kleine Gesellschaft nach Paris, ließ sich durchrütteln wie Erbsen in der Dose (es gab nämlich keine Rücksitze) und hielt sich mit zollfreien Getränken bei Laune. Dora und Madge flirteten mit den Jungs, D'Amario rückte an die Mädchen heran, und Bertie Hope-Davis warnte die beiden älteren Frauen in ihrem gepflegten Upperclass-Tonfall, daß sie in Frankreich nur Pferdefleisch zu essen bekämen.

Als Vivienne im Mai 1991 zu einem Vorstellungsgespräch mit Daniel Piette bei Dior nach Paris reiste, lernte sie unter anderem Didier Ludot kennen, den Besitzer einer kleinen Boutique im Jardin du Palais Royal, die gebrauchte Modellkleider verkaufte. Sie verbrachte viel Zeit in dem Laden, um ein Manguin-Kostüm eingehend zu studieren. Es war aus schwarzem Seidenrips und im Stil des New Look. Sie interessierte sich für diesen Schnitt mit den schmalen Schultern, den sanften Falten über der Büste und dem wattierten Schößchen. In ihrer »Salon«-Kollektion (Frühjahr/Sommer 1992) brachte sie eine detallierte Nacharbeitung davon, die sie zuerst »Fifties«-Jacke nannte. Andreas benannte sie später in »Bettina«-Jacke um, nach Bettina Graziani, einem von Diors Lieblingsmodels. Vivienne hatte das Haus Dior im Visier und ließ sich jetzt zu einer Neuauflage der Nachkriegsmodelle seines Gründers inspirieren.

Wer könnte schon voraussagen, was Vivienne als nächstes inspiriert? Zur Kollektion »Salon«, die bei Alaïa gezeigt wurde, gehörten bedruckte Jeans-Separates, die den Titel der Schau zusammen mit der Fotografie eines prunkvollen viktorianischen Salons illustrieren sollten. Das Bild war einer Designer-Zeitschrift entnommen. Andere Denims waren mit vielfach vergrößerten Fotos von menschlichem Haar oder marshmallowfarbenen Putten bedruckt. Vivienne erklärte dazu: »Ich will ein bißchen Kultur in den Jeansstoff bringen ... weil Männer mit einem zivilisierten Geschmack die einzigen sind, von denen wir Damen umworben werden möchten.« Auf einer Kirmes hatte sie gemeinsam mit Andreas einen Budenbesitzer gesehen, der sich wegen der Hitze über den Knien die Jeans eingeschnitten hatte, so daß die untere Hälfte der Hosenbeine bis auf die Knöchel herabfielen. Vivienne fand das ungeheuer praktisch und präsentierte in Kniehöhe geschlitzte Jeans, die sie mit Strapsen befestigte, ähnlich wie bei den Watstiefeln der Fischer. Die sexuelle Ambiguität von Männern, die Strapse tragen, gefiel ihr.

Die Jeans aus »Salon« waren ein Musterbeispiel für Viviennes Unvermögen, eine gute Idee zu vermarkten. D'Amario bestand auf einer Produktion in Italien, doch das Ergebnis war von schlechter Qualität und mit einem Ladenpreis von 120 Pfund zu teuer. »Wir haben den Markt verloren«, so Barker. »Wenn ein junger Mensch so viel Geld ausgibt, muß die Ware jahrelang halten. Bei diesen Jeans waren die Hosenschlitze schlecht verarbeitet, das Muster verblaßt, außerdem liefen sie ein. Wenn man die Farbe erhalten wollte, mußte man sie in die Reinigung geben. Das ist Quatsch bei dem Preis.« Ein Fehler war wohl auch, daß Vivienne auf D'Amarios Betreiben die Zusammenarbeit mit John Smedley aufgab und die Strickwaren von Modello Tricot und Guyson in Italien produzieren ließ, obwohl sie so gern britische Hersteller förderte und »die Leute Vertrauen in die Qualität von John Smedley hatten«.

Wie schon früher beim »Care Bear«, so fand Vivienne auch in »Salon« wieder eine eigenwillige Verwendung für ein Kuscheltier. Ein junger Fan hatte ein Geschenk für sie bei »World's End« hinterlegt, ein selbstgenähtes, mit Watte ausgestopftes Kaninchen. Die beiden Teile waren mit Filzstift auf ein altes Laken gemalt, ausgeschnitten und zusammengenäht worden. Vivienne war entzückt und ließ eine exakte Kopie anfertigen. Die Models bekamen die Anweisung, auf dem Laufsteg mit dem Stofftier zu kuscheln.

Das Finale von »Salon« präsentierte den gemeinsamen Auftritt von Susie Bick im bodenlangen Ballkleid aus schwarzem Tüll und Sarah Stockbridge in einer schmutzigweißen Version. Beide hielten rote Rosen an sich gepreßt, und Stockbridge trug einen goldenen Keuschheitsgürtel, den Andreas' Vater in dem kleinen Tiroler Dorf Fugen geschmiedet hatte. Lord Snowdon fotografierte Vivienne in der weißen Version des Kleides für die britische *Vogue*. Snowdons Linse gelang es, ihre naßforsche Fassade zu durchdringen und die unterschwellige Wehmut einzufangen. Es wurde ein zärtlich-melancholisches Porträt, ganz anders als die Bilder, die man sonst von ihr kennt.

Nach »Salon« bekam Vivienne im Oktober 1991 zum zweitenmal hintereinander den »British Designer of the Year«-Preis. Doch immer noch gab es in England Vorbehalte gegen sie. Das wurde deutlich, als John Davis, der Leitende Direktor der Lloyds Bank, der Sponsorin des Preises, das Kuvert mit dem Namen der Preisträgerin öffnete. Vor einem großen Fernsehpublikum verkündete er: »Und den Preis bekommt ... ach, herrje! Vivienne Westwood.«

Gemeinsam mit dem Supermodel Linda Evangelista betrat Vivienne die Bühne in ihrem Boullespiegel-Kleid und mit einer Korallenkette, die ihr Romilly McAlpine geliehen hatte. Sie nahm die Trophäe mit den Worten aus einem Schlager von Elvis Presley entgegen: »Don't ever kiss me once, kiss me twice, treat me nice.« Auch wenn Andreas für Madonna schwärmte – so leicht konnte Vivienne ihre Begeisterung für den Rock 'n' Roll nicht abschütteln.

Ein ähnlich kränkender Vorfall hatte sich ein paar Monate vorher, am 10. Juli, ereignet, als sie »Honorary senior Fellow of the Royal College of Art« wurde. Beim Festessen wurde Karl Lagerfeld mit stehendem Applaus empfangen; für Vivienne erhob sich niemand von seinem Platz. »Manche meinen, das hätte mir was ausmachen müssen«, bemerkte sie später. Sie entschloß sich aber, das als weiteren Beweis zu werten, daß die Briten keinen Respekt für ihre eigenen Designer haben.

Anfang 1992 wurde Vivienne mit John Rowley bekannt, einem Schnellredner aus Liverpool, der vierzehn Jahre lang im Marketing für Colgate Palmolive, Playtex und die Strumpfmarke »Pretty Polly« gearbeitet hatte. Der stämmige Geschäftsmann, smart frisiert und ebenso gekleidet, kam zu Joseph Corré, um ihm ein Geschäft mit dem erfolgreichen Unterwäsche- und Strumpf-Händler »Sock Shop« vorzuschlagen. Er meinte, Vivienne solle ihren Titel »Designer of the Year« ausschlachten und als »Einstieg in die großen Handelshäuser« einen Lizenzvertrag mit »Sock Shop« abschließen. Zu dem Zeitpunkt hatte das gesamte Westwood-Unternehmen einen Jahresumsatz von 600 000 Pfund, außerdem hatte sie noch ihre beiden Boutiquen in London und ein paar wenige lukrative Verbindungen zum Großhandel in Japan, Amerika und auf dem europäischen Festland.

Es kam zum Vertragsabschluß, und Vivienne druckte das Boullespiegel-Muster auf ein Sortiment transparenter Bodys und Leggings. Sie ermunterte Rowley, sich intensiver an ihrem Geschäft zu beteiligen, es umzustrukturieren und Joseph Nachhilfe in Sachen Marketing zu geben. »Vivienne war sehr clever«, sagt Rowley. »Sie sah in mir einen Menschen, der Joseph anleiten und auf die Sprünge helfen konnte. Er war der Geschäftsführer.« Rowley willigte ein, einen Teil seiner Zeit dafür zur Verfügung zu stehen.

Zwischen Rowley und Joseph entwickelte sich eine enge Freundschaft, Rowley wurde so etwas wie eine Vaterfigur für Viviennes Sohn. Sie bewohnten gemeinsam ein Haus in Pimlico, und Rowley bewunderte Josephs Fleiß und Geschäftssinn. Aber er bedauerte den Jungen auch. »Joe hat nie ›Mum‹ zu ihr gesagt, immer nur ›Vivienne‹. Das fand ich komisch. Sie haben sich auch nie berührt, er hat seine Mutter nie gedrückt.«

Schon bald merkte Rowley, daß die Firma buchstäblich am Ende und auf mehr Lizenzverträge angewiesen war. Binnen weniger Wochen hatte er einen Vertrag mit der Schweizer Uhrenfirma Swatch in der Tasche, die im Juli 1992 eine limitierte Auflage mit Viviennes Reichsapfel produzierte, gefolgt von einer »Putten«-Edition im darauffolgenden Sommer. (Einen jungen Mann, der immer wieder beim Stehlen in Viviennes Laden erwischt wurde, zitierte sie zu sich, hielt ihm einen Vortrag über »Die Übel des Polizeistaats« und schenkte ihm dann eine »Orb«-Swatch.) Vivienne bekam nur 7,5 Prozent an Tantiemen und verdiente wenig daran, weil sie eine billigere »Westwood«-Swatch für die Massen produzierte.

Das Atelier in der Greenland Street platzte mittlerweile aus allen Nähten, und Rowley suchte als nächstes neue Räumlichkeiten für die Firma. Sie entschieden sich für einen Komplex aus alten Schulgebäuden in Battersea, in der Nähe ihrer Wohnung. Die Firma änderte ihren Namen von »Casnell Ltd.«

in »Vivienne Westwood«, da Viviennes Konkurs verjährt war und sie jetzt wieder als Geschäftsführerin auftreten durfte. »Die Namensänderung war rein optisch«, sagt Rowley. »Als wir von Camden nach Battersea umzogen, hielten wir das Markenzeichen Westwood für sinnvoller. Schließlich wollten wir potentielle Sponsoren anziehen und hatten ja Geschäftsbeziehungen zu ausländischen Unternehmen.« Das neue Hauptquartier erwies sich jedoch als unpraktisch, weil die Mitarbeiter auf mehrere winzige Häuschen verteilt waren und beim Überqueren des Schulhofs dem englischen Wetter trotzen mußten, wenn sie sich treffen wollten.

Was Rowley am meisten an Viviennes Arbeitsbedingungen auffiel, war die Tatsache, daß sie so viel Loyalität zu verlangen schien. »In achtundneunzig Prozent aller Fälle holte sie das Beste aus ihren Leuten heraus, weil sie diese in Schach halten konnte. So als ob sie dauernd Angst gehabt hätten, Vivienne könnte jeden Augenblick explodieren.« Die meisten Mitarbeiter waren jung, Ausländer oder in Rowleys Worten »lahme Enten«. In diesem Umfeld konnte Vivienne unangefochten das Regiment führen und sich in der Bewunderung von Schleimern sonnen.

Da Vivienne die Chance mit dem lukrativen Jeansmarkt nicht genutzt hatte, arbeiteten Rowley und Joseph einen Plan zur Entwicklung von drei Westwood-Labels aus: das Gold Label für demi-couture, das billigere Red Label für Konfektionsware und ein neues Blue Label für Jeans. Aufgrund dieser pragmatischen Lösung ließ sich das Red Label als eine Art Milchkuh heranziehen, die die exklusivere, extremere und reinere Vision von Viviennes Modellen, das Gold Label, mitfinanzierte.

Ein Kollege meint, Alberto Biani von Staff International habe die Idee des Red Label und den beiden verschiedenen Labels aufgebracht. Biani fand »Viviennes Ästhetik für etwas so Außergewöhnliches, das man nicht ständig beibehalten und auch nicht in jeder Saison ändern mußte. Statt dessen wollte er ihre Klassiker [wie den Schottenkaro-Anzug und die ›Bettina‹-Jacke] nehmen.« Außerdem wollte er aus dem Gold Label die Linien der jeweiligen Vorsaison herausnehmen, diese mit einem weniger komplizierten Schnitt und aus billigeren Materialien produzieren und sie in das Red Label integrieren.

Derek Dunbar fand ein leerstehendes Gebäude in der Conduit Street in Mayfair, gegenüber dem Hinterausgang von Sotheby's gelegen. Er richtete es als Verkaufsstelle für die immensen Lagerbestände ein, die die Firma seit »Time Machine« angehäuft hatte. Später wurde der Pachtvertrag verlängert, und der Laden verkaufte zusätzlich Herrenbekleidung.

Seit »Harris Tweed« hatte Vivienne sich auf das englische Schneiderhandwerk konzentriert. »Man nimmt so winzige kleine Veränderungen damit vor. Man kann etwas wie Napoleon oder wie einen dänischen Fischer aussehen lassen, wenn man die Proportion eines Zweireihers nur geringfügig verändert. Neulich habe ich die Schulterpolster aus Herrensakkos herausgenommen. Die mußte ich wieder reinsetzen, weil ich die Jacken sonst nicht verkauft hätte. Ich persönlich habe lieber einen Mann ohne soviel Zeugs auf den Schultern ... Ich hatte schon Kunden, die gesagt haben: ›Mein Hals ist zu lang, ich kann diese Jacke nicht anziehen‹, weil sie sich selbst anders sahen. Ich finde sie einfach phantastisch, diese große Schulter im Ärmel. Ich glaube, man bekommt einen anderen Blick, und man wirkt schutzlos. Man sieht aber auch erotischer aus, das Auge hat sich an einen Anblick gewöhnt und sieht nicht mehr den Menschen, der drinsteckt.«

»Salon« war die erste Kollektion, in der Andreas sich massiv in ihre Arbeit einmischte. Das war an einem Zuviel an Accessoires abzulesen (Hüte, Handschuhe, Armreifen und so weiter), die Viviennes Schnitte und die starke Silhouette verwischten. Hatte sie vorher eine kontrollierte Farbpalette und vorrangig britische Stoffe bevorzugt, führt er üppigere Materialien ein. »Von sich aus würde er nur teuren Stoff kaufen«, sagte Vivienne. Er steuerte auch häßliche, weite Separates aus Baumwollvelours bei (»unverkäuflich« laut Simon Barker, dem früheren Geschäftsführer von »World's End«), plumpe Nachahmungen von Thierry Muglers Modellen, wie alberne Schwestertrachten aus weißem Leder, quadratisch geschnittene Lederminiröcke, die nur knapp den Slip bedeckten, »Masturbationsröcke«, die unter den Schritt gesteckt wurden und einen geschmacklosen – nach Andreas' Meinung aber schockierenden – goldenen Vibrator, den die Models fröhlich schwenkten. Er ließ Vivienne in die pubertäre Phase der Schlüpfrigkeiten zurückfallen, die sie schon mit McLaren erlebt hatte.

Viviennes subtilere Ästhetik war an ihren Madras-Separates und kleinkarierten Malerkitteln zu erkennen, die auf ihrem Piratenhemd von 1980 basieren und zu Lederbaskenmützen getragen wurden. Sie wiederholte jetzt die beliebtesten Modelle und trug Elemente ihrer neuesten Kollektion zu Stücken, die sie gemeinsam mit McLaren entworfen hatte. Selten sah man sie in den Modellen anderer Designer. In der Entstehungsphase der Malerkittel zeigte ein Vorfall, wie sehr Vivienne bereits Andreas verfallen war. Andreas schmierte Farbe auf den Prototyp des Kittels, in Nachahmnung eines abgewischten Pinsels. Vivienne wies eine Assistentin an, diesen Effekt an einem anderen Kittel zu wiederholen, doch sie kritisierte, er sei von Andreas' wunderschönem Original weit entfernt. »Mach es noch mal«, ordnete sie an. Kaum jemand im Studio konnte einen Unterschied erkennen. Um Vivienne hereinzulegen, tauschte man heimlich die beiden Kittel aus. Vivienne merkte nichts. Liebe macht blind. Der Einfluß von Andreas trug zur Verschlechterung des Labels mit bei. Trotzdem waren die Kittel (die nur für die Schau beschmiert waren) ein Erfolg, und Madonna bestellte sich einen für die Oskarverleihung.

Auch Dawn Robson-Bell von der Firma Locharron Tweeds wunderte sich sehr über den starken Einfluß, den Andreas auf die Kollektionen hatte. »Sein Beitrag ist sehr, sehr stark. Wenn mich ihre Angestellten anrufen, sagen sie: ›Andreas würde aber gern dieses oder jenes sehen.‹« Bei Besprechungen im Westwood-Atelier bemerkte sie, daß Andreas die Entscheidungen traf, während Vivienne kam und ging und durch Telefonate abgelenkt war.

Auf Andreas' Betreiben und mit D'Amarios Unterstützung engagiert Vivienne seit 1991 auch Supermodels, die sie früher als zu »zweidimensional« abgelehnt hatte. D'Amario war klar, daß sie dadurch eine größere Medienwirksamkeit erreichen konnten, denn viele Redakteure würden jede Mode auf der Titelseite bringen, solange ein Supermodel darin steckte. Doch die Firma konnte die Gagen nicht zahlen. In London betrug das Mindesthonorar für Models 200 Pfund pro Schau, in Paris lag das Minimum bei 500 Pfund. Supermodels dagegen konnten astronomische Summen verlangen, vor allem, nachdem Gianni Versace den Einsatz erhöht hatte und ihnen 10 000 Dollar für eine Schau zahlte. Das Publikum staunte über solche Gagen, ohne recht zu verstehen, daß Supermodels hohe Gewinne einbringen. »Wenn man die Chance bekommt, sie anzuziehen, sind sie ihr Geld wert«, beharrte John Walford. »Was die am Leib haben, verkauft sich wie warme Semmeln.« Das stimmte, teils weil die Models so berühmt waren und teils auch, weil die Presse ihre Fotos brachte, egal, was sie anhatten.

Vivienne schaffte es, die Models beinahe umsonst für sich arbeiten zu lassen. Die Kleider gefielen ihnen, sie wußten zu schätzen, daß Vivienne Schlagzeilen machte und amüsierten sich über das, was hinter den Kulissen gespielt wurde. Außerdem durften die Stars bei Vivienne ganz natürlich sein und ihren Modellen eine persönliche Note geben. Das stand im krassen Gegensatz zu Designern wie Helmut Lang, der die Persönlichkeit seiner Models ausschalten wollte, damit sie wie Automaten über den Laufsteg gingen.

Die Supermodels waren bereit, sich den Auftritt bei Vivienne in Kleidern zahlen zu lassen, anfänglich für insgesamt 200 und später für einen Gegenwert von 400 Pfund. Für die »Anglomania«-Kollektion (Herbst/Winter 1993/94) modelten Christie Turlington, Naomi Campbell, Kate Moss, Linda Evangelista, Eva Herzegovina und Nadia Auermann. Nur Claudia Schiffer war nicht bereit, für weniger zu arbeiten. Möglich, daß die Supermodels aus kaufmännischer Sicht richtig waren, doch sie lenkten von Viviennes spezifisch englischer Präsentation ab, die »das Mädchen von nebenan« und das »Unvollkommene« in den Mittelpunkt stellen wollte.

Vivienne zeigte sich den Models gegenüber ausgesprochen zuvorkommend: Linda Evangelista machte sie Komplimente über ihre neue Frisur, zu Naomi Campbell sagte sie, für sie habe sie ein ganz besonderes Kleid in der Schau. Ab und zu gab es statt der Naturalien auch Geld, aber Naomi Campbell bemerkte einmal, es sei ihr lästig, ihren Scheck über 400 Pfund einzulösen, sie werde ihn für einen wohltätigen Zweck spenden. Daß Vivienne sich der Mitwirkung dieser Topmodels versichern konnte, zeigte wieder einmal, wie geschickt sie Sympathie und Hilfsbereitschaft zu wecken wußte, in dem sie sich als kleine Künstlerin ausgab, die sich mühsam durchschlagen mußte und nicht als großes Modeunternehmen. Zum anderen bewies dies, daß die Models sich gern in ihren Kleidern sahen. D'Amario nutzte beides bis zum Extrem.

Seit der Kollektion »Grand Hotel« vom Oktober 1992 rangierte Vivienne bei der Pariser Chambre Syndicale de la Haute Couture als Designerin der Kategorie eins neben Chanel, Versace und Valentino. Die Rangordnung richtete sich nach Verkaufszahlen, Prestige und Medienwirksamkeit des jeweiligen Designers. Während Vivienne im Vergleich zu anderen Top-Designern nur magere Verkaufszahlen vorzuweisen hatte, machte sie das in den anderen beiden Sparten mehr als wett. Bei den Pariser Modenschauen präsentierten sich an einem Tag jeweils nur zwei Designer der ersten Klasse, und die Zeiten wurden so gelegt, daß ihnen kein anderer »interessanter« Designer den zugewiesenen Platz streitig machte.

Da Andreas' Einfluß auf Vivienne ständig wuchs, konnte er sich österreichische und deutsche Mitarbeiter ins Atelier holen. Viele kamen von der Wiener Hochschule, später auch einige von der Berliner Kunstschule. Zur gleichen Zeit stellte D'Amario junge Italiener ein, die ganz unter seinem Einfluß standen. Deutsch und Italienisch hörte man im Atelier so häufig wie Englisch. Das ging so weit, daß die Firma im Juli 1997 eine Stellenanzeige im *Daily Telegraph* in italienischer Sprache aufgab und sich Bewerber wünschte, die Englisch beherrschten. Allmählich wich die kameradschaftliche Atmosphäre früherer Jahre einem eher hierarchischen und weniger kommunikativen Betriebsklima. Vivienne glaubte mittlerweile, die Deutschen verstünden mehr vom Schneidern als Savile Row. Da sie sich zunehmend für europäische Kultur interessierte, verbrachte sie immer mehr Zeit in Deutschland, Österreich und Italien. Zum Erstaunen des Personals gab sie Andreas mehr oder weniger freie Hand, in die Kollektionen einzugreifen. »Andreas ist mir nicht geheuer«, sagt ein früherer Angestellter. »Sie hält ihn für begabt und vergöttert ihn. Er hat sich überall eingeschmeichelt und nimmt ihr das Heft aus der Hand. Der holt sich alles, was er kriegen kann.« Ein Stofflieferant, der 1993 eng mit dem Paar zusammenarbeitete, erklärt: »Ich merke wohl, wie Andreas' Einfluß steigt, und zwar zu Lasten der Kollektionen ... schade.« Das Styling, zumal das der Abendgarderobe, wurde camp oder wie Terry Doktor es so treffend formulierte: »Drag-queen!?« Mitarbeiter wie Simon Barker und Leonie Edwards-Jones, die in der Pressestelle arbeiteten, halten »Dressing Up« für die »letzte echte Vivienne-Kollektion.«

Was immer Viviennes langjährige Angestellte gegen Andreas einwenden mögen, feststeht, daß er hart arbeitete und sich dem Erfolg des Unternehmens verschrieben hatte. Er beaufsichtigte die Produktion des Red Label ganz allein, während Vivienne sich auf die von Hand gearbeiteten Artikel für das Gold Label konzentrierte. Françoise Rust-Fourteau wurde Zeugin der Auseinandersetzungen zwischen Vivienne und D'Amario, als jener die Produktion der Kleider aus England und außerhalb Viviennes Kontrolle nach Italien verlegen wollte. »Zuerst war sie beunruhigt. Sie wollte [die Produktion] unbedingt in England lassen, um die Qualität besser überwachen zu können.« In England waren die Herstellungskosten zwar höher, doch Vivienne konnte sie besser überwachen; außerdem hielt sie die Qualität für hochwertiger. Am Ende schloß sie einen Kompromiß mit D'Amario, und das Red Label, das über achtzig Prozent des Gesamtumsatzes und den weitaus größten Profit einbrachte, wurde fortan in Italien produziert. Staff International war nur unter einer Bedingung bereit, die Herstellung zu übernehmen: Das Label sollte sich den Realitäten des Marktes und der Produktion anpassen, mit weniger aufwendigen Schnitten und billigeren Materialien. Vivienne konnte das exklusivere, wenn auch nicht so lukrative Gold Label in England behalten. »Das war ihr Baby«, sagte Rust-Fourteau. »Darauf konnten sie sich einigen.«

Andreas stürzte sich mit gleichem Elan ins Vergnügen wie in die Arbeit. Er verkehrte in Schwulenbars wie dem berüchtigten Sadomaso-Club »Fist« in Brixton und im Market Tavern in Vauxhall. Meist ging er allein auf die Piste, während Vivienne lieber zu Hause blieb und las. Oft kam er gar nicht wieder zurück. So übernachtete er einmal im Haus von Simon Barker und Derek Dunbar im Brent. Als er in der Badewanne lag, rief er Dunbar zu sich und versuchte vergebens, diesen zu verführen. Am nächsten Tag bekam Dunbar ein makabres Polaroidfoto zugeschickt. Es zeigte einen erigierten Penis, dem sich eine Hand mit brennender Zigarette näherte.

Vivienne sagte gegenüber Journalisten: »Ich hasse dieses Schubladendenken und das Outing von Homosexuellen. Das finde ich einfach furchtbar. Es ist doch egal, ob man schwul ist oder nicht. Ich kann mich zu homosexuellen Männern hingezogen fühlen und umgekehrt. Die Dinge können sich ändern. Solche Schubladen schränken ja die Möglichkeiten ein. Man kommt weiter, wenn man jemand ist, dem man kein Etikett anhängen kann.«

Nur wenige ahnten, wie sehr Vivienne unter Andreas' Fuchtel stand, bis der *Sunday Mirror* im Dezember 1993 enthüllte, daß sie am 14. Mai 1992 heimlich auf dem Standesamt von Wandsworth geheiratet hatten, mit Ben und seiner Freundin Yasmin als Trauzeugen. Nicht einmal Dora wußte davon. »Das war natürlich ein furchtbarer Schock«, sagte sie später. »Ich wußte ja, daß sie sehr von ihm beeindruckt war, darum überraschte es mich nicht, als er nach London kam. Ich dachte, sie sind gute Freunde. Die Heirat war wirklich ein Schock.« Vivienne behauptete in aller Öffentlichkeit, sie habe Andreas nur geheiratet, damit er in England bleiben konnte, weil Österreich nicht zur EG gehörte. Die Ausländerbehörde ließ überprüfen, ob sie wirklich zusammenlebten. Sie mußten ihre gemeinsame Wohnung bis ins kleinste beschreiben, bis zu der Farbe der Teppiche und der Anzahl der Katzen im Haushalt.

Wieder einmal frisch verliebt, so wie die Frau aus Bath bei Chaucer, fühlte sich Vivienne von einem ehrgeizigen Menschen sexuell angezogen, der halb so alt war wie sie und den sie als »so wunderschön« bezeichnete. Das war er auch. Hochgewachsen und von athletischem Körperbau, seine alberne Kostümierung tat seiner maskulinen Vitalität keinen Abbruch. Mit seiner stark erotischen Ausstrahlung flirtete er mit beiden

Geschlechtern; es war wie ein Echo auf den lüstern-angelsächsischen Zug in Viviennes Charakter. Vielleicht meinte sie, wenn sie den Mann, den sie liebte, nicht für sich allein haben konnte, dann fiele es ihr leichter, seine Seitensprünge mit Männern als auch mit anderen Frauen zu ertragen. Doch offen zugeben konnte sie seine bisexuellen Neigungen nicht. Als der *Independent* ein Feature über Männer in Schottenröcken brachte und mit Fotos illustrer Homosexueller wie Jean-Paul Gaultier und Andreas bebilderte, empörte sie sich über die Unterstellung, Andreas sei ebenfalls schwul. Mit dem Artikel in der Hand kam sie ins Atelier marschiert und teilte ihrem Personal mit, das sei alles erstunken und erlogen. Einige beugten sich peinlich berührt über ihre Arbeit, andere standen kichernd in der Ecke, während die Chefin um Glaubwürdigkeit rang. Vielen der anwesenden Männer hatte sich Andreas sexuell genähert.

Läßt man die erotische Seite außer Betracht, so fühlte sich Vivienne durch Andreas ganz offensichtlich motiviert und inspiriert. Und Kreativität war schließlich ihr Leben. Sie brauchte einen Gefährten, mit dem sie sich über ihre Modelle streiten konnte, denn in den letzten Jahren hatte sie nur Bewunderer um sich gehabt, auf die sie sich nicht verlassen konnte. Wie McLaren vor ihm wagte Andreas es, sie herauszufordern und lenkte ihre Ideen in eine andere Richtung.

»Wir führen eine tolle Ehe«, versicherte sie den Journalisten freudestrahlend. »Er ist jung, er hält mich über viele Sachen auf dem laufenden, und er hat eine Leidenschaft für Kunst.« Im Alter von sieben Jahren, behauptete sie, habe Andreas mit seinem Vater das Reichsmuseum in Amsterdam besucht. Ein Rembrandtporträt habe ihn so stark beeindruckt, daß er es abmalte und seinen Verwandten schickte. »Er hat Modenschauen veranstaltet, viel gelesen. Weiß mehr über Couture als ich. Und er kann wunderbar drapieren«, sprudelte es aus ihr heraus. Sie hatte die perfekte Designerbeziehung gefunden: Sie konnte schneidern und er drapieren.

Geschäftspartnerschaft war eine Sache, die Ehe eine andere. »Wieso hat sie einen Schwulen geheiratet?« fragte sich McLaren verblüfft. »Das hat wohl nichts mit Liebe zu tun, eher mit

Dominanz ... Jean-Charles [de Castelbajac] und Lagerfeld finden kein gutes Wort für Andreas, aber was Vivienne angeht, so ist sie nicht sehr gesellig und braucht einen Partner. Jemanden, den sie dominieren kann. Nach mir ist sie immer mit Schwulen zusammen gewesen – mit diesen Speichelleckern. Vivienne, naiv, unsicher und ... provinziell, wie sie einmal ist, läßt sich furchtbar gern von den Schwulen schmeicheln, weil sie die für schrecklich hip hält.«

Glaubt man André Leon Talley von *Vanity Fair*, so fand Vivienne in der Beziehung mit Andreas »Geborgenheit und eine gewisse Normalität. Da radeln sie gemeinsam über die Battersea Bridge mit Hund Alex im Korb, und so viel Normalität ist ein guter Ausgleich für all die Angst, die sie in ihre Arbeit fließen läßt.« Nach der Beziehung mit McLaren und der platonischen mit Gary Ness hat sie in Andreas wieder einen kreativen Partner gefunden. »Ich würde es eine Ehe à la Hollywood nennen«, sagt Talley. »Andreas hat irgend etwas, das Vivienne sich erträumt hat. Er ist so ein unglaublich gutaussehender Mann, so höflich ... Sie ist eine Frau mit Phantasie, und ihr Traum hat sich erfüllt. Er ist ein Ehemann wie aus dem Märchenbuch.« Andreas begegnet Vivienne stets mit äußerster Hochachtung und Höflichkeit. Er liebt galante Gesten; so hat er ihr einmal ein antikes Korallendiadem und eine Diamantenbrosche zu Weihnachten geschenkt. Das muß Vivienne sehr geschmeichelt haben, denn sie hatte Talley einmal anvertraut, »wie oft sie Weihnachten schon allein verbracht hatte, manchmal nur in Gesellschaft eines Nachbarn, der schon uralt war«. In vielerlei Hinsicht führen Vivienne und Andreas ein so normales, kleinstädtisches Eheleben, daß sich Viviennes Kreis zu schließen scheint. Talleys Fazit lautet: »Vivienne ist sehr bieder, auf sehr merkwürdige Art.«

Françoise Rust-Fourteau, die in Paris für Hermès und Karl Lagerfeld gearbeitet hatte, lernte Vivienne im Dezember 1992 kennen und wurde deren persönliche Assistentin. Ihrer Auffassung nach sah Vivienne in ihrem jungen Lover »den Sohn, den sie nie gehabt hatte, denn Joe ist eigentlich Malcolms Sohn, und Ben war nicht so erfolgreich, wie sie es sich gewünscht hätte.« Terry Doktor, der Vivienne seit den siebziger Jahren kennt, meinte, sie habe »sexuell den Anschluß verpaßt, und ... die meisten Männer würden es nicht mit ihr aufnehmen, sie haben Angst, von ihr eine gewischt zu bekommen.« Trotzdem glaubte er, daß sie »einen Mann braucht, bei dem sie sich anlehnen kann« und daß Andreas diese Lücke füllt. André Leon Talley ist allerdings davon überzeugt, daß sie eine intime Beziehung miteinander haben. Er erinnert sich an eine Szene, als er das Paar mit Karl Lagerfeld in dessen Haus in Paris fotografierte. »Wir hatten gar keinen Zweifel, daß sie intim waren. Ich meine, wir hatten fast das Gefühl, wir sollten wegschauen und gar nicht dasein.«

Diese Abhängigkeit erzürnte den besitzergreifenden Gary Ness, der an Andreas genausoviel auszusetzen hatte wie an D'Amario. Christine Harrison, die sich um die Kunden der Haute Couture kümmerte, bemerkt, daß »Vivienne nur zu funktionieren scheint, wenn sie einen Partner hat ... Sie brauchte immer jemanden, um Ideen zu haben, und als sie keinen hatte – vor Andreas – hätte sie das Designen fast aufgegeben.« Es mag ja sein, daß sie mit Andreas glücklich ist; tatsächlich entstand ihr bestes schöpferisches Werk aber in den beiden Phasen großer Einsamkeit: nachdem McLaren sie verlassen hatte und dann wieder, als sie ihre Söhne hinausgeworfen hatte und bevor Andreas auf der Bildfläche erschien.

Die beiden wurden ein unzertrennliches Paar, kleideten sich wie Zwillinge in Schottenkaros – Vivienne ging sogar so weit, Locharron mit dem Entwurf eines neuen Schottenmusters zu beauftragen, das sie unter dem Namen »MacAndreas« registrieren ließ.

Jetzt tauchten allmählich eher Andreas' als Viviennes liebste Pin-ups in den Kollektionen auf: Marlene Dietrich, deutsches Idol der Schwulen in »Always on Camera« (Herbst/Winter 1992/93) und Loden, Nazi-Embleme, die Bilder von Frans Hals, Habsburger Spitze und das, was sich Kontinentaleuropäer unter Liberty-Drucken vorstellen, wurden vorzugsweise gezeigt.

»Always on Camera« wurde im März 1992 im Pariser »Le Monde de l'Art« gezeigt. Vivienne war inzwischen so umjubelt, daß sich die Fans prügelten, um hineinzukommen. Joan

Juliet Buck, Chefredakteurin der französischen *Vogue*, sagt: »Viviennes Modenschauen hier sind große Ereignisse. Ich werde immer eingequetscht und falle in Ohmacht!« Ein typischer Vivienne-Touch war das Muster eines Rolls-Royce aus den dreißiger Jahren, ein Bild aus einem Buch über Oldtimer, das Dunbar im »Oxfam«-Laden neben »World's End« gefunden hatte. Aber Andreas' Geschmack hatte die Kollektion durchdrungen: »camp« Brustmuskelpolster unter Mohairpullovern und lurexdurchwirkte Mohairminikleider, die teuer in der Herstellung waren und beim Tragen kratzten. Die Schau sollte die Verschmelzung von Hollywood und der französischen Haute Couture in den dreißiger Jahren persiflieren. Damals beauftragten die Filmstudios viele führende Couturiers, unter anderem Coco Chanel, die Modelle für ihre Hauptdarstellerinnen zu entwerfen. Das mußte in der Regel scheitern, denn die Feinheiten einer Couture-Arbeit zeigen sich erst bei Betrachtung aus nächster Nähe und eignen sich nicht für die Leinwand. Das Kino mit seinen überlebensgroßen Dimensionen verlangte nach dem theatralischen Prunk und Pomp spezialisierter Designer wie Adrian, Norman Norell und Edith Head.

Nicht nur Viviennes Kollektionen veränderten sich allmählich, sondern auch ihr Äußeres. Sie nahm ab, verwendete mehr Sorgfalt auf ihre Toilette (verständlich bei einer verliebten Frau), und ihr bis dahin urenglischer persönlicher Stil wurde camp und schrill wie bei Madonna, für die Andreas schwärmte. Die hennaroten Löckchen und der natürliche Teint wurden durch einen wasserstoffblonden Kurzhaarschnitt und bleistiftdünne Augenbraunstriche ersetzt, wie bei den bisexuellen Prostituierten in den Nachtclubs der Weimarer Republik à la George Grosz.

Etwa um diese Zeit wurde Lady Romilly McAlpine eine glühende Westwood-Verehrerin. Da sie eine zentrale Stelle innerhalb des britischen Establishments einnahm, konnte sie in Adelskreisen für Viviennes Stil werben. Sei es zu der feierlichen Parlamentseröffnung oder zum Dinner mit Margaret Thatcher in der Downing Street Nr. 10, immer trug sie das glamouröseste Westwood-Modell, dazu die »erhöhten« Absätze. (Wenn sie die Schuhe einmal nicht trug, stellte sie sie als Kunstobjekte in ihrem Eßzimmer aus.) Auf Anregung ihres Gatten wurde sie zu einer ernsthaften Sammlerin: »Alistair ist ganz begeistert von Viviennes irren Sachen«, sagte sie. »Wie zum Beispiel von einem wunderbaren Umhang aus silberngestreiftem Taft, der über den Boden schleift – für seinen Geschmack kann der gar nicht groß genug sein!«

Romilly McAlpine erinnert sich an ihre erste Reaktion, nachdem sie Vivienne zum erstenmal gesehen hatte, daß sie »nicht verstehen konnte, daß diese Person diese Kleider hervorbrachte, und ich hatte Malcolm McLaren im Hinterkopf ... sie war so einsilbig und zögerlich... Gesellschaftlich gesehen kenne ich keine, die so linkisch wäre wie sie.« Da sich Romilly McAlpine auch in modischen Kreisen auf dem Kontinent bewegte, entrüstete sie sich über die Art und Weise, wie die Briten Erfolg niedermachten. »Als die Korsage aufkam [im Frühjahr 1992] war es so »shocking ... und innovativ ... Na, jetzt gibt es in London kaum eine Frau, die keine Korsage besitzt«, sagte sie, vielleicht mit leichter Übertreibung. Manchmal war die Reaktion von Damen der Gesellschaft auf ihre Kleider »ausgesprochen feindselig«. Wenn sie zuerst ein Kleid bewunderten und dann hörten, daß es von Vivienne war, würden sie sagen: »Ach, das ist doch nicht möglich. So etwas können auch nur *Sie* tragen!« Als Romilly McAlpine im karierten Kostüm mit Turnürenrock zur Premierenfeier für Lady Thatchers Memoiren kam, meinte die ehemalige Premierministerin: »Ach, das ist aber schön.« Als sie hörte, wer es entworfen hatte, sagte sie: »Die ist ja so clever! Ich freue mich, daß sie Britin ist.« Wenige aus den besseren Kreisen teilten ihren Standpunkt.

Im Frühjahr 1992 führten die McAlpines in Viviennes Auftrag ohne Erfolg Kaufverhandlungen um das stattliche Gebäude in der Bruton Street in Mayfair, Sir Norman Hartnells ehemaliger Geschäftsadresse. Aus Mangel an Umsatz unter Marc Bohan, der statt der »nicht so geschäftstüchtigen« Vivienne Chefdesigner geworden war, hatte das Haus schließen müssen. Lord McAlpine fragte Derek Dunbar, der ihnen assistierte; »Vivienne hat doch nicht den Orden des Britischen Empires bekommen, oder?« Drei Monate später, im Juni 1992, bekam sie ihn von der Königin verliehen. Zur allgemeinen Verblüffung hatte sie sich unter »die Großen und die Guten« gemischt und damit wieder einmal Furore gemacht.

Vivienne hatte eine lange Entwicklung hinter sich, seit sie als Außenseiterin aus der Provinz das Königshaus öffentlich geschmäht hatte. Viele wunderten sich darüber, daß sie die Ehrung annahm und vermuteten, daß sie ihren missionarischen Eifer verloren haben. »Ich kann verstehen, warum sie den OBE angenommen hat«, sagt McAlpine zu Viviennes Verteidigung. »Warum auch nicht? Sie träumt oft genug von glanzvollen Ereignissen. Warum sollte sie nicht auch mal dabeisein dürfen?« In gewohnt trotziger Manier gab Vivienne folgende Presseerklärung ab:

Seit ich den OBE bekommen habe, stellt man mir die Frage: »Ist es nicht ein Witz, daß das Establishment jemanden auszeichnet, der es angreift?«... Es braucht die Menschen, die es angreifen, und die Medien sind voller Möchtegernrebellen: Nichts ist leichter, als junge Menschen dazu zu bringen, gegen die ältere Generation zu rebellieren, denn genau das wollen sie ja. Es ist nicht mein Wunsch, daß Jung oder Alt dieses Bedürfnis befriedigen. Als ich das vor einiger Zeit erkannte, habe ich aufgehört, die Idee des Establishments zu bekämpfen – ich habe es ignoriert: Ich befasse mich mit etwas viel Fundamentalerem – mit dem Konzept der Zivilisation ... Da ich nun nicht automatisch die Wandlung von der Rebellin zum Opfer vollziehen will, nehme ich den OBE mit Freuden an.

Im Dezember 1992 kam Vivienne aus dem Buckingham-Palast, nachdem sie ihre Ehrung erhalten hatte, und sah sich einer Phalanx von Fotografen gegenüber. Sie war angemessen elegant gekleidet in einem von Diors New Look inspirierten grauen Flanellkostüm mit einem weiten, mittellangen Tellerrock in champagnerfarbenem Satin gefüttert, dazu ein Pillboxhut, Handschuhe und superhohe Pumps. Stolz und glücklich begann sie mit ihrer Eigenwerbung: »Die Königin sah sehr nett aus, als ich meinen OBE bekam. Aber in dem hier würde sie richtig toll aussehen.« Auf die Frage, warum sie die Ehrung angenommen habe, antwortete sie mit einem typischen, obskuren »Garyismus«: »Ich bin keine misanthropische Einsiedlerin. Ich muß in dieser Welt leben. Sokrates nahm ja auch den Schierlingsbecher, weil allgemeiner Konsens darüber bestand, daß er es tun sollte.«

Die Gelegenheit zum Fotografieren kam, und um ihren weiten Rock zu zeigen, drehte sich Vivienne. »Mach weiter, Vivienne«, grölte die Pressemeute, »schneller, schneller, Mädchen, los dreh dich doch.« Sie tat ihnen den Gefallen und sonnte sich in ihrer Aufmerksamkeit. Ben, der am Rand stand, rief: »Mum, Mum, du hast keinen Slip an!« Aber sie konnte ihn wegen der johlenden Menge nicht hören. Vivienne trug nie Unterwäsche, wie Mark Tarbard bemerkt hatte, als er mit ihr Anproben gemacht hatte, und sie merkte nicht, wie hoch ihr Rock geflogen war. Die Presse hatte ihr Skandalfoto, ein gefundenes Fressen für die Journalisten. In typischer Revolverblattmanier heuchelten sie, die Vorstellung einer Frau ohne Slip schockierend zu finden. »Ich dachte, sie würden das Bild nicht bringen«, erinnert sich Ben. »Ich war ganz bestürzt. Sie hätten doch auch ein schönes Bild zu der Geschichte abdrucken können, statt dessen [hat es ihr] geschadet. Und sie hat zu mir gesagt: ›Du hast es gesehen. Du hättest dich auf mich stürzen sollen.‹ Aber ich dachte, das drucken die nie. Meine Mum ist sehr offen. Sie kann nicht glauben, daß die Leute gemein sind. Sie ist ja auch nicht unfair zu ihnen, und darum erwartet sie so was nicht. Dafür ist sie nämlich viel zu nett. Sie hat ihre kindliche Naivität nie verloren. Sie hält alle Leute für fair und anständig.«

Obwohl die Berichterstattung über die Vorgänge um die Ordensverleihung alles überstieg, was Vivienne erwartet hätte, und obwohl sie sich nicht, wie behauptet wurde, absichtlich vor den Kameras entblößt hatte, war sie beeindruckt, wieviel Schlagzeilen ihr »Skandal« gemacht hatte. Die *Mail on Sunday* fragte sie während eines Interviews am Tag, als die Fotos erschienen, ob sie eitel sei. »Nein«, lautete ihre Antwort. Warum sie dann über zwanzig Minuten ihr Make-up in der Toilette aufgefrischt habe? »Weil es da dunkel war und ich ein

Sandwich gegessen habe«, sagte Vivienne mit entwaffnender Offenheit. Da sie nicht wieder in finanzielle Nöte geraten wollte, sagte sie, der OBE sei »ein Angebot, das man nicht ablehnen kann – er ist gut fürs Geschäft.«

Anfang Juni 1992 war Vivienne zu einem Dinner im Kensington-Palast anläßlich der feierlichen Eröffnung der »Hof-Couture«, einer Ausstellung königlicher Gewänder, eingeladen, bei dem auch die Prinzessin von Kent zugegen war. Vivienne, die es auf einen »Eklat« anlegte, trug eine zottelige schwarze Perücke, ein transparentes Boulle-Spitzenkleid und nichts darunter. Kaum zu glauben, daß sie behauptete: »Es ist eigentlich nicht transparent – das kam nur vom Scheinwerferlicht. Ich wollte nicht vorsätzlich schockieren, aber das Kleid trägt sich besser ohne Unterwäsche.« Noch bevor das Blitzlichtgewitter losging, hegten die anderen Gäste keinerlei Zweifel, daß Vivienne genau wußte, was sie tat. »Natürlich wußte sie, daß es durchsichtig war«, sagt Simon Barker. »Sie hat immer so was gemacht, um aufzufallen. Wie ein Kind.«

Manchmal war das Aufsehen, das sie erregte, auch unerwünscht. Craig Brown, der Vivienne in der BBC-Sendung *Start the Week* kennengelernt hatte, schrieb eine anonyme Glosse über ihre hochtrabenden Erklärungen zur Kultur für das Satiremagazin *Private Eye*. Sie lautete:

Ich liebe Bücher und nicht nur das, ich genieße sie, und wenn ich die Zeit finde, lese ich sie sehr gern von vorn bis hinten, mit oder ohne Bilder, je älter, je besser. Dieser Michael Proust ist so ein kluger Mensch, finden Sie nicht auch? Was sagte er doch gleich über Zeitpersonal? [A. d. Ü.: Wortspiel frz. temps – engl. temps = Zeitpersonal] Ach ja, richtig – er meinte, er sei »auf der Suche nach den temps perdu.« Das ist Italienisch und bedeutet, daß er das verlorene Zeitpersonal sucht. Man stelle sich vor, da sitzt er, bis zum Hals in seinem großen Buch, diesem gewaltigen *œuf,* wie er es genannt hätte, und die Leihsekretärinnen kommen einfach nicht. Armes Schwein. Ich spiele mit dem Gedanken, meine nächste Kollektion »In den Fußstapfen von Michael Proust« zu nennen, zu seinen Ehren, dann ziehe ich die Mädchen alle wie Aushilfen an, näh ihnen einen kleinen Stenoblock in die Nase, und gebe ihnen ganz tolle Plateauschuhe, die wie Schreibmaschinen aussehen. Wir brauchen solche Revolutionen, denn nur so kommt England meiner Ansicht nach wieder zur Vernunft und verwandelt sich in eine vollkommene Kulturgesellschaft, etwa so, wie Bertrand Russell, der große Philatelist, sie sich vorstellte.

Gary Ness schäumte, als er diesen Angriff auf Viviennes »Prestige« sah, das er zu verbessern suchte, indem er sie animierte, sich für Kunst und Literatur zu interessieren. Aber Vivienne, dickfellig wie eh und je, tat es als unwichtig ab.

»Grand Hotel« (Frühjahr/Sommer 1993), eine Hommage an die Schneiderkunst der fünfziger Jahre mit Tellerrock, wadenlangen Röcken und halsfernen Kragen, wurde im gleichnamigen Hotel in Paris gezeigt. Es war eine schlecht redigierte Schau, mit vielen geschmacklosen Ensembles und ohne starkes Thema. Ihre Sommerkollektionen hatten sich noch nie gut verkauft, und Simon Barker sagt: »Es gab keine echten Hingucker oder Bestseller in dieser Kollektion.« Vivienne selbst modelte zum erstenmal selbst in der Schau. Sie spielte die Nanny für Derek Dunbars Neffen, Sarah Stockbridge übernahm die Mutterrolle.

Bevor irgend jemand auf dem Laufsteg erschien, brach hinter der Bühne Streit aus. Vivienne hatte ihrer Verkäuferin Jibby Beane versprochen, sie dürfe modeln. Die war entzückt und hatte sich schon angezogen, als Carlo D'Amario ankündigte, daß nur Profis auftreten dürften. Es kam zum Streit, bei dem die meisten von Viviennes Mitarbeitern, auch Joseph und John Rowley, sich auf D'Amarios Seite schlugen. Folglich hielt Vivienne zu Jibby, dem Underdog.

Als sich die Zuschauer gerade hinsetzten, gab es schon wieder Krach, diesmal in der ersten Reihe. D'Amario wollte Lord und Lady McAlpine und deren Gast überreden, ihre Plätze Einkäufern großer Kaufhäuser zu überlassen. Seine anmaßende Art irritierte, und Derek Dunbar setzte sich für die McAlpines ein. D'Amario wollte Dunbar schlagen. Der Gast der McAlpines stand entsetzt auf und verschwand. Das war einer der Gründe, warum die McAlpines Viviennes Firma ihre aktive

Unterstützung entzogen. Sie konnten ihren Geschäftsführer nicht akzeptieren.

Diese Reaktion war für D'Amario nichts Ungewöhnliches. Seine Aggressivität rührte zum Teil von seinem Kokainmißbrauch her, den er nicht zu verheimlichen suchte. Einmal, so Dunbar, kam er in Paris in den Verkaufsraum und »wischte sich weißes Puder vom Anzug. Seine Nase war ganz weiß.« Sein Zustand entging den amerikanischen Einkäufern nicht. Durch D'Amarios Benehmen verlor Vivienne wertvolle Geschäftsbeziehungen, und einige seiner Geschäftspraktiken führten zu Einnahmeverlusten. John Rowley erinnert sich, daß D'Amario mehr Kleider herstellte, als er Vivienne meldete und »Klamotten in kleinen Boutiquen an der Riviera verkaufte. Derek [Dunbar] kam dahinter, hatte Beweise, Fotos, aber sie wollte es nicht wahrhaben ... Sie ist so verrückt! Sie hat überhaupt keine Menschenkenntnisse.«

Da Vivienne unbedingt im Blickpunkt des öffentlichen Interesses bleiben wollte und schlecht mit dem expandierenden Geschäft fertigwurde, delegierte sie allmählich alle finanziellen Dinge an D'Amario. Obwohl ihre loyalen Mitarbeiter Barker, Dunbar, Ness und Françoise Rust-Fourteau sie ständig vor ihm warnten, redete sie sich ein, daß er die Firma leiten könne, da er ein gewiefter Geschäftsmann sei. Solange sie ungestört designen und eine Starrolle spielen konnte, stellte sie sich blind, was seine Aktivitäten betraf.

Allmählich verlegte D'Amario die gesamte Produktion des Red Label und der meisten Accessoires von England nach Italien, was ihm die absolute finanzielle Kontrolle sicherte. Das Red Label wurde von Staff International im Veneto hergestellt, während die Couture des Gold Label hauptsächlich von freien Mitarbeitern und in kleinen Werkstätten um London herum genäht wurde. Ersteres war bedeutend profitabler und expandierte rasch: Als es 1993 lanciert wurde, produzierte Staff International viertausend Stück für die erste Saison. 1998 waren es bereits vierzigtausend Stück. D'Amario hatte einen bedeutenden Anteil (man schätzt ihn auf zwischen dreißig und neunundvierzig Prozent) an Viviennes italienischer Filiale, Vivienne Westwood SpA. Françoise Rust-Fourteau, eine kluge

Beobachterin der Vorgänge und die es wissen mußte, schloß daraus, daß D'Amario »freie Hand« hätte.

Es dürfte Vivienne kaum entgangen sein, daß D'Amario in der Halkin Street in Belgravia im Luxus lebte und monatlich 1400 Pfund Miete zahlte, außerdem Villen in der Toskana und am Comer See besaß, während sie noch in ihrer kleinen Sozialwohnung hauste. Doch er zahlte ihr genügend, um sie zufriedenzustellen. Als dazu noch 70 000 Pfund Jahresgehalt für ihre Lehrtätigkeit an der Berliner Hochschule kamen, wo sie noch jetzt – nach Wien – drei Tage im Monat arbeitete, fühlte sie sich reich. Im Vergleich zu den Modezaren war Vivienne alles andere als materialistisch. Während Valentino Yachten und Kunst und Lagerfeld Möbel und Häuser sammelte, war sie zufrieden, wenn sie nur 20 Pfund in der Tasche hatte, um ein Buch oder ein Essen bezahlen zu können. Die Firma zahlte ihr die Reisespesen, die bescheidenen 200 Pfund Miete an die städtische Wohnungsgesellschaft und ihre Fixkosten.

Azzedine Alaïa gewährte ihr weiter Unterstützung. Im November 1992 lud er sie ein, eine Retrospektive ihrer Designs der letzten zwanzig Jahre im Museum für Gegenwartskunst in Bordeaux zu präsentieren. Zwei Stunden vor Beginn waren noch keine Kleider eingetroffen, doch wie immer blieb Vivienne gelassen. Als die ganze Palette ihrer Arbeiten – von Reißverschluß-T-Shirts und Bondage-Hosen bis zu BHs, die über der Kleidung getragen wurden, Korsagen und fleischfarbenen Leggings – vor dem Publikum aus örtlichen Würdenträgern und Studenten, neben der Presse und Designerkollegen wie Castelbajac, Jean Colonna, Christian Louboutin, Chantal Thomass und André Putman, vorbeizog, festigte sich ihre Rolle als Pionierin in der Mode. In einem Artikel für die *International Herald Tribune* faßte Suzy Menkes Viviennes Einfluß als »first, but worst« zusammen. Damit wollte sie sagen, daß Vivienne mit schöner Regelmäßigkeit den unvollkommenen Prototyp ersann, der dann von den professioneller arbeitenden Designern perfektioniert und in klingende Münze verwandelt wurde.

Vivienne war normalerweise gar nichts daran gelegen, sich mit ihrer Arbeit aus früheren Tagen zu befassen, erst recht nicht, wenn sie mit Erinnerungen an McLaren verknüpft war. Sie hatte einen Journalisten gewarnt, »nicht über alte Zeiten zu sprechen ... heute denke ich genau das Gegenteil von dem, was ich vor zehn Jahren dachte«, daher war es erstaunlich, daß sie in die Retrospektive einwilligte. Als 1993 der Punk-Look neu aufgelegt wurde, in erster Linie durch Gianni Versace, der astronomische Preise für etwas nahm, das einst Antimode und ein Selbermach-Look im Straßenstil war, irritierte das Vivienne sehr. Punk wurde hier veredelt und seines Sinns beraubt, aus dem Zusammenhang gerissen, und jetzt trugen das die Modefreaks. Kleider ohne Botschaft waren für Vivienne eine Dekoration ohne jeden Sinn, und jetzt, wo sie Schönheit unter einem kulturgeschichtlichem Aspekt sah, war Punk für sie irrelevant.

Im Februar 1993 hielt Roger Burton, der Besitzer von »Contemporary Wardrobe«, die Nachkriegskostüme für Filme lieferte, eine Retrospektive von Viviennes und McLarens »Couture«-Moden aus »Let it Rock«, »Too fast to Live, Too Young to Die«, »Sex« und »Seditionaries« unter dem Motto »Vive le Punk!« in seinen Büroräumen, einer alten Pferdeklinik in Bloomsbury, ab. Er lud McLaren und Vivienne am Vorabend der Eröffnung ein. McLaren, den Vivienne seit fast zehn Jahren nicht mehr gesehen hatte, sagte zu. Als Vivienne davon erfuhr, sagte sie ab. Noch 1990 hatte sie einer Journalistin gestanden, sie müsse immer noch ein bißchen weinen, wenn sie an ihn denke. »Ich mußte so viel weinen, als McLaren mich verließ, mindestens alle viertel Stunde.«

Burton ließ ihren Einwand nicht gelten, er sagte, das sei ihre Chance, einmal klarzustellen, wer in jener kreativen Epoche was entworfen habe. Nach vielen Telefongesprächen tauchte sie abends um zehn vor der Pferdeklinik auf. Sie zögerte einzutreten, bis sie sich schließlich wappnete und verkündete: »Ich komm rein, wenn ich einen doppelten Brandy bekomme.«

Als ich eintrat, saß McLaren vor der Kamera und prahlte mit seinem schöpferischen Genie. Nach wenigen Minuten unterbrach sie ihn plötzlich mit den Worten: »Malcolm, das warst du doch gar nicht. Ich hatte diese Idee!« Ein Streit flammte auf. »Ich hatte große Hochachtung vor ihr«, erinnert sich Burton. »Sie hat sich gut geschlagen, und es wurde offensichtlich, daß viele Punk-Ideen von ihr stammten und nicht von ihm.«

Am nächsten Abend weigerte sich Vivienne, zur Eröffnung zu kommen, in der McLaren sich in seinem Ruhm sonnte. Burton wollte sie am Telefon umstimmen, aber sie sagte: »Roger, ich möchte nicht kommen. Das ist alles vorbei. Aber ich möchte dir für gestern abend danken. Ich bin froh, daß ich gekommen bin. Jetzt weiß ich, daß ich ihn nicht mehr liebe.« Vielleicht würde der Schmerz jetzt aufhören, nachdem sie McLaren aus ihrem Herzen verbannt hatte.

Die Fama von Vivienne und ihrer Infamie sorgte für neue Lizenzverträge. Das phantasievollste Projekt kam im Sommer 1993, als ihr die Teppichfirma Brintons die Mitarbeit an einer Werbekampagne anbot. Brintons gehört zu den ältesten Teppichherstellern in England – man könnte sagen, er ist der Harris Tweed unter den Teppichen – bat mehrere Werbeagenturen, die allererste Kampagne dieser Firma zu entwerfen. Wie vorherzusehen, schlugen die meisten vor, Ausstellungsräume mit Mustern auszulegen, nur eine kleine Agentur namens Cowan, Kemsley & Taylor hatte den guten Einfall, Models in Kleidern aus Teppichen auftreten zu lassen.

Dahinter steckte die Marketingstrategie, die Zielgruppe, relativ wohlhabende und modebewußte Frauen, auf emotionaler Ebene anzusprechen. Wie Mike Hardiman, Brintons' PR- und Werbeleiter, sagt: »Mode ist ein Medium, das große Macht auf Frauen ausübt.« Das Hauptziel der Kampagne war es, den Markennamen bekannt zu machen.

Carena Mulholland von der Werbeagentur wußte wohl, daß die Firma für den echten modischen Touch einen bedeutenden britischen Designer und einen prominenten Fotografen beauftragen müsse. Da Jasper Conran ablehnte, trat die Agentur auf Empfehlung von Anna Harvey von der britischen *Vogue* an Vivienne heran. »Vivienne ist ohne Frage die Designerin, die diese Herausforderung annimmt und der sie richtig Spaß macht«, prophezeite Harvey. Kaum daß Vivienne Brintons' »Abbotsford«-Teppich im Schottenmuster sah, biß sie an und erklärte mit der ihr eigenen Offenheit: Ich wußte, wenn ich's nicht tu, dann macht es ein anderer, und der vermasselt womöglich alles.«

Die Agentur bat den ausgewählten Fotografen, David Bailey, zu sich, um mit ihm über seine Mitarbeit zu sprechen. Als Bailey die ersten Muster der Kleider sah, reagierte er so, wie man es von ihm kennt. »Gut, ich hab's kapiert. Ihr macht die Kleider aus Teppichstoff. Und dann hängt ihr sie einem Mädchen um, ja? Und ich soll das von fern fotografieren, damit man das ganze Kleid sieht, aber es soll immer noch wie ein Teppich aussehen, stimmt's?«

»Ja, genau, Mr. Bailey«, antwortete das Brintons-Team im Chor.

»Und von wem stammt diese Schnapsidee?«

»Von mir, Mr. Bailey«, sagte Tim Johnson.

»Na, dann sitzen Sie ja ganz schön in der Scheiße!«

Trotzdem willigte Bailey ein, »das Unmögliche zu versuchen.«

Im Oktober 1993 besuchte Vivienne das Brintons-Werk in Kidderminster. Da die Firma schon wußte, daß sie Termine oft nicht einhielt, schickte sie ihr einen Wagen nach London, um sie abzuholen. Sie kam trotzdem noch anderthalb Stunden zu spät. Ohne sich zu entschuldigen, kam sie ins Besprechungszimmer und fragte: »Hat jemand 'ne Zigarette?« Beim Lunch erzählte ihr Mike Hardiman, daß dies die erste Werbekampagne der Firma seit 210 Jahren sei. »Na, dann wollen Sie doch sicher nichts übereilen«, erwiderte sie. Bei ihrem Rundgang durch die Fabrik interessierte sich Vivienne für die Webstühle und den ganzen Herstellungsprozeß. Ohne sich darum zu kümmern, daß sie einen Minikilt und Schaukelpferd-Schuhe trug, kroch sie auf allen vieren unter die Webstühle, um den Mechanismus zu erkunden.

Unter Verwendung echten Teppichmaterials, dessen Rückseiten abgeschliffen waren, dachten sich Vivienne und Andreas eine Reihe von Modellen aus, unter anderem Mini-Crinis, Krone, Korsage, superhohe Schuhe. Fertiggestellt wurden sie von Teppichlegern, die die größeren Nähte zusammenfügten und von Iris, einer deutschen Näherin aus Viviennes Werkstatt, die die dicken, schweren Teppichteile zusammennähte. Nach sieben Wochen waren die Kleider fertig.

Am 6. Oktober 1993 wurde die Kampagne mit einer Reihe von Anzeigen in Hochglanzmagazinen lanciert. Binnen weniger Wochen berichteten Teppichhändler aus dem ganzen Land, daß Frauen in die Läden strömten und die »Vivienne-Westwood-Teppiche« verlangten. Im November 1994 zeigte eine Marktumfrage, daß der Bekanntheitsgrad des Markennamens Brintons innerhalb eines Jahres von vier auf dreizehn Prozent geklettert war. Hillary Clinton entschied sich für Brintons-Teppiche, als sie das Weiße Haus einrichtete. So wurde die Kampagne ein voller Erfolg, sowohl kommerziell als auch von der kreativen Seite, und wurde mit vielen Preisen der Werbewirtschaft ausgezeichnet.

Zwar verdiente Vivienne an diesem Auftrag nicht viel, aber die Presse berichtete ausführlich darüber. Hardiman errechnete, daß die Kampagne einen Gegenwert von 250 000 Pfund an freier Publicity in Form von Editorials einbrachte und Viviennes Name dauerhaft ins Gespräch brachte. Neben dem Honorar bekam sie von Brintons eine Sonderanfertigung: einen Teppich im Leopardenmuster mit cremefarbener »Spitzen«-Umrandung. Den legte man für ihre Schau im Oktober 1993 in den Ballsaal des »Grand Hotel« in Paris. Später lieh sich der Regisseur Robert Altman diesen Teppich für *Prêt-à-porter*, die Filmpersiflage auf die Modebranche.

Mit der zweiten Kampagne, die am 2. Januar 1995 lanciert wurde, wollte Michael Brinton das Gründungsjahr der Fabrik, 1783, feiern und daher Teppichkleider im Stil jener Zeit haben. Da Vivienne und Gary Ness sich ohnehin schon ausgiebig mit dem Ancien régime befaßt hatten, gefiel ihr diese Idee auf Anhieb. Bailey fotografierte wieder und verlieh dem prächtigen Gainsboroughstil zusätzlichen Glanz. Ein Teppich und die daraus gefertigten Kostüme wogen so viel, daß zwei Männer die Models, Saffron Burroughs und Simonetta Gianfelici an ihren Platz stellen mußten, denn sie konnten sich überhaupt nicht bewegen. Die Herrenmodelle führte Andreas vor.

Mike Hardiman meinte nach diesen beiden komplizierten Kampagnen, Vivienne stehe mit beiden Beinen auf dem Teppich, sie sei »klug und kritisch. Sie verstand wirklich was vom Textilgeschäft. Wir waren beeindruckt.«

Allerdings räumte er auch ein, daß es nicht so einfach sei, mit ihr zu arbeiten. Andreas dagegen benahm sich vorbildlich und verstand sich wunderbar mit Bailey, der ihn »den Österreicher« nannte.

Im Spätsommer 1993 traf sich Vivienne mit sieben (von insgesamt fünfunddreißig) ehemaligen Mitschülerinnen zu einem Klassentreffen, unter anderem mit Maureen Purcell, die eigens aus Südafrika kam, Anne Shaw und Eileen Mellish. Das gemeinsame Essen sollte im George Hotel in Glossop stattfinden, in dem Vivienne abgestiegen war. Sie kam wie immer viel zu spät, und bald darauf schloß die Küche. Also gingen sie in einen Imbiß. Danach wollte Vivienne nicht mehr ins Hotel zurück, sondern schlief wie als kleines Mädchen bei Celia Purcell auf dem Sofa. John Rowley sagt, Vivienne habe erwartet, daß das Treffen »entsetzlich« sein würde, aber dann amüsierte sie sich gut, »weil man sie wie eine Prinzessin behandelte und sie im Mittelpunkt des Interesses stand«.

Kurz darauf starb Maureen Purcell im Oldham Royal Hospital an einem Emphysem. Vivienne besuchte sie in ihren letzten Tagen, was eine Verwandte zu der Bemerkung veranlaßte: »Sie ist doch ein lieber Mensch – eigentlich.« In ihrem Beileidsbrief an Maureens Schwester Marilyn schrieb Vivienne: »Deine Schwester war in der Schule so sexy.«

Vivienne war jetzt über fünfzig und mittlerweile so erfolgreich, daß sie nicht mehr arbeiten mußte. Trotzdem nahm sie auch weiter die Strapaze auf sich, jedes Jahr mindestens vier Kollektionen zu entwerfen. Innerlich hatte sich Vivienne in all den Jahren nicht verändert.

Materielles interessierte sie immer noch nicht; es war ihr gleichgültig, ob sie Geld auf dem Konto hatte oder nicht. Sie arbeitete so hart, weil sie Schönheit und Glamour so beharrlich liebte und weil ihr der schöpferische Prozeß so viel Freude bereitete. Außerdem hatte die Mode es ihr ermöglicht, ihre bescheidene Herkunft abzustreifen – noch ein Grund, warum all ihre Kleider mit Kultur reich geschmückt waren, einer Kultur, die sie erst vor kurzem in sich aufgesogen hatte und vor der sie große Hochachtung hatte. Doch da gab es noch ebenso starke emotionale Triebe, die in ihrer Persönlichkeitsstruktur begründet lagen. Der eine war, ganz schlicht und einfach, der Wunsch, McLaren zu beweisen, daß sie Erfolg haben konnte und zum anderen Geschwisterrivalität.

In den Jahren ihrer Geschäftspartnerschaft hatte McLaren ihr immer die Rolle der willfährigen Gehilfin zugewiesen. Sie meinte, daß er ihre Kreativität unterschätzt und sie dann verlassen hatte. Tiefer Schmerz war zur Quelle ihrer außerordentlichen Energie geworden, die ihr über diese schwierigen Jahre hinweghalf. Und jetzt hatte sie ihm bewiesen, daß sie besser sein konnte, als er sich je hätte träumen lassen. Er war so beeindruckt von ihrem Erfolg, daß er auch wieder Mode machen wollte – möglicherweise, so munkelte man, mit ihr gemeinsam.

Neben dieser mächtigen Wut beseelte sie noch ein tieferes Gefühl, das der Unzulänglichkeit. Als drei Jahre nach Viviennes Geburt ihre Schwester Olga zur Welt kam, war Vivienne so zornig, daß sie sie »totmachen« wollte. Die Eifersucht verflog nicht mit den Jahren, sondern verstärkte sich noch. In den Augen ihrer Mutter, die konservativ dachte, war Olga, nicht Vivienne die erfolgreiche Tochter. Olga war nach Meinung ihrer Mutter »anständig«. Sie hatte einen Universitätsabschluß, sie übte einen Beruf aus – Psychologin –, und sie hatte geheiratet und eheliche Kinder bekommen. Zwar war Dora Vivienne bei vielen Gelegenheiten zu Hilfe geeilt, aber es war die jüngere Tochter, die sie bewunderte. Einmal saß Dora im Flugzeug neben John Walford und hob Olga in den Himmel. »Für sie hatte Viviennes Erfolg überhaupt keinen Wert. Sie war nur stolz auf Olga, das stellte sie klar«, sagte Walford. In den zwanzig Jahren, die Simon Barker Vivienne gekannt hatte, »hat sie Olga nie erwähnt. Die existierte nicht.« Olga wurde, im Gegensatz zu Bruder Gordon, nie zu Viviennes Modenschau eingeladen.

Vivienne teilte viele Charakterzüge mit ihrer Mutter: die Energie, Robustheit und Neigung, sich in der Gesellschaft junger Männer wohl zu fühlen. (Dora, die Ende siebzig war, hatte gerade mit einem achtzehnjährigen Motorradkurier angebandelt.) Als Mütter hatten beide Frauen Lieblingskinder, Dora zog Olga vor und Vivienne Joseph. Eine frühere Mitarbeiterin von Vivienne glaubt, daß sich Doras Einstellung gegenüber Vivienne nach ihrem gesellschaftlichen und finanziellen Erfolg radikal änderte: »Jetzt sitzt sie ihr ständig auf der Pelle. Ich fand, daß Dora Viviennes Arbeit erst respektierte, als sie anfing, damit Geld zu verdienen. Da konnte sie endlich einen Sinn darin sehen. Früher hat sie sie ständig kritisiert, darum kritisiert Vivienne auch alle anderen.«

Als Joseph erwachsen wurde, merkte Derek Dunbar, der mit ihm befreundet war, daß er »geschädigt, gewalttätig und gestörter ist als Ben.« Einmal waren die beiden jungen Männer im Wag Club in Soho, als die Rausschmeißer Joseph mit seiner Freundin auf der Toilette erwischten. Als sie ihn hinauswerfen wollten, wehrte er sich und reizte die Männer, »als ob er gern Schläge bekommen hätte«. Er wurde auch verprügelt und torkelte blutend heim. Seine Wunden mußten genäht werden. McLaren sah Joseph mehrmals in Nachtclubs und merkte, daß sein Sohn sich sinnlos betrank. Besorgt setzte er Vivienne davon in Kenntnis.

Im Frühjahr 1993 zeigte Vivienne ihre »Anglomania«-Kollektion in »Le Cercle Republicain« in Paris. Wieder einmal prügelten sich die Zuschauer, um hineinzukommen. Es war eine hübsche Schau, allerdings unter Andreas' Händen zu sehr gestylt. Doch die Supermodels Christy Turlington, Naomi Campbell und Linda Evangelista führten die Kleider vor, die amerikanische Presse berichtete ausführlich darüber, und Viviennes Verkaufszahlen stiegen enorm. Leider präsentierte die Show nicht nur ihre erstklassigen Gold-Label-Modelle, sondern auch das Red Label und eine Reihe geschmackloser Handtaschen mit vergoldeten Logos. Ein Axiom der Mode lautet, es ist unklug, die Haupt- und Nebenlinien miteinander zu vermischen, weil das die Kundschaft verwirrt und dem Prestige der Hauptlinie schadet.

Die Kollektion bekam ihren Namen nach der Anglomanie in der Mode, die in den achtziger Jahren des achtzehnten Jahrhunderts, kurz vor der Revolution, in Frankreich ausbrach. Junge Männer vertauschten ihre steifen Gehröcke, Spitzen, Perücken und Pomade mit englischen Redingotes oder Paletots, relativ schlicht geschneiderten Anzügen, Hüten, die man auf dem Kopf trug, statt sie geckenhaft unter den Arm zu klemmen, dicke Strümpfe und gestärkte Krawatten. Diese Mode verrieten gewissen traditionsbewußten Blicken revolutionäre Neigungen.

»Anglomania« wurde berüchtigt, weil Naomi Campbell auf dem Laufsteg mit ihren fünfundzwanzig Zentimeter hohen Schuhen stürzte. Das Bild ging um die Welt, und als das Victoria-und-Albert-Museum ein Paar dieser Schuhe im Foyer ausstellte, strömten die Massen herbei, um es zu besichtigen. »Die Schuhe waren ein toller Werbegag«, erinnert sich ein Mitglied des Museumspersonals. »Sie waren so populär, daß wir sie in eine Vitrine am Eingang stellen mußten. Die Poster wurden ständig aus der U-Bahn gestohlen, und wir haben Hunderte davon verkauft.«

Viviennes Zielstrebigkeit – wobei sie immer den Weg des größten Widerstands wählte – bescherte ihr den Erfolg zu ihren eigenen Bedingungen. Diese Eigenschaft hatte Christian Lacroix beeindruckt: »In einer Welt, in der alle sich nur für Geld, nur wegen des Ruhms oder nur aus Liebe abstrampeln – hat es hohen Seltenheitswert, einer Idee treu zu bleiben.« Er bewunderte ihre Fähigkeit, nach ihrer eigenen »strikten Ideologie« statt nach den Launen des Marktes zu entwerfen. »Ich bin schwächer als sie, weil die Gruppe [LVMH, für die er arbeitete] stärker ist als ich und man manchmal nachgeben muß. Aber ... wenn man eine Linie entwickelt, um den Leuten in der Modewelt zu gefallen, braucht man dazu keinen Mut. Wenn man Erfolg hat, ist der sehr blaß. Wenn man scheitert, wenn man sich irrt, ist das entsetzlich, weil man aus den falschen Gründen ruiniert ist.« Er zog den Hut vor Vivienne, weil sie ihren eigenen Weg verfolgte, der schließlich zum Erfolg führte. »Aber«, schloß er, »in gewisser Weise wird sie immer eine Randerscheinung bleiben. Manchmal möchte ich ihr das Beste, den Erfolg wünschen, aber vielleicht wäre es nicht richtig, ihr [das zu wünschen]. Vielleicht sollten wir ihr wünschen, immer neben dem Mainstream zu bleiben und nicht als groß zu gelten.« Seine Worte waren prophetisch, wie sie ein Jahr später erfahren sollte.

Vivienne fand Trost in Ideen, nicht in Geld. Sie war nicht mehr religiös seit sie in den frühen Zwanzigern gewesen war, und jetzt verfiel sie dem Irrglauben, Intellektuelle seien glücklicher als gewöhnliche Sterbliche, weil sie eine Ausflucht gefunden hätten. Diese Vorstellung speiste ihr intellektuelles Streben, auf Kosten der Mode, ein Gewerbe, das sie jetzt verunglimpfte, teils weil es ihr Gewerbe war – sie hatte es geschafft – und teils, weil es vor allem in England als »Gewerbe für Schwachköpfe« betrachtet wird, wie Pierre Bergé, Yves Saint Laurents Geschäftsführer und Liebhaber einmal gesagt hatte. Sie beharrte darauf, daß »Mode keine Kunst ist, weil sie eine populäre Kultur ist und etwas verkaufen muß … Wenn es populär ist, ist es keine Kultur.« Obwohl dies ein plausibler Standpunkt gegen den wuchernden Relativismus ist, der jedes schöpferische Bemühen schon für »Kunst« hält, verriet es auch, wie frustrierend sie war. Sie wollte als Künstlerin betrachtet werden, eine kulturell bedeutsame Figur. »Sie macht nur aus einem schlichten Grund Mode«, glaubt McLaren. »Sie denkt, sie leistet damit einen größeren politischen Beitrag, und wenn sie aufwacht, findet sie einen neuen Weg, um ein politisches Statement abzugeben.« Trotz des selbstbewußten Auftretens betrachtete Vivienne sich und die Mode als zweitrangig. Jetzt war sie entschlossen, in gelehrte Zirkel einzudringen und sich zu bilden.

Mit Gary Ness' Hilfe wählte sie einflußreiche Leute aus und lud sie zum Essen in Restaurants in der Westbourne Grove ein. Einmal war es Professor David Starkey, ein Verfassungsgeschichtler, der regelmäßig in den Medien auftrat. Vivienne verspätete sich, und ohne zu ahnen, daß ihre Gäste sie durch die Fensterscheibe beobachteten, kettete sie ihr Rad an den Laternenpfahl, zog sich die rote Plastiktüte mit dem Aufdruck »Vivienne Westwood« vom Kopf, schüttelte das Regenwasser ab, und band sie am Sattel fest, um ihn trocken zu halten. So praktisch handelte sie immer, auch wenn es »uncool« aussah. (Die Schwedin Inez van Lamsweerde fotografierte sie mit der Einkaufstüte auf dem Kopf, und seit 1995 wurde das Bild auf Etiketten gedruckt und in ihre Gold-Label-Produkte eingenäht, was gleichzeitig eitel und bescheiden wirkt.) Vivienne betrat das Restaurant und setzte sich zwischen Simon Barker und Ness. Als Ness und Starkey mit einem intellektuellen Schlagabtausch begannen, wandte sich Vivienne an Barker und fragte deprimiert: »Verstehst du, wovon sie reden?«

Er schüttelte den Kopf.

»Ich auch nicht«, gestand sie.

Unter Ness' Anleitung hatte Vivienne die Überzeugung gewonnen, daß »die Stagnation der Gesellschaft das unmittelbare Resultat der Isolation der Intellektuellen [d. h. Ness]« sei. Nicht nur, daß Ness Vivienne vor der »Verschmutzung« des Denkens im zwanzigsten Jahrhundert bewahren wollte, er hoffte auch, sie zu einer »grande dame, zu einer Intellektuellen, zu formen«. Durch Ness erfuhr sie, welche Rolle die Salons von Lady Caroline Holland und von den Mesdames de Staël, de Sévigné und d'Épinay im siebzehnten und achtzehnten Jahrhundert spielten. Die Originalsalons waren Machtbasen, die wohlhabende Frauen mit einflußreichen Verbindungen errichteten, weil sie damals keine andere Möglichkeit hatten, sich politisch oder beruflich zu engagieren. Sie waren Treffpunkte für Schriftsteller, Politiker, Journalisten und andere, die dort den neuesten Klatsch hörten, Erfahrungen austauschten, ihren Verstand schärften und an ihrer Karriere feilten. Trotz des häuslichen Rahmens und der Anwesenheit schöner Frauen und Damen der Gesellschaft, die für eine heitere Atmosphäre sorgen sollten, verfolgte der Salon meist ein besonderes Ziel: die Verbreitung eines gemeinsamen Standpunkts, sei es die Sozialphilosophie Jean-Jacques Rousseaus, die Politik der liberalen Whigs oder die Sache der Royalisten.

Von diesem Beispiel beflügelt, sprach Vivienne pausenlos zur Presse oder jedem, der es hören wollte, sie wolle einen Salon eröffnen und eine »Stiftung gegen das Spießertum« ins Leben rufen. Der Salon sollte Ness ein Podium bieten und eine Begegnungsstätte für diejenigen sein, die Vivienne vom intellektuellen oder kulturellen Niveau her für würdig befände, besonders wenn sie »ketzerische« Meinungen verträten, die dem allgemeinen Trend zuwiderliefen. Zuerst waren ihre Ambitionen bescheiden – ihre Gäste konnten sich in einem »netten Luxuscafé« zum Tee treffen –, wurden aber mit der Zeit immer aufgeblähter. Sie dachte daran, eine Zeitschrift und auch Ness' unvollendetes Buch mit seiner Attacke auf das angloamerikanische Spießertum herauszugeben. Der Salon sollte bislang isoliert lebende Gleichgesinnte anziehen, die den amerikanischen Kulturimperialismus herausfordern würden, der das europäische Denken seit dem Krieg beherrscht habe.

Da Viviennes ehrgeizige Pläne, sich ein umfangreiches Bücherwissen anzueignen, gescheitert waren – sie las langsam und wurde ständig von den Verpflichtungen des Ruhms abgelenkt – erhoffte sie sich von ihrem Salon eine »Instantkultur«, eine eigene Privatuniversität, in der sie sich die hellsten und gesellschaftlich relevantesten Köpfe herauspicken und weitere nützliche Einführungen in die Welt der »Großen und Guten« erhalten könnte. Anfangs rechnete sie mit einem Etat von 50 000 Pfund zur Finanzierung des Salons, doch diese Schätzung korrigierte sie rasch auf eine Million. Ganz naiv glaubte Vivienne, andere würden dieses Geld zur Verfügung stellen (so hatte sie zum Beispiel Richard Branson als möglichen Sponsor im Visier), obwohl sie bereits 1990 akzeptiert hatte, »daß ich es [das Geld] nicht bekommen werde, bis ich selbst einen Teil aufgebracht habe und mit den Reichen auf vertrautem Fuß stehe«. Sie plante ein Haus für den Salon und vielleicht auch – als weiteres Zuckerstückchen für ihren Protegé – mit einer Wohnung für Ness. Der Salon war ein Phantasiegebilde, das Vivienne hauptsächlich für Ness propagierte, dessen Namen sie nie in der Öffentlichkeit nannte. Sie sagte nur: »Falls mein Freund stirbt, laß ich es natürlich sein.«

In Ermangelung geeigneter Räumlichkeiten oder der dafür notwendigen Mittel nutzte Vivienne zunächst Lady Henrietta Bathursts Appartement in der Elm Park Road, Chelsea. Einmal monatlich luden sie, Ness und Henrietta, zu einer Soirée mit verschiedenen Bekannten ein, unter anderem Jamie Sainsbury, Kunsthistoriker und Galeriebesitzer John Mitchell, die Journalistin Emma Soames, die Textilhistorikerin Santina Levey, Barry Humphries, den Kunsthändler Alex Ossowski, die Fernsehproduzentin Helen Kirwan-Taylor und den Keramikexperten John Mallet. Sie trafen sich mit dem Vorsatz, eine aufgeklärte Unterhaltung auf hohem Niveau zu führen. »Wenn sich Leute heute über Lebensqualität unterhalten, dann reden sie nie über Kultur«, beklagte sich Vivienne. »Ich glaube nicht an eine Revolution oder an den Wandel durch Politik. Ich glaube, wir können die Welt nur mit kulturellen Mitteln verbessern. Ich glaube an die Kunst um der Kunst willen.« Tatsächlich glaubte sie, daß Kunst noch *mehr* als Kunst sein könne, nämlich ein Instrument für größere Veränderungen.

Vivienne war eine schlechte Gastgeberin, unbeholfen auf gesellschaftlichem Parkett, unfähig zu Small talk und völlig humorlos. Bei einem Witz sah sie verlegen weg und wartete darauf, daß man aufhörte zu lachen. Ihr Personal war daran gewöhnt, und wenn ein Ahnungsloser sie mit einem Scherz erheitern wollte, beobachteten sie sein Gesicht, nicht Viviennes, um sich über sein Unbehagen zu amüsieren. Für Spaß und Frotzeleien hat Vivienne nämlich überhaupt nichts übrig. »›Spaß‹ – wenn ich das schon höre, dann zucke ich zusammen! Widerlich. Meine Vorstellung von Vergnügen ist eine andere. Ich bin mehr wie Epikur, hoffe ich«, erklärte sie einmal.

Der Salon in der Elm Park Road löste sich nach wenigen Monaten auf, denn es wiederholte sich manches, und die Zahl der Teilnehmer ging zurück. Viviennes Persönlichkeit war zu schroff, um viele prominente Gäste anzulocken. Sie ist nicht einfühlsam, realistisch oder tolerant genug, um eine anregende Atmosphäre für einen Diskurs zu schaffen, erst recht keine gute Zuhörerin. Und im Gegensatz zu den erfolgreichen Salondamen besitzt sie nicht genügend Selbstvertrauen, um ihre Gäste statt der eigenen Person im Mittelpunkt stehen zu lassen. Im ausgehenden zwanzigsten Jahrhundert, in dem mächtige Frauen und Männer in der Öffentlichkeit und im Erwerbsleben frei schalten und walten können, hätte sich Vivienne schwergetan, solche Frauen willkommen zu heißen.

Anfang 1993 hatte Vivienne Jibby Beane kennengelernt, eine gleichaltrige künstliche Blondine, die kurz zuvor aus einer Upperclass-Ehe in der Provinz ausgebrochen war. Sie fanden sich bei der Ausstellung der Designer und Dekorateure in London, wo Vivienne und Gary Ness ein »Salonzimmer« nach dem Vorbild eines französischen literarischen Salons aus dem achtzehnten Jahrhundert aufgebaut hatten. Im Waschraum erkannte Jibby Beane ihr Idol. »Ich hatte schon immer mal mit ihr sprechen wollen, und jetzt dachte ich, ›das ist meine Chance‹!« Das Resultat dieses Gesprächs war, daß Jibby dreimal in der Woche in Viviennes Boutiquen arbeitete. Jibby betrachtete ihre neue Arbeit als Verkäuferin als »das spannendste Erlebnis meines Lebens. Da war ich nun, hatte erwachsene Kinder und sah diese ganzen Kleider. Ich wurde wieder zum Kind. Es war alles so aufregend, und ich habe meinen ganzen Verdienst für ihre Sachen ausgegeben.«

Vivienne hatte einen neuen Schwarm. Jibby, eine Blondine wie aus dem Comic, wies eine bemerkenswerte Ähnlichkeit mit Sarah Stockbridge und deren auf Marilyn Monroe getrimmten Stil und Gehabe auf. Sie war hochgewachsen, hatte üppige Formen und trug immer zinnoberroten Lippenstift, Perlenketten um den Hals und die höchsten aller superhohen Pumps. Wie Vivienne hatte sie einen Liebhaber gefunden, der nur halb so alt war wie sie und wurde vorübergehend auch als die reifere Verkörperung von Viviennes Label in Erwägung gezogen. Ihre Botschaft lautete, daß man auch mit über fünfzig sexy sein und mit Westwood-Moden Spaß haben konnte. Ihre Verkaufsmethoden waren wie Performance-Kunst, die sie mit schelmischer Noël-Coward-Diktion zum Besten gab und mit Einsprengseln wie »Darling«, »simply wonderful« und sogar »absolutely fabulous« würzte. Sie wurde zum Liebling der Medien, und die Kunden in der Conduit Street hielten die theatralische Jibby oft für Vivienne. Jibby sonnte sich in ihrem Ruhm und irritierte damit zusehends Vivienne. 1994 wurde Jibby gefeuert, so wie Jordan vor ihr. Wie Romilly McAlpine einmal bemerkte, »haben Viviennes Produkte Starqualität, sie selbst allerdings nicht.« Vivienne gibt vor, sich nicht darum zu kümmern, wie man sie in der Öffentlichkeit wahrnimmt, doch ihre Pressesprecherin Leonie Edwards-Jones, sagt: »Vivienne sorgt sich sehr um ihr Image. Sie liebt den Ruhm und sagt gleichzeitig ›Scheiß drauf!‹ Aber sie gibt immer bereitwillig Interviews und geht zu jeder Veranstaltung.«

Vivienne gehörte nun zu den Designern mit Weltruhm, wollte sich aber immer öfter mit rein intellektuellen Dingen befassen und ihre unkonventionellen Ansichten verbreiten. Das

Leben mit dem Starruhm, die endlosen Vorträge über ihre Ansichten zur Kultur und das Entwerfen mehrerer Kollektionen pro Jahr bedeuteten eine allzu hohe Belastung. Das konnte auf Dauer nicht gutgehen.

10 Ständige Ablenkungen

1994–1998

»Fünfundneunzig Prozent meines Lebens verbringe ich mit Organisation oder Interviews.«

Vivienne Westwood, 1995

»Es liegt an den ständigen Ablenkungen ... Die Leute haben keine Zeit zum Denken. Sie werden einfach mit dem Neuesten vom Neuen bombardiert, das sie dann als ihre eigene Meinung ausgeben können.«

Vivienne Westwood, 1995

Mitte der achtziger Jahre hatte Vivienne die finanzielle Verantwortung für ihr Unternehmen ihrem Geschäftsführer und einstigen Liebhaber Carlo D'Amario übertragen. Jetzt, Mitte der neunziger Jahre, delegierte sie einen großen Teil ihrer kreativen Arbeit an ihren Ehemann Andreas Kronthaler. Die Kleider trugen zwar immer noch das »Vivienne Westwood«-Label, aber da Vivienne beim Design und bei der Herstellung nicht mehr ständig ihre unnachahmliche Originalität einbrachte, wurden sie bloße Pasticci nach Stücken aus ihrem eigenen Archiv und schablonenhafte Interpretationen ihrer Methode, historischer Kleidung ein modernes Element zu verleihen. Selbst loyale Freunde gestanden ihre Enttäuschung. Jean-Charles de Castelbajac überlegt: »Mit Andreas ist ihre Arbeit jetzt nicht mehr interessant. Ich bin zur letzten Schau gegangen – ganz schlecht!« 1996 urteilte Jeff Banks ganz offen, Viviennes Arbeit gehöre jetzt »zum Alltäglichen, zu den ewigen Wiederholungen in der Modebranche«.

Andreas wühlte nicht nur in Viviennes früheren Entwürfen, um Bondage-Hosen, mit Parolen bedruckte T-Shirts, Miss Marples Tweedkostüme und »Witches«-Strickwaren zu reproduzieren, sondern er frönte auch seinem eigenen Geschmack. Vivienne glaubte, unter seinem Einfluß sei die Kollektion »großartig« geworden, während sie in Wirklichkeit einfach

»camp« war. Ob es die anzüglichen, aber nicht mehr schockierenden Kleider waren, die er aus den Entwürfen der letzten beiden Jahrzehnte zusammengestoppelt hatte, oder die Falbeln aus der Zeit des Ancien régime, die an die ebenfalls aus Österreich stammende Marie-Antoinette erinnerten, Andreas' Handschrift war unverkennbar. Im Januar 1996, wenige Wochen bevor die Herbst/Winter-Kollektion in Paris gezeigt wurde, hatte Vivienne soviel an ihn delegiert, daß sie, als eine gute Freundin sie fragte, was die Kollektion enthielte, nur zur Antwort gab: »Ich weiß es nicht, Andreas macht das.«

Obwohl Andreas' Beteiligung an den Kollektionen nicht publik gemacht wurde, erkannten viele Insider seine Arbeit und bedauerten die Veränderung des Stils. Leonie Edwards-Jones, die 1993 von Chanel in Viviennes Unternehmen wechselte, um im Pressebüro zu arbeiten, bemerkte 1995: »Er hat in letzter Zeit soviel von der Kollektion entworfen, und ... alles, was sich verändert, ist das Karomuster ... Vivienne läßt ihm das durchgehen, weil sie soviel zu tun hat. Carlo schleift sie dauernd mit nach Italien, oder sie ist zu sehr damit beschäftigt, sich in eine Intellektuelle zu verwandeln.« Mike Figgis, der britische Regisseur, der 1994 Viviennes Show »On Liberty« filmte, faßte Andreas' Einfluß unabsichtlich zusammen: »Sobald man einen Mann in das Umfeld stellt, ist er natürlich schwul, und das verändert die Mischung auf interessante Weise.«

Vivienne ließ sich das zuschulden kommen, worüber sie oft schimpfte – sie war von »ständigen Ablenkungen« in Anspruch genommen. Aber ein Jahrzehnt lang hatte sie die jungen Leute zurechtgewiesen, weil sie sich von kommerziell motivierter Popkultur ablenken ließen. Jetzt gab sie selbst den Forderungen der Medien nach, indem sie sich ständig für Selbstdarstellungen und Expertenrunden zur Verfügung hielt, selbst wenn das Thema wenig mit ihrem Beruf zu tun hatte. Sie behauptete zwar (nicht wahrheitsgemäß), sie gucke nie Fernsehen, und bekundete häufig ihre Verachtung für die Oberflächlichkeit dieses Mediums, doch nun begann sie, regelmäßig auf dem Bildschirm zu erscheinen und in Talkshows, Magazin- und Nachrichtensendungen zu Geschmacks- und Bildungsfragen Stellung zu nehmen.

Vivienne genoß die Rolle der bekannten Persönlichkeit. Am 11. Juni 1994 hielt sie nach Gary Ness' Anweisungen vor der Cambridge University Union einen Vortrag über Mode. Im Oktober gab sie ein langes Interview für die Kunstzeitschrift *Flash Art*, das zeitgleich mit Ausstellungen ihrer Arbeiten im Stedelijk Museum de Lakenhal und im Leiden Museum in Amsterdam erschien. Im Herbst jenen Jahres führte sie außerdem Gespräche mit dem South Bank Centre und dem British Council, bei denen es um die Möglichkeit ging, Fragonards persönliche Sammlung von Drucken auszustellen, und im Mai 1995 wählte das Institute of Contemporary Art sie zur ersten Preisträgerin der Auszeichnung »Outstanding Achievement in Contemporary Culture«. Diese und andere Projekte, zu denen auch ihre monatlichen Pflichten an der Hochschule der Künste in Berlin gehörten, sowie das Entwerfen von Theaterkostümen, zum Beispiel für die deutsche Produktion von Brechts Dreigroschenoper, und Reisen nach Brasilien, Tirol, Sizilien, Japan, New York, Sydney, Mailand und Paris (die Liste ist unvollständig), hielten Vivienne davon ab, ihre ganze Zeit auf die kreative Arbeit zu verwenden.

Im Herbst und im Frühjahr 1995/96 schob Vivienne ihre Entwürfe praktisch ganz beiseite, um mit ihrem Bruder Gordon Swire und seiner amerikanischen Ehefrau Cynthia an einer dreiteiligen Fernsehserie für die Reihe *Without Walls* im Channel 4 zu arbeiten. Die Serie hieß *Painted Ladies*, und Vivienne erforschte darin das historische Zusammenspiel von Mode und Kunst und gab Ansichten von sich – die sie großenteils den wissenschaftlichen Texten der Modehistorikerin Aileen Ribeiro vom Courtauld Institute und der Amerikanerin Anne Hollander entnommen hatte – Ansichten über das Wesen der Eleganz, die Pracht der historischen Gewänder und die Art, wie sie diese eingesetzt hatte, um die zeitgenössische Kleidung zu verschönern.

Bei einem Interview im Superchannel des NBC, das im September 1995 von Selina Scott geführt wurde, deren mitfühlender Tonfall die Gäste gelegentlich so einlullte, daß sie ungewollt viel von sich preisgaben, gestand Vivienne mit einem Seufzer, ihre Arbeit als Modeschöpferin sei »zu einem

Job, fast zu einer Tretmühle« geworden. Sie wollte über die Grenzen der Mode, wie sie es sah, hinausgehen und nach höherem intellektuellem Ansehen streben. »Wenn ich sterben sollte, nachdem ich nur an meiner Modekarriere gearbeitet habe«, sagte sie, »hätte ich das Gefühl, überhaupt nichts geleistet zu haben.«

Zu Beginn des Jahres 1995, während Carlo D'Amario versuchte, aus Viviennes Ruf als bedeutendste Innovatorin der Modebranche Kapital zu schlagen, indem er lizenzierte Sortimente und ihr erstes Parfüm auf den Markt brachte, gab sie öffentlich zu, daß sie das Entwerfen an ihren Mann abgegeben hatte. »Jetzt trifft Andreas viele Entscheidungen für mich. Die mögen ganz anders aussehen als das, was ich entschieden hätte, aber sie sind genauso gut wie die, die ich gefällt hätte. Er hat mir also die Arbeitsbelastung abgenommen … Andreas ist ungestüm, wo ich gelassen bin. Ich habe das Talent, sehr ruhig zuzuschneiden, mit räumlicher Intelligenz … aber wenn man Andreas zuschaut, meint man, man hätte im Umgang mit dem Stoff nie einen wilderen Menschen gesehen. Er entspricht genau der Vorstellung, die man üblicherweise von einem Designer hat, jemand, der in allem schrecklich dramatisch ist. Er hat einen wunderbaren Sinn für Dramatik.« Aber »wild« war ein Euphemismus für chaotisch, und Andreas' »Drama« war camp. Viviennes Kollektionen glitten in eine Parodie auf Diors und Balenciagas Couture ab, kombiniert mit Kostümen, wie man sie normalerweise bei Laienschauspielern erwartet.

Das volkstümliche oder »Straßen«-Element, das McLaren erfolgreich in die Kleidung eingebracht hatte, die Vivienne und er gemeinsam entworfen hatten, wurde nun von Viviennes kulturellen Ambitionen und von Andreas' Theatralik überdeckt. Sie hielt das fälschlicherweise für eine Verbesserung: »Meine Designs werden auf sehr archetypische Weise großartiger, seit ich mit Andreas zusammen bin.« Während Vivienne zum Beispiel in der Vergangenheit ein Kleid mit einer Schleppe entworfen hatte, die die Trägerin sich, als moderne Geste der praktisch denkenden, trotzigen Frau, über die Schulter werfen sollte, gefiel ihr »der Gedanke, daß Frauen auf der Straße herumlaufen und ihre Schleppe so dreckig werden lassen wie nur was«, jetzt ganz gut. »Ohne Andreas wäre das nicht so gewesen. Ich war zu praktisch, zu weiblich. Und die Rechnungen von der Reinigung? Nein, so nicht mehr.« Jetzt faszinierten sie Bröckchen aus der Sozialgeschichte, die sie beim Lesen aufschnappte, wie etwa, daß englische Adlige im siebzehnten Jahrhundert ihre Sachen zum Waschen nach Frankreich schickten, oder daß die Tudors ein Stück Land verkauften, um einen Spitzenkragen zu bezahlen. Das waren in Viviennes Augen großartige, lobenswerte Gesten, romantisch und elegant zugleich.

Eine ganze Weile hatte Vivienne gehofft, den Geschmack der erwachsenen, wohlhabenden und eleganten Damen anzusprechen. Ihr entging jedoch, daß für diese Frauen Leichtigkeit und einfache Pflege zu den wichtigsten Eigenschaften moderner Kleidung zählten und daß diese Qualitäten der Schönheit nicht unbedingt abträglich waren. Die Frauen waren unterwegs, und die Dame mit echtem Schick war, selbst in den höchsten Kreisen, in der Lage, nur mit Handgepäck auszukommen, selbst wenn sie vierzehn Tage in einer Weltstadt verbrachte und die damit verbundenen förmlichen Anlässe wahrnahm. Issey Miyakes Wissen darum war einer der Gründe für seinen weltweiten Erfolg mit Konfektionskleidung, und selbst die verschwenderischsten Modeschöpfer entwarfen hauchdünne Abendkleider, lieber handbemalt als mit Perlenstickerei beschwert. Vivienne jedoch ignorierte die neuen Textilien aus technisch verbesserten Stoffen, die wärmten und wasserabweisend waren, ohne dabei schwer zu sein, und die man zusammengerollt in eine kleine Tasche stecken, aufschütteln und dann sofort tragen konnte. Sie bevorzugte weiterhin schwere Tweedstoffe und Duchesse, der aufwendiger Pflege bedurfte.

In den siebziger und achtziger Jahren hatte Viviennes besondere Fähigkeit darin bestanden, Stile aus der fernen Vergangenheit – den Piraten, den Griechen des Altertums, den französischen Revolutionär – ins zwanzigste Jahrhundert zu übertragen, indem sie ein Symbol der zeitgenössischen Kultur hineinschmolz – ein Spielzeug, einen Popsong, ein Poster aus einem Pornoheft. Selbst in den späten achtziger Jahren arbeitete sie noch in dieser Weise. Mit Beginn der neunziger Jahre jedoch fügte sie nur noch Elemente aus historischen Quellen zusammen – indem sie etwa einen Puffärmel im Empirestil an einen Turnürerock der Belle Époque bastelte – und kopierte sie fast vorlagengetreu. Wenn Journalisten sie kritisierten, weil ihre Kleider nicht modern waren, argumentierte sie, da die Stoffe, die man früher verwendet habe, nicht mehr erhältlich seien und sie außerdem neue Methoden erfunden habe, um diese Kleider herzustellen, seien ihre Stücke *ipso facto* modern. Es war ein fadenscheiniges Argument. Während sie ihre Kollegen verurteilte, weil sie die Stille des zwanzigsten Jahrhunderts plünderten und es sich mit der Retro-Mode zu bequem machten, tat sie selbst nichts anderes mit einer weiter zurückliegenden Vergangenheit. Der Unterschied bestand nur in der Länge der dazwischenliegenden Zeit, nicht in der Arbeitsmethode.

Einen der spannendsten Aspekte der Stücke, die Vivienne und McLaren gemeinsam entworfen hatten, nämlich eine dem Rock 'n' Roll verwandte Schalkhaftigkeit, die die Träger am Ruhm moderner Stars teilhaben ließ, verwarf Vivienne jetzt. Jahrelang war den großen italienischen und französischen Häusern daran gelegen, sich dem Straßenstil, der mit britischer und insbesondere mit Viviennes und McLarens Mode assoziiert wurde, zu nähern und ihn zu nutzen. »Die King's Road war der Laufsteg«, sagt McLaren. »Deswegen hat die Modewelt uns anerkannt. Diese ganze Sache, daß die Italiener in der Mode von uns abgucken – wie sie eine Pilgerfahrt zur Portobello oder zur King's Road oder zum Camden Market machen, um uns da zu sehen – wir waren die ersten, die Straßenmode auf die Pariser Laufstege gebracht haben. Die haben in unseren Ideen herumgewildert und sie einfach kopiert.«

Sobald die anerkannten Modedesigner, im Gefolge von Yves Saint Laurent, den Stil der Straße und des Rock 'n' Roll zur Konfektionsware gemacht hatten, erinnerte er nicht mehr so sehr an Haute Couture, sondern wurde für eine größere Käuferschaft interessant. Es war typisch für Vivienne, daß sie diesen Moment wählte, um ihr Image der Modernität abzuwerfen. Die Designer, die mit dem Strom schwammen, beeilten sich, es zu übernehmen. Versace brachte seine Version von »Seditionaries«, Dolce & Gabbana ihre »SEX«, Gaultier ahmte »Buffalo« nach, und dabei profitierten sie von einer Partnerschaft mit der Unterhaltungsindustrie. Rock- und Filmstars begannen, sich auf Modehäuser festzulegen – Elton John und Sting trugen Versace, Michelle Pfeiffer und Jodie Foster trugen Armani, Madonna trug Dolce & Gabbana – in einer werbewirksamen Symbiose, die von MTV Tag und Nacht über den ganzen Erdball ausgestrahlt wurde.

Da die Modebranche und die Unterhaltungsindustrie Stars brauchten, schufen sie systematisch neue. Anfang und Mitte der achtziger Jahre hoben sie Modeschöpfer auf ihre Podeste, in den neunziger Jahren dann Models. Die Mythenbildung hatte begonnen, als die britische *Vogue* im Januar 1990 fünf Models in weißen Baumwolltrikots auf dem Cover abbildete und das Interesse damit auf die Frauen statt auf die Kleidung richtete. Viviennes Kleidungsstücke aber wurden nur noch von wenigen Rock- oder Filmstars gewählt, und diese wenigen Kunden waren über die mangelnde Professionalität von Viviennes Atelier enttäuscht, wenn sie maßgeschneiderte Kleidung in Auftrag gaben. Selbst alte Fans, wie Holly Johnson von Frankie Goes to Hollywood, sagten: »Ich nehme Westwood nicht mehr. Das ist nicht mehr Vivienne.« Der Zauber war dahin.

Andreas ermunterte Vivienne, ihre alten Schöpfungen auszubeuten. Sie selbst hatte zwar wenig Interesse an ihren früheren Arbeiten, aber er fand ihr Archiv ungeheuer spannend. Schließlich hatte er diese Kollektionen zum Zeitpunkt ihrer Entstehung nicht getragen, und nun wollte er sie nutzen. Es war nicht ungewöhnlich, daß etablierte Designer Klassiker aus ihrem Sortiment neu aufleben ließen: Yves Saint Laurent zum Beispiel nahm häufig den Kolani oder Smoking wieder in seine Kollektionen auf. Doch da Viviennes Aufmerksamkeit von ihren anderen Aufgaben in Anspruch genommen war, pfuschten Andreas und ihr Atelier an den Ideen in ihren Archiven herum und stützten sich zu sehr darauf.

Seit »Salon« erschienen in Viviennes Modenschauen immer wieder die gleichen Kleidungsstücke, und nur die Veränderungen im Material trugen den wechselnden Saisons Rechnung. Die enganliegende »Bettina«-Jacke, der Zweireiher »D. B.« und das vornehme Jackett »Dangerous Liaisons« wurden wieder aufgewärmt, zusammen mit enganliegenden Blusen und pompösen Ballkleidern. Während Vivienne weiterhin bestimmte Aspekte der Kollektion beaufsichtigte – normalerweise die ersten zwanzig Schöpfungen, die das Thema darstellten – wurden die übrigen hundert oder mehr Kleidungsstücke unter Andreas' Anleitung von Studenten produziert, die jeweils ein paar entwarfen. Während die Modenschauen der meisten Designer zwischen zwanzig und fünfundvierzig Minuten dauerten, zogen Viviennes Shows sich über eine Stunde hin.

Vivienne versuchte, ihre Mitarbeiter aus der Distanz zu lenken. Sie beschäftigte ständig etwa fünf Studenten, die sie normalerweise in Wien oder in Berlin anwarb. Meistens arbeiteten sie ein paar Monate in ihrem Atelier, häufig ohne Bezahlung, bis sie sich entweder mit ihrer immer schwieriger werdenden Chefin überwarfen – die immer ehrerbietig »Madame« genannt wurde –, oder gezwungen waren, in ihre Heimat zurückzukehren, weil sie keine Arbeitsgenehmigung besaßen. Beamte der Einwandungs-, Gesundheits- und Sicherheitsbehörden waren häufige Gäste in den Westwood-Ateliers, um die Zustände zu inspizieren. 1996 beschäftigte Vivienne fünf Mitarbeiter als Zuschneiderinnen, acht zum Nähen der Muster und fünf, die Entwürfe anfertigten. Ihre eigene Kreativität wurde allmählich unter den unbeholfenen Geschmacklosigkeiten der Studenten begraben. Auf dem Westwood-Laufsteg tauchte nichts Visionäres mehr auf.

Andreas füllte das Vakuum, das durch Viviennes Abwesenheit entstand, und sein Ziel war nur zu deutlich. Als Viviennes alter Freund Keith Wainwright eines Abends in Paris mit Andreas, Vivienne, Anna Piaggi vom italienischen Haus Condé Nast und deren Begleiter Vernon Lambert zu Abend speiste, horte er, wie Andreas prahlte – außer Hörweite seiner Frau – er sei der eigentliche Quell der Kreativität im Atelier.

Die Kollektion »On Liberty« (Herbst/Winter 1994/95), die im Carrousel du Louvre in Paris gezeigt wurde, stellte beispielhaft Viviennes Beschäftigung mit historischer Kleidung und Pseudophilosophie vor. Genauso wie bei Werken der Konzeptkunst ein Manifest nötig war, damit der Betrachter die Botschaft des Künstlers verstehen konnte, brauchte Viviennes Publikum einen Vortrag, damit es die Bedeutung, die in die Kleider hineingenäht worden war, zu lesen vermochte. Auf losen Blättern, die auf die Sitze gelegt wurden, machte Vivienne die Zuschauer auf den Essay *Über die Freiheit (On Liberty)* von John Stuart Mill aufmerksam, dem Utilitaristen aus dem neunzehnten Jahrhundert:

> *Le Mieux est L'Ennemi du Bien... Freiheit beruht darauf, Ansichten der Mehrheit zu fördern, und es darf nicht zugelassen werden, daß die »bien« die »mieux« abschaffen. Was die Mode angeht, so muß die Haute Couture neben der Massenproduktion existieren [sic], ebenso wie die feine Gesellschaft, von der ketzerische Grüppchen und Parolen leben, nicht stagniert, sondern prächtig gedeiht.*

Indem Vivienne die Haute Couture feierte, verteidigte sie nicht nur den Wert ihres Handwerks, sondern auch das elitäre Denken. Sie schien nicht in der Lage zu sein, die beiden zu trennen. Trotz ihrer Behauptung: »Ich stimme immer gegen das Schlimmste. Ich stimme für die Labour Party«, ähnelten ihre hochtrabenden Verlautbarungen und ihr Auftreten immer mehr dem Verhalten einer Konservativen, die sich als Liberale verkleidet hatte. »Man rebelliert ständig gegen die Orthodoxie«, betonte sie. »Die Orthodoxie ist heute eine häßliche Lässigkeit, die meiner Ansicht nach eine uns von Hollywood auferlegte Tyrannei ist, denn niemand soll besser aussehen als die anderen. Es ist die Tyrannei, daß alle genauso aussehen wie die anderen. Sie ist gegen das Elitedenken. In der Vergangenheit dagegen war alles, was aufkam, das Werk der Avantgarde, und das war immer eine Elite, die Mode-Elite eingeschlossen; das waren Leute, die die Zeit und das Geld hatten, ihr Aussehen zu pflegen, und die übrigens auch voller Verachtung waren.«

Die Kollektion »On Liberty« offenbarte nicht nur zum Teil Viviennes Denkweise, sondern auch die Art, wie Andreas sich ihre Ideen angeeignet und sie in burlesker Weise aufgebläht hatte. Für Vivienne war die Mode ein Medium, mit dem sie sie erziehen wollte, und sie verwendete sie, um sowohl ihre antidemokratischen Ansichten als auch ihre Bewunderung für weibliche Üppigkeit zu vermitteln. Sie wußte, daß diese Anliegen der allgemeinen Meinung entgegenstanden: Das eine ärgerte die Liberalen, das andere das Mode-Establishment.

Mit ihrem forschenden und undisziplinierten Verstand fügte Vivienne völlig unterschiedliche Ideen zusammen, von denen sie meinte, daß sie in einer lehrreichen Synthese zusammen existieren konnten. Nachdem Gary Ness ihr erklärt hatte, Sokrates und John Stuart Mill hätten die Demokratie als die Herrschaft des kleinsten gemeinsamen Nenners verworfen, war es für Vivienne nur noch ein kleiner Schritt zu der Folgerung, daß die Demokratie mit Mängeln behaftet sei. Zweitens hatte sie erfahren, daß im Zeitalter der Demokratie, das im Westen mit der Ära des Überflusses zusammenfiel, die Massen wohlgenährt, ja fett geworden waren und daß es ein Zeichen von Distinktion und Vornehmheit war, schlank zu sein. Diese ausgezehrte Figur fand den Beifall der Modebranche, nicht zuletzt, weil es leichter war, Kleider an ein knabenhaftes Gerippe zu hängen, als sie über herausfordernd kurvenreiche weibliche Formen zu legen. Als Kritik an der Demokratie und am modernen Körperideal stattete Vivienne ihre Models nun mit riesigen, turnüreähnlichen Polstern aus und kleidete sie in sonderbare Kostüme.

Anfangs war sie sich nicht sicher, ob sie diese neue Silhouette einführen sollte. Von sich aus hätte sie wahrscheinlich eine abgemilderte Form vorgestellt, aber Andreas fand die Idee so witzig, daß er Vivienne zur Übertreibung ermunterte. »Männer idealisieren Frauen mehr, als die Frauen selbst das tun«, meinte Vivienne. »Die Männer sind es, die noch ein kleines Stückchen weitergehen. Zuerst war ich bei schlanken Frauen ein bißchen skeptisch [was die Polster anging], aber dann war ich wirklich begeistert. Einfach hinreißend.«

Besonders interessiert war Vivienne an den Versionen dieser Auspolsterungen, die im neunzehnten Jahrhundert entstanden waren, der »Turnüre« (1870–1875) und der »Zweiten Turnüre« (1883–1888). Die Turnüre wurde mit Hilfe von Halbreifen an den Hüften angebracht, um die schmale Taille und die Biegung des Rückens zu betonen. Die Rockfalten wurden dann an der Taille eingehakt oder von einem zweiten Rock gebildet. Die Konstruktion über dem Gesäß mußte zur Seite geschwungen werden, wenn die Trägerin sich hinsetzen wollte.

Viviennes Turnüre bestand aus einer Art Drahtkäfig, der an einem Schlüpfer mit hoher Taille befestigt wurde, den man unter dem Kleid oder dem Rock trug. Mutigere Kundinnen trugen den Schlüpfer auch für sich, ohne Rock. Die Unterkonstruktionen, deren Grundlage die Halbkugeln aus Draht waren, mit deren Hilfe man Blumen an Grabmälern befestigen konnte, wurden in Tirol von Andreas' Vater geschmiedet. Immer wenn eine Lieferung in Großbritannien ankam, rief ein Zollbeamter – trotz ausführlicher Begleitpapiere und umfangreicher vorangegangener Korrespondenz mit dem königlichen Zollamt – in den Westwood-Büros an und verlangte eine Erklärung für diese merkwürdigen Gegenstände.

Es ist wahrscheinlich, daß zwei junge Designer, die Britin Georgina Godley und der Australier Leigh Bowery, Anregungen zum ausgestopften Gesäß von »On Liberty« beisteuerten. Vivienne leugnete zwar, jemals etwas zu kopieren – »Nein, nichts von heutigen Designern« –, aber der übertrieben große Hintern war in den vergangenen Jahren bereits in Godleys und Bowerys Schöpfungen aufgetaucht, und Vivienne kannte die beiden nicht nur, sondern hatte ihre Arbeit auch in aller Öffentlichkeit bewundert. Godleys Kollektion »Lump & Bump« (Frühjahr/Sommer 1986) bestand aus schlichten weißen Lycrakleidern, die über übertriebene Schaumstoffnachbildungen von weiblichen Kurven, wie Po und Bauch, gezogen wurden. Im Gegensatz zu Vivienne war Godley durch den Feminismus motiviert. »Ich habe mich mit der weiblichen Figur beschäftigt«, erklärte sie. »Azzedine Alaïa hat mich damals stark beeinflußt; mit dieser amerikanischen Frau, die mit ihrem durchtrainierten Körper angeben wollte. Aber das hatte so ein starkes maskulines Element, das ich für moderne Frauen entwürdigend fand, so als sei sie darum bemüht, einen Männerkörper zu haben.« Godleys Kollektion war ein Versuch, die Liebe zur weiblichen Figur und ihrer Fruchtbarkeit wiederzubeleben. Bald nachdem Godley diese Kollektion vorgeführt hatte, wurde Vivienne von Anna Piaggis italienischer Zeitschrift *Vanity* (März/April 1987) eingeladen, eine Schöpfung von einer Designerin auszusuchen, die sie bewunderte. Vivienne wählte ein Kleid von Godley.

Leigh Bowery war ein australischer Performance-Künstler, der Anfang der achtziger Jahre nach London gekommen war und sich mit erstaunlich viel Mühe und Sorgfalt kleidete. Schließlich war er in der Clubszene ein so auffallender Anblick, daß er sein Hobby zum Beruf machte und seine ausgefallene Kleidung bei Auftritten mit seiner Band Minty (in Chicago ein Slangausdruck für lesbisch) trug. Zwei gemeinsame Freunde machten Bowery mit Vivienne bekannt. Richard Torry, der sie zu ihren »Panzerjacken« angeregt hatte, war Mitglied von Minty, und Michael Clark, der moderne Tänzer, der in Viviennes Schauen »Time Machine« und »Cut & Slash« als Model aufgetreten war, gab bei Bowery Entwürfe für die Kostüme für seine Ballette in Auftrag.

Bowery begeisterte sich für Übertreibungen körperlicher Elemente. Sein leuchtender Hosenanzug wurde zu Michelin-Mann-Proportionen aufgeblasen, seine Plateaustiefel erhoben sich mehr als einen halben Meter über den Boden, seine Jacketts sträubten ihre Tausende von Haarnadel-Borsten, und seine SM-Maske trug Pickel aus Hunderten von Perlen. 1986 war sein Modetip, die »Kehrseite zu betonen«. Wie Godley wandte er sich damit gegen die androgynen Figuren mit ihren flachen Hintern in den schmalen Kostümchen der berufstätigen Frauen. Er entwarf einen Gesäßkäfig für Michael Clark, der wie eine Prothese aus hautfarbenem Plastik und Lederstreifen hergestellt wurde. Es war ein Fetisch, der die Aufmerksamkeit auf das vergrößerte Gesäß des Tänzers lenkte. Vivienne besuchte sowohl Bowerys als auch Clarks Vorstellungen regelmäßig (sie hatte eine Vorliebe für das Ballett entwickelt), und als ihre Assistentin ihr 1990 eine Geburtstagskarte schickte, auf der Bowery zu sehen war, gekleidet in eine lederne Fetischmaske, die mit einer Glühbirne erleuchtet war, kommentierte sie: »Ich finde, er hat wirklich Talent. Ja, ich finde die Karte richtig toll. Sie steht auf meinem Kaminsims.« Üppige Formen waren in

Viviennes Ästhetik nichts Neues. Mit den dekolletévergrößernden Korsagen und ihren »erhöhten« Plateausohlen, die die Trägerin (oder, in einigen Fällen, den Träger) zwangen, den Hintern herauszustrecken, um sich auszubalancieren, hatte sie schon seit einigen Saisons auf eine übertriebene weibliche Figur hingearbeitet. Wie immer brachte Vivienne für ihren Stil eine tiefgründige intellektuelle Rechtfertigung vor: »Man sagt, als die menschliche Spezies auf zwei Beinen stand, befreite sie ihre Hände, und das Gehirn entwickelte sich ... diese aufrechte Haltung ist so schön. Ich finde, sie wird durch hohe Absätze noch betont. Sie verändern die Haltung und die Figur einer Frau, ihr ausladender Po wirkt sexy und gibt ihr die Möglichkeit, mit dieser vertikalen Dynamik herumzuspielen.« 1998 sollte Vivienne dann sagen: »Ich bin immer mehr davon besessen, in der weiblichen Anatomie den Bereich des Brustkastens zu verkleinern.« Das erklärt, warum viele Frauen klagen, daß Viviennes Blazer und Blusen im Rücken- und Schulterbereich zu eng sind. Sie strebt eine optische Täuschung an.

Nur wenige Journalisten und Käufer waren bereit, Viviennes anatomische Übertreibungen hinzunehmen, trotz ihres Arguments, es sei »eine Frage der optischen Gewöhnung. Es ist nur abartig, weil es unerwartet kommt.« Mike Figgis jedoch staunte, wie schnell er »die großen Popos schön fand«. Figgis war Vivienne von seiner Tochter Romney vorgestellt worden, die mit Joseph zur Schule gegangen war. Vivienne suchte jemanden, der für das Archiv einen Film über »On Liberty« drehen würde, und Joseph schlug Figgis vor. Als Vivienne dem Regisseur zum erstenmal begegnete, hatte sie keine Ahnung, wer er war – »Sie hat keine der üblichen Beziehungen und war ziemlich lässig und ein bißchen hochnäsig«, erinnerte er sich. Trotzdem finanzierte er den Film, ermutigt durch die Tatsache, daß Vivienne dem Projekt »gleichgültig« gegenüberzustehen schien und ihm freie Hand gab.

Figgis hatte viele Gründe, Viviennes Arbeit für die Nachwelt zu erhalten. Ihre Turnüren, Korsagen und Accessoires waren so kompliziert und verschroben, daß er das »aus einem anderen Jahrhundert« stammende Ritual festhalten wollte, wie zwei oder drei Mitarbeiter die Models ankleideten – »Es war, als würde man zuschauen, wie die eigene Mutter sich anzieht, auf extreme Art.« Zweitens war Figgis überzeugt, daß Viviennes chaotische Improvisationen »ein Abenteuer« sein mußten, denn ihre Shows hatten, bedingt durch das schmale Budget, einen sehr engen Rahmen, und in die Vorbereitungen hinter der Bühne mischte sie sich kaum ein. Drittens wollte Figgis, da der Stil sich über den politisch korrekten Feminismus hinwegsetzte, die erotische Ausstrahlung vermitteln, die Viviennes Kleidung der Trägerin verlieh, und zeigen, inwiefern sie die Weiblichkeit feierte. In einer Welt, die von männlichen Modedesignern beherrscht war, die ihre Phantasien, wie eine Frau sich kleiden sollte, verkauften, war Vivienne ein Original. Außerdem gefiel Figgis, daß sie »unvollkommene oder charakterstarke« Models einsetzte: »Sie fordert sie [ihre Models] auf, mit ihrem Körper und ihrer Sexualität sehr stark aufzutreten und sich in ihren Kleidern gut und stark zu fühlen – extravagant und großartig.« Die Kleider vermittelten eine erotische Macht der Frauen und eine »Abgeklärtheit«, die Figgis »als Mann einschüchternd« fand. Obwohl Figgis' Beobachtung sicherlich richtig ist, wurde ironischerweise ein großer Teil von »On Liberty« von Andreas, nicht von Vivienne, entworfen.

Genau diese Signale der Frau – daß sie gleichzeitig ein gefährliches sexuelles Raubtier und ein spielerisch humorvolles Wesen sei – brachte Figgis zum Ausdruck, als er für seinen Film *Leaving Las Vegas*, der 1996 einen Oscar bekam, die Schauspielerin Elisabeth Shue für ihre Rolle als Hure in Kreationen von Westwood kleidete. Als das Requisitenteam Figgis die mit Nippessachen angefüllte Wohnung zeigte, die sie für die Hure entworfen hatten, beschwerte Figgis sich, daß sie zu geschmacklos sei. Aber die Frau sei doch eine Nutte, wurde ihm entgegnet. »Ja, aber sie ist eine Nutte, die Vivienne Westwood trägt – sie hat also Ahnung. Sie trägt eben nicht ›Frederick's of Hollywood‹ (ein Versandhaus, das Reizwäsche für Damen verkauft)«. Figgis betrachtet Viviennes Kleider »in keiner Weise als hurenhaft«. Sie gaben ihrer Trägerin Kraft und waren sehr irdisch, und um Shue diese Eigenschaften einzuprägen und sie psychisch auf die Rolle vorzubereiten, bat er sie, in einer Westwood-Korsage und im Supermini-Reifröckchen über den Sunset Boulevard zu gehen. Damit brachte sie den Verkehr zum Erliegen.

Während der Filmaufnahmen fand Figgis Vivienne ungewöhnlich offen und auf ihr Ziel konzentriert. Als er ihr den fertigen Film zeigte, meinte sie nur: »Ach, die Videos könnten wir den japanischen Einkäufern zeigen.« Als Figgis vorschlug, über einen längeren Zeitraum hinweg ihre Karriere zu dokumentieren, erwiderte Vivienne unverblümt: »Für meine Zwecke macht mein Bruder das besser [er stellte eine Dokumentation über ihre Kollektionen her]. Aber trotzdem vielen Dank.«

Wie der Hutdesigner Stephen Jones war auch Figgis beeindruckt von Viviennes »Talent, andere für sich arbeiten und hundert Prozent Einsatz bringen zu lassen, indem sie diesen Eindruck von Hilflosigkeit vermittelt, der gar nicht richtig ist. Aber sie manipuliert einen nicht. Sie überläßt einem die Entscheidung.« Allerdings blieben ihm keine Zweifel, daß »Viviennes großes Plus ist, daß alle sie mögen und daß niemand in ihr eine Bedrohung sieht.« Das erklärte, warum sie bei anderen Modedesignern so beliebt war, obwohl sie sonst heftig miteinander konkurrierten und manchmal sogar boshaft zu ihren Kollegen waren.

Als *Leaving Las Vegas* auf die Auswahllisten für eine Reihe von Oscars kam, drängten die gewieften Public-Relations-Abteilungen einiger Spitzendesigner, darunter Armani und Versace, Figgis und sein Team, an dem großen Abend ihre Kreationen zu tragen. Figgis wollte lieber für eine britische Landsmännin Reklame machen, deren Kreationen im Film gezeigt wurden, und als er von Journalistinnen für *Vogue* und *Women's Wear Daily* interviewt wurde, legte er Wert darauf, Viviennes Namen zu erwähnen. Doch obwohl er beabsichtigt hatte, zur Oscar-Preisverleihung einen Anzug von Westwood zu tragen, versäumte Viviennes Büro es, ihm einen zu schicken. Ein Paar Manschettenknöpfe, die sie ihm geschenkt hatte, der eine ein Penis und der andere eine Vulva, waren viel zu klein, als daß man sie auf der Leinwand bemerkt hätte. An Hollywood-Maßstäben gemessen war Viviennes Werbung das reine Chaos.

Andreas' schwere Hand verzerrte die Präsentation von »On Liberty«. Statt die Kollektion eng um Viviennes neues Körperbild herum zu gestalten, das schon an sich schwer aufzunehmen war, überfrachtete er sie mit Accessoires und verschandelte sie durch eine Reihe von zotigen Späßchen auf dem Laufsteg, die die Regenbogenpresse ansprechen sollte. Kate Moss, das kindliche britische Supermodel, taumelte den Laufsteg entlang, nackt bis auf einen Blumenstrauß, den sie an ihre mädchenhafte Brust preßte, und schrie dabei immer wieder: »Kinderprostitution!«; das italienische Supermodel Carla Bruni öffnete plötzlich ihren Mantel aus Kunstpelz und enthüllte, daß sie darunter nichts trug außer einem dazu passenden Tangaslip; Naomi Campbell kam mit einem blinkenden Pylon auf dem Kopf angestapft. Feiner Humor ist Andreas' Stärke nun mal nicht. Das Theater um die Nacktheit und die Ablehnung, die die Presse der Turnüre entgegenbrachte – »untragbar!« (mit der erwähnenswerten Ausnahme von *Women's Wear Daily*) drängte ein wichtiges Element der Schau in den Hintergrund: Es war Viviennes erste Zusammenarbeit mit dem Londoner Textil- und Kaufhaus Liberty's (einem weiteren Grund für den Namen der Kollektion).

Das 1875 von Arthur Lasenby Liberty gegründete Warenhaus hatte sich darauf spezialisiert, Gebrauchsgegenstände aus dem Fernen Osten einzuführen und Tuche herzustellen, die vom Orient und von der ästhetischen Bewegung des späten neunzehnten Jahrhunderts inspiriert waren. Seit 1992 führte die Modeabteilung Westwood, und im Oktober 1993 wurde Vivienne von Anthony Daley, dem dynamischen jungen Verkaufsleiter für Großbritannien, eingeladen, mit der Tochtergesellschaft »Liberty of London Prints« zusammenzuarbeiten, die den Großhandel mit Stoffen betrieb. Daley glaubte, wie vor ihm Tony Langford und John Smedley, der Kontakt mit der Kreativität einer Topdesignerin werde die alteingesessene Firma aus ihrer Selbstgefälligkeit aufrütteln. Liberty's konnte auf eine langjährige Verbindung mit Modeschöpfern wie Jean Muir und Yves Saint Laurent zurückblicken, und Daley wollte diese gute Erfahrung erweitern und strebte eine aktivere Zusammenarbeit an. Er meinte, in den vergangenen beiden

Jahren habe Vivienne »ihr Punk-Image abgeworfen und werde inzwischen als weltweit bekannte Designerin ernst genommen«.

Auf Daleys erste Kontaktaufnahme hin erschienen Vivienne und Andreas an einem späten Freitagnachmittag im Oktober 1993 bei Liberty's. Vivienne war kaum zur Tür hereingekommen, als sie Daley auch schon mitteilte, die Strategie der Firma, aus dem Markt für Touristenmitbringsel Gewinn zu schlagen, sei ihr zuwider. Trotzdem erwachte nach mehreren Stunden im Stoffarchiv allmählich ihr Interesse – mehr noch als bei Andreas; vielleicht entging ihm, welchen Ruf das große Tuchhaus besaß. Vivienne schlug leise vor, daß sie mit Ness wiederkommen würde, der ihrer Ansicht nach einen Bezug zu der Kollektion haben würde, insbesondere, da er ein Bewunderer von Arthur Libertys Freund, dem Künstler James McNeill Whistler, war.

Gemeinsam mit Ness durchstöberte Vivienne die Archive, bis sie auf ein kleines Buch aus den dreißiger Jahren aufmerksam wurde, das Blumenmuster in zarten Farben auf Seide enthielt, die Lotus-Kollektion der in den sechziger Jahren wieder aufgenommenen Jugendstilmuster und das Pfauenfedermuster »Hera«, das Arthur Silver 1887 für die Firma entworfen hatte. Schließlich entschied Vivienne sich für insgesamt acht Muster in neununddreißig Farbvarianten, die sie in ihrer Kollektion einsetzen wollte. Anthony Daley, der in diesen Wochen mit ihr zusammenarbeitete, war über ihr visuelles Gedächtnis erstaunt. Im Laufe von sechs Stunden Einsichtnahme in das Archiv, verteilt auf zwei Besuche, machte sie sich keine einzige Notiz, doch sie zeigte »ein bemerkenswertes Gedächtnis für die kleinste Einzelheit eines Musters«.

Liberty finanzierte die Produktion. Bedruckt wurden die Stoffe in einer Fabrik in Südfrankreich, die ursprünglich im Besitz des Vorkriegs-Tuchhauses Bianchini Ferrier gewesen war. Vivienne bestand auf der Verwendung nicht nur traditioneller Stoffe wie Baumwollvelours und Seidengeorgette, sondern auch haarigen Donegal-Tweeds, dicken Samts, glatten PVCs, von Nadelcord und Denim. Die Handwerker stellten sich dieser Herausforderung voller Begeisterung, fasziniert von der Arbeit mit einer so anspruchsvollen und innovativen Designerin.

Dieses hübsche Sortiment sollte bis Ende 1995 exklusiv Vivienne Westwood zur Verfügung stehen, und sie bezahlte für jeden Meter Stoff, den sie für ihre Kollektion benutzte, einen Großhandelspreis. Das »Hera«-Muster auf Denimjeans war ein Beispiel dafür, wie Vivienne ein kulturelles Symbol aus der Vergangenheit veränderte und ihm eine zeitgenössische Bedeutung verlieh, ähnlich wie schon 1979 mit der Piratenmode, dagegen waren die braven Blusen mit Zweigmuster, die sie ebenfalls entwarf, weder originell noch aufregend.

Neben den aufgeblähten Hintern und den Liberty-Drucken präsentierte »On Liberty« enge, handgenähte Kleider und Pullover in Hyazinthe, Stahlgrau und Lila (diese Farbe bezeichnete Vivienne auf den Warenlisten immer mit dem deutschen Namen »Flieder«, obwohl das die Käufer verwirrte). Über die Strickwaren verstreut waren dreidimensionale, gehäkelte Biedermeiersträußchen. Viviennes Strickwaren-Kollektionen waren immer noch unübertroffen, und ihre eigene Meisterschaft im Stricken und Häkeln regte sie ständig zu neuen Ideen an (auch ihre Mutter war Meisterin darin und half ihr, die Musterstücke zu häkeln). Vivienne befürwortete das Handarbeiten und argumentierte, daß die Leute fehlgingen in der Annahme, »sie könnten modern sein, indem sie Technik einsetzten. Die Technik ist ein Tyrann.« Doch die Technik konnte zwar der Art, wie ein Kleidungsstück gestaltet war, Grenzen setzen, nicht aber den modernen Fasern und Stoffen, gegen die Vivienne ein geradezu fortschrittsfeindliches Vorurteil hegte.

»On Liberty« wurde in der Saison gezeigt, in der der amerikanische Regisseur Robert Altman in Paris seine enttäuschende Satire auf den Modebetrieb, *Prêt-à-porter,* drehte. Sophia Loren, Tracey Ullman, Kim Basinger, Marcello Mastroianni und andere Schauspieler sahen die Kollektionen, wobei sie die Plätze in der vordersten Reihe einnahmen, die normalerweise für die Fachpresse reserviert waren. Einige angesehene Häuser, die vorhersahen, daß der Film ihre Branche kritisch betrachten oder einfach eine Katastrophe sein würde, verweigerten die Zusammenarbeit. Vivienne war jedoch weniger vorsichtig und flog nach Paris, um mit Andreas kurz in einer stummen Nebenrolle aufzutreten.

Eine der Hauptfiguren des Films, ein Modedesigner, sehr »camp«, namens Cort Romney, der von Richard E. Grant gespielt wurde, war eine männliche Version von Vivienne – allerdings hätte man dem entgegenhalten können, daß die Figur eher Andreas ähnelte, dessen Handschrift sich jetzt sehr deutlich in ihren Kollektionen zeigte. In seiner Autobiographie erinnert Grant sich, wie er von »einem sehr müden Österreicher mit schlechten Zähnen« (Andreas) für die Rolle eingekleidet wurde. Er sollte einen dreiteiligen pinkfarbenen Anzug tragen, einen bodenlangen grauen Mantel und schwarze Stiefel, die bis zum Schritt gingen, mit dreißig Zentimeter hohen Absätzen. Außerdem führte er weißes Make-up aus dem achtzehnten Jahrhundert, einen Schönheitsfleck und eine Schmachtlocke vor. Vor den Aufnahmen aßen Grant und Vivienne zusammen Mittag, damit sie ihm Anweisungen für die Darstellung ihres Charakters geben konnte. Im Laufe von zwei Stunden deckte sie alles ab, »von ihrer Beziehung zu Malcolm McLaren, wie Punk entstand, witzige Zitate von Oscar Wilde, ihre Söhne, ihre Theorie der Schönheit und ihre große Leidenschaft, einen Salon für Künstler und Denker, ›wie sie sie damals hatten‹, zu gründen, alles mit der Fluppe in der Hand, und das Ganze hätte sich vielleicht prahlerisch aufgebläht, wenn es nicht in ihrer resoluten, ›handfesten‹ nordenglischen Sprache vorgetragen worden wäre … Vor allem ist ihre Leidenschaft für Kleidung und alles, was damit zu tun hat, so unerbittlich wie ein Herzschlag: der Schnitt, *der Schnitt*, DER SCHNITT.«

Grant erinnert sich, daß Vivienne »allgegenwärtig« die Filmaufnahmen verfolgte, in Perlen, einem karamellfarbenen Pullover und dazupassenden Hosen. »Sie hätte eine Hausfrau sein können«, sagt er, wenn man mal von den dreißig Zentimeter hohen, karierten Plateauschuhen absieht. Sie flog nach New York, um die Premiere von *Prêt-à-porter* zu sehen, hatte aber dann später das Gefühl, es sei unklug gewesen, in dem Film aufzutreten, und immer, wenn sie danach gefragt wurde, antwortete sie schroff: »Ich möchte nicht darüber sprechen.«

Malcolm McLaren, der auf die Fünfzig zuging, suchte jetzt die Gesellschaft seiner ehemaligen Geliebten. Vivienne irritierte die Art, wie er ihr schmeichelte, nachdem sie zum Erfolg gelangt war, denn er schickte ihr Glückwunschbriefe, in denen stand: »Ich bin stolz auf dich.« »Ich kann auf seinen Stolz verzichten«, meinte sie. »Er ist in dieser Hinsicht ein bißchen egoistisch, er mag es nicht, wenn etwas, das seiner Meinung nach ihm gehört, ihm entgleitet.« Trotzdem arrangierte Jean-Charles de Castelbajac in dem Pariser Nachtclub »L'Arc« nach der »On Liberty«-Schau ein Treffen. Sowohl D'Amario als auch Andreas, die fürchteten, daß Vivienne McLaren noch lieben könnte, fühlten sich durch diese Begegnung bedroht und versuchten, das Gespräch der beiden abzubrechen. Doch Castelbajac hielt sie in Schach, während Vivienne und McLaren in einer Ecke zusammenhockten und sich über anderthalb Stunden sehr intim unterhielten.

McLaren schlug vor, Joseph solle sich an der Universität einschreiben, und meinte, er könne ihm helfen, in das Trinity College in Dublin zu kommen. Zu seinem Entsetzen jedoch verwarf Vivienne, trotz all ihrer öffentlichen Bekundungen, daß Bildung der Schlüssel zur Zivilisation sei, diesen Gedanken mit dem Einwand: »Joe mag Bücher nicht.« Im Gegensatz zu McLaren kannte sie ihre Kinder, und ihr war klar, daß sie ihrem ungebildeten Sohn keine Bücher aufzwingen konnte. McLaren erinnert sich, daß sie »eigentlich nur über ihre Arbeit und darüber, was für eine großartige Designerin sie war, reden wollte«. Ihre Beschäftigung mit sich selbst mag ihn zwar geärgert haben, aber war es ein Wunder, daß die einst so unsichere Vivienne ihrem Geliebten beweisen wollte, daß sie es endlich und ganz ohne ihn geschafft hatte?

In Anerkennung der Partnerschaft mit Liberty's führte Vivienne »On Liberty« ein zweites Mal auf einem Laufsteg im Kaufhaus selbst vor. Dora, in niveablauem Satin mit passendem Lidschatten, saß zusammen mit ihrer Freundin Madge, Carlo D'Amario und anderen Angehörigen des Westwood-Teams in der ersten Reihe. Während sie auf den Beginn der Vorführung wartete, mit gewohnter Überschwenglichkeit plauderte und sich auf die Schenkel schlug, entging ihr, daß ihr durchgeknöpfter Rock sich geöffnet hatte und ihre Unterwäsche enthüllte. Als sie darauf aufmerksam gemacht wurde, warf sie lachend den Kopf zurück und verkündete aus vollem Halse: »Ich führe aber eigentlich nichts im Schilde.« Mutter und Tochter fanden nicht nur beide Geschmack an Anzüglichkeiten, sondern sie betrachteten auch beide andere Frauen voller Eifersucht. Dora kritisierte Frauen oft unnötig hart, ob sie nun die Supermodels streng verurteilte oder Bens Freundinnen als »Flittchen« verunglimpfte.

Während Dora lachend in der ersten Reihe saß, beobachtete Andreas hinter der Bühne John Walford, den Regisseur der Show, »wie er allen Models in den Busen kniff und sie abschleckte. Es war zuviel, daher beschwerten die Mädchen sich. Daraufhin fing er an, den Barkeeper vom Partyservice zu küssen. Er war sturzbetrunken.«

Leonie Edwards-Jones erster Anblick von Andreas, beim Bewerbungsgespräch für ihre Stelle im PR-Büro, blieb ihr unvergeßlich. Er stand in silbernen Plateausandalen vor ihr, die Zehennägel mit Metallic-Lack bemalt. Er erzählte ihr, Yves Saint Laurent sei der größte Couturier, und er würde mit Freuden in einem Karton wohnen, wenn der Meister einen Haute-Couture-Anzug für ihn anfertigen würde. »Wo würden Sie den dann aufbewahren?« fragte Edwards-Jones, todernst Interesse heuchelnd. »Oh, bei irgendeinem meiner Jungs«, war die Antwort.

Vivienne gab zu, das Zusammenleben mit Andreas sei »eine Situation, auf die ich ohne weiteres hätte verzichten können. Ich habe vollkommen zufrieden allein gelebt.« In Anspielung auf seine sexuellen Verfehlungen meinte sie: »Wir alle haben bestimmte Gefühle der Eifersucht und des Besitzenwollens in bezug auf einen Partner, aber bei Andreas ist es mir wirklich egal, das geht so weit, daß ich will, daß er immer glücklich ist; ganz egal, was er möchte, alles, was er möchte, ich habe nichts dagegen.« Bei einem anderen Anlaß erklärte sie einer Tageszeitung: »Ich habe mir nie etwas anderes gewünscht, als daß er seinen Spaß hat. Wenn er abends nicht nach Hause käme, würde mir das nichts ausmachen. Ich meine, manchmal kommt er ja nicht nach Hause. Es ist mir wirklich egal. Ich will nichts von ihm. Wenn er weggehen sollte, was er nicht tun wird... In meinem ganzen Leben bin ich mir noch nie eines Menschen so sicher gewesen.«

Vivienne hatte sich über McLarens Liebeleien die Augen ausgeweint, und vielleicht glaubte sie jetzt, sie könnte keinen anderen Mann an sich binden. Ihr alter Freund Keith Wainwright beobachtete mit Sorge, wie die Beziehung sich entwickelte: »Sie war nie gut darin, Menschen auszusuchen... sie hat ihre politische Richtung geändert, also könnte er vielleicht eines Tages seine sexuelle Richtung ändern. Wir wollen es hoffen.«

Die Kollegen stellten Vermutungen über Viviennes Beziehung zu Andreas an. Da sie gelegentlich prahlte, sie habe Sex gehabt, nahm man an, daß Sex in ihrem Eheleben nicht die Regel war. Bei einem Abendessen zum Beispiel saß sie neben dem Schuhdesigner Manolo Blahnik, der entsetzt war, als er sah, daß sie von fremden Tellern Essen stibitzte, »wie ein Tier«. Als er sie fragte: »Wie geht's dir denn so, Vivienne?« erwiderte sie: »O, mir geht's gut. Ich bin gestern abend gevögelt worden.« Ein anderes Mal, 1994, kam sie mit völlig zerrissenen Strümpfen ins Atelier und erklärte einer Kollegin: »Andreas hat mich heute morgen auf dem Bett genommen. Finden Sie diesen Look nicht toll?« Später am Tag wurde sie von Juergen Teller im Battersea Park fotografiert, wobei sie immer noch stolz ihr von ihrem erotischen Intermezzo zerzaustes »Déshabillé« vorführte. Viviennes engen Mitarbeitern zufolge praktizierte sie mit Andreas, trotz seiner bisexuellen Aktivitäten, keinen Safer Sex. Sie hatten sich von der deutschen Punksängerin Nina Hagen und ihrem Freund Frank überzeugen lassen, daß Aids eine rein psychosomatische Erkrankung sei, die von den Medien aufgebauscht werde, und es kam ihnen sehr gelegen, sich dieser tröstlichen Theorie anzuschließen.

Seit Anfang der neunziger Jahre veränderte sich Viviennes Auftreten wieder einmal. Vorher war sie in aufgekrempelten »Spot«-Jeans erschienen, mit einem Pullover, den Joseph ihr geschenkt hatte, verziert mit einem Bild von Jemima Puddleduck, und Timberland-Stiefeln, oder in Schottenrock, Twinset und weißen Kniestrümpfen, mit bloßen Knien und dazu einem Twinset. Doch als Andreas in ihr Leben trat, schminkte sie sich jeden Tag, selbst wenn sie bloß im Atelier arbeitete, frisierte ihr Haar und trug Strümpfe – nie Strumpfhosen – und ein Kostüm aus der Kollektion. Kniestrümpfe und Schaukelpferd-Schuhe wurden seinetwegen ausrangiert. Wie ein verliebter »Backfisch« war Vivienne entschlossen, abzunehmen und nippte an heißem Wasser, statt zu essen. Sie achtete so sehr auf ihr Gewicht, daß sie unwillkürlich Kommentare über die Figuren anderer Frauen abgab. Als die Popsängerin Debbie Harry in der Davies Street Kleider anprobierte, machte Vivienne eine Bemerkung darüber, wie dick sie geworden sei, und mehrmals widersprach sie Kundinnen im Laden, indem sie aggressiv darauf beharrte, sie hätten eine andere Größe.

Am 3. April 1994 verkündete das Revolverblatt *Sunday Mirror*: »Mode-Queen will wieder Mama werden ... mit 52«. Die Zeitung behauptete, man habe Vivienne und Andreas auf dem Weg zu Dr. Severino Antonoris Fertilitätsklinik in Mailand gesehen, und informierte ihre Leser, Vivienne versuche schon seit einigen Jahren, schwanger zu werden. Eine »Freundin« wurde zitiert: »Sie ist eine intelligente Frau und weiß um die Gefahren, wenn man in ihrem Alter schwanger wird, aber es ist ein Herzenswunsch von ihr. Sie ist sehr verliebt in Andreas, und sie wünschen sich beide ein Baby.« Vivienne reagierte unbestimmt: »Ich weiß nicht, wo sie das herhaben. Die können meinetwegen schreiben, was sie wollen.« Zwei Journalisten vom *Daily Mirror* waren ihr nach Italien gefolgt und ihr zwei Tage auf den Fersen geblieben, allerdings verbrachte sie die gesamte Zeit in Gesellschaft ihres Assistenten Murray Blewitt. Andreas war nicht zugegen. Derek Dunbar jedoch wunderte sich nicht über den Artikel: »Ja, ich glaube, das mit der Fruchtbarkeitsbehandlung stimmt.« Offenbar gab es einen Spion in ihrem Atelier, der die Zeitungen mit Klatsch versorgte.

Es ist schwer zu sagen, ob Vivienne sich wirklich ein Kind von Andreas wünschte, aber in Erinnerung an ihre Beziehung zu McLaren glaubte sie vielleicht, ein Kind könne ein zusätzliches Band zwischen ihnen sein. Sie war so vernarrt in Andreas, daß die konservative medizinische Ansicht, daß eine Geburt in ihrem Alter nicht ratsam sei, kaum Einfluß auf ihre Entscheidung haben konnte. Jean-Charles de Castelbajac bemerkte: »Vivienne ist die einzige Frau der Welt, die ich kenne, die Liebe wirklich nötig braucht, und sie ist nie geliebt worden. Sie ist von Schleimern umgeben. Die einzigen Menschen, die sie geliebt haben, waren ihre Söhne.«

Wenn Vivienne nicht gerade in Sachen Eigenwerbung unterwegs war, mied sie gesellschaftlichen Verkehr und verzog sich zum Lesen ins Bett. Ihr Schülerin-Lehrer-Verhältnis zu Ness bestand weiterhin, aber zwischen ihm auf der einen und Andreas und D'Amario auf der anderen Seite war es zu einem Tauziehen um ihre Aufmerksamkeit gekommen. Andreas, der Ness' Einfluß auf Vivienne immer mit Argwohn betrachtet hatte, war zornig, daß die Muster, die er bei ihrem ersten Besuch im Liberty-Archiv mit ihr ausgesucht hatte, durch Ness' Auswahl ersetzt worden waren. D'Amario mißtraute Ness' hochgestochenen Vorstellungen von »Prestige« und »Kultur« – ihn selbst beeindruckten Gewinne. Und so wanderte Vivienne von einem Lager zum anderen und spielte sie wissentlich gegeneinander aus, um sich ihre Aufmerksamkeit zu erhalten und Ness' Verfolgungswahn zu provozieren. Er strafte sie dann mit »Halt den Schnabel, Hilda Ogden« oder »Du hast wieder mal auf Vollidioten gehört.« Nur Ness konnte es sich leisten, so grob mit ihr zu sprechen. Er war entsetzt, als er von Andreas' Idee erfuhr, die Kollektion Herbst/Winter 1996/97 »The Golden Shower« zu nennen (als Anspielung auf die sexuelle Praxis, auf den Partner zu urinieren), und D'Amarios Pläne, die ganze Firma mit allem Drum und Dran nach Italien zu verpflanzen, schockierten ihn. Aber Vivienne war immer noch verbittert über die Art, wie man sie in Großbritannien behandelt hatte: »Vielleicht sollte ich jetzt gehen. England ist so schrecklich puritanisch, und der Puritanismus hat seine Wurzeln im Neid.« Ein Sprecher des Unternehmens versicherte der Öffentlichkeit in aller Eile, sie beabsichtige, lediglich ihre Produktion, nicht ihren Wohnsitz, nach Italien zu verlegen. Ness tanzte weiterhin nach Viviennes Pfeife, und gemeinsame Freunde wurden Zeugen, wie sie ihn manipulierte, indem sie ihm erst versicherte, wie wertvoll er ihr war, und die Kosten für seine medizinischen Behandlungen übernahm (seine Gesundheit ließ aufgrund des jahrelangen Alkohol- und Nikotinkonsums nach), und ihn gleich darauf im Stich ließ und ihn wochenlang nicht anrief. Als Françoise Rust-Fourteau in einem heißen Sommer einen kleinen Kühlschrank für Ness kaufte, war Vivienne wütend, daß ihre Angestellte in ihre eigene Rolle geschlüpft war, und brüllte: »Ich verstehe nicht, warum Sie das gemacht haben. Es geht Sie nichts an. Ich kümmere mich um Gary, nicht Sie. Wenn er etwas braucht, fragt er mich!« Vivienne behandelte Ness wie einen Untergebenen und forderte brandeilig seine Mitarbeit, indem sie ihn zum Beispiel am Abend vor einer Show anrief und darauf bestand, daß er, während die Drucker warteten, einen Titel dafür erfand, obwohl er die Kleidungsstücke nicht einmal gesehen hatte; oder sie wies ihn an, seine Idee zu einem »Toile de Jouy«-Druck, der auf französischen *cartes des tendres* aus dem siebzehnten und achtzehnten Jahrhundert beruhte, weiterzuentwickeln. (Diese cartes des tendres waren »Landkarten«, die die Topographie der Gefühle darstellten.) Zufällig spielte zur gleichen Zeit auch McLaren, der zur Mode zurückgekehrt war, mit dem Gedanken, für seine Kollektion 1995 eine »Landkarte der Gefühle« auf Stoff drucken zu lassen, und außerdem plante er, Jacketts mit Drucken von alten, dreidimensionalen Stadtplänen von Paris zu füttern. Vivienne hatte sich, wiederum rein zufällig, einen ähnlichen Stadtplan als Inspiration an ihr Schwarzes Brett geheftet. Offenbar arbeiteten die beiden immer noch auf der gleichen Wellenlänge und wählten aus heiterem Himmel ähnliche Themen.

Hinter den Kulissen arbeitete Ness weiterhin als Viviennes Ghostwriter. Als der Pariser Verlag Editions Hazan sie bat, zu Marie Simons Buch *Fashion and Art*, einer Studie über Malerei und Mode im neunzehnten Jahrhundert, ein Nachwort zu verfassen, übertrug Vivienne Ness diese Aufgabe, fuhr ins Ausland und machte sich nicht einmal die Mühe, »ihren« Text zu lesen. Währenddessen hielt sie Ness immer mit Versprechungen, sie würde ihm eine neue Wohnung suchen und ihn in einen »Salon« einführen, bei der Stange.

Erschöpft und gesundheitlich angeschlagen, wie Ness es war, machte er sich nicht nur Gedanken wegen der »Narren«, die seine Gönnerin beeinflußten, sondern er war auch um ihre körperliche Unversehrtheit besorgt. Zwischen 1994 und 1996 kam sie dreimal mit geschwollenem Gesicht und einem blauen Auge in seine Wohnung. »Sie ist ein Opfer, und vielleicht gefällt ihr das so«, sagt Françoise Rust-Fourteau. Viviennes Ausreden klangen wie die typischen Erklärungen einer mißhandelten Hausfrau – sie war »die Treppe heruntergefallen ... mit dem Fahrrad gestürzt ... beim Zahnarzt gewesen« –, und sie hielten ihre Freunde und Kollegen nicht von Spekulationen darüber ab, wer sie wohl zusammenschlug. John Walford lehnte den Gedanken, D'Amario sei der Schuldige, kategorisch ab: D'Amario griff zu verbalen Kränkungen, nicht zu physischen Mißhandlungen, um sie einzuschüchtern. Allen war klar, daß Viviennes Verhalten in der Vergangenheit bei McLaren gewalttätige Ausbrüche hervorgerufen hatte, und man verdächtigte sie, auch Andreas zu provozieren. Manchmal, wenn ihre Sprachlosigkeit sie frustrierte, schlug sie zu und forderte damit zu Vergeltungsmaßnahmen heraus.

1994 arbeitete das Paar häufiger in der Wohnung als im Atelier. Vivienne nahm die knapp einen halben Meter große hölzerne Schneiderpuppe, die sie für ihre Entwürfe benutzte, mit nach Hause und experimentierte dort. Der Druck, der auf ihr gelastet hatte, ließ nun nach, weil Andreas und andere ihr vieles abnahmen, und sie arbeitete nicht mehr zehn oder zwölf Stunden am Tag, sondern las lieber oder ging mit ihrem weißen Foxterrier Alexandra auf dem Clapham Common oder im Battersea Park spazieren. In regelmäßigen Abständen tauchte sie im Atelier, manchmal zwei oder drei Stunden zu spät zu einer Verabredung auf, um Musterstücke zu prüfen und ihrem Personal Anweisungen zu geben. Die Hauptarbeit mit den italienischen Produzenten des Red Label, Staff International, hatte Andreas übernommen. Er besuchte die Firma in Noventa Vicentina ein- oder zweimal im Monat. Außerdem kümmerte er sich um alles, was mit der Herrenkollektion zusammenhing. Murray Blewitt befaßte sich mit den japanischen Lizenzen und entwarf die Schuhe für den Hersteller Guido Pasquale (die Partnerschaft löste sich 1996 auf, und an die Stelle des italienischen Unternehmens trat die Firma »Amethyst Shoes« in London), und ein italienischer Lizenznehmer, Bracialini, bekam freie Hand für die Entwürfe von Taschen und Koffern. Murray Blewitt und Mark Spye wurden für Vivienne immer unentbehrlicher, denn sie delegierte Entscheidungen nun außer an Andreas auch an die beiden.

»MAN«, Viviennes Label für Herrenkleidung, wurde im Januar 1996 auf den Markt gebracht und ist in erster Linie das Projekt von Andreas. Die Kleidungsstücke sind häufig »camp«: theatralische Versionen von Männertrachten wie Gehröcke, Kniehosen, mit Pailletten besetzte Korsagen. Da Viviennes bodenständiger Touch fehlt, sind nur wenige im Alltag tragbar. Paul Smith bemerkt zurückhaltend zu diesem Label: »Es ist unglaublich speziell. Entweder findet man es phantastisch, oder man begreift es nicht. Mutig und richtungsweisend, könnte man vielleicht sagen.«

Mit dem wachsenden öffentlichen Interesse an ihrem Verhalten und ihrem Lifestyle wurde Viviennes Selbstvertrauen zu Arroganz und ihre einst provozierende Subversität zu schriller Selbstbespiegelung. Sie verlor den Kontakt zu den Quellen, die sie in der Vergangenheit inspiriert hatten, wie etwa der anregenden Londoner Clubkultur. Ihre Isolation war fast vollkommen, als eine Reihe von loyalen Mitarbeitern, die ihr früher die Außenwelt ins Atelier gebracht hatten, kündigten, so daß sie nur noch von Kriechern umgeben war, die sie mit »Madame« titulierten. »Sie ist eine Frau, die sich jedenfalls nach Bewunderung sehnt, und wenn sie welche bekommt, hält sie daran fest«, glaubt McLaren. Rust-Fourteau nimmt wie üblich kein Blatt vor den Mund: »Sie ist sehr von sich eingenommen. Sie läßt einen bei Verabredungen warten und kommt immer zu spät. Sie hat es gern, wenn man ihr den roten Teppich ausrollt.«

Wenn Viviennes Antrieb einst ihre Empörung über die Ungerechtigkeit der Welt gewesen war und sie voller Energie um der Jugend willen die bestehenden Verhältnisse in Frage gestellt hatte, verachtete sie die jungen Leute jetzt und erklärte: »Ich habe kein Vertrauen mehr zu jungen Leuten. Ich verschwende keine Zeit mit dem Versuch, mit ihnen zu kommunizieren.« Statt dessen machte sie sich rückhaltlos Ness' Rechtfertigung des elitären Denkens zu eigen und forderte ihren Platz in der Elite.

1993 war D'Amario ganz nach Großbritannien gezogen, und zwischen ihm und Joseph, der nominell der Geschäftsführer des Unternehmens war, wuchsen die Spannungen. Ursprünglich war D'Amario in Josephs Wohnung im Stadtteil Pimlico gezogen, aber bald stritten die beiden sich erbittert. Einmal erklärte D'Amario voller Wut, er würde ausziehen, und Vivienne bot ihm auf der Stelle an, er könne bei ihr wohnen. Joseph und D'Amario weigerten sich fast einen Monat lang, miteinander zu sprechen.

Das gespannte Verhältnis spitzte sich wenige Tage vor Weihnachten 1993 zu. Nach mehreren Monaten der Vorbereitung und der Verhandlungen standen Joseph und John Rowley, der sich auf Viviennes Bitte hin immer stärker in der Firma engagierte, kurz vor dem Abschluß eines lukrativen Lizenzabkommens mit der japanischen Firma Itochu-Horizonti. Fünf Tage vor Weihnachten beantragten die beiden Spesen für einen Flug nach Tokio, um das Geschäft unter Dach und Fach zu bringen. D'Amario weigerte sich, die Reise zu genehmigen, und beharrte darauf, daß die Japaner, wenn sie so scharf auf das Geschäft seien, nach London kommen könnten. Es gab einen heftigen Krach im Büro, der von sieben Uhr abends bis ein Uhr am nächsten Mittag dauerte. Rowley zufolge tat D'Amario das Angebot der Japaner als »Scheißgeschäft« ab. Rowley und Joseph versuchten gemeinsam, Vivienne zu überzeugen, daß D'Amario das Ganze nur so negativ sehe, weil er es nicht selbst eingefädelt habe, und im Laufe des Streits wurden Fotos hervorgeholt, die zeigten, wie Viviennes Kreationen an der Riviera illegal verhökert wurden, wobei D'Amario den Gewinn einsteckte. Schließlich stellte Rowley ein Ultimatum: »Vivienne, entweder er oder ich.« Vivienne wandte sich gegen D'Amario, nannte ihn einen Idioten und ging dann hinaus, um Tee zu machen. Als sie ein paar Minuten später zurückkam, hielt sie einen Monolog, der mit den Worten endete: »Ich stimme allem zu, was Carlo sagt.« Rowley verließ die Firma am nächsten Tag und erklärte Vivienne, es sei ihm unmöglich, mit D'Amario zusammenzuarbeiten. Joseph blieb noch kurze Zeit, aber als D'Amarios Macht wuchs, wurde er immer frustrierter. Er schaffte es, auf Rowleys Drängen hin, das Geschäft mit Itochu-Horizonti abzuschließen, obwohl D'Amario bei dem abschließenden Treffen vor den Japanern einen Wutanfall bekam und Vivienne anflehte, nicht zu unterschreiben. Kurz darauf kündigte Joseph offiziell, um in Dublin die Universität zu besuchen, wie McLaren es für ihn geplant hatte, obwohl er sich wenig für eine höhere Bildung interessierte. Nach den Aussagen von Rowley und McLaren wurde er genötigt, die Firma ohne jegliche Sicherheit zu verlassen, obwohl er fast zehn Jahre Arbeit in das Unternehmen seiner Mutter investiert hatte. Er und Vivienne wechselten sechs Monate lang kein Wort miteinander.

Warum schlug Vivienne sich trotz dringender Bitten ihres Sohnes und Rowleys – der wesentlich dazu beigetragen hatte, daß der jährliche Umsatz der Firma von 600 000 Pfund im Jahre 1993 fast auf 15 Millionen Pfund Anfang des Jahres 1995 stieg –, auf D'Amarios Seite und ließ zu, daß die beiden kündigten? Manny Silverman, der Anfang der neunziger Jahre bei ihr die Geschäfte geführt hatte, fand das unverständlich: »Das Rätsel ist, warum ist Carlos Einfluß auf Vivienne so stark, daß sie ihren eigenen Sohn in der Firma verraten kann?« Vivienne fühlte sich für immer in D'Amarios Schuld, weil er sie vor dem Bankrott gerettet, ihr in ihrer dunkelsten Stunde Schutz geboten und Mitte der achtziger Jahre ihr Unternehmen wieder flottgemacht hatte. Ohne ihn, so glaubte sie, wäre sie nie in der Lage gewesen, ihre Arbeit in der Modebranche fortzusetzen. In gewisser Weise schätzte sie die Situation richtig ein. Welcher andere Manager hätte sich mit ihrem unvernünftigen Verhalten, ihren nicht gewinnträchtigen Designs und ihrer eigensinnigen Mißachtung des Marktes über so viele Jahre hinweg abgefunden? D'Amario andererseits hatte sich seinen Teil gesichert und war jetzt ein wohlhabender Mann.

Viviennes emotionale und irrationale Entscheidung rührte von ihrem Bedürfnis her, immer zum unterlegenen Teil zu halten. Da D'Amario Joseph, Rowley und viele andere Angestellte gegen sich hatte, darunter Dunbar und Barker, die immer wieder auf seine finanziellen Unregelmäßigkeiten hinwiesen, fühlte sie sich verpflichtet, ihm beizustehen. Zu Simon Barker sagte sie: »Hoffentlich hast du unrecht. Ich bin schon so oft ausgenommen worden.« Sie war bereit, D'Amario zu verteidigen, teils, weil sie in seiner Schuld stand, teils, weil ihr Firmengewinne und Konten nicht sehr am Herzen lagen. Sie hatte genug zum Leben, und solange D'Amario ihr die Freiheit ließ, zu designen, Kulturstudien zu betreiben und die breite Masse zu belehren, war sie glücklich. Gene Krell, seit zwanzig Jahren mit ihr befreundet, sagt: »Schauen Sie, sie hatte ja keine Alternative. Man muß Entscheidungen fällen, und was das Geschäft betrifft, so liegt ihr nicht allzuviel daran.«

Von 1993 bis 1995 verlor die Firma viele Mitarbeiter. Zwei von Viviennes glühendsten Verehrern, Derek Dunbar und Simon Barker, die seit ihrer Rückkehr aus Italien für sie gearbeitet hatten, kündigten jeweils im Frühjahr 1994 und 1995. Teils war es D'Amarios Argwohn, sie könnten zu großen Einfluß auf Vivienne haben, der sie vertrieb, teils langweilten sie sich mit »Andreas' Kollektionen«. Keiner von beiden fand das Umfeld bei Westwood noch kreativ oder heiter, und sie konnten nicht mit ansehen, wie Vivienne von neuen »Höflingen« von ihren alten Freunden ferngehalten wurde. Sie meinten, Vivienne habe »überhaupt keine Vorstellung von Loyalität – absolut gar keine!« Dunbar versuchte in einem letzten Anlauf, Viviennes selbstgefälligen Panzer zu durchbrechen und warnte sie vor den Schmeichlern, die ihr Leben beherrschten, und vor D'Amarios Geschäftspraktiken. Er verlangte eine anständige Abfindung und drohte, D'Amario beim Finanzamt anzuzeigen, falls dieser nicht einwillige. D'Amario reagierte, indem er seinerseits Dunbar dort anzeigte, doch eine Überprüfung ergab, daß seine Steuererklärung korrekt war. Andere Angestellte, die kündigten, mußten feststellen, daß trotz anders lautender Lohnabrechnungen weder Steuern noch Beiträge an die National Insurance abgeführt worden waren. 1995 zog die Firma aus dem Schulkomplex in Battersea in einen modernen, reizlosen, aber funktionalen dreistöckigen Bau am Südufer der Themse, in der Elcho Street, um. Er bestand aus einem weitläufigen Großraum-Atelier im Parterre und kleinen schachtelförmigen Büroräumen in den oberen Stockwerden.

Joseph, Rowley, Barker und Dunbar waren nicht mehr da, und Vivienne stand ganz allein da. Vollmundig kündigte

D'Amario an, er werde in Zukunft nur noch »schlichte Gemüter« einstellen, die keine Fragen stellen und sein Geschäftsgebaren nicht in Zweifel ziehen würden. Bei den seltenen Gelegenheiten, in denen Vivienne seine Praktiken in Frage stellte, wies er ihre Bedenken entschieden zurück; Françoise Rust-Fourteau hörte ihn einmal schreien: »Ich führe das Geschäft. Halt du den Mund und entwirf!«

Rust-Fourteau – ganz sicher kein »schlichtes Gemüt« – bekam im August 1994 von D'Amario den Laufpaß, mit den beleidigenden Worten: »Sie sind eine Kuh, gerade gut genug, um Kinder zu gebären!« (Sie hat drei Söhne). Als Viviennes persönliche Assistentin konnte sie aus nächster Nähe beobachten, wie geschickt D'Amario diese manipulierte: »Sie ist sehr klug, aber sie kann auch sehr naiv sein, und er kennt sie sehr gut und weiß, daß sie ihn bewundert. Sie hält ihn für sehr intelligent, wegen allem, was er für die Firma getan hat. Davon läßt sie sich nicht abbringen. Sie will es einfach nicht sehen.«

D'Amario drohte und schmeichelte Vivienne gleichermaßen. Wohl nicht zuletzt wegen der Schmeicheleien wurde sie unerträglich anmaßend. Die Schriftstellerin und Journalistin Sally Brampton, die sich lange vor der allgemeinen Anerkennung schon für Vivienne engagiert hatte, sagte Ende 1995: »Als ich sie das letzte Mal gesehen habe, war sie unerhört grob. Ungläubig meinte sie zu mir: ›Du hast tatsächlich einen Roman geschrieben?‹ ›Zwei‹, sagte ich. Und sie: ›Was soll das denn? In diesem Jahrhundert ist noch nichts Anständiges geschrieben worden, es gibt doch nur drittklassige Geister.‹ Ich beherrschte mich und sagte nur: ›Du hast doch selbst zugegeben, Vivienne, daß du außer Huxley noch nie etwas aus diesem Jahrhundert gelesen hast. Wie willst du es dann beurteilen?‹« Das war typisch.

Nach einer Modenschau in Berlin hatte ein deutscher Fan Vivienne mit Shakespeare verglichen, und sie zitierte dieses Lob gern. 1996 sagte sie zu einem Kollegen, ihre jüngste Kollektion sei so gut, daß sie »in einem Museum stehen sollte«. Ein Kurator, der jahrelang mit Vivienne zu tun hatte, hielt ihr Ego für so geschwollen, daß es sie an »diese russischen Propagandaplakate für den sozialistischen Realismus erinnert: Mutter Rußland stürmt über ihr daniederliegendes Volk hinweg, das vor ihr auf dem Bauch liegt. Sie hat nur eins im Kopf – das große Bild – auf Kosten der anderen.«

Vivienne rechtfertigte ihr Verhalten mit einem Zitat von Betrand Russell, einem ihrer Idole, der einen Essay darüber verfaßt hatte, warum die Amerikaner und die Briten sich nicht verstehen könnten: Während die Briten Prahlerei verurteilten, irritiert die Amerikaner die britische Zurückhaltung. Vivienne hielt es mit den Amerikanern. Gene Krell meint, ihr Benehmen sei nicht arrogant, sondern von »brutaler Ehrlichkeit«: »Sie meint, falsche Bescheidenheit ist keine Tugend. Da sie ja so hart und so lange gearbeitet hat, bevor die Leute ihre Begabung anerkannt haben, warum sollte sie da demütig sein?« Aber »brutale Ehrlichkeit« kann gesellschaftlich unakzeptabel sein. Als Vivienne in Paris einmal mit einem Kurator aus dem Louvre dinierte, bekam sie das Werk seiner Frau, einer Künstlerin, zu sehen, kaum wahrnehmbare Bilder auf riesigen weißen Leinwänden. »Da ist ja gar nichts, das ist Quatsch!« sagte sie, im Beisein der Künstlerin. Obwohl das Paar fließend Englisch sprach, wandte sich Vivienne an ihre Begleiter, um sich alles übersetzen zu lassen. Dabei erklärte sie: »Ich spreche kein Französisch, wissen Sie, ich spreche Latein.«

Solche Begebenheiten enthüllen Viviennes anhaltende Gefühle der Unzulänglichkeit trotz ihrer Flucht aus der Normalität. »Seit frühester Jugend wollte ich nicht dumm sein«, sagt sie. »Ich fand mich aber dumm. Ich dachte, keiner um mich herum könnte mir genügend Wissen vermitteln.« Wohl wissend, daß sie sich in Gesellschaft ungeschickt benahm, kompensierte sie das, indem sie den Trampel spielte, aber dadurch brachte sie sich in die Isolation: »Heute leide ich unter Isolation. Es ist sehr, sehr schwer, sich mit jemandem zu unterhalten. Ich bin es nicht gewöhnt, ein Diagramm zu zeichnen, um jedes Wort, das ich benutze, zu erklären. Darum kann ich nur mit wenigen Menschen eine Unterhaltung führen, mit der ich etwas sagen will. Es gibt zu wenig Ideen.«

Obwohl Vivienne ab 1997 für sechs Modenschauen pro Jahr entwerfen sollte – zwei Gold Label, zwei Red Label und zwei mit Herrenkonfektion –, konzentrierte sie sich nur auf das

Gold Label und überließ Assistentinnen und Andreas die Entwürfe für die anderen vier Kollektionen. Das größte Vergnügen bereitete ihr der Begleittext für jede Show, an dem sie zwei oder drei Tage zu Hause arbeitete, wie eine Studentin, die einen Essay schreiben soll: »Das findet sie jetzt spannender als designen«, sagt Murray Blewitt.

Vivienne hatte keinen Sinn für persönliche Nostalgie und war irritiert über das Punk-Revival Mitte der neunziger Jahre, obwohl sie im August 1995 in der BBC-Fernsehdokumentation in der Sendung *Arena* auftrat, die über die Bewegung berichtete. Sie wollte nichts damit zu tun haben, obwohl sie es finanziell hätte ausschlachten können. Als dann Gianni Versace und andere Mainstream-Designer den Look uminterpretierten in weiches Ziegenleder für Kaliforniens Reiche, mit Preisschildern von tausend Dollar, wurde Punk sinnentleert und so weit von seinem sozialen Kontext entrückt, der Punk hervorgebracht hatte, so weit, wie Marie-Antoinette, kostümiert für ihre *ferme ornée* von einer bescheidenen Schäferin entfernt war.

So sehr widerte sie das Punk-Revival an, daß sie 1994 die Bitte eines Kurators vom Victoria-und-Albert-Museum höhnisch abschlug, etwas für die Ausstellung »Street Style« beizutragen. Sie hatte sich weit von der Frau entfernt, die vor Stolz platzte und allen mitteilte, die es hören wollten, daß das ehrwürdige Museum ihre Designs sammelte. Ein paar Wochen später kam sie allerdings unangemeldet zum Victoria-und-Albert-Museum und wollte die Vorbereitungen für die Ausstellung sehen. Als man sie eingelassen hatte, »heuchelte sie Desinteresse« und behauptete, wegen einiger Baumwolldrucke aus dem achtzehnten Jahrhundert gekommen zu sein. Die Kuratoren waren zu beschäftigt, um ihr zu helfen, bekamen aber unmißverständlich zu verstehen, daß sie mit der Ausstellung nicht einverstanden sei.

Originaldesigns von Westwood/McLaren waren jetzt sehr begehrt, besonders von Kostümmuseen, japanischen Sammlern und Rockstars. Selbst Vivienne sammelte ihre alten Moden, die Murray Blewitt für sie verwahrte. Am 25. Oktober 1994, gleichzeitig mit der Ausstellungseröffnung, hielt das Londoner Auktionshaus Christie's die erste Versteigerung von »Street

Style«-Artikeln ab. Pat Prost, der Direktor der Textilabteilung, war überrascht von der Resonanz und den Preisen, die erzielt wurden – ein »Destroy«-Shirt wurde für 400 Pfund verkauft. Die Westwood/McLaren-Sachen interessierten nicht nur die, die damals solche Kleidung getragen hatten, sondern auch Kostümsammler, die jedwede Moden suchten, die in ihrer jeweiligen Epoche Skandale verursacht hatten, seien es die Turbane und Lampenschirmkleider von Paul Poiret um 1910 oder die Bondage-Hosen von »SEX« in den siebziger Jahren. Fälschungen von Viviennes Arbeiten überschwemmten den Markt: Ihre eigene Firma kopierte alte Stücke, wie Bondage-Hosen, viele der Original-Druckvorlagen für die T-Shirts, die nicht bei der Konkurrenz »Boy« gelandet waren, blieben unauffindbar, und es gab keinen Beleg, wie viele Original-T-Shirts existiert hatten. Jetzt kaufte Vivienne nicht nur frühe Stücke für das Archiv auf, sie bestand auch darauf, daß alle Modelle von Andreas sorgfältig aufbewahrt wurden.

D'Amario ermunterte Viviennes »ständige Ablenkungen«. Wann immer sie richtig kreativ wurde, wie zum Beispiel bei der »Cut & Slash«-Reihe, kostete das Geld. Er konnte absehen, daß es viel lukrativer war, den alten Katalog auszuplündern und Vivienne ihren Werbefeldzügen und ihrem intellektuellen Zeitvertreib zu überlassen, statt in Recherche und Entwicklung zu investieren und die Führung des Geschäfts zu komplizieren. Die Verkaufszahlen stiegen, da die Kunden Viviennes Arbeit verstehen konnten. Selbst die modekonservativen Amerikaner begannen 1994, nennenswerte Mengen von Westwood zu kaufen. Im März jenes Jahres berichtete die *Financial Times,* daß der Jahresumsatz die 3-Millionen-Pfund-Marke erreicht habe, und um vierzig Prozent im Jahr stieg. 1998 war er auf über 20 Millionen Pfund geklettert. Vivienne schien das Unmögliche erreicht zu haben: einen Geschäftsführer, der sie mit ihren Designs und ihrem Lifestyle gewähren ließ, ohne kommerzielle Ansprüche an sie zu stellen. »Ohne Geldgeber und einen kleinen Laden hatte ich viel Freiheit, und ich fand heraus, daß egal, wie ungewöhnlich ein Modell ist, irgend jemand es immer kauft, wenn es nur schön ist«, sagte sie.

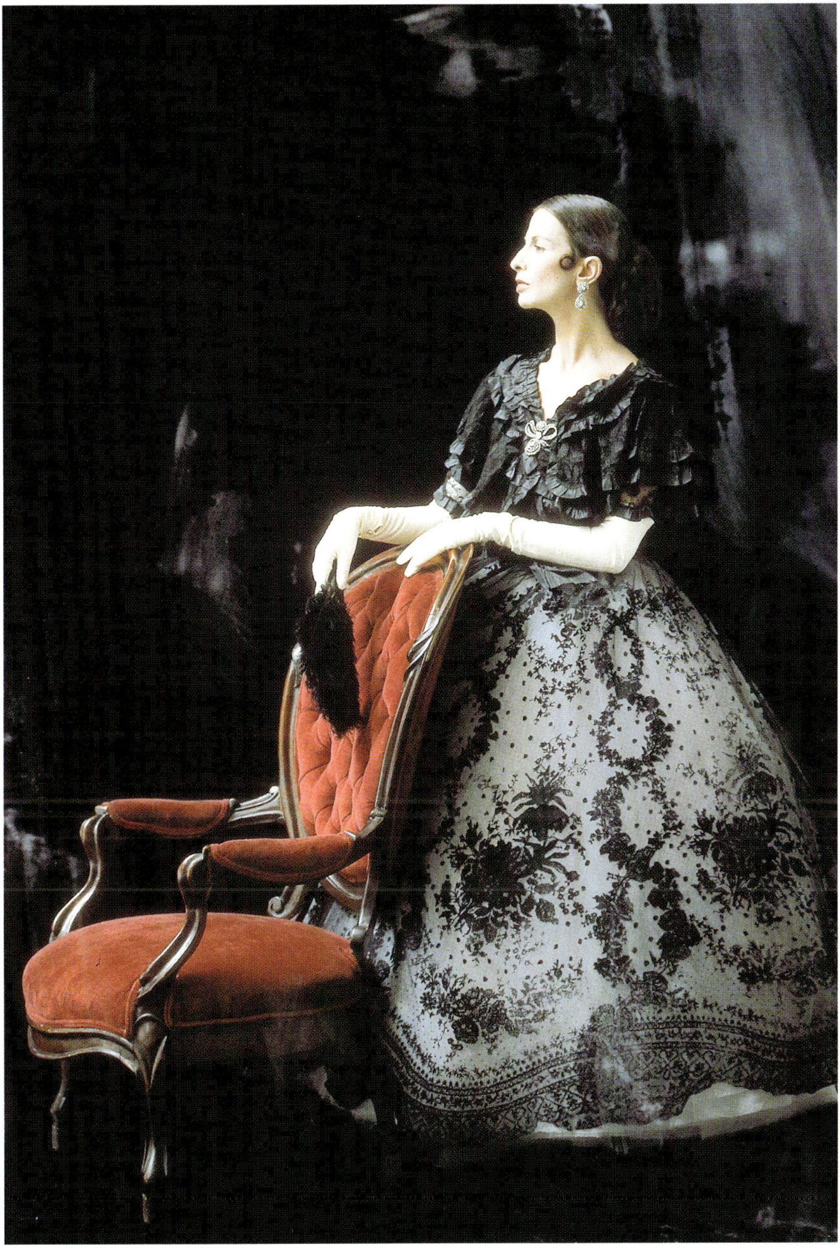

Viviennes Ballkleid aus schwarzer Spitze und weißem Tüll, inspiriert von Winterhalter. Dieses Bild, das die New York Times am 13. März 1994 veröffentlichte, veranlaßte Barbra Streisand, mehrere maßgeschneiderte Westwood-Modelle zu ordern - mit verheerendem Ausgang.

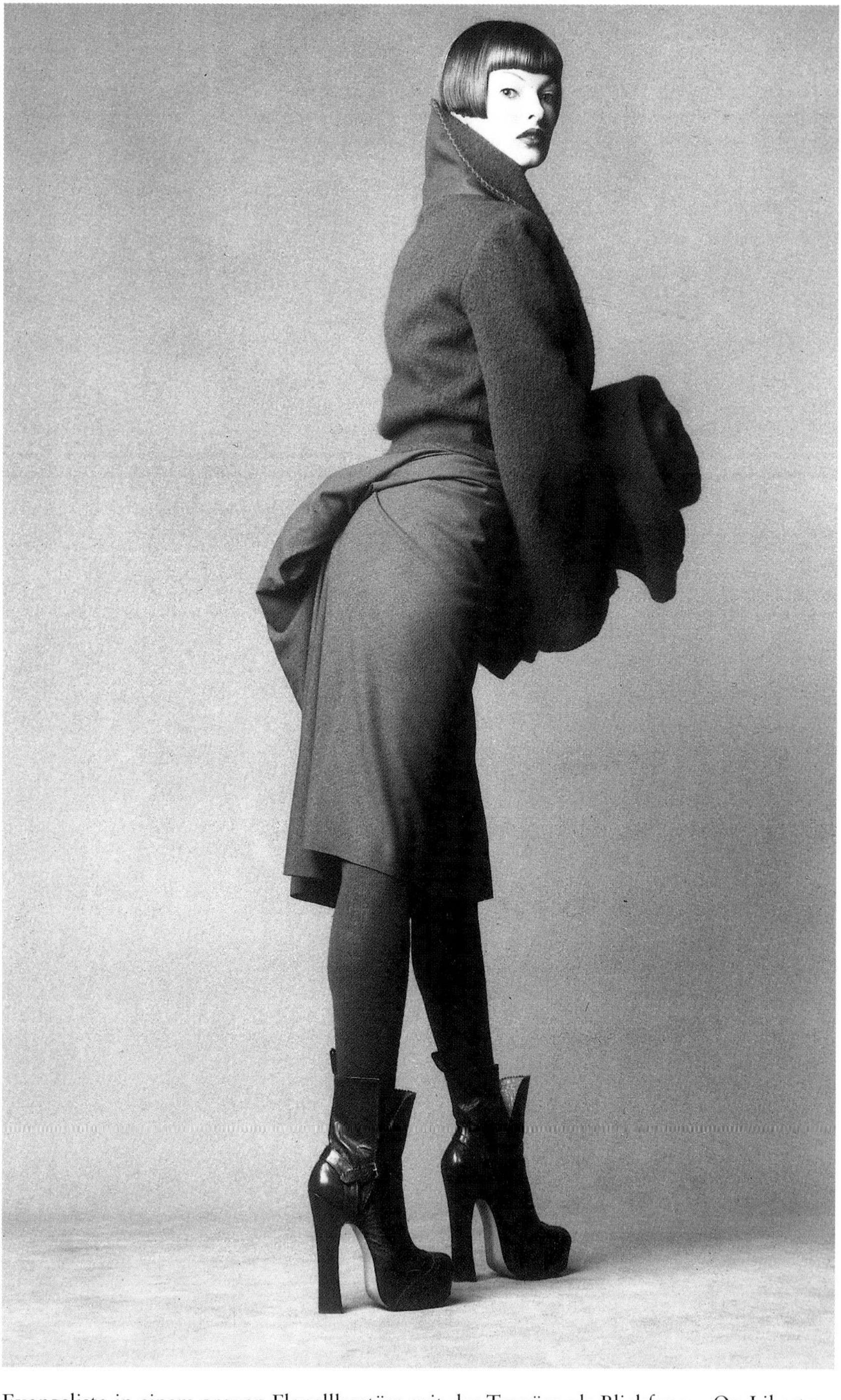

Evangelista in einem grauen Flanellkostüm mit der Turnüre als Blickfang. »On Liberty«, Herbst/Winter 1994/95.

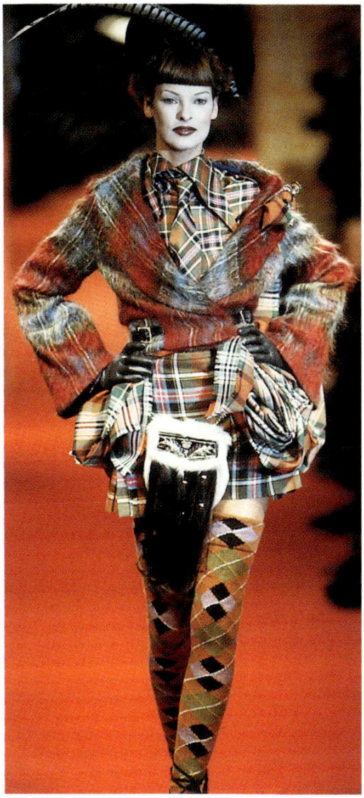

Oben: Linda Evangelista in Schottenkaros aus Seide, Mohair und Tweed, zusammen mit Argyll-Stricksachen. »Anglomania«, Herbst/Winter 1993/94.

Rechts: Mit der Turnüre aus ihrer »Lump & Bump«-Kollektion (Frühjahr/Sommer 1986) kam Georgina Godley Vivienne zuvor.

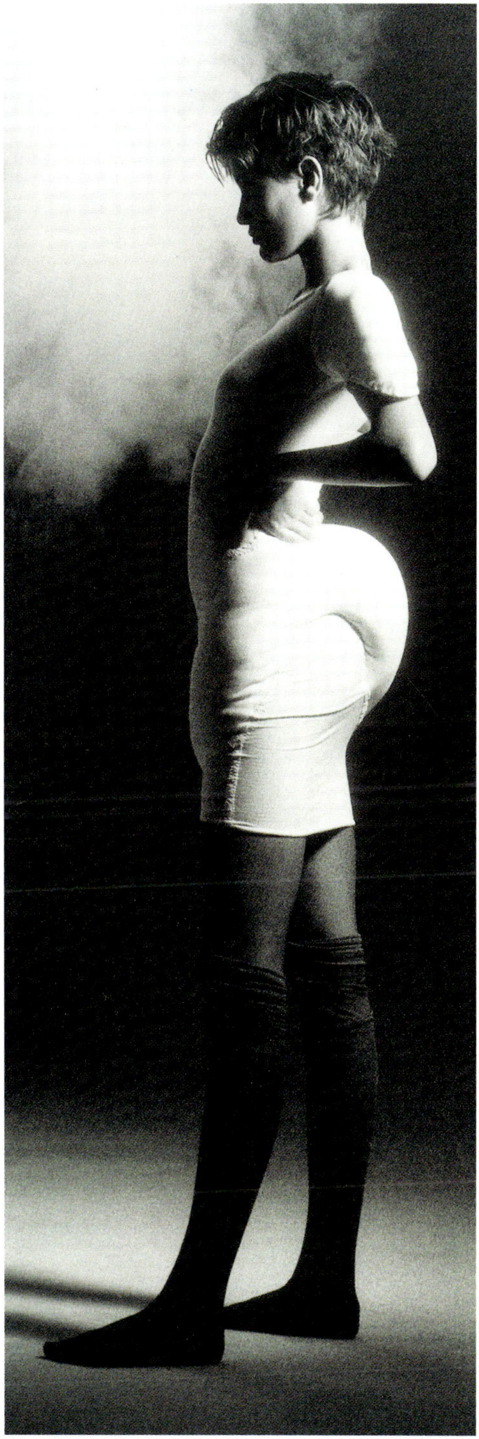

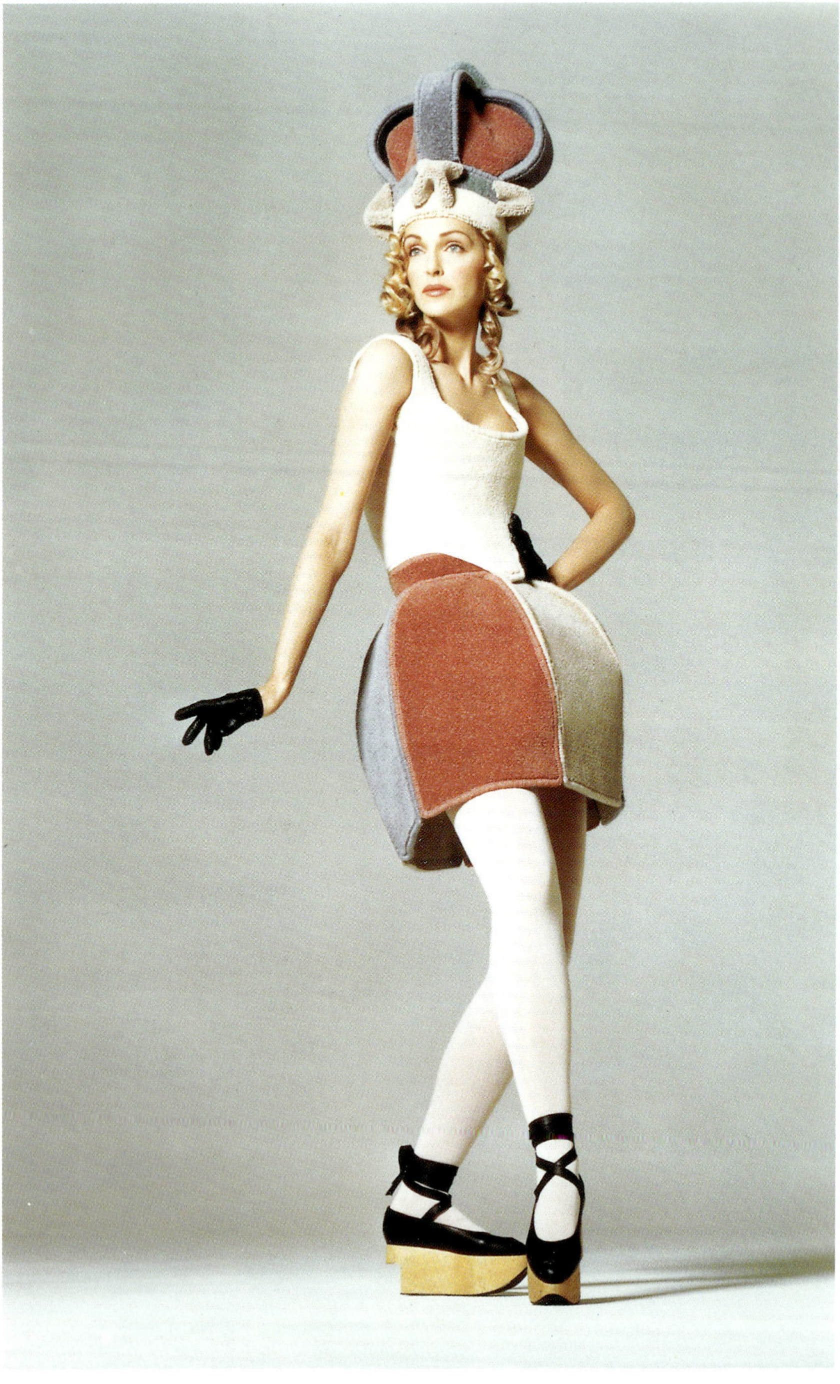

Simonetta Gianfelici führt die Brintons-Teppichkrone, die Korsage und das »Criniscule« (Reifröckchen) vor, zusammen mit Schaukelpferd-Schuhen.

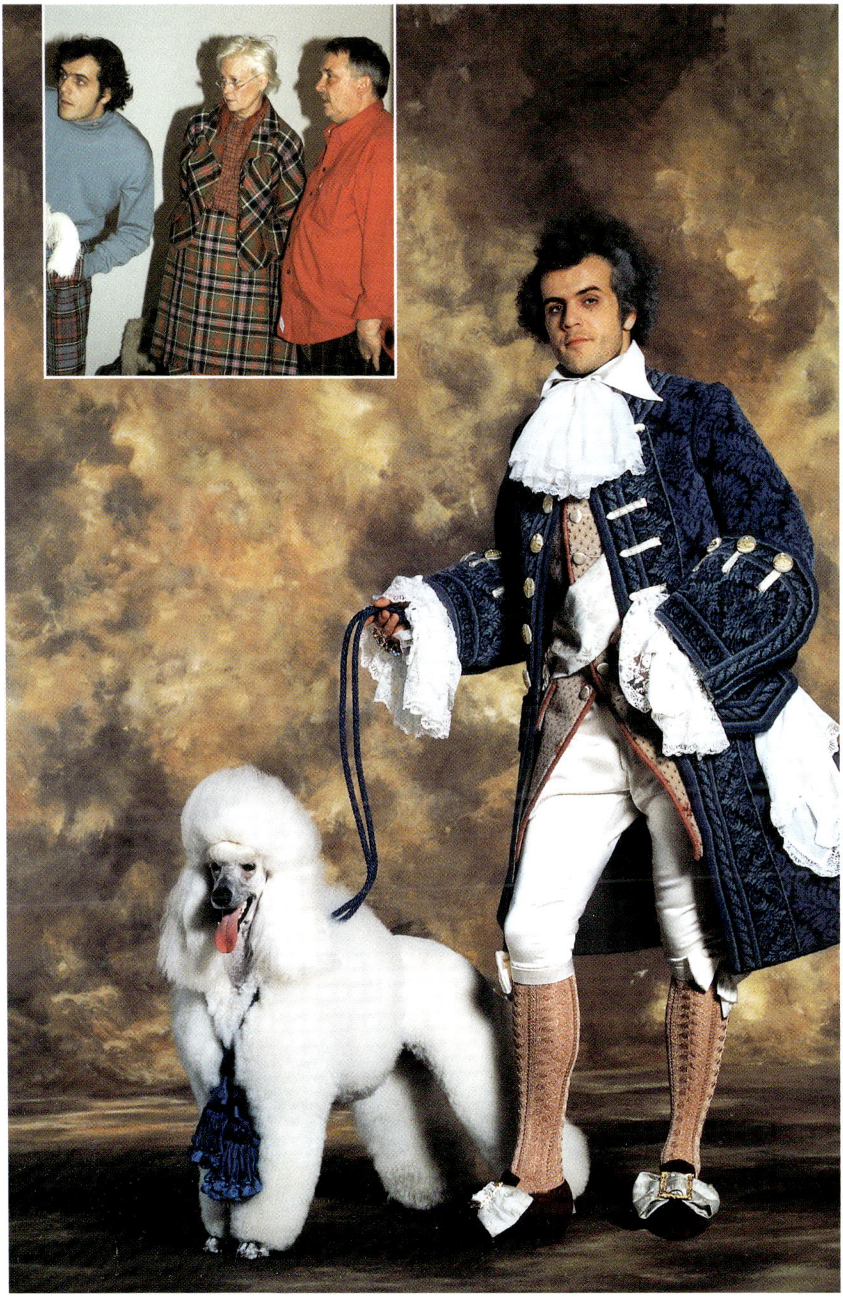

Oben: Im September 1994 arbeiten Andreas, Vivienne und David Bailey an den Aufnahmen für die Werbekampagne der Teppichfirma Brintons.

Andreas in der zweiten Brintons-Kampagne im Januar 1995. Gemeinsam mit Vivienne entwarf er Kostüme im Stil des Ancien régime, um die Gründung der Teppichfirma im Jahr 1783 zu feiern.

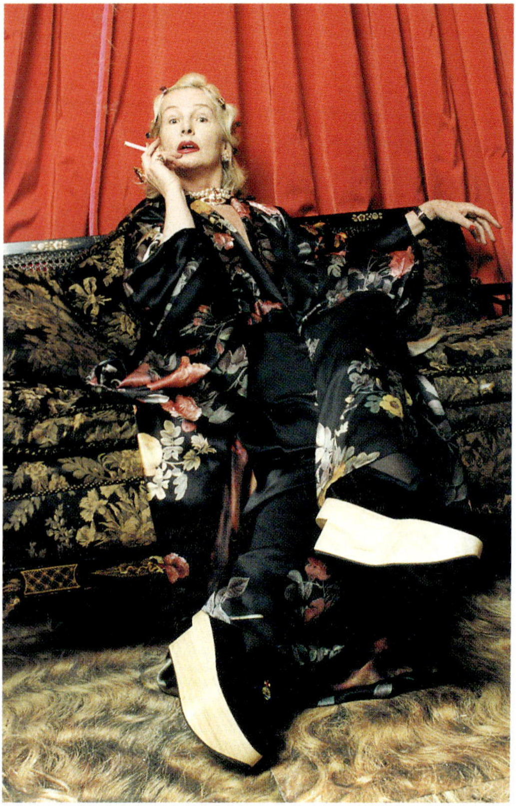

Oben links: Die dreiundfünfzigjährige Jibby Beane, Verkäuferin im Laden in der Conduit Street, stahl Vivienne oft die Schau. Unter dem Schaukelpferd-Schuh ist das Linoleum mit dem Haarmuster in der Boutique in der Davies Street zu sehen.

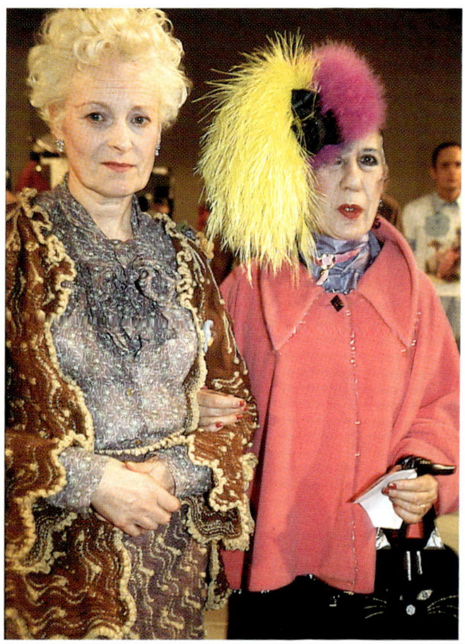

Vivienne im März 1995 mit ihrer treuen Fürsprecherin Anna Piaggi von der italienischen *Vogue*, einer der originellsten Modestylistinnen, hinter den Kulissen von »Vive la Cocotte« in Paris.

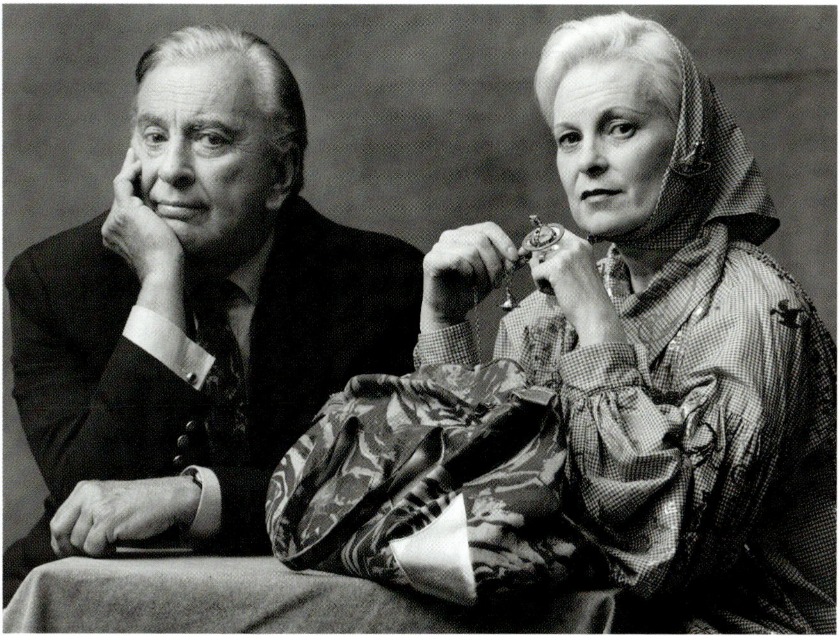

Sommer 1994 im New Yorker Plaza Hotel: Gore Vidal will über Mode reden, Vivienne über Literatur. Die deutsche *Vogue* nannte das »Snob Talk«. Vivienne trägt einen kleinkarierten Malerkittel und dazu passend ein Brigitte-Bardot-Kopftuch aus der Kollektion »Salon«, Frühjahr/Sommer 1992.

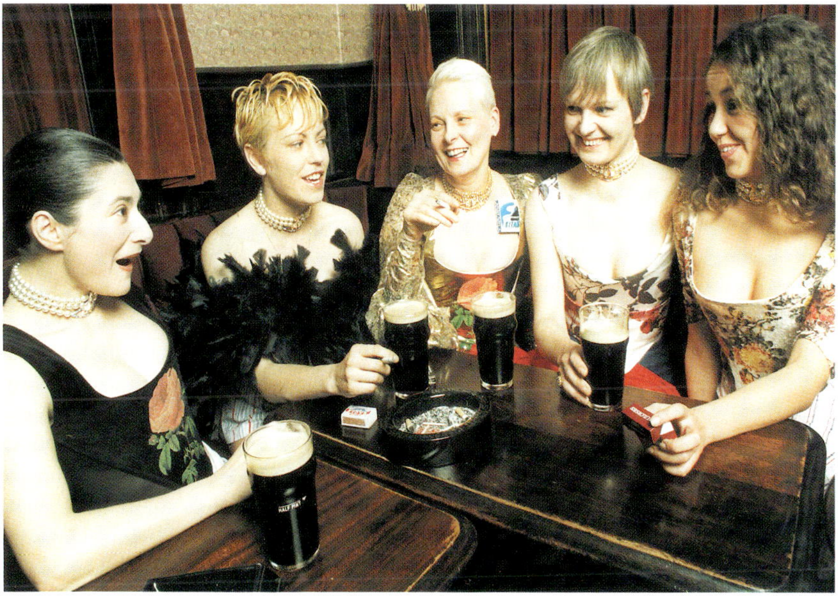

Vivienne und Mitarbeiterinnen führen Korsagen vor und werben für Gitanes, 1994.

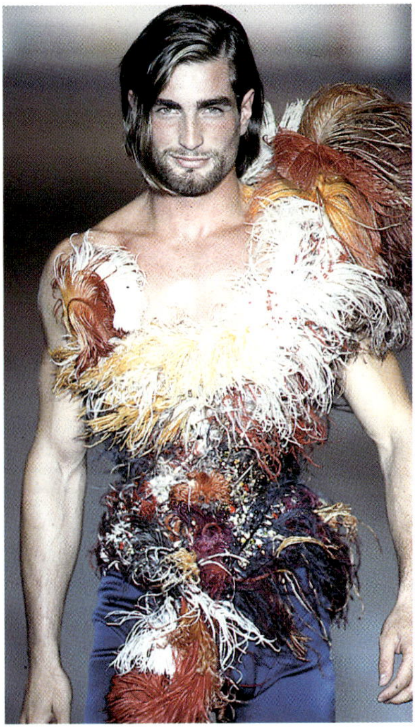

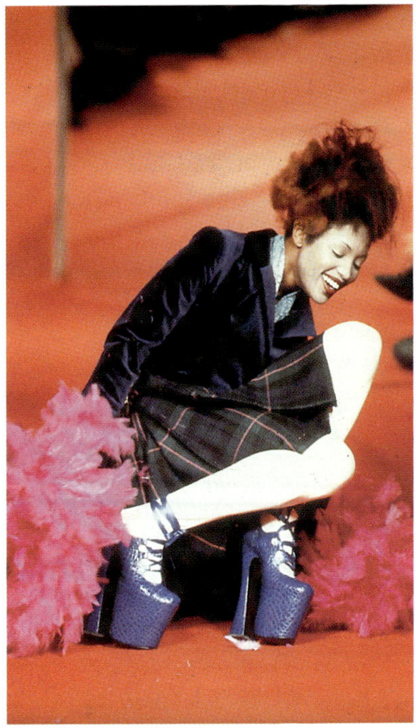

Vivienne plädierte für die Rückkehr des Pfaus in der Männermode, aber Andreas trieb es nach Meinung mancher allzu bunt. »MAN«-Kollektion, Frühjahr/Sommer 1997.

Oben rechts: Naomi Campbell fällt in Paris mit den fünfundzwanzig Zentimeter hohen Hacken ihrer Superplateauschuhe der Autorin vor die Füße. Sie trägt Schottenkaros aus »Anglomania«, Herbst/Winter 1993/94.
Die Schuhe sind jetzt ein beliebtes Exponat im Victoria-und-Albert-Museum und wurden auch für die Kampagne »Sicherheit am Arbeitsplatz« benutzt. Das Motto lautete: »Bei der *Arbeit* sicheres Schuhwerk tragen«.

Rechts: Wieder einmal eine Inspiration für Karl Lagerfeld: Viviennes ausgefranstes Wollkostüm aus »Vive la Bagatelle«, Frühjahr/Sommer 1997.

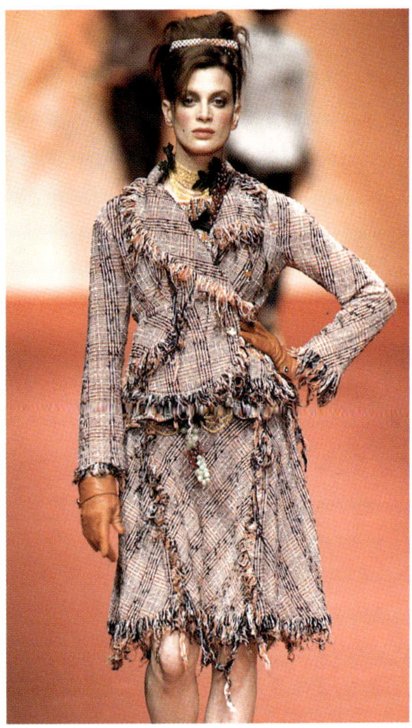

Viele prominente britische Modedesigner haben relativ rasch einen Umsatz von einer Million Pfund erreicht und wieder verloren, weil sie den Sprung aus einer Heimindustrie zum Mittelstandsbetrieb nicht schafften. 1995 hatte Vivienne diesen wichtigen Übergang geschafft. Vom kommerziellen und kreativen Standpunkt war sie eine weltweit wichtige Designerin geworden. Als die *Financial Times* eine Gruppe von Modeprofis bat, Designer in der Reihenfolge ihrer Kreativität, ihrem Langzeiteinfluß und kommerziellem Erfolg zu nennen, landete Vivienne auf Platz eins in Kreativität und Platz vier in der Gesamtwertung, unmittelbar hinter Armani, Gaultier und Miyake.

Im Oktober 1995 enthüllte Suzy Menkes von der *International Herald Tribune,* wieviel eines Sortiments aus den großen Mode-Labels zum vollen Ladenpreis verkauft wird. Westwood-Artikel kamen auf sechsunddreißig Prozent. Auch wenn das weit hinter Armanis einundachtzig Prozent lag, war es doch mehr als bei so modischen Namen wie Helmut Lang, Claude Montana, Karl Lagerfeld und Martin Margiela.

»On Liberty« fand bei den Einkäufern einigermaßen Anklang – in Amerika häufig ohne die übertriebenen Po-Polster – und am 13. September lud das mächtige New Yorker Kaufhaus »Bergdorf Goodman« – nachdem es einen erheblichen Teil der Kollektion geordert hatte –, Vivienne ein, ihre erste öffentliche Modenschau in den Vereinigten Staaten zu zeigen (»Buffalo« und »Mini Crini« waren in einem Nachtclub gezeigt worden). Viviennes Modelle standen in den Schaufenstern und in einer speziellen Boutique-Abteilung des Kaufhauses. Die Präsidentin von Bergdorf Goodman, Dawn Mello, hielt Viviennes Entwürfe für sehr tragbar. »Wenn man sie sich im einzelnen ansieht, fallen einem die ungewöhnlichen Details auf. Wir bieten sie in dieser Saison zum erstenmal an, aber ich habe ihre Richtung schon immer bewundert. Vielleicht ist sie die wichtigste unter den tonangebenden Modedesignern unserer Zeit.« Für eines der bedeutendsten Kaufhäuser Amerikas kam der Entschluß, nun auch Westwood zu führen, allerdings nicht gerade früh. Auf Rat des Verkaufspersonals von Bergdorf Goodman änderte Vivienne die Größenangaben ihrer Modelle, angefangen mit der Herbst/Winter-Kollektion 1995/96; die britische Konfektionsgröße 14 wurde zu einer amerikanischen Größe 12 und so weiter. Im Herbst 1995 verkaufte auch »Saks Fifth Avenue« ihre Linie unter großem Werbeaufwand in ihrem Hauptgeschäft in Manhattan und in den übrigen amerikanischen Filialen.

Bei der Firma Westwood hatte sich jetzt ein kommerzielleres Denken durchgesetzt. So wie Vivienne auf den amerikanischen Hinweis, daß ihre Sachen zu klein ausfielen, reagiert hatte, ließ sie sich nun auch etwas von einem anderen wichtigen Kunden sagen. Es war »Joyce«, eine Kette von 58 Mode- und Lifestyle-Shops in Hongkong, Taipee und Thailand, die über 200 Modemarken führte. Sie gehörte der Unternehmerin Joyce Ma. »Joyce« führte Westwood seit 1992, und Jimmin Lee, die Chefeinkäuferin, hatte seither ein phänomenales Wachstum der Westwood-Verkäufe registriert. Anfänglich hatte Joyce den Schwerpunkt auf das Gold Label gelegt. Man hielt es für eine durchschlagende, super geschnittene Designermode, die für asiatische Kunden besonders interessant sei, weil diese sich damit identifizieren können. Besondere Anziehungskraft übten die charakteristischen Eigenschaften des Westwood-Designs aus: der augenzwinkernd feminine Schnitt, die Phantasie, die interessante Konstruktion und die besondere Würde, die es der Trägerin verlieh und die alle Augen auf sich zog. Vor allem anderen aber hatten die Modelle die Eigenschaft, in der Trägerin bestimmte Empfindungen zu wecken, sobald sie sich darin bewegte. Die asiatische Kundin konnte glauben, daß sie darin an der einst so großartigen Kultur und Lebensart des Westens teilhatte. Paul Smith meint: »Viviennes Erfolg in Japan war schon interessant. Er beruht nicht so sehr auf dem Image ihrer Modenschauen, sondern hat mit den Accessoires zu tun, auf denen ihr Logo steht.« Das Gold Label war jedenfalls so spezifisch und ausgefallen, daß es, laut Jimmin Lee, »dem Kunden sehr viel stärker verkauft werden muß als die Sachen von anderen Designern«. »Joyce« verkaufte zwischen fünfunddreißig und fünfzig Prozent der Ware, was beachtlich, aber nicht hervorragend war.

Im Jahr 1997 war es so weit, daß Vivienne beschloß, ihr Red

Label unabhängig vom Gold Label zu zeigen, und zwar auf dem Londoner Laufsteg statt in Paris. Lee prophezeite, daß dieses Ready-to-Wear-Label, insbesondere bei dem Sortiment von Hosen, Knitwear, Hemden und Accessoires, auf die Dauer für sie das interessantere sein würde. Tatsächlich dauerte es nicht lange, und es wurde zu siebzig Prozent weiterverkauft, was sehr viel mehr Profit brachte. Lee hatte bereits im Vorjahr eine Wende in der Einstellung der Firma Westwood beobachtet, deren Urheber D'Amario war: Die Firma hatte jetzt ein offeneres Ohr für Feedback. Es ging um das Gewicht der Stoffe, die früher zu schwer und zu sehr an die Jahreszeit geknüpft waren. Auch für Rückmeldung bezüglich Saumlängen und Konfektionsgrößen interessierten sie sich. Dies war ein eindeutiger Hinweis darauf, daß D'Amario fest entschlossen war, das Westwood-Logo kommerziell zu verwerten.

D'Amario befand sich in einem hektischen Promotions-Taumel. »*Dai, Dai!* Werbt für Mama Inglese! Rollt die roten Teppiche raus für Vivienne. *Dai*!« feuerte er seine Mitarbeiter an. Während Vivienne auf Werbetour ging, häufte er Lizenzverträge an, für Taschen, Schuhe, Regenschirme, die Murray Blewitt dann entwarf, und die sämtlich mit dem talmihaften Reichsapfel geschmückt wurden. Vivienne distanzierte sich von dem kaufmännischen Teil ihres Geschäfts und versicherte 1994 den Zuschauern von *The Look*, sie würde sich nicht so erbarmungslos verkaufen wie Pierre Cardin (der seinen Namen auf alles, vom Ski bis zur Sardinenbüchse, drucken ließ), mit der Begründung, sie brauche einen »intellektuellen Rahmen« für ihre Arbeit. Im März 1996 investierte der japanische Lizenzträger Hochu 20 Millionen Pfund in Westwood, und im Frühling 1997 eröffnete ein neuer fünfstöckiger Westwoodladen in der Conduit Street in Mayfair. Die Firma zielte eindeutig darauf ab, mehr Anklang beim Mainstream-Publikum zu finden. Die Innenausstattung des Geschäfts war konservativ, fast schon provinziell mit seinem kommerziellen Schick. Daß Viviennes Läden einst bei ihrer Neueröffnung dasselbe Aufsehen erregt hatten wie eine Vernissage avantgardistischer Kunst – lang, lang war's her. Bei der Eröffnungsfeier tauchten nur wenige berühmte Persönlichkeiten auf.

Entgegen dem allgemeinen Eindruck gehörten die Westwood-Läden, die außerhalb von London eröffnet wurden, nicht der Firma, sondern konzessionierten Lizenznehmern, mit denen lockere Vereinbarungen bestanden. Im November 1995 eröffnete Viviennes einstiger Finanzberater John Rowley einen lizenzierten Laden mit dem Namen »Smith & Westwood« (er führte neben Vivienne auch Modelle von Paul Smith) in der Royal Arcade in Manchester, vierzehn Meilen von Viviennes Geburtsort entfernt. Er wurde 1996 durch eine IRA-Bombe zerstört. Im folgenden Jahr öffnete ein weiterer konzessionierter Laden in Leeds.

Die Japaner waren stark an Lizenzen interessiert. Der größte Lizenznehmer war Itochu, der die Ware durch eine Tochtergesellschaft namens Horizonti importierte und vierzehn lizenzierte Subunternehmer kontrollierte, die die verschiedensten Accessoires produzierten. George Miyazaki von Astore Robot, der seit den Tagen von »Harris Tweed« geschäftliche Beziehungen mit Westwood hatte, besaß sechs lizenzierte Läden in Japan, und Berni Vinyl leitete immer noch das winzige Geschäft in ihrer Wohnung, in der er alte und neue Westwood-Kollektionen verkaufte.

Vivienne hatte jetzt nicht nur ein nicht ganz so teures Ready-to-Wear-Label, sie stellte ihren Namen auch für ein Versandhaussortiment von Littlewoods zur Verfügung. Im Januar 1995 eröffnete sie eine Linie für den kleinen Geldbeutel (Preis für eine Weste: 28 Pfund, für einen Turnüren-Rock: 58 Pfund) beim französischen Versandhaus »Trois Suisses«. Dies schien ein passender Augenblick, um ihren ersten Laden in Paris zu eröffnen. Deshalb wurde ihre dortige Presseagentin Sylvie Grumbach beauftragt, eine Prestige-Adresse in der Nähe des Boulevard Saint-Germain aufzutun. Vivienne beabsichtigte auch, ein Couture-Atelier in Paris zu eröffnen und schmiedete mit Sylvie Grumbach die ersten Pläne dafür. Im Jahr 1997 mietete die Vivienne Westwood Company ein Appartement auf dem linken Seineufer, wo Vivienne, Andreas und Gary Ness wohnten, wenn sie in Paris waren. Seit die Einnahmen der Firma gestiegen waren, hatte Andreas versucht, Vivienne zu überreden, aus der Nightingale Lane auszuziehen und sich eine Wohnung im West End zu suchen, doch sie weigerte sich.

Obwohl das Unternehmen expandierte, wollte Vivienne ihre eigenen Talente auf eine bescheidene Form von Haute Couture konzentrieren. In den achtziger Jahren, als die Couture durch Karl Lagerfeld bei Chanel sowie durch Christian Lacroix wiederbelebt worden war, hatte es auf der ganzen Welt nur noch zirka fünfhundert Kunden gegeben, die den vollen Preis bezahlten. Die Funktion der Haute Couture war nur noch die eines Werbeträgers gewesen, um den Verkauf von Parfüm, Strümpfen und anderen erschwinglichen Accessoires anzukurbeln. Vivienne hatte die Hoffnung, mit den Pariser Ateliers konkurrieren zu können, deren Belegschaften aus erfahrenen Profis bestanden und die sie und ihr junges, unerfahrenes Team in jeder Hinsicht, von der Verarbeitung bis zum Finish, übertreffen würden. Außerdem machte sie sich Hoffnung, daß eines der führenden französischen Modehäuser sie zur Chefdesignerin machen würde.

Viviennes Bekanntheitsgrad in Frankreich nahm stark zu, nachdem sie 1994 einen Werbevertrag mit der französischen Tabakfirma Gitanes abgeschlossen hatte. Sie steckte die bekannte blaue Zigarettenpackung ins Dekolleté (die Adern auf der Brust hob sie mit blauem Eyeliner hervor, damit es aussah wie bei einer stillenden Mutter) und wurde ein so gewissenhafter Werbeträger, daß sie selbst bei einem TV-Auftritt als Gaststar der *Late, Late Show* von Gay Byrne in Dublin eisern das Recht zu rauchen verteidigte und dabei mit der Packung vor dem Publikum im Studio herumfuchtelte. Im privaten Kreis gab sie zu: »Ich will das Nikotin, aber auf den lästigen Husten kann ich verzichten.« Das Westwood-Label wurde außerdem noch durch Kampagnen mit Galaxy-Schokolade und Habitat beworben.

Eine bewährte Methode, große Gewinne mit einer Modemarke zu erzielen, ist das Lancieren eines Parfüms, das ein Hit wird. Folgerichtig fing D'Amario an, mit Catherine Disdet von der Firma Dragaco darüber zu verhandeln, doch das Geschäft kam durch interne Kämpfe, Vetternwirtschaft und Ineffizienz nicht zustande. Daß Vivienne kein bestimmtes konstantes

Image in der Öffentlichkeit hatte, war eines der Probleme. Während der Verbraucher sich bei Karl Lagerfeld an Fächer und Pferdeschwanz oder bei Jean-Paul Gaultier an den Ringelpulli und die kurzgeschorenen blonden Haare erinnerte, veränderte Vivienne ihr Aussehen jedes Jahr wie ein Chamäleon. Françoise Rust-Fourteau, die wußte, wieviel Zeit und Gedanken Gary Ness, von Vivienne beschwatzt, auf das Parfüm verschwendet hatte, schlug vor, ihm einen Teil der Einnahmen als eine Art Pension auszusetzen. D'Amario hatte ganz andere Vorstellungen. Er gefährdete sogar die Verhandlungen mit Disdet, indem er vorschlug, man sollte statt Viviennes seine eigene olfaktorische Erinnerung an seine Jugendjahre in den Duft einfließen lassen. Im Sommer 1996 traf bei Disdet ein Fax mit der Überschrift »Erinnerungen an Carlos Kindheit« ein. Darunter waren aufgezählt: Olivenöl aus der Küche seiner Mutter, Patschuliöl aus seiner Wanderzeit als Hippie und der Geruch der Kerzen in seiner heimatlichen Kirche. Im Februar 1997 gab Vivienne den für Juni 1998 geplanten Start eines Designer-Dufts bekannt, zusammen mit der deutschen Kosmetikfirma Lancaster, die auch Parfümlizenzen von Jil Sander und Joop besaß (die Lizenzen von Joop auf dem Beauty-Sektor hatten 1996 weltweit einen geschätzten Umsatzwert von über 130 Millionen Dollar im Großhandel, der von Jil Sanders Parfüms betrug etwa 90 Millionen Dollar), in Verbindung mit Dragaco. Das Parfüm sollte »Boudoir« heißen.

Da Viviennes blühende Geschäfte nun ihre Haushalts- und Reisekosten deckten und sie selten Kleidung, keine Bilder oder Kunstgegenstände kaufte und ihre Kinder selbst für sich sorgten, hatte Vivienne äußerst geringe Ausgaben. Ihre beträchtlichen Einkünfte hielt sie irgendwo versteckt, und statt ihren literarischen Salon selbst zu finanzieren, suchte sie weiterhin einen Sponsor dafür. Andreas hatte etwas luxuriösere Vorstellungen. Mit Hinweis auf ihren Salon drängte er Vivienne, aus der Wohnung in der Nightingale Lane auszuziehen, aber sie sträubte sich dagegen: »Eigentlich mag ich Veränderungen nicht... Andreas würde ja gern woanders hinziehen, und falls ich einen Salon aufziehe, dann gehört es natürlich dazu, daß man irgendwo was Großes, zentral Gelegenes hat, um Gäste empfangen zu können... Aber der Umzug wäre schwierig. Ich liebe meine Wohnung wirklich.« Im Herzen war Vivienne immer noch kein Stadtmensch, sondern »lebte am liebsten, wo die Luft noch sauber ist«.

Trotz Viviennes Wohlstand blieb ihre Wohnung so wie sie war, unrenoviert und vollgestopft. Man konnte es kaum als das Heim einer Ästhetin bezeichnen, doch – im Gegensatz zu den Vorstellungen ihrer Fans und ihrer eigenen Sicht von sich selbst – sie war in Wirklichkeit auch keine. Auch wenn sie sich zu einem gehobenen Schönheitssinn bekannte, machte sie nicht den geringsten Versuch, ihre Vorstellungen in ihrer ureigenen Umgebung auszudrücken. Ihr ästhetisches Empfinden brauchte eine Bühne, um zur Geltung zu kommen, und das war der Laufsteg, nicht ihr Zuhause. Selbst bei ihren Entwürfen siegte, was immer sie auch behauptete, gewöhnlich das Didaktische über das Ästhetische. Viele ihrer Outfits waren überladen, wenn nicht sogar verschandelt mit literarischen Botschaften und Beschwörungen der Kostümgeschichte, und protzen mit historischem Wissen und Kunstgriffen auf Kosten der sichtbaren Harmonie.

Nachdem Vivienne sich nun seit über zwanzig Jahren eingehend mit den handwerklichen Techniken des Zuschneidens und Nähens beschäftigt hatte, hielt sie sich für eine vollendete Schneiderin. Tatsächlich aber war ihre Arbeit nie ganz perfekt, und viele ihrer komplizierten und interessanten Konstruktionen waren ungeschickt ausgeführt. Sie machte ihre Entwürfe dreidimensional, an einer nur sechsundvierzig Zentimeter großen Schneiderpuppe. Doch Effekte, die in kleinem Maßstab elegant wirkten, sahen oft plump aus, wenn sie auf Normalgröße gebracht wurden: Ein drei Millimeter langer Abnäher konnte dann wie ein riesiger Riß quer über die Brust aussehen. Im Gegensatz zu Jean-Paul Gaultier, der auch da die Maßarbeit – insbesondere beim Jackett – als Grundlage für seine kulturellen Verschmelzungen nutzte, hatte Vivienne nicht den Vorzug einer Haute-Couture-Lehre genossen. Gegen Ende des Jahres 1994 schlug ihr eine Freundin vor, sie solle doch einmal zur Behebung dieser Schwäche mit einem der geschätztesten Schneider der Savile Row darüber reden, nämlich dem

Couturier der Queen, Sir Hardy Amies. Sir Hardy war neugierig, einmal der berüchtigtsten Republikanerin zu begegnen. Während er 1997 für die Monarchin aus Anlaß ihres silbernen Thronjubiläums ein maßgeschneidertes pinkfarbenes Ensemble aus doppelt gelegtem Crêpe Georgette anfertigte, hatte Vivienne handbedruckte T-Shirts mit aufrührerischen Sprüchen hergestellt. Er äußerte sein Einverständnis zu dem Gespräch mit den Worten: »Aber mit Freuden, meine Liebe. Sie näht wirklich beschissen!«

Vivienne kam in Begleitung von D'Amario, und als sie mit einstündiger Verspätung an der Wohnung ihres Gastgebers eintraf, war sie nicht zu überhören. Als sie mit ihren superhohen Schuhen die gußeiserne Außentreppe hinaufstieg, verursachte jeder ihrer tastenden Schritte einen ohrenbetäubenden Lärm, der bis durch die Haustür drang. Die unterschiedlichen Schottenmuster von Bluse, Jackett und bodenlangem Kilt kämpften um Beachtung, und ihre Brust war mit einer Ansammlung von Blechmedaillen geschmückt. Kaum saß Vivienne, als sie, die Knie an die Brust gepreßt, den Blick zur besseren Konzentration in eine unbestimmte Ferne gerichtet und ohne einmal Luft zu holen, begann, ihrem Gastgeber einen Vortrag über die Geschichte der Menschheit zu halten, der in der Behauptung gipfelte, daß das zwanzigste Jahrhundert keine Kultur habe.

»Red keinen Scheiß!« erwiderte der achtzigjährige Sir Hardy.

»So können Sie nicht mit mir sprechen!« protestierte Vivienne und wandte sich dann zu einer anderen Frau, die auch eingeladen war. »Also, wenn ich mich mit diesen hohen Hacken hinsetze, sind meine Knie höher als meine Oberschenkel, und dann tun mir die Beine immer so weh.« (Ein Jahr darauf gestand sie, daß sie sich Kosmetiktücher auf die Druckpunkte der »gehobenen« Schuhe stopfte und empfahl den Trägerinnen zur Linderung der Schmerzen »Zehenkappen aus Gummi, wie sie Ballettänzer tragen, oder ein paar Drinks«.) Beim Abschied machte Sir Hardy den Vorschlag, Vivienne möge doch einmal zum Wochenende in sein Haus auf dem Land kommen, damit er ihr ein, zwei Dinge vom Schneidern beibringen könnte. Vivienne hatte zwar Lust dazu, doch es kam immer wieder etwas dazwischen. 1998 erzählte sie einem Interviewer: »Ich weiß noch, wie Hardy Amies vor Jahren davon redete, welchen Unterschied ein einziger Zentimeter bei einem Schnitt machen kann. Ich dachte damals, was für ein verkalkter alter Opa, aber heute stimme ich ihm hundertprozentig zu.«

Mitte der neunziger Jahre verschob sich Viviennes Auffassung ihrer Themen immer mehr von einer englischen zu einer französischen Sensibilität und von einem nach- zu einem vorrevolutionären Schwerpunkt. »Aufgrund des protestantischen Arbeitsethos'«, sagte sie in Sidney vor Publikum, »das mit Konformismus und grimmigem Ernst einhergeht, wurde in den angelsächsischen Ländern eine aufwendige, kunstvoll gearbeitete Mode allmählich zum Tabu. In Frankreich betrachtete man indessen Bekleidung als eine der ›schönen Künste‹, als eine lebendige Kunst. Die französische Einstellung zur Bekleidung ist dieselbe wie zum Essen: Wenn man sich schon ausziehen muß, dann sollte es wenigstens auf eine gehobene, kunstreiche Weise geschehen.« Die englische Mode war seit Ende des achtzehnten Jahrhunderts einfach und funktional, der Schnitt harmonisierte mit einem sportlichen Lebensstil; infolgedessen wurde die maßgeschneiderte Reiterjacke aus Wolle zur Basis der männlichen wie der weiblichen Bekleidung. In der britischen Gesellschaft galt diese als »intellektuelle« und ihrem Wesen nach maskuline Einstellung. Die französische Mode war dagegen kunstvoll gearbeitet und dekorativ und wurde für »feminin« gehalten. Folgt man der Kostümwissenschaftlerin Aileen Ribeiro, wurde der formelle Anstrich der französischen Bekleidung durch die Revolution ad acta gelegt und »ein Einheitsgefühl von *toute ensemble* bereitete einer neuen Betonung der ungleichartigen Elemente der Kleidung den Weg, einer Art von absichtlicher Disharmonie«. Im nachrevolutionären Frankreich wurde die Kunst der Toilette von einer öffentlichen Pflicht zu einem privaten, selbstbezogenen Vergnügen. Die demokratische Vorliebe für eine Uniformität der Kleidung, ungeachtet des Alters und der Gesellschaftsschicht des Trägers und der meisten Anlässe, wirkte sich hemmend auf eine allzu offenkundige Zurschaustellung von Hierarchie und Rang aus, zugunsten einer Tracht der Gleichheit.

Von der Üppigkeit des Ancien régime inspiriert, wendete Vivienne ihre Liebe zur Handarbeit auf die Garnierungen an, zum Beispiel mit dreidimensionalen Häkelarbeiten, Spitzenschleier oder Stickereien. Sie hatte schon immer Gefallen daran gehabt, doch das war ziemlich unzeitgemäß: Seit den sechziger Jahren waren schmückende Handarbeiten immer mehr an den Rand gedrängt worden, da bei der serienmäßig hergestellten Konfektionskleidung Schlichtheit bevorzugt und auf aufwendige Verzierungen verzichtet wurde. Unter den britischen Modeschöpferinnen gab es außer ihr nur eine einzige andere, Jean Muir, die den Wert der künstlerischen Handarbeit hochhielt und darüber klagte, daß die Konfektionskleidung so mittelmäßig sei.

Trotz des frankophilen Einflusses von Gary Ness behielten Viviennes Entwürfe einen ausgesprochen englischen Zug bei. Mit einigen bemerkenswerten Ausnahmen drückt sich das kreative Flair der Engländer stärker in Wörtern als in Bildern aus. Selbst einige der gefeiertsten Künstler des Landes wie Blake und Hogarth gingen mit der Leinwand oder dem Zeichenpapier so um, als handele es sich in erster Linie um ein literarisches oder erzählerisches Mittel statt um ein die Sinne ansprechendes Bild. Es ist nicht verwunderlich, daß allegorische Maler wie der Franzose Nicholas Poussin oder der Schweizer Illustrator und ehemalige Übersetzer Johann Heinrich Füssli sich in England einer so großen Beliebtheit erfreuten. Und so wie deren Gemälde lassen sich Viviennes Kleider, will man sie in ihrer Gesamtheit würdigen, nicht vom erzählerischen Element trennen.

Vivienne schauderte es vor der sogenannten Moderne und deren Partner, dem Minimalismus, den sie auf seiten der Trägerin als bloße Angst, etwas bei ihrer Kleidung falsch zu machen, und auf seiten des Designers als Faulheit interpretierte. »Leicht zu machen und leicht zu verkaufen – dabei ist das doch nichts weiter als ein Schlauch mit ein paar Spaghettiträgern – oder?!« Sie dagegen liebte, genau wie Dior, eine nostalgische Femininität, mit auf komplizierte Weise konstruierten Schnitten. »Ich habe das Gefühl, daß ich in dieser Tradition stehe und sie weiterführe.« Während Dior sich nach dem

Zweiten Weltkrieg gegen die »demoralisierenden Einflüsse der heutigen Zeit« aussprach und am liebsten zu der Idylle zurückgekehrt wäre, die er mit der Erinnerung an seine Mutter verband, glaubte Vivienne: »Meine Arbeit ist wichtig. Sie steht wie eine Kritik der Welt da, in der wir so erbärmlich leben.« Von der Gegenwart desillusioniert, sehnte sie sich nach den Salons des siebzehnten und achtzehnten Jahrhunderts, und so flüchtete sie sich in ihrer Phantasie in diese Kreise und entwarf Kleider, welche die Atmosphäre von einst heraufbeschwören sollten. Allerdings wären ihre Modelle – buntscheckig, überladen und derb-liederlich, wie sie waren –, wohl eher etwas für solche Zeitgenossinnen der gebildeten, feinen Salondamen gewesen, die etwas spritziger als diese waren, jedoch niemals Einlaß in ihre illustren Kreise gefunden hätten.

Im Jahr 1991 schloß Vivienne mit dem Londoner Verlag Thames & Hudson einen Vertrag über ihre Autobiographie ab. Im Sommer 1995 zeigte sie Gary Ness ihren Entwurf für das erste Kapitel, das von ihrer Kindheit handelte. Sie hoffte, er würde ihr Ghostwriter werden. Im August hatte sie vierzehn Tage Zeit, und sie war so optimistisch zu glauben, sie könnten das Buch in dieser Zeit gemeinsam fertig schreiben. Es kam aber nichts dabei heraus, und Catherine Lamb, Viviennes Lektorin bei Thames & Hudson, bekam Angst, daß sie niemals ein Manuskript bekommen würde.

Statt dessen konzentrierte sich Vivienne 1997 auf eine kleinformatige illustrierte Monographie für den französischen Verlag Assouline, die in England von Thames & Hudson veröffentlicht wurde. Sie bestand in der Hauptsache aus Farbfotos, auf denen die Höhepunkte ihrer Kollektionen der letzten zwanzig Jahre abgebildet waren. Bei der Bildauswahl lag der Schwerpunkt auf ihren späteren Entwürfen, die sie gemeinsam mit Andreas gemacht hatte. Interessanterweise erwähnt Gene Krell – auf Anweisung von Vivienne – in seiner kurzen Einführung ihren Freund und Ratgeber »Gary Bayle«, den man unschwer als Gary Ness identifizieren kann. Vivienne hegte weiterhin den Ehrgeiz, vielleicht doch noch Schriftstellerin zu werden. Sie redete sich ein, daß sie »wahrscheinlich Romane geschrieben hätte«, wenn sie nicht zufällig bei der Mode gelandet wäre.

Im selben Jahr lud die deutsche Wochenzeitung *Die Zeit* Vivienne ein, eine ganze Ausgabe ihrer Farbbeilage zu gestalten. Sie hatte völlig freie Hand, konnte die Themen auswählen, Interviews führen, das Layout entwerfen und die Fotoproduktion überwachen. Das *Zeit-Magazin* erschien am 12. September 1997. Es enthielt ein Interview mit Vivienne von Peter Sager, eine Diskussion über Kultur, Kunst und den französischen Geschmack zwischen Vivienne und ihrer Modistin Prudence (deren Nachname nicht genannt wurde), einen Artikel von Gene Krell über die Frage, warum Vivienne bei den Japanern so beliebt war und Modefotos mit Veruschka, dem berühmten Model aus den sechziger Jahren, die genauso alt wie Vivienne ist, sowie einigen jungen deutschen Frauen, die alle Westwood-Modelle vorführten.

Vivienne hielt sich für eine Außenseiterin und äußerte immer wieder, wie sehr sie es bedauerte, daß sie trotz ihres »gewissen Geschicks« für Design keine richtige Ausbildung absolviert hatte. Sie war in starkem Maß auf den Strom von Zuschneidern in ihrem Atelier angewiesen, so zum Beispiel auf eine Deutsche namens Iris, die sie »brillant« fand. »Was sie macht, ist Couture, das würden Yves Saint Laurent, Chanel und sonst wer sagen!« Vivienne war typisch englisch, insofern sie in der Öffentlichkeit nicht gern zugab, daß sie sich bei ihrer Arbeit anstrengte, in der irrtümlichen Annahme, man würde es gesellschaftlich akzeptabler finden, wenn sie ihren Erfolg auf eine Kombination aus angeborenem Talent und Glück zurückführte. Unter vier Augen gestand sie einer engen Freundin: »Ich habe soviel Pech gehabt, mein Gott, ich könnte ein Buch damit füllen! … Ich sage es nur dir, aber es hat überhaupt nichts mit Glück zu tun gehabt, ich tue nur immer so … Ich glaube, es ist geschickter, wenn man so tut, als habe man bloß Glück gehabt.«

Trotz gelegentlicher Selbstzweifel vergrößerte sich Viviennes Ego in demselben Maß wie ihr Prestige und ihr Guthaben bei der Bank. Gut, sie konnte vielleicht nicht schreiben, aber für ein Gespräch über Literatur mit Gore Vidal fühlte sie sich bestens gerüstet. 1990 war ein Kontakt, den Peter Marongoni herstellen wollte, nicht zustande gekommen, aber schließlich klappte es mit Hilfe der deutschen *Vogue.* Eine Redakteurin arrangierte, daß die beiden sich im Sommer 1994 zum Lunch im Plaza Hotel in New York trafen. Daraus ergab sich ein Artikel, der im Oktober unter dem Titel *Snob Talk* veröffentlicht wurde, denn Vivienne hatte unter anderem gesagt, daß sie »von der Wichtigkeit des Snobismus überzeugt« sei. Sie trug ein langes kariertes Kleid und »gehobene« Plateauschuhe, und über ihre kurzgeschnittenen, hellblond gefärbten Haare hatte sie ein Baumwollkopftuch mit Vichykaros im Stil von Brigitte Bardot geknotet. Vidal wollte über Mode reden, aber Vivienne eröffnete das Gespräch mit einem verschlungenen Monolog, in dem sie ihre Gedanken zu Themen wie der Isolation des Intellektuellen, dem heiligen Dominikus, Bosnien, Pressefreiheit und der ökologischen und kulturellen Krise äußerte. Schließlich endete sie mit: »Sie haben einmal gesagt, daß die Leute nicht mehr viel lesen, dabei enthalten Bücher so viele Ideen. Darum wollte ich dieses Gespräch mit Ihnen führen.« Vidal versuchte, die Rede auf die Mode zu bringen, aber Vivienne legte Protest ein: »Ach, lassen Sie uns die Mode vergessen. Ich möchte heute nicht darüber reden.« Sie fuhr fort, über das Handwerk des Schreibens zu sprechen. »Die künstlerische Technik des Schriftstellers ist es, die richtigen Worte zu finden, deshalb tue ich es mir nicht an, jemanden zu lesen, der sich nicht die Mühe macht, die richtigen Worte zu finden …« Und so redeten sie immer weiter aneinander vorbei, bis der Dialog schließlich zusammenbrach und sie beim Erzählen von Witzen landeten.

Ähnlich endete ein anderer Auftritt. Vivienne wurde im August 1994 als Gast in die TV-Sendereihe *The Vision Thing* auf *Channel 4* eingeladen, die dazu gedacht war, Politikern, Künstlern oder Wissenschaftlern die Möglichkeit zu geben, ihre ganz persönlichen Vorstellungen und Einsichten darzulegen. Die Redakteure meinten, Viviennes Gedanken zur Mode würden eine faszinierende Sendung garantieren, doch sie meinte nur: »Das interessiert die Leute nicht. Ich möchte über Ideen reden.« Sie hatte nicht das geringste Gespür für die redaktionellen Anforderungen der Sendung, doch sie schien fest entschlossen, möglichst viel Ärger zu machen. Sie bestand darauf, ein graues Kostüm für die Aufnahmen zu tragen, das von dem Supermodel Christy Turlington vorgeführt worden war. Charlotte More-Gordon, die Regisseurin der Sendung, hatte den Eindruck, daß die Dreiundfünfzigjährige damit beweisen wollte, daß sie in die gleiche Größe paßte. Als ihr Taxi vor dem Laden in der Davis Street vorfuhr, wo das Interview gedreht werden sollte, stieg sie rückwärts aus. Der Rock war so eng, daß er bis auf die Oberschenkel gerutscht war, und der Schlitz klaffte so weit auseinander, »daß man sie in ihrer ganzen Pracht und Herrlichkeit sah – sie trug keinen Slip – und mit blankem Hintern«.

Obwohl Charlotte More-Gordon und die Moderatorin Sheena MacDonald sich darum bemühten, daß Vivienne beim Thema Mode blieb, schweifte diese ab und landete in einem nervösen, völlig unverständlichen Vortrag in Garys Sprache »über die Frage, was die Elisabethaner unter Fortschritt verstanden«. Der Film war unbrauchbar, und die Sendung wurde nie ausgestahlt. Vivienne war wütend über die Art der Interviewführung und beschwerte sich darüber, »daß die nicht gemerkt haben, worum es eigentlich ging. Die waren so borniert, daß sie nicht mal zuhören konnten, was ich gesagt habe. Ich weiß, daß mich die Leute für exzentrisch halten, und sie wollten sicher, daß ich irgend etwas Unerhörtes anstellte. Aber das kenne ich nun schon mein Leben lang. Die Leute wissen, daß ich ihnen etwas liefern kann, das aus dem Rahmen fällt, und deshalb kommen sie an und erwarten es von mir. Und wenn ich ihnen dann etwas anderes biete, wissen sie nicht, was sie damit anfangen sollen.« Immerhin hat Vivienne später um eine Kopie der Aufnahme gebeten und zugegeben, daß sie das Ganze »ziemlich schwierig« fand. »Vielleicht wäre es nützlich, es sich mal anzusehen und herauszufinden, was ich falsch gemacht habe.«

In jenem Sommer mietete die französische *Elle* die Wallace Collection für einen Fototermin. Die Fotos sollten eine Kurzbiographie über Vivienne illustrieren, in der man sie beschrieb als »die Heilige Johanna, immer bereit, die Engländer von ihren Hemmungen zu befreien«. Während der ganzen Zeit war das Fototeam von wachsamen Museumswärtern umringt. Nachdem diese sie fünf Stunden lang ermahnt hatten: »Stützen Sie sich nicht auf den Tisch ... Bitte lehnen Sie sich nicht gegen das Gemälde ...«, fiel ihnen fast nicht auf, daß Andreas nackt um seine Gattin herumstolzierte. Als das Foto veröffentlicht wurde, waren die Kuratoren der Sammlung verärgert: »Mit dem nackten Mann können wir leben, davon gibt es hier genug [aus Marmor oder vergoldet],« sagte Bunty King, die Pressefrau. Wütend waren sie nur darüber, daß das Model Susie Bick sich an eine Kommode aus dem achtzehnten Jahrhundert gelehnt hatte.

Viviennes internationaler Bekanntheitsgrad nahm ständig zu, und zu ihren Kunden gehörten unter anderen Ringo Starr, Barbara Bach, Melanie Griffith und David Bowies Frau Imam. Im Mai 1994 rief Barbra Streisand, die gerade in London auftrat, »World's End« an und sprach mit Simon Barker. Sie hatte im *New York Times Magazine* Fotos von Viviennes Blusen und Abendkleidern im Empirestil gesehen und wollte einige Kleider für ihre bevorstehende Tour durch Amerika bestellen. Das Westwood-Team wurde eingeladen, sie in ihrer Penthouse-Suite im Dorchester zu besuchen. Es war ein hochwichtiger Auftrag. Nicht nur, weil die Streisand eine Reihe von Couture-Modellen ordern wollte, sondern auch, weil sie ihnen Türen öffnen konnte, insbesondere in Hollywood. Nachdem Barker und Françoise Rust-Fourteau sich eingehend nach Streisands Geschmack – sie mochte nachtschwarze oder cremefarbene Sachen – und ihren Maßen erkundigt hatten, informierten sie Andreas in allen Einzelheiten. Sie befürchteten nämlich, daß er »mit etwas total Blödsinnigem rüberkommen« würde und sich das Fiasko wiederholen würde, das mit Naomi Campbell passiert war. Diese hatte das von ihm entworfene Kleid, das sie bei der Party zur Vorstellung ihres von einem Ghostwriter geschriebenen Romans *Swan* tragen wollte, einfach scheußlich gefunden.

Zum vereinbarten Termin wählte Rust-Fourteau für sich selbst ein elegantes schwarzes Kostüm, um Viviennes klassische Seite zu betonen, denn sie nahm an, daß diese Streisands Geschmack entsprechen würde. Andreas kam jedoch in Jeans, die mit Putten bedruckt waren, und Vivienne trug fuchsienrote Strümpfe, Schaukelpferd-Schuhe, einen karierten Mini und einen schwarzen, mit verschnörkelten Goldornamenten geschmückten Pullover – und darüber eine Tweedjacke! Nachdem sie einmal im Foyer vom Hotelpersonal und zweimal von Streisands Bodyguards überprüft worden waren, wurde das Trio in die Suite eingelassen. Überall standen Vasen mit riesigen weißen Sträußen, und auf allen freien Flächen waren Schalen verteilt, die pfundweise Potpourri enthielten. Zwei Assistentinnen, in Schwarz à la Streisand gekleidet, mit langen manikürten Fingernägeln und kurzgeschnittenem Haar, begrüßten sie feierlich und forderten sie auf, sich die Garderobe des Stars anzusehen. Schwarze Gewänder, mit militärischer Präzision aufgehängt, füllten Ständer um Ständer, jeweils mit dem passenden Paar Schuhe dabei. Daneben gab es eine gleich große Anzahl von cremefarbenen Kleidern, ebenfalls mit dem passenden Schuhwerk. Françoise Rust-Fourteau warf einen verstohlenen Blick auf Viviennes Aufzug und seufzte unhörbar.

Dann warteten sie schweigend, auf einem Sofa aufgereiht. Nach einiger Zeit öffnete sich eine Tür, und ihre Kundin trat dramatisch ein. Sie wurden informiert, daß Ms. Streisand ein sensationelles Kleid für einen Auftritt vor Präsident Clinton, und ein weiteres für ein wichtiges Konzert in ihrer Heimatstadt Los Angeles brauchte. Sie wählte drei Gewänder in Schwarz und drei Ballkleider für den Galaabend beim Präsidenten, darunter eines aus Taft in Marron-glacé-Braun und eines im Empirestil aus weißem Tüll mit einem transparenten Überrock aus schwarzer Spitze. Insgesamt war es eine Bestellung im Wert von 25 000 Pfund – nach Françoise Rust-Fourteaus Überschlagsrechnung »soviel wie Bergdorf-Goodman in einer ganzen Saison orderte«.

Da eine Sängerin ein Oberteil braucht, das nicht einschnürt, ergab sich die Notwendigkeit, daß das Westwood-Team die Oberweite der Streisand genau ausmessen mußte. Nur sehr widerstrebend erlaubte ihnen diese schließlich, sich einen ihrer maßgefertigten Büstenhalter als Muster auszuleihen, doch wurden sie instruiert, nach ihrer Show in Wembley hinter die Bühne zu kommen und ihn ihr zurückzugeben. »Ich muß mich wirklich auf Sie verlassen können, denn er ist sehr wichtig für mich«, wurden sie informiert, als ob sie ihnen eines ihrer wertvollsten Besitztümer anvertraut hätte.

Die beiden Gala-Abende der Streisand sollten im Juli stattfinden. Den Termin für den Auftritt in Washington verpaßte das Westwood-Team ganz und gar, und das Kleid für die Gala in Los Angeles traf dort nur fünf Tage vorher ein. Es saß so schlecht, daß die Streisand es nicht einmal zu bekam. Man hatte eine unerfahrene Assistentin in Viviennes Studio mit diesem wichtigen Auftrag betraut. Françoise Rust-Fourteau mußte einen Versuch machen, eine verständlicherweise sehr aufgebrachte Assistentin im Büro der Streisand zu beschwichtigen. Sie schlug vor, daß das Kleid zur Änderung per Kurier nach London zurückgeschickt und dann wieder nach Los Angeles gesandt werden sollte, alles auf Kosten der Firma. Als D'Amario davon hörte, tat er erst so, als wisse er nicht, wer Barbra Streisand war, und dann sagte er, »mit einer unverschämten Anspielung auf ihre Rasse«, es sei ihm scheißegal, und schließlich gab er Anweisung, statt dessen etwas von dem Stoff nach Los Angeles zu schicken, so daß ihre Angestellten »es selbst hinkriegen können«.

Der Vorfall zeigt, wie chaotisch und unprofessionell in Viviennes Studio gearbeitet wurde, insbesondere wenn man dies mit dem Aufwand vergleicht, den andere Designer betreiben, um international berühmte Bühnen- und Filmstars als Kunden zu gewinnen. (Als Kate Winslet auf Vorschlag von Marion Hume, heute Redakteurin bei der australischen *Vogue*, beschloß, ein Kleid von Westwood zur Oscar-Verleihung im März 1996 zu tragen, übertraf sich das Studio glücklicherweise selbst in bezug auf Stil und Dienstleistung.) Es ist auch bezeichnend, daß Vivienne von der Unfähigkeit ihrer Angestellten im Umgang mit dem Streisand-Auftrag erst einige Monate später erfuhr.

Viviennes Schau in Paris war jahrelang eine der begehrtesten gewesen, und ihre Popularität erreichte im Oktober 1994 ihren Höhepunkt mit der Kollektion »Erotic Zones« (die Andreas »The Golden Shower« hatte nennen wollen). In der ersten Reihe saßen ein halbes Dutzend Top-Designer, dazu verschiedene Berühmtheiten der Popmusik wie Lenny Kravitz, Kylie Minogue und Vanessa Paradis. Vivienne war für ihre kreative Originalität und ihre zeitbezogene Relevanz berühmt, doch 1995 hatte ihr Renommee bereits gelitten. Da sie ihre historischen Vorbilder allzu buchstabengetreu interpretierte, waren ihre Kollektionen vorhersehbar geworden, und es entstand der Eindruck, daß sie nichts Neues mehr enthielten. Sie hatte den unverzichtbaren zweiten Bestandteil der kreativen Collage ausgelassen, so wie McLaren sie ihr beigebracht hatte – die Verbindung des Historisch-Romantischen mit dem Gegenwärtigen, die Fusion von Hochkultur plus Popkultur.

Obwohl sie noch 1994 für die Kollektion »On Liberty« die umstrittene gepolsterte Silhouette entwickelt hatte, bot sie jetzt weder eine Fortsetzung noch eine Verfeinerung der Linie an. Statt dessen entschloß sie sich, eine Wendung um 180 Grad zu machen. Die Kollektion »Vive la Cocotte« (Herbst/Winter 1995/96), im Grand Hotel in Paris gezeigt, war wieder konservativ und zeigte nur ein Minimum an Accessoires. Es handelte sich um eine Interpretation der französischen Couture, die kräftige Anleihen bei dem in Spanien geborenen Modeschöpfer Cristobal Balenciaga machte. Dieser hatte, inspiriert von der Kleidung am Hof König Ludwigs XV. von Frankreich, mit dem »Sackrücken-Kleid« experimentiert, bei dem eine Stoffbahn von einem Punkt zwischen den Schulterblättern lose zum Saum des Kleides fiel. Diese Silhouette fand sich auch in den Gemälden von Watteau, einem der Lieblingsmaler von Vivienne. »Vive la Cocotte« bestand unter anderem aus einer Reihe von knielangen Versionen dieser Silhouette, ausgeführt in Vichy-Karo und in einer schwarzweiß bedruckten Rohseide, die aussah, als hätte man einen riesigen Pinsel in schwarze Farbe getaucht und über den austernfarbigen Stoff geführt.

Vivienne hatte einen Grund für ihren Richtungswechsel. Nachdem sie die Silhouette bis zur totalen Übertreibung durchgespielt hatte, wollte sie jetzt die Polster weglassen und eine Linie vorstellen, die subtiler und wie sie es ausdrückte »more ladylike« war. Auch andere Exzesse wurden entfernt. Sie verzichtete auch auf die hohen Schuhe und verlängerte die Röcke bis zum Knie. »Es ist jetzt irgendwie gewöhnlicher, aber damit die Botschaft rüberkommt, muß man bis zum Äußersten gehen und ein riesig großes Statement abgeben. Und danach hofft man, daß die Leute auch die kleinen Feinheiten und Raffinessen mitbekommen«, sagte sie. Aber sie hatte ihrem Publikum nicht genügend Zeit gelassen, die gepolsterte Silhouette auszuprobieren und zu »schlucken«. Andererseits war der Schnitt des »Sack-back« nicht spannend genug oder vielleicht waren auch die Stoffe nicht aufregend genug, um Eindruck zu machen. Auch die Präsentation selber war, gemessen an Viviennes Standard, ziemlich zahm. Sie beraubte die Kleider ihrer gewohnten Accessoires, doch in ihrem Streben nach subtiler Raffinesse dämpfte sie eben das, was ihre ganz persönliche Handschrift ausmachte – ihre Originalität.

Ansonsten bestand diese Kollektion aus plumpen Shantungseide-Kopien von Paletotjacken und Cocktailkleidern der fünfziger Jahre. Vivienne belebte noch einen anderen alten Hut, nämlich Regenmäntel aus Dekorationsstoffen anzufertigen. Aber statt ihrer vergrößerten Engelchen zeigte sie nun »toiles de Jouy« in Kornblumenblau und Flohbraun, die so prosaisch aussahen, als ob sie aus alten Vorhängen gemacht wären. Leider hatte Gary Ness weder die Zusage noch die Mittel erhalten, um seine »cartes de tendres«-Idee für einen neuen »toile« (ein Kleidungsstück mit exklusivem Schnitt aus einem billigen Material, A. d. Ü.) zu entwickeln. Diese Idee hätte sich nämlich von den klischeehaften Versionen, die regelmäßig in den Wohnzeitschriften auftauchen, vorteilhaft abgehoben.

Offensichtlich kümmerte sich Vivienne nicht mehr darum, alle Aspekte ihrer Kollektionen auszureizen, und das Resultat war eine Ansammlung halbherzig ausgeführter Ideen. Ihr Mangel an Konzentration blieb nicht unbemerkt. Murray Blewitt bekam mehrfach mit, daß D'Amario und Andreas auf ihr herumhackten, warum sie nicht endlich mit ein paar neuen Ideen rüberkomme. »Sieh dir bloß an, was sie jetzt macht!« maulte D'Amario 1996. »Als sie noch kein Geld hatte, war sie am besten. Jetzt ist sie wie ein Kind im Bonbonladen – die Auswahl ist zu groß, und sie weiß nicht, was sie tun soll.« So verwirrte sie den Schuhfabrikanten Pasquale, weil sie ihm sechs Schuhleisten mit fünf alternativen Absatzformen zusandte und sie in zwanzig verschiedenen Materialien und fünf verschiedenen Farben haben wollte.

Das Label war berühmt für seine Innovationen und Überraschungen, doch mit dem Back-Katalog ließ sich nur begrenzt etwas anfangen, und Andreas konnte den guten Ruf nicht aufrechterhalten, wenn Vivienne den Entwürfen nicht ihre volle Aufmerksamkeit schenkte. In den Medien meinte man, Vivienne habe keine Power mehr. Der Tiefpunkt war die Kollektion »Storm in a Teacup« (Herbst/Winter 1996/97), die zur Gänze von Andreas entworfen worden war, da Vivienne sich auf die Vorbereitung und die Dreharbeiten ihrer »Painted Ladies«-Fernsehserie konzentrierte.

Es war besonders bedauerlich, daß Vivienne gerade jetzt, im Frühjahr 1996, eine derartig schwache Kollektion über den Pariser Laufsteg gehen ließ. Denn damals war man bei Louis Vuitton Moët Hennessy, dem die Couture-Häuser Dior, Givenchy und Lacroix gehörten, gerade dabei, Kandidaten auszugucken, die Gianfranco Ferré als Chefdesigner bei Christian Dior ersetzen sollten. Viviennes Paris-Reise, die sie 1991 zu Daniel Piette bei Dior führte, hatte ihr Appetit auf den Job gemacht. Als sie von Ferrés Rücktritt hörte, nahm sie seine Nachfolge ins Visier.

Die Besetzung der Position war nicht nur für die Zukunft des großen Luxusartikel-Konzerns LVMH von Bedeutung, sondern ebenso für das kulturelle Prestige Frankreichs. Das Haus Dior gehörte zum Kern der Kultur des französischen Großbürgertums. Es war eine Institution, die dafür sorgte, daß die Gattinnen der Präsidenten, Minister, hohen Beamten und der Mitglieder der oberen Zehntausend wohlanständig gekleidet waren – mit einer gelegentlichen kleinen Verbeugung in Richtung Mode, die aber immer im Rahmen blieb.

Die europäischen Königshäuser bevorzugten es für offizielle Anlässe. Dior war nicht nur die berühmteste Modemarke der Welt, sondern seit den fünfziger Jahren auch ein Nationalheiligtum. Dior bedeutete auch Big Business: Der Umsatz betrug 1995 fast 31 Milliarden Franc. Im selben Jahr wurde Vivienne von Louis Vuitton, einer Schwestergesellschaft von Dior innerhalb der LVMH-Gruppe, gebeten, eine Tasche aus dem

Leder zu entwerfen, das mit dem traditionellen Logo, den Initialen LV, bedruckt war. Sie kreierte eine »bum bag« (Po-Tasche), die die Turnüre nachahmte und das, was sie als »Verschönerung einer natürlichen Gabe« bezeichnete, vorteilhaft zur Geltung brachte.

Die erste Couture-Kollektion des neu ernannten Nachfolgers sollte im Januar 1997, zum fünfzigsten Jahrestag der Gründung des Hauses und des Debüts des berühmten New Look von Christian Dior gezeigt werden. Zur Feier des Jubiläums fügte das Metropolitan Museum of Art in New York seinen eigenen illustren Namen dem des Modehauses hinzu und zeigte eine Retrospektive. Während des ganzen Sommers 1996 saß Vivienne wie auf heißen Kohlen und bot sich unverfroren bei Dior für den Job an. Auch Jean-Paul Gaultier, Christian Lacroix und John Galliano wurden in den Medien als Kandidaten gehandelt. Galliano, der in Gibraltar geborene britische Designer, war Vivienne bereits seit mehr als einem Jahrzehnt ein Dorn im Auge. Er war zwanzig Jahre jünger als sie und hatte 1983 sein Studium am Central St. Martin's College of Art in London beendet. Seine Examens-Schau, die eindeutig von Viviennes Kollektionen »Pirates« und »Buffalo« beeinflußt war, wurde umgehend von »Browns«, einer renommierten Mode-Boutique in der Londoner City übernommen und wurde ein Sofort-Erfolg. Galliano hatte Viviennes besonderer Methode, historische Kostüme auszubeuten, viel zu verdanken. Patrick Cox, der kanadische Schuh-Designer, der während der achtziger Jahre für beide Designer arbeitete, macht keinen Hehl daraus, wie er Viviennes Einfluß auf Galliano einschätzt: »Als ich für John arbeitete, stellte ich schockiert fest, daß seine Entwürfe Viviennes in allen Einzelheiten entsprachen. Er regte sich fürchterlich auf, als Bill Cunningham in *Details* einen ätzenden Artikel schrieb, in dem er erklärte, John sei die reine Vivienne, was bis zu solchen Sachen ginge, daß er ihre Mitarbeiter abwerbe. John hat deswegen tagelang geheult, aber es stimmte.« Über Gallianos Kollektion »Anastasia« war Vivienne besonders aufgebracht, denn er schien alles von A bis Z bei ihr abgekupfert zu haben. Sie war überzeugt, daß der Diskjockey Jeremy Healy, der den Soundtrack zu einigen ihrer Kollektionen zusammengestellt hatte und jetzt dasselbe für ihren jüngeren Rivalen tat, diesem ihre Methoden verraten hatte. In Viviennes Augen war Galliano ein bloßer »Nachmacher«. Als er zum Chefdesigner von Givenchy, einem weiteren Modehaus von LVMH, ernannt worden war, hatte sie Gift und Galle gespuckt.

Galliano war zweifellos von der Art und Weise, wie Vivienne ihre Modelle entwickelte, stark beeinflußt – insbesondere ihr besonderer Touch, Geschichten in ihre Kleider einzuflechten –, doch in der technischen Ausführung war er ihr überlegen. Er attackierte die allgemein anerkannten Formen der Kleidungsstücke zwar nicht auf so grundsätzliche, bahnbrechende Weise wie sie, aber dafür waren seine Kleider nicht so radikal und deshalb besser verkäuflich. Der wesentliche Unterschied zwischen ihnen war, daß Vivienne, wenn sie eine Originalquelle untersuchte – ob es nun ein diagonal geschnittenes Kleid von Vionnet aus den dreißiger Jahren oder eine Kniehose aus dem siebzehnten Jahrhundert war –, wie sie später erklärte, »Jahre auf die Recherche verwendete… Ich bin die einzige, die jemals den Originalschnitt oder eine nur leicht abgewandelte Form davon benutzt hat. Andere Leute, die Interesse daran hatten, etwas so wie früher zu machen, haben immer ihr eigenes Schema benutzt und nur die Details drumherum etwas abgeändert. Sie haben nie die innere Dynamik des Schnitts erfaßt – sondern einfach nur den heutigen Schnitt darüber gestülpt.«

Galliano legte großen Wert auf handwerklich gute Schnitte, und das war seine Stärke. Selbst Mitte der achtziger Jahre, als er noch, genau wie Vivienne, fast nichts verdiente, waren bei ihm sechs sehr erfahrene Zuschneider angestellt, während Vivienne nur einen hatte. Dementsprechend hatten seine Modelle eine gewisse Leichtigkeit, während Viviennes bemüht und schwer herunterhingen. Tommy Roberts, der sich mit Vivienne und McLaren Ende der sechziger Jahre angefreundet hatte, bemerkt: »Sie hat immer schwer geschuftet, während Galliano ein Naturtalent ist. Dadurch, daß sie gezwungen war, hart zu arbeiten, hat sie aber auch einige interessante Entdeckungen gemacht. Jedenfalls gehört sie nicht zu den Leuten, denen alles in den Schoß fällt.« Der gleichen Meinung war auch der verstorbene Ossie Clark: »Ich fürchte, sie hat keine Ahnung, wie man's macht. Es sieht sensationell aus, und die Stoffe sind wahnsinnig teuer, aber man sieht, wie unsicher die Models sich auf diesen Schuhen fühlen. Es ist lebensgefährlich, damit herumzulaufen. Und die Kleider sind auf die extreme Länge der Mädchen angewiesen, man kann sie der Durchschnittsfrau nicht anziehen – sie würde darin bloß lächerlich aussehen.«

Als im Juli 1996 überall in Paris die Couture-Kollektionen gezeigt wurden, wurde immer heftiger darüber spekuliert, wer zu Ferrés Nachfolger ernannt würde. Man rechnete fest damit, Bernard Arnault, der Präsident und Hauptgeschäftsleiter von LVMH, werde dies bekanntgeben, solange sich noch die Modejournalisten der ganzen Welt in der Stadt aufhielten. Es wurde dann doch nichts gesagt (wahrscheinlich, um noch etwas länger in den Genuß der Berichterstattung in den Medien zu kommen), aber nach den Gerüchten zu urteilen gehörte Vivienne weiterhin zu den Kandidaten, die in Frage kamen. Auch wenn die einstige Königin des Punk auf den ersten Blick wenig mit Frankreichs führendem Couture-Haus verband, konnte sie die entsprechenden Leistungen als Designerin vorweisen. Von der Persönlichkeit her war sie vielleicht weniger geeignet. Vom rein wirtschaftlichen Gesichtspunkt her gesehen, war die Couture nichts weiter als ein Lockartikel, den man hauptsächlich deshalb beibehielt, weil er kostenlose Publicity für den Markennamen brachte, mit dessen Lizenzen man das Imperium noch weiter ausdehnen konnte. Arnault, der dies nur zu genau wußte, suchte nach einem Kandidaten, der ein maximales Medieninteresse garantierte, und daß Vivienne gut bei der Presse ankam, stand außer Zweifel. Zweitens hatte sich Vivienne seit 1991 mit Diors Gesamtwerk beschäftigt und es systematisch neuinterpretiert, wobei sie öffentlich verkündet hatte, wieviel sie seiner Inspiration verdankte. »Gott sei Dank, daß wir Andreas haben«, war D'Amarios Kommentar, womit er andeuten wollte, daß Vivienne, für den Fall, daß sie von Dior erwählt würde, die Zügel für das mit ihrem Namen verbundene Label ganz in dessen Hände legen könne.

Im August erfolgte schließlich die Bekanntgabe: John Galliano gehe zu Dior und der siebenundzwanzigjährige Alexander McQueen werde seine freigewordene Stelle bei Givenchy einnehmen. »Es ist mir egal, und ich bin nicht überrascht«, brachte Vivienne mit erstickter Stimme heraus und bemühte sich, gute Miene zu bewahren. In Wirklichkeit empfand sie es jedoch als öffentliche Demütigung, daß sie von der jüngeren Generation ausgestochen worden war. Als eine ihrer ersten Reaktionen bezeichnete sie Galliano als den Neffen des Zauberers und McQueen als den Zauberlehrling. Ihre Angestellten bekamen sie eine Woche lang nicht zu sehen, und als sie wieder da war, feuerte sie mehrere Leute. Sie hat übellaunige Auftritte in der Öffentlichkeit, und als Galliano und McQueen ihre ersten Couture-Kollektionen im Januar 1997 in ihren neuen Häusern zeigten, warf sie ihnen in der Presse vor, daß sie ihre Arbeit kopiert hätten.

Vivienne hat sich nach dem mit der Position des Chefdesigners bei Dior verbundenen Ruhm gesehnt und hätte das Prestige und die Herausforderung genossen. Auf diese Weise hätte sie es mit Sicherheit ihren britischen Kritikern zeigen können, daß sie am Ende doch recht hatte – ebenso wie Galliano, den sie für einen bloßen Nachbeter hielt. Der Job hätte zwei ihrer Ambitionen prächtig miteinander verbunden. Erstens wäre sie dadurch fraglos in den Kern des chauvinistischen französischen Establishments aufgenommen worden – und da sie sich die französische Ästhetik zu eigen gemacht hatte, wäre Paris das ideale Heim für sie gewesen. Zweitens hätten ihr erhebliche Geldsummen ebenso wie exzellente Handwerker zur Verfügung gestanden. Dior war in ganz besonderem Maße ihr Traumhaus, da sie dessen Gründer tief verehrte und einen Großteil der neunziger Jahre damit verbracht hatte, sich von seiner Schnittechnik und seinen dekorativen Details inspirieren zu lassen.

Allerdings war ihr vielleicht nicht klar, in welchem Maße sie auf diesem Posten bestimmten Einschränkungen unterworfen gewesen wäre. Die Manager von Dior erwarteten Kollektionen, bei denen die Presse in Begeisterung ausbrach und die deren ständige Gier nach Neuheiten befriedigten. Bernard

Arnault war stärker daran interessiert, daß möglichst viele Zeilen über Dior geschrieben wurden, um den Absatz der Markenartikel zu steigern, als an der Haute Couture. Vivienne war jedoch vom Temperament her nicht geeignet, unter solchen Bedingungen zu arbeiten, und hätte sich bestimmt stur gestellt, wenn das Management versucht hätte, Kontrolle über ihre Kreativität auszuüben. Aber letzthin hatte sie sich verschiedentlich vom Mode-Design ablenken lassen, und ein Posten wie dieser hätte sicher ihre Konzentration und ihre kreativen Energien neu beflügelt, zumindest eine Zeitlang.

Es gab drei Hauptgründe dafür, warum Vivienne ihren Traumjob nicht bekam. Erstens war es mit der Originalität ihrer Kreativität bergab gegangen, sie erschöpfte sich in formalistischen sklavischen Nachahmungen ihrer früheren Kostüme, während die konventionelle Modewelt der Ansicht war, daß sie mit hoher Mode kaum etwas zu tun hatte. Schon vor der Bekanntgabe hatte John Walford gesagt: »Wir nähern uns allmählich dem Ende der Westwood-Story. Die aufregendste Zeit ist vorbei.« Zweitens fanden viele Angehörige der Modewelt Viviennes Arroganz unerträglich. Lucinda Chambers, Modechefin der britischen *Vogue*, beschrieb sie als »fürchterlich reizbar und schwierig«. Man war sich einig, daß sie eine unangenehme Angestellte gewesen wäre und nicht in der Lage, mit dem kritischen Klima umzugehen, wie es in großen Firmen wie LVMH herrscht. Dazu sagt James Fallon: »Vivienne ist weder formbar noch gefügig. Sie will sich unbedingt durchsetzen. Und sie hat ihre Launen – mal ist sie krankhaft von sich überzeugt, dann wieder ganz ohne Selbstbewußtsein. Damit kommt man schwer zurecht.« Drittens war Vivienne nicht mehr so interessant für die Presse. Die amerikanische Modepresse (und was Arnault betraf, die einflußreichste) schrieb Lobeshymnen auf Galliano und McQueen, während Westwood sie weniger packte, und Arnault maß die Zeitungskolumnen mit dem Zentimetermaß nach und hatte weiter nichts im Sinn als den Verkauf seiner Lizenzen.

Im März 1997 erklärte Daniel Piette, man habe Vivienne, trotz der Spekulation in den Medien und ihrer unzweideutig verkündeten Ambitionen, niemals ernsthaft für die Stellung in

Betracht gezogen. »John Galliano befand sich bereits in unserem Stall, und deshalb lag es nahe, an ihn zu denken ... Viviennes Name war bereits als Firmenname etabliert und ... es hätte wahrscheinlich ein Geschäfts- oder Image-Durcheinander zwischen ihrer Firma und Christian Dior gegeben. Ich denke, sie ist zu groß, um für jemand anders zu arbeiten.« Dann fügte er hinzu: »Berühmt-berüchtigt wie sie ist, wäre es auch schwierig gewesen, den Namen Dior davor zu schützen.«

Piette spielte bei mehreren Gelegenheiten auf die Jugendlichkeit Gallianos und McQueens und auf Viviennes Alter an, und erkundigte sich, ob sie schon einen Nachfolger habe. Es war offensichtlich, daß er sie nicht als Langzeit-Investment betrachtete. Er gab ihr ungefragt Ratschläge, aus denen sich entnehmen ließ, daß sie sich seiner Meinung nach überlebt hatte: »Ich würde ihr empfehlen, sich einen jungen Designer heranzuziehen, damit ihr Stil und ihre Herangehensweise erhalten bleiben. Sie ist eine Schule des Designs und hat eine wesentliche Rolle gespielt, sicher. Es ist die Frage, was aus ihrer Sichtweise wird, wenn sie mal nicht mehr da ist.«

Manny Silverman, der sich 1990 bemüht hatte, in Westwood zu investieren, fand die Entscheidung für Galliano und McQueen aus geschäftlicher Sicht nur folgerichtig: »Wenn man in einen Designer investieren will, dann fragt man sich, wie lange das Investment laufen wird – nicht in Jahren, sondern beim Publikum. Den beiden jungen Burschen kann man noch zehn Jahre geben. Für Vivienne kam die kommerzielle Chance fünf bis zehn Jahre zu spät.« Galliano seinerseits räumt bereitwillig ein, wie wichtig Viviennes Designs für ihn waren: »Vivienne ist immer wieder innovativ, aber was sie während der Punkzeit und der Phase der Neoromantik gemacht hat, hat der Epoche den Stempel aufgedrückt. Man kann unmöglich an die Bands, die Musik und den Geist von Punk und der neuen Romantik denken, ohne zugleich an Vivienne zu denken.«

Es war nun nicht mehr wahrscheinlich, daß Vivienne jemals in ein Haus der französischen Couture berufen würde, und um ihr Gesicht zu wahren, erklärte sie öffentlich, sie habe den Job bei Dior nie haben wollen, sondern wolle ihre Aufmerksamkeit und Energie darauf verwenden, selbst ein kleines Couture-

Haus in Paris zu eröffnen. Vielleicht war ihre immense Enttäuschung der Antrieb, jedenfalls investierte sie sehr viel Recherche und Mühe in ihre Herbst-Winter-Kollektion »Five Centuries Ago«. Diese war durch die Ausstellung von Porträts der Tudorzeit inspiriert, die im Vorjahr in der Londoner Tate-Galerie zu sehen war. Nachdem sie die französische Bekleidung des achtzehnten Jahrhunderts erschöpfend erkundet hatte, ging Vivienne nun noch weiter zurück in die Vergangenheit und ließ sich von den Kostümen am elisabethanischen Hof inspirieren. Doch bei der Tudor-Kleidung handelt es sich um eine höfische Tracht und nicht um Mode. Da Vivienne auf jeden Bezug zur Aktualität verzichtete, wirkten ihre Bemühungen schwerfällig, gewollt und irrelevant. Trotzdem wurde im Oktober 1997 ihr Status in Frankreich offiziell anerkannt – die französische Regierung verlieh ihr den Orden der Künste und Literatur. Im Herbst davor hatte sie gemeinsam mit Jil Sander und Donatella Versace von der Fashion Group International of America eine Auszeichnung als »Fashion Legend« erhalten.

Zu den vielen Gründen, aus denen Simon Barker 1994 gekündigt hatte, gehörte auch die Tatsache, daß man ihm keinen Werbeetat gegeben hatte. D'Amario wie Vivienne hatten Anzeigen-Werbung als Geldverschwendung betrachtet und gemeint, eine clevere Manipulation der Presse mit Hilfe von amüsanten oder schockierenden Vorfällen würde ausreichen. Man brauchte doch nur zu sehen, wieviel Spalten sie sich mit Viviennes Mätzchen im Buckingham-Palast gesichert hatten oder mit Naomis berühmtem Sturz mit den hohen Schuhen. Aber inzwischen stand der Platz, der einem Label auf den redaktionellen Seiten der Hochglanzillustrierten zugebilligt wurde, in einem direkten Verhältnis zu der Summe, für die der Designer Anzeigen schaltete. Es war kein Zufall, daß ein Cover, das einem bestimmten Designer gewidmet war, grundsätzlich nur in Begleitung vieler Anzeigenseiten dieses Kunden erschien. Es war ein schlichtes Geschäft auf Gegenseitigkeit. Die Tür zwischen Anzeigenabteilung und Redaktion eines Magazins, die einst, zumindest was die Leser betraf, so fest verschlossen gewesen war, stand seit den achtziger Jahren sperrangelweit offen, weil sich der Wettbewerb um die Werbeeinnahmen erheblich verschärft hatte. Da Vivienne Westwood nun einen Umsatz von mehr als 20 Millionen Pfund im Jahr hatte, konnte es sich die Firma leisten, in die Werbung zu investieren, und zum erstenmal in über zwanzig Jahren wurde eine Werbekampagne gestartet.

Auf Empfehlung ihrer alten Befürworterin Anna Piaggi von der italienischen *Vogue* gab Vivienne einem jungen britischen Illustrator namens Richard Gray den Auftrag, ihr Konzept zu entwickeln. Als Vorgabe erhielt er die Anweisung, die Bildersprache der aus dem sechzehnten Jahrhundert stammenden Tudor-Porträts von Hans Holbein, die die Kollektion »Five Centuries Ago« angeregt hatten, mit der Ausstaffierung und der Atmosphäre des Sadomasochismus zu vermählen. Sehr wahrscheinlich hat der Geschichtswissenschaftler Dr. David Starkey, der an einer dreiteiligen TV-Dokumentation über Heinrich VIII. arbeitete und des öfteren mit ihr und Gary Ness zum Essen ging, ihr viele farbige Anekdoten über das Leben zur Tudorzeit erzählt.

Die Werbekampagne bestand aus zehn Fotografien: sechs für den Gold bzw. Red Label und vier für den japanischen Markt (mit letzteren, die deutlich schwächer und weniger phantasievoll gestaltet sind als die anderen, hatte Gray kaum etwas zu tun gehabt). Gray war begeistert, daß er »völlig sich selbst überlassen war«, denn Vivienne hatte volles Vertrauen zu seinem Talent und zu ihrer Fähigkeit, die Kreativität des jungen Manns anzuzapfen; an historischer Genauigkeit war ihr nicht gelegen, doch sie verlangte, daß er für jedes auf den Bildern sichtbare Accessoire eine erzählerische Rechtfertigung vorweisen müsse, ob es sich um eine moderne High-Tech-Armbrust handelte oder um ein angekettetes Pinseläffchen. Während der Stunden, die sie gemeinsam bei der Arbeit verbrachten, gewöhnlich von sechs Uhr abends bis spät in die Nacht, war Gray beeindruckt, wie stark Viviennes Wunsch zu belehren war. Sie ergriff jede Gelegenheit, ihm Bücher zu empfehlen, und überschüttete ihn mit historischen Anekdoten. Als Grays makellose, ausgeklügelte Zeichnungen fertig waren, beauftragte Vivienne den führenden italienischen Fotografen Gian Paolo Barbieri mit ihrer Interpretation. Sie selbst posierte überzeugend als Elisabeth I., während Andreas ein königlicher Favorit wurde, möglicherweise Robert Devereux, der zweite Earl von Essex. Auch Jerry Hall und ein dreizehnjähriges Model hatten einen Auftritt.

Im Sommer 1997 wurde Vivienne im Alter von 56 Jahren Großmutter, als Josephs Freundin Serena Rees eine Tochter zur Welt brachte. Vivienne bestand darauf, es sei ihr Recht, den Namen für das Kind auszusuchen. Es wurde Cora Honeysuckle Corré genannt.

Anfang 1998 lancierte Vivienne »Anglomania«, eine Unisex-Casual-Wear-Linie für den Massenmarkt. D'Amario hatte ihre Archive durchforstet und war zu dem Ergebnis gekommen, daß sich dort fast 10 000 Entwürfe befanden, die man mit großem kommerziellen Gewinn kopieren und wieder auf den Markt werfen konnte. Mit dem Schlachtruf »Rebellion!«, »Phantasie!«, »Romantik!« und »Glamour!«, bei denen es sich um die Themen handelte, die man als Image bestimmend für das neue Label ausgewählt hatte, begann die Firma, Viviennes Kollektionen in chronologischer Reihenfolge zu verwerten. Die Linie wurde mit einer vage an Punk erinnernden Linie für die Frühjahr-Sommer-Saison 1998 gestartet, als nächstes folgte eine Piraten-Reihe für die folgende Herbst-Winter-Saison.

Alle Kleidungsstücke der »Anglomania«-Linie tragen das Logo – einen erhobenen Piratenarm mit Entermesser – auf Knöpfen, Reißverschlüssen, T-Shirts und Jeans, um sie von den teureren Marken (Red Label und Gold Label) zu unterscheiden, deren Logo der Reichsapfel ist. Als Vivienne im Februar 1998 bei einem Interview zu ihrem neuen Label befragt wurde, räumte sie ein: »Ich werde damit anfangen müssen, mich zu fragen, was die Leute haben wollen. Das habe ich bisher noch nie getan. Ich habe keine Ahnung, was sie wollen.« Dies stand im klaren Gegensatz zu ihrer früheren Angewohnheit, nicht weiter darüber nachzudenken, wer ihre Kleider tragen würde, und zu ihrer Überzeugung, daß etwas, was sie selber für schön hielt, automatisch auch ihren Fans gefallen würde.

Die erste »Anglomania«-Kollektion für Frühjahr/Sommer 1998 wurde ohne Modenschau gestartet. Um sie öffentlich bekannt zu machen, gab es eine Werbekampagne, die von

Richard Gray in Zusammenarbeit mit Vivienne entworfen und von Anna Piaggi von der italienischen *Vogue* gestylt wurde. Als Inspiration wählte Vivienne das aus dem neunzehnten Jahrhundert stammende epische Gemälde »Das Floß der Medusa« von Géricault, es sollte die abenteuerliche, spannende und dramatische Stimmung vermitteln, die ihre Teile ausstrahlen sollten. Gian Paolo Barbieri machte die Fotos für die Kampagne, wobei er zehn männliche und weibliche Modelle einsetzte. Diese balancierten vor einem gemalten stürmischen Hintergrund auf einem bedenklich wackelnden Floß, das aus alten Brettern und Tauen aus dem siebzehnten Jahrhundert konstruiert war, Assistenten schütteten mit Schalen und Eimern kaltes Wasser über sie und aus einem riesigen Abflußrohr pfiff ihnen ein Sturmwind um die Ohren. Die zweite Kollektion (Herbst/Winter 1998/99) wurde im März 1998 mit einer Schau in Mailand bekanntgemacht. Die unverhohlene Kommerzialität der »Anglomania«-Linie und deren Abhängigkeit von alten Archiven läßt vermuten, daß Vivienne schließlich doch sich den Kräften des Marktes gebeugt hat.

Mehr als zwei Jahrzehnte lang hat Vivienne ein erstaunlich innovatives Gesamtwerk geschaffen. Wird sie es schaffen, das Tempo der Innovation und Erneuerung zu halten, während sie auf die Sechzig zugeht? Jean-Charles de Castelbajac kommt zu dem Schluß: »Nach zwanzig Jahren gibt es Momente, wo man die Arme in die Luft wirft [um aufzugeben]. Man möchte nicht mehr ständig kämpfen, sondern endlich akzeptiert werden.« Vivienne hatte verzweifelt versucht, von der Pariser Mode-Elite anerkannt zu werden, doch trotz des Applauses, der ihr zuteil wurde, trotz ihres Rufs als Vorkämpferin und ihrer Hartnäckigkeit hatte man sie abgelehnt. Castelbajac wunderte sich nicht darüber: »Künstler sollten in der Gesellschaft Narren bleiben, königliche Hofnarren, und nicht versuchen, von der Gesellschaft integriert und akzeptiert zu werden.« Vivienne gehörte nun einmal nicht zum innersten Kern der französischen Modewelt. Manny Silverman nannte die Dinge ungeschminkt beim Namen: »Wenn man ein Bilderstürmer gewesen ist, kann man sich dann den Luxus gönnen, bitter zu werden und sich zu beklagen? Einerseits wollte sie vom Establishment anerkannt werden, und andererseits hat sie weiterhin zu ihnen ›Leck mich!‹ gesagt.« Die Spötterin war prädestiniert, eine Außenseiterin zu bleiben.

Vivienne hat nie McLarens Behauptung abgeschüttelt, sie solle »immer ein rotzfreches Gör bleiben«. Und trotzdem hat sie, indem sie stets den Weg des größten Widerstandes wählte und ihren Standpunkt selten kompromittierte, den wichtigsten Einfluß auf die Mode der letzten zwanzig Jahren ausgeübt und hat bei allen großen Designern Spuren hinterlassen. Sie hatte die Fähigkeit, vor allen anderen intuitiv zu erkennen, welche Richtung die Mode einschlagen würde, und auch wenn ihr Gespür sich in Form von völlig übertriebenen Prototypen manifestierte, die teilweise vulgär und oft schlecht ausgeführt waren, so hatte ihr Beispiel doch etwas Prophetisches. Ihre Begabung für das Design war roh und ungeschult, instinktiv und leidenschaftlich – aber genial.

Fazit

Es ist noch zu früh, Vivienne Westwoods Stellenwert in der Modegeschichte zu beurteilen. Doch man kann versuchen, ihr Werk in einen historischen Kontext einzuordnen, und fragen, wie innovativ sie ist, wie weit ihr Werk ihre ganz persönliche Kreation ist und wie weit ihr Einfluß reicht. Typisch für sie ist es, daß sie bei jedem neuen Look die am wenigsten kommerzielle und von der Ausführung her schlechteste Version zeigte, nach dem Motto »First, but worst« – immer vorneweg, aber auch am schlimmsten. Diese Tatsache schmälert aber weder ihre Originalität noch ihren erheblichen Einfluß auf andere.

Vivienne hat die Mentalität einer Modeschöpferin der Haute Couture, nicht die einer kommerziellen Prêt-à-porter-Designerin. Sie macht Mode um der Mode willen mit dem Ziel, die denkbar originellsten und schönsten Kleider für den weiblichen oder männlichen Körper zu entwerfen. In vielerlei Hinsicht ist diese Art der Mode im Jahre 1968 verschwunden, als Christobal Balenciaga seinen Salon schloß und das Ende der Couture verkündete. Es war die Kapitulation der Distinguiertheit vor dem Gleichheitsideal. Couture hat mit Individualismus, Elitedenken und Theatralik zu tun – all das paßte nicht mehr in die Zeit. Haute Couture ist, wie Pierre Bergé, Präsident von Yves Saint Laurent, einmal sagte, »eine Lebensart, die ihren Höhepunkt in den dreißiger Jahren und dann noch einmal kurz nach dem Krieg hatte… Den Leuten [auf der Straße] ist nichts mehr an der Couture gelegen – recht haben sie!« Dieser Lebensstil ging im Laufe der sechziger Jahre zu Ende. Heute gibt es weder die gesellschaftlichen Anlässe – die regelmäßige Wiederkehr von festlichen Theater- und Opernpremieren, von Einladungen zu formellen Diners und zu Cocktailpartys – noch eine Verpflichtung zu einem Lebensstil, der es notwendig macht und rechtfertigt, eine derartige Garderobe zu unterhalten.

Die Formen, in denen »Couture« heute auftritt, haben nicht mehr viel mit der wahren Haute Couture zu tun. Sie sind einfach nur spektakuläre Ereignisse, die das Medieninteresse erregen sollen, Lockvogelangebote, deren sich die Marketingheere der Luxusgüterkonzerne bedienen, um Strumpfwaren, Parfüm und Modeschmuck mit dem jeweiligen Markennamen zu verkaufen. Marc Bohan, früher Chefdesigner bei Christian Dior, räumte 1983 ein: »Mit jedem Haute-Couture-Modell, das mein Atelier verläßt, verlieren wir Geld. Ich muß es unter dem Selbstkostenpreis verkaufen. Deshalb ist es für mich unbedingt notwendig, daß es von einem bestimmten Frauentyp getragen wird, der den Status und das Renommee unseres Hauses noch steigert.« Somit sind diese Frauen nichts weiter als Werbeträger für einen Markennamen.

Statt der eleganten Couture wollten die Frauen – selbst die extrem modebewußten und wohlhabenden – jetzt Kleider tragen, die praktisch und erschwinglich waren. Ende der sechziger Jahre betrachtete man die durch die Massenproduktion arg gebeutelte Haute Couture als Anachronismus. Feministinnen und Gleichheitsfanatiker bedachten sie mit Hohn und Spott, und eine lässiger auftretende neue Generation strafte sie mit Nichtbeachtung. 1968 war nicht nur in der Politik, sondern auch in der Modewelt ein Wendepunkt.

In den dreißig Jahren, die seitdem vergangen sind, haben die Modeschöpfer drei Wege verfolgt. Einige, insbesondere die Amerikaner, entschieden sich bei der Bekleidung für praktizierte Demokratie, insbesondere durch Sportswear, Freizeitkleidung. Andere spielten mit dem überlieferten Kanon der Haute Couture in seiner ironischen, postmodernen Form des Retro-Looks. Die dritte Gruppe, Modernisten wie Issey Miyake, setzten auf das Material der Mode und nutzten den technischen Fortschritt, der zu Neuentwicklungen von Fasern und Stoffen führte.

Haute-Couture-Designer stehen seit den sechziger Jahren vor dem Problem, Innovation und Schönheit in die Alltagsbekleidung einzuführen, der Ready-to-Wear-Mode einen Anflug der kreativen Freiheit, der Reize und der Vornehmheit der Haute Couture zu verleihen. Ein ausgezeichnetes Beispiel dafür ist Yves Saint Laurent. Seine Prêt-à-porter-Kollektionen unter dem Namen »Rive Gauche« werden speziell für den Geschmack und Lebensstil der modernen Frau entworfen, aber er hat sie immer auch mit einem Hauch der Magie versehen, die seine Couture-Mode auszeichnet. Zwischen 1960, als er seine umstrittene, für das Haus Dior entworfene »Beat«-Kollektion zeigte, bis zum Ende der siebziger Jahre, als er immer schwerer an der Last des Ruhms, des ständigen Kreativitätszwangs und des Alkohol- und Drogenmißbrauchs trug, gab Saint Laurent den Ton in der Mode an. Die meisten Frauen – selbst diejenigen, die sich nur ganz am Rande mit Mode abgeben – und viele Männer wurden durch seinen Stil beeinflußt. Er machte den Hosenanzug zu einer akzeptablen Tageskleidung für die Frauen und den gutgeschnittenen Blazer mit kontrastierendem Rock oder Hosen zu einer tragbaren Garderobe für den Tag wie für den Abend. In seinen Händen wurde aus dem Smoking, den er sich bei den Männern auslieh, eine der verführerischsten Formen der weiblichen Abendmode. Dank seines Geschmacks und seiner Kultiviertheit wirkten die transparenten Blusen schick und gar nicht shocking. Elemente der Straßen-, Protest- und Proletarierkleidung wie die zweireihige Marinejacke (Kolani), die schwarze Motorradjacke, Ledersachen, der schwarze Rollkragenpullover der Existentialisten und der Fischerkittel wurden mit soviel Schicklichkeit und Stil ausgestattet, daß sie noch für den konservativsten Träger akzeptabel wurden. Nacheinander huldigte er seinen bevorzugten Künstlern – Picasso, Cocteau, Mondrian – und fing damit auch die Atmosphäre der künstlerischen Bohème auf dem linken Seineufer ein und übertrug ihre ästhetischen Vorstellungen in die Mainstream-Mode, die bis dahin eine Sache des rechten

Ufers gewesen war. In der Mode bleibt Saint Laurent der unerreichte Meister der Farbe.

Zur gleichen Zeit baute sein Partner Pierre Bergé ein beachtliches Mode-Imperium auf, mit dem er »YSL« zu einem der bekanntesten Markenzeichen der Welt machte; derzeit liegt der Wert des Konzerns bei mehr als einer Milliarde Dollar. Seit Ende der achtziger Jahre ist Saint Laurent wieder da und baut in großartiger Weise auf die Modeklassiker auf, die er in jenen erstaunlich kreativen Jahren zwischen 1958 und 1977 bekannt machte.

Was die Kreativität betrifft, so machte Vivienne Westwood da weiter, wo Yves Saint Laurent aufgehört hatte, und war in den letzten zwanzig Jahren die wichtigste Erneuerin der Mode. Beide Designer spielten mit dem Thema des Wilden und der landestypischen Kostüme, doch während Saint Laurent die traditionellen Nationaltrachten fremder Völker mit westlichem Glamour versah, bevor er sie auf den Pariser Laufsteg schickte, und dafür sorgte, daß sie nicht »primitiv« wirkten, sondern sich in artige, und damit verkäufliche, Folklore-Mode verwandelten, beließ Vivienne sie im Rohzustand. Es war ihre Dekonstruktion der Kleidung, zum Beispiel bei ihren Punk-Designs in den siebziger Jahren und ihren Kollektionen »Buffalo«, »Hobo-Punkature« und »Witches« vom Anfang der achtziger Jahre, die den japanischen Dekonstruktionisten Rei Kawakubo von »Comme des Garcons« und Yohji Yamamoto sowie später den belgischen Designern Ann Demeulemeester und Martin Margiela den Weg bereiteten.

Außer mit Saint Laurents Arbeiten kann man Viviennes Werk auch mit dem von Elsa Schiaparelli vergleichen. Schiaparelli war vor dem Zweiten Weltkrieg die Frau mit der überbordenden Phantasie, Vivienne war das gleiche in der Zeit danach. Beide Frauen wissen, »wie man zu weit geht« (ein Ausspruch Cocteaus über Schiaparelli, seine gute Freundin und Mitarbeiterin), und beide waren, obwohl sie Kleider kreierten, die zu den witzigsten und amüsantesten ihrer Zeit gehörten, total humorlos. Viviennes Art, ihre politischen und kulturellen Überzeugungen mittels Slogans zu verkünden, die sie auf ihre Sachen schrieb oder druckte, erinnert insofern an Schiaparelli, als diese ihre Mode mit Statements über ihre künstlerischen Vorlieben bestickte und bedruckte, insbesondere ihrer Neigung zum Surrealismus.

Vivienne spielt immer wieder mit drei Themen: Ausschweifung, Armut und Dekonstruktion der Mode. Als Expertin des ausschweifenden Lebens erkundet sie das moralische Vakuum der heutigen Zeit und läßt sich von den extremen Formen sexueller und politischer Bekleidung inspirieren, vom Zubehör der Prostituierten, des Transvestiten, des extravaganten Homosexuellen, des politischen Kämpfers und des Außenseiters.

Unser größtes Tabu heute ist nicht mehr Sex oder politischer Extremismus, sondern Gewalt. Viviennes besessene Beschäftigung damit deutet auf eine dunkle Seite ihrer Persönlichkeit. Sie reizt und provoziert ihr Publikum mit dem Thema Gewalt. Zuerst feierte sie Gestalten wie den Cambridge-Ripper, der die extremste Form der Gewalt verkörperte. Dann präsentierte sie Bilder – die sie für erotisch hielt – von Frauen, die so aussehen, als seien sie gerade vergewaltigt worden. Letzthin, wo der Mißbrauch von Kindern immer wieder die Phantasie der Öffentlichkeit bedrängt, hat sie mit dem Bild des unreifen Mädchens, das wie eine wissende erwachsene Frau bekleidet ist, gespielt. Falls Viviennes Mode überhaupt ein spezielles Kennzeichen aufweist, dann ist es die Spannung zwischen bedrohlicher Gewalt und romantischer Liebe: Dick Turpin, Rob Roy, der Pirat, der Apatsche, das sexuell belästigte Schulmädchen, das Vergewaltigungsopfer in Leggings und zerknautschtem Hemd, die Kurtisane, behängt mit Utensilien des Sadomasochisten.

Vivienne Westwood hat auch, extremer als irgend jemand zuvor es wagte, die Kleidung der Armen in die Mode eingebracht. Sie stellte die Hierarchie der Mode auf den Kopf, wobei sie auf Coco Chanels Einfluß aufbauen konnte. Während Chanel in der Zeit zwischen den Weltkriegen die Spießbürger vor den Kopf stieß, indem sie elegante Frauen in männliche Sportkleidung und Jersey kleidete, einen Stoff, der bis dahin der Männerunterwäsche vorbehalten war und mit Hygiene assoziiert wurde, so benutzte Vivienne die »bricolage« auf eine so direkte und überhaupt nicht hygienische Weise, daß sie die

Modenarren dazu brachte, aus Geschirrtüchern hergestellte Jacken mit Knöpfen zu schließen, die aus den Metalldeckeln von Scheuerpulverbehältern gemacht waren.

Innovative Menschen bedrohen stets die Konventionalität. Chanels Kleider befreiten die Frauen in körperlicher Hinsicht. Saint Laurents verliehen ihnen ein Gefühl der Macht. Im Zusammenhang der Modegeschichte ist Vivienne Westwood ein direkter Abkömmling dieser beiden Giganten. Nachdem die Frauen in physischer Hinsicht befreit waren, brauchten sie die nötige seelische Geborgenheit, um den Schritt hinaus in die Ellbogenwelt zu wagen. Viviennes Kleider stellen der Frau eine ironische Maske zur Verfügung, mit der sie viele Anteile ihrer Persönlichkeit projizieren kann, hinter der sie aber auch ihre Verletzlichkeit und sogar ihre Alltäglichkeit zu verstecken vermag.

Vivienne stellt grundsätzlich die althergebrachten Traditionen des Schneiderhandwerks in Frage. Warum sollte der Halsausschnitt eines Kleidungsstücks exakt in der Mitte zwischen den Schultern angebracht sein? Welche ästhetische Wirkung hätte es, wenn er an der »falschen« Stelle säße, weil er sich nach einer asymmetrischen Verkrümmung richtet? Warum sollte man die Schultern auspolstern oder so schneiden, daß sie beide genau gleich hoch sind? Warum sollte man die Linie der Schultern nicht kippen, um ein interessantes Ungleichgewicht herzustellen? Haben Hosen eine aufreizendere Wirkung, wenn sie an den Waden statt am Gesäß eng anliegen? Ist es provokativer, wenn eine Frau ein rutschendes Hemd mit einem Räkeln der Achseln wieder auf die Schultern schiebt, statt ein gut sitzendes Kleidungsstück zu tragen?

Sie ging diesen Überlegungen nach, verwendete dabei vielfach »ärmliche« Materialien wie Sackleinen, T-Shirt-Stoff, Acryl, doch zugleich weigerte sie sich, die schlechte Verarbeitung hinzunehmen, die bei der Konfektion von der Stange seit den sechziger Jahren üblich war. Sie hat den Ehrgeiz, den hohen Leistungsstandard einer Jean Muir sowohl in bezug auf die Qualität der Stoffe (hauptsächlich britische) als auch bei der Verarbeitung jedes einzelnen Teils zu erreichen. Trotzdem wurde sie gerade in dieser Hinsicht immer wieder im Stich gelassen. Ihre Mode reicht in bezug auf Paßform und Verarbeitung oftmals nicht an die von ihr angestrebte Perfektion heran. Das liegt in erster Linie daran, daß ihre Entwürfe äußerst kompliziert anzufertigen sind, da sie jegliche Art von vorgefertigten Schablonen und standardisierten Schnittmustern ablehnt. Zur Verwirklichung ihrer Entwürfe ist sie daher auf anspruchsvolle Herstellungsleiter angewiesen, die mit Argusaugen auf die Einhaltung der Qualitätsstandards achten, aber nicht zu allen Zeiten verfügte sie über das nötige Geld oder die professionelle Einstellung, um solche Leute zu engagieren.

Das erzählerische Element in der heutigen Mode, wie es von John Galliano verkörpert wird, verdankt seinen Ursprung Vivienne Westwood. Man könnte sogar sagen, daß die ganze Meute junger britischer Designer, die, wie Galliano und Alexander McQueen, zu einem Großteil das Central St. Martin's College of Art in London absolviert haben, in gewisser Weise ihre Erben sind. Von ihr haben sie gelernt, mit ihren Kollektionen romantische und nostalgische Assoziationen zu beschwören – ob es sich um Gallianos afghanische Bankiers und gefallenen Engel handelt oder um McQueens Vergewaltigungsopfer aus den Highlands oder seine orientalischen Straßenmädchen. Allerdings gibt es einen Unterschied zwischen ihrer und Viviennes nostalgischer Phantasie: Viviennes enthält immer eine Botschaft, die den Status quo ironisch oder kritisch aufs Korn nimmt, während ihre an der Oberfläche bleibt, nichts weiter als ein dekorativer Trick ist.

Vivienne hat nicht nur unablässig gegen die Konventionalität des Mainstreams rebelliert, sondern auch gegen ihre eigene »Tradition«. Dieser in ihr verwurzelte Widerspruch ist einer der wichtigsten Gründe, warum ihre Designs immer wieder frisch und unerwartet daherkommen. Im Jahr 1979, als die modebewußten Leute auf den Straßen von London, Berlin, New York und Paris größtenteils schwarz gekleidet waren – wie auch die Punks, die sie beeinflußt hatte –, brachte sie leuchtende Farben und Romantik. Der Pirat, dynamisch und eskapistisch, schockierte und holte die Mode zurück aus der sterilen, monochrom gewordenen Landschaft. Mitte der achtziger Jahre, als dieselben Renommierstraßen von weiblichen Yuppies mit Boxerschultern und Miniröcken bevölkert wurden, führte Vivienne das enganliegenden, schmalschultrige Oberteil zum herausfordernd antiquierten Krinolinenrock ein, eine Silhouette, die nach modernen Maßstäben verletzlich und präfeministisch wirkte. In der Kollektion »Pagan V« (Frühjahr/Sommer 1990) führte sie die Diskussion um die Rocklängen ad absurdum: Sie zeigte die winzigsten Minis gleichberechtigt neben knöchellangen Röcken – die freie Wahl war angesagt.

Im Jahr 1990 stellte sie eine erotisch-künstlerische Kollektion vor, der nur wenige Frauen widerstehen konnten: enggeschnürte Taillen, Perlenschnüre, unechte Pelze, Samtstoffe und hautenge Gewänder, die mit altmeisterlichen Gemälden in Goldtönen bedruckt waren. Die Wirkung erinnerte an die Sgraffito-Technik in den Anfängen der italienischen Malerei, als Tafelbilder golden grundiert und mit einer Farbschicht übermalt wurden, die dann durch Kratzen das Gold wieder freigab. Angesichts der weltweit herrschenden Rezession und des zunehmenden Umweltbewußtseins der frühen neunziger Jahre boten andere Designer bequeme, fade Sportswear als eine Art Entschuldigung für ihr veraltetes, frivoles Handwerk an. Mit der für sie charakteristischen Chuzpe wählte Vivienne diesen Zeitpunkt, um den ungezügelten Hollywoodglamour, wie man ihn mit Marlene Dietrich und Greta Garbo verbindet, wieder einzuführen.

Drei Jahre später machten es ihr die Top-Designer nach. Sie haben sie schon immer aufmerksam beobachtet und dann kopiert. Und, was ebenso wichtig ist, sie haben es zugegeben. Es ist nicht verwunderlich, daß die erfolgreichsten europäischen Modeschöpfer wie Yves Saint Laurent, Karl Lagerfeld, Christian Lacroix und Azzedine Alaïa bei ihren Modenschauen immer einen der vergoldeten Stühle in der ersten Reihe mit einem Schild mit der Aufschrift »Mme. Vivienne Westwood« versehen. Sie bekunden damit öffentlich ihre Hochachtung vor Viviennes Kreativität. Zyniker mögen einwenden, daß solche Gesten wohlfeil sind, weil Vivienne Westwoods »Heimarbeit« keine Herausforderung für ihre globalen Imperien darstellt und ihr Marktanteil relativ unbedeutend ist.

Im Jahr 1994 fuhr ich nach Paris, um ein Interview mit Emanuel Ungaro zu machen. Ich trug ein kariertes Westwood-Kostüm, bestehend aus einem Bettina-Jackett und einem asymmetrischen Wickelrock mit einem langen dreieckigen Stück Stoff, das sich in Falten über die Schenkel legte und auf einer Seite herunterhing. Kaum hatte ich das Atelier betreten, als Ungaro mich schon fragte, wer »diesen interessanten Rock« gemacht habe. Er bückte sich und inspizierte fast eine Minute lang den Schnitt, dann richtete er sich wieder auf und sagte: »Hm, sie ist interessant.« Es kommt selten vor, daß ein Modeschöpfer vor den Augen einer Journalistin das Werk eines anderen Designers so sorgfältig und unverhohlen mustert.

Vivienne gehört zu den Modefrauen, die ihr Anliegen mit besonderer Emphase vertreten. Ähnlich wie bei Schiaparelli und Diana Vreeland vor ihr sind ihre Ansichten extrem und kompromißlos. Gemeinsam ist diesen Modeköniginnen ihre Verachtung für das Alltägliche, Abgedroschene. Aus ihrer Sicht ist es grundsätzlich besser, extrem, ja sogar vulgär zu sein, als zaghaft, brav und bieder.

Viviennes bisheriges Gesamtwerk kann man in zwei Perioden einteilen: vor und nach 1985. Diese Einteilung hängt nicht, wie manchmal angenommen wird, allein davon ab, daß sie sich anfänglich nur mit der Mode »von der Straße« beschäftigte und dies in der Folgezeit aufgab, sondern hat in stärkerem Maße mit ihrer Beeinflussung durch zwei äußerst verschiedene Männer zu tun.

Als erstes geriet sie in den Bann des Jugendkultur-Populisten Malcolm McLaren. Sie selbst hat sich nie für die Straße interessiert – das ist ein Gebiet, das McLarens Geschmack entspricht und zugleich sein kommerzielles Betätigungsfeld, das er ausnutzte, um Popmusik und Kleidung an Jugendliche zu verkaufen. Selbst als Vivienne noch Kleidung für Punker entwarf, versuchte sie statt der Popkultur Elemente der Hochkultur einzubringen, die ihr bei ihrer Beschäftigung mit historischen und bäuerlichen Trachten begegnet waren. Von McLaren angestachelt, schloß sie sich der wachsenden Zahl von Leuten an, die das britische Establishment angriffen.

Gary Ness, der sich mit Geschichte beschäftigte, versorgte

Vivienne mit den Themen und Botschaften, die ihre Entwürfe seit 1985 charakterisieren. Auch wenn ihre Kleider weiterhin ein Mittel bleiben, durch das sie ihre Kritik an den bestehenden Verhältnissen ausdrücken kann, hat sie aufgehört, das Ethos des Selbermachens zu propagieren, sondern strebt statt dessen die höchste Ausprägung elitärer Bekleidung an, die Haute Couture. Unter dem Einfluß von Ness verlagerten sich ihre geschmacklichen Vorlieben und ihre Entwürfe allmählich vom Geächteten zum Geachteten, vom Unvorschriftsmäßigen zum Anerkannten, vom Jugendlichen – sogar Kindlichen – zum Erwachsenen, von der Moderne zur Vergangenheit und von englischen zu französischen Stilmitteln. Im Jahr 1985 hörte sie zum Beispiel auf, ihre Models zum heftigen Beat der Popmusik auf den Laufsteg zu schicken. Seither zieht sie Musik vor, die Assoziationen an die Hochkultur weckt, wie Tschaikowski und Debussy.

Trotz der Tatsache, daß Vivienne Westwood seit Mitte der siebziger Jahre an der Spitze der Modewelt steht, ist sie keine Vertreterin der Moderne. Die schmuck- und kompromißlose Schlichtheit der modernistischen Bewegung ist ihr ein Greuel. Sie haßt deren augenfälligste Form, den Minimalismus, dem sie unterstellt, er sei nichts weiter als »die Angst, gegen den guten Geschmack zu verstoßen«. Viviennes Verachtung der Moderne läßt sich rechtfertigen. Allein der Begriff ist schon falsch, da er bereits seit 1910 auf die bildende Kunst angewendet wird, seit den zwanziger Jahren auch im Bereich von Architektur, Literatur und Bekleidung. Der Kubismus, die Grundsätze des Bauhauses und der zweckmäßig-elegante Funktionalismus von Chanel und Patou sind nun auch schon mehr als ein halbes Jahrhundert alt. Die Modeindustrie hat sämtliche Varianten der Schlichtheit bis zum Überdruß durchgespielt, von Chanel über Halston, Zoran und Lang bis zu den häßlichen, schlauchartig herabhängenden Wald-und-Wiesen-Kleidern mit ihren runden T-Shirt-Ausschnitten oder Spaghettiträgern – was sich hier als minimalistische Moderne ausgibt, ist in Wirklichkeit nur billig und knauserig. Im tiefsten Innern fühlt sich Vivienne zum Dekorativen und Doppelbödigen hingezogen. In dem Bemühen, ihrer Mode den Eindruck zu verleihen, daß hier die menschliche Hand am Werk war, läßt sie die Bekleidungsstücke handwerklich fertigen, statt sich den Zwängen der maschinellen Massenproduktion zu unterwerfen.

Es gibt noch einen zweiten Aspekt, bei dem Vivienne den führenden Designern der letzten zehn Jahre hinterherhinkt. Sie hat sich nie auf die neuentwickelten Materialien eingelassen, insbesondere nicht auf die modernen Synthetics, Chemiefasern, die leicht, warm und problemlos in der Pflege sind. Sie ist eine radikale Maschinenhasserin und bevorzugt derzeit traditionelle Schneidertechniken und Naturfasern, insbesondere schwere Tweedstoffe, aufwendig zu pflegende Stoffe wie Popeline oder Duchesse und die Accessoires vergangener Zeiten wie Federn, Fächer, lange Handschuhe. Die Nostalgie, die seit Ende der achtziger Jahre ihre Mode zunehmend charakterisiert, hat verständlicherweise viele moderne Frauen, deren praktische Bedürfnisse von ihrem Lebensstil – immer auf Trab – bestimmt werden, gegen ihre »Kostümierungen« eingenommen.

Seit 1993, als Vivienne unter den Einfluß eines anderen Mannes, Andreas Kronthaler, geriet, erstarrte ihr Stil immer mehr in allzu ehrerbietiger Nachahmung historischer Kostüme. Sie betrachtet die Kultur des zwanzigsten Jahrhunderts mit Geringschätzung und behauptet, daß sie »lieber eine Perspektive hat. Es ist mir egal, ob ich auf der Höhe der Zeit bin … Ich habe keine Lust, mich nach dem Gebot zu richten, daß man heutzutage ständig auf der Suche nach dem Allerneuesten durch die Gegend zu sausen hat.« Da ihre ganz persönliche Interpretation der Modernität sie nicht mehr beflügelt, ist ihre Mode zu einer genauen, fast sklavischen Wiedergabe historischer Formen verkommen. Mit jedem Schritt zurück in die Vergangenheit – vom neunzentem zum achtzehnten und schließlich zum sechzehnten Jahrhundert – haben ihre Entwürfe an Unmittelbarkeit, Schwung und Relevanz für die heutige Zeit verloren. Möglicherweise liegt ihre größte Zeit bereits hinter ihr. Mit Sicherheit ist sie bei den Modestudenten unten durch, die sie noch vor kurzem so verehrten, sie jetzt aber oft als eine Figur der Vergangenheit abtun. Aber es ist vielleicht auch zuviel verlangt zu erwarten, daß ein Designer Jahr für Jahr mit Innovationen aufwartet, und schließlich hat Vivienne fast zwei Jahrzehnte lang erstaunlich originelle Modelle gezeigt, die auf Konventionen nicht die geringste Rücksicht nehmen.

Was vielen Frauen an Viviennes Mode gefällt, ist deren Verbindung von sexueller Selbstbestimmung mit hochromantischen und traditionell femininen Elementen. Die schlampenhaften Anklänge werden mit ausgesprochener Grandezza präsentiert. Wenn sie will, kann sich eine Frau als Kombination aus Herzogin und Hure oder als königliche Kurtisane anziehen. Viviennes Mode kombiniert Fetischismus, Freiheit und den romantischen Glauben an die große Liebe, und damit suggeriert sie, daß der Anspruch »Ich will alles« vielleicht doch in Erfüllung gehen kann.

Die Widersprüche, die sich in Viviennes gelungensten Kreationen zeigen, sind auch ein Spiegelbild ihrer Persönlichkeit. Ihre Mode feiert einerseits die Protesthaltung der sechziger und siebziger Jahre, andererseits versucht sie dem Ancien régime nachzueifern, in dem man komplizierte, handgearbeitete Details noch zu würdigen verstand. Im Laufe der Jahre hat ihre Liebe zur Couture und zur Schneiderkunst dazu geführt, daß sie die lose den Körper umspielende Form zugunsten eng auf den Leib geschnürter Kleidungsstücke aufgab. In den neunziger Jahren hat sie die tadellose Paßform wieder zu einem Teil der Mode erhoben.

Manny Silverman hält Vivienne für ein »Genie mit kleinen Fehlern« – »Fehler insofern, als es ihr nie gelungen ist, ihr Leben allein in die Hand zu nehmen«. Sie hat immer wieder ihr Schicksal Männern in die Hand gelegt, und diese über sich bestimmen lassen. Trotzdem hält Silverman sie für »eine der bedeutendsten, wenn nicht die bedeutendste Persönlichkeit, die in den letzten zwanzig Jahren auf die internationale Mode Einfluß hatte. An ihr kam keiner der wichtigen Designer vorbei, denn sie hat die Fähigkeit, früher als alle anderen zu wissen, wie die Zukunft aussieht, wenn auch immer viel Übertreibung dabei ist«.

Vivienne Westwoods Wirkung beschränkt sich nicht auf die Welt der Mode. Besonders in der Zusammenarbeit mit McLaren hatte sie ihren größten Einfluß – verbal, aber auch in bezug auf die Lebenseinstellung. Die von dem Paar geförderte und populär gemachte Punk-Mentalität ermutigte die Jugend, die Dinge, so wie sie waren, in Frage zu stellen, zu demontieren und vor allem, sie selbst zu machen und damit die Massenproduktion herauszufordern. Viviennes anarchistische Art und Weise, mit Design umzugehen, hat auch anderen ermöglicht, die Konventionen in Frage zu stellen und sich bei ihren wie auch immer gearteten kreativen Unternehmungen als Querdenker zu betätigen. Ihre Art der Kreativität kann sich nur herausbilden, wenn das Bestehende in Frage gestellt wird, wenn die Klischees und Schablonen, auch wenn sie angemessen oder funktionstüchtig sind, zerschlagen werden und wenn Alternativen aufgezeigt werden. Viviennes gesamtes Design ist von diesem Widerspruchsgeist geprägt.

Vivienne Westwood wird in der breiten Öffentlichkeit als Exzentrikerin betrachtet; dank ihrer Ehe mit einem bisexuellen Mann, der halb so alt ist wie sie, dank ihrer öffentlichen Äußerungen zu Kultur und Mode sowie ihrer ungewöhnlichen Erscheinung und ihren gewagten Modellen ist sie ein leichtes Angriffsziel für Spötter. Ihre Mitmenschen machen sich gern darüber lustig, daß diese nicht mehr ganz junge Frau in ihren seltsamen Outfits mit dem Fahrrad durch London fährt, statt ins Auto zu steigen oder ein Taxi zu rufen. Daß sie nicht materialistisch denkt, obwohl sie seit kurzem viel Geld verdient, wird als ungewöhnlich angesehen, vielleicht sogar ein bißchen umstürzlerisch. Während andere prominente Modeschöpfer einen glamourösen Lebensstil pflegen, weigert sie sich, aus ihrer bescheidenen Sozialwohnung auszuziehen, und die Öffentlichkeit staunt darüber. In ihrem Büro in der Elcho Street liegt ein grellbunter Teppich mit einer kitschigen Darstellung von Bouchers Mademoiselle Murphy, wie sie nackt auf dem Sofa liegt, und einer karierten Randverzierung. Möglicherweise gefällt Vivienne das Bild, weil es bildungsbürgerliche Assoziationen in ihr auslöst, doch der Teppich sieht trotzdem wie billige touristische Dutzendware aus.

Ist es wirklich exzentrisch, in einer für ihre frustrierenden Verkehrsstaus bekannten Stadt aufs Fahrrad zu steigen? Ist dies nicht für eine Frau, die weder Zeit noch Lust hat, in ein Fitness-Studio zu gehen, eine vernünftige Art, sich in Form zu halten? Vivienne ist in Wahrheit nicht exzentrisch, sondern eine Ketzerin. Ihre Widerständigkeit ist Absicht.

Sie greift heilige Kühe an und ist, wie viele Bilderstürmer, eine Puritanerin. Sie sieht es mit Mißbilligung, wenn Leute nichts als »Spaß haben« wollen, und kann mit Menschen, die sich nicht mit Hingabe in ihre Arbeit stürzen, nichts anfangen. Sie hat wenig Zeit oder Lust auf das Leben außerhalb des Berufs, und deshalb ist es verständlich, daß sie ihren Partner in der Welt der Mode gefunden hat, wo Bisexualität und Homosexualität etwas Normales sind. Den typischen Durchschnittsmann kann sie da kaum kennenlernen. Alle ihre langjährigen Liebhaber, Malcolm McLaren, Carlo D'Amario und Andreas Kronthaler, haben mit ihr zusammengearbeitet. Und sie haben nicht nur denselben Beruf, sie teilen mit ihr auch die amoralische Einstellung zum Leben.

Ihre Erscheinung ist mit Sicherheit ungewöhnlich, zumal wenn sie ihre neuesten Modelle am eigenen Leib testet. Aber im Gegensatz zu den meisten Designern beschwert sie ihre Kleider mit vielen komplizierten verbalen und bildlichen Botschaften, wodurch sie einiges dafür tut, um der Kritik von C.G. Jung zu begegnen, daß die moderne Welt an einer beispiellosen Verarmung der Symbolik leide. Für sie ist »die Mode die stärkste Form der Kommunikation, die es gibt ... die äußere Erscheinung sagt alles – ich glaube das wirklich«. Daß sie dieses Wortwörtlich-Nehmen in den Mittelpunkt ihrer Mode stellt, macht Vivienne Westwood zu einer so eminent englischen Designerin. Die Engländer waren immer ein Volk, das weniger auf das Visuelle ausgerichtet war als auf das Wort.

Ihre Ablehnung des Materialismus beruht teils auf Gewohnheit, teils auf bewußter Entscheidung. Ihre Nachkriegskindheit war notgedrungen von Sparsamkeit geprägt, und über fünfzig Jahre lang hat sie mehr oder weniger von der Hand in den Mund gelebt. Sie tut den herrschenden Materialismus als langweiliges, sklavisches Festhalten am amerikanischen Wirtschaftsimperialismus ab und hat sich mit dem American way of life nie anfreunden können.

Ihren Ruf als Exzentrikerin verdankt Vivienne aber vor allem ihren Äußerungen in der Öffentlichkeit. Obwohl sie keine sonderlich gewandte Rednerin ist, hält sie daran fest, ihrem Publikum relativ komplizierte Ideen mitteilen zu wollen. Da sie diese Gedanken aber nur teilweise verdaut hat und sie dann schlecht und unüberlegt weitergibt, kann es passieren, daß sie wie eine phrasendreschende Närrin wirkt. Sie begleitet ihre Rede mit tiefen Seufzern, als ob sie es müde sei, ihre Ansichten wieder und wieder kundzutun, ohne daß es irgend etwas nützt. Aber sind ihre Aussagen wirklich so exzentrisch? Die wenigsten sind originell oder radikal, denn zumeist stammen sie aus den Werken solcher Denker wie Matthew Arnold, John Stuart Mill und Bertrand Russell. Vivienne ist ein Freigeist, der die Zwänge der Moral ablehnt, besonders wenn es um Sex geht. Aber ist das denn etwas so Ungewöhnliches vor dem Hintergrund ihrer Zeit? Und trotz allem, was sie über freie Liebe verkündet, ist sie relativ monogam und hat eine romantisch-naive Einstellung zu den Männern, die in ihrem Leben eine Rolle spielen, ganz gleich wie schlecht diese sie behandelt haben. Als alleinerziehende Mutter hat sie ihre Karriere wichtiger genommen als ihre Kinder, teils weil sie dazu gezwungen war, teils aus freiem Entschluß. Aber weicht sie damit radikal von dem ab, was in der westlichen Welt seit dem Zweiten Weltkrieg üblich ist?

Viviennes Verstand ist wie Löschpapier, er saugt alles auf, was sich nach Widerspruch anhört oder gerade völlig unmodern ist. Sie kann es nicht lassen, für einen Kleidungsstil oder bestimmte Gedanken einzutreten, die im Gegensatz zur allgemeinen Meinung stehen. Gene Krell hat im Laufe von zwanzig Jahren folgende Beobachtung gemacht: »Sie ist mit ungebremstem, nie nachlassendem Eifer dabei, weiter als Freiheitskämpferin in der ersten Reihe stehen zu wollen.« In ihrer systematischen Präferenz des Unkonventionellen wirkt sie fast schon berechnend. Wenn eine maskuline, breitschultrige Silhouette mit kurzen Röcken modern ist, dann bringt sie prompt das Gegenteil heraus. Wenn die Mehrheit die sexuelle Freiheit verachtet, zieht sie sich provokativ an und wirbt für Promiskuität. Sie will beachtet werden, und das seit ihrer Kindheit.

Bis zu einem gewissen Grad ist Viviennes Image in der Öffentlichkeit sorgfältig aufgebaut worden. Schon 1975 sagte sie zu Jordan, daß sie McLarens Exzentrik bewundere und beabsichtige, ihre langweilige Provinzialität abzulegen und auch exzentrisch zu werden. Simon Barker, seit zwanzig Jahren ihr Freund und Kollege, hat sie dabei beobachtet, wie sie sich bewußt an diesem Image orientierte und weiterentwickelte. Doch heute beklagt sie sich, wenn die Presse sie mißversteht und als merkwürdiges Original hinstellt.

Während die meisten ihrer Entwürfe die herrschenden Verhältnisse kritisieren oder verspotten, hat sich Vivienne später, und das entbehrt nicht einer gewissen Ironie, danach gesehnt, in das Establishment aufgenommen zu werden, ohne aber jemals akzeptiert zu werden. Aber wie ihr alter Freund Jean-Charles de Castelbajac sagt, für eine Persönlichkeit wie Vivienne ist es nicht angemessen, irgendwo dazugehören zu wollen. Das betrifft auch ihren sehnlichen Wunsch, Chefdesignerin im Hause Dior zu werden. Ihr Geschmack und ihr Interesse am Hausarchiv hätten in Kombination mit ihrem originellen Talent mit Sicherheit dem französischen Prestige-Label genützt. Daß nichts daraus wurde, hat sie größtenteils ihrer Ungeschicklichkeit und noch mehr ihrem schlechten Ruf zuzuschreiben. Sie ist unbeugsam, rebellisch und schulmeisterlich und sträubt sich gegen Anforderungen, die nur dem Firmeninteresse dienen. Es ist aufschlußreich, daß Daniel Piette bei seiner Erklärung, warum die LVMH-Gruppe Galliano für Dior und McQueen für Givenchy zu Chefdesignern ernannt hatte, sich weitläufig über deren Jugend und Anpassungsbereitschaft ausließ. Viviennes Alter und ihr schwieriger Charakter sprachen offensichtlich gegen sie.

Aber vielleicht hatte es in Wirklichkeit etwas Gutes, daß es nichts mit der Stellung bei Dior wurde. Es ist ziemlich unwahrscheinlich, daß sie es ausgehalten hätte, für einen Konzern zu arbeiten, dessen wahres Ziel, dem sich alles andere unterordnet, es ist, Markenprodukte zu verkaufen, statt die Haute Couture zu fördern. Pierre Bergé drückt das folgendermaßen aus: »Glücklicherweise kriegte sie den Job bei Dior nicht. Was in der Couture abläuft, ist absolut lächerlich. Es geht da nur um Vorschriften und Anno dazumal, und dabei ist es nicht einmal interessant.«

Vivienne Westwood kann man als Ausnahmefall und gutes Beispiel hinstellen. In der relativ konservativen Modewelt ist sie bis ganz oben an die Spitze gelangt, und das trotz der Tatsache, daß sie, anders als die meisten erfolgreichen Designer, eine Frau ist, und obwohl sie erst mit Mitte Dreißig anfing, Mode zu machen und es erst mit Mitte Fünfzig zu kommerziellem Erfolg brachte, und obwohl sie in einem unkultivierten Arbeitermilieu aufwuchs. Trotzdem kennt sie keine Selbstzweifel und hat sich mit ihrer ganzen leidenschaftlichen, romantischen und kreativen Persönlichkeit dafür eingesetzt, ans Ziel zu kommen. Dieses Ziel hieß nicht Reichtum, sie strebte auch keinen Platz im Pantheon der Modeschöpfer an. Wonach sie sich sehnte, war Ruhm. Daran gemessen, hat sie ihr Ziel erreicht. Aber ihre Wirkung und ihre Originalität sind nicht zu leugnen, und ihr Anspruch auf einen bedeutenden Platz in der Geschichte der Mode ist größer, als sie je erwartet haben kann.

»Es ist ein Beispiel für jeden, egal, wo er herkommt oder was er tut,« meint Jeff Banks. »Man kann also auch ohne die richtige Klassenzugehörigkeit, den richtigen Club und die richtigen Geldgeber etwas erreichen, wenn nur der Wille zum Erfolg und das Engagement da sind. Das zeigt Viviennes Lebensgeschichte. Obwohl alles dagegen sprach, setzte sie sich an die Maschine und nähte los. Es war wie im Märchen.«

ANHANG A

Zeittafel

8. April 1941 geboren als Vivienne Isabel Swire in Glossop, Derbyshire
Herbst 1957 Umzug der Familie nach Harrow, North London
21. Juli 1962 Vivienne heiratet Derek John Westwood
3. September 1963 Geburt des ersten Sohnes Benjamin Arthur Westwood
1965 Vivienne lernt Malcolm Edwards (McLaren) kennen
30. November 1967 Geburt von Joseph Ferdinand Corré, Sohn von Vivienne und McLaren
Herbst 1969 Vivienne zieht nach Prestatyn, North Wales
Frühjahr 1970 Vivienne kehrt nach London zurück
November 1971 Eröffnung von »Let it Rock« , King's Road 430
Frühjahr 1973 Eröffnung von »Too Fast to Live Too Young to Die«
1974 Eröffnung von »SEX«; Vivienne stylt die New York Dolls
Herbst 1975 Gründung der Band The Sex Pistols
November 1975 Vivienne wegen »Erregung öffentlichen Ärgernisses« zu Geldstrafe verurteilt
Dezember 1976 Eröffnung von »Seditionaries«
1977 Vivienne lernt Gary Ness kennen
7. Juni 1977 Silbernes Thronjubiläum; Festnahme von Vivienne und McLaren nach dem Zwischenfall auf dem Punk-Schiff
Frühjahr 1980 Eröffnung von »World's End«
Frühjahr 1981 McLaren verläßt Vivienne, die berufliche Zusammenarbeit geht weiter

Sommer 1982 Eröffnung von »Nostalgia of Mud«
Frühjahr 1983 Vivienne lernt Carlo D'Amario kennen
Sommer 1983 Ende der beruflichen Partnerschaft Westwood/McLaren; Vivienne zieht nach Italien
November 1983 Vivienne wird als erste britische Modeschöpferin zur Schau der »Best Five« in Tokio von Hanae Mori eingeladen, gemeinsam mit Calvin Klein, Claude Montana und Gianfranco Ferré
November 1984 Bekanntgabe von Viviennes Vertrag mit Giorgio Armani
8. September 1985 Viviennes Vater Gordon Swire stirbt
Frühjahr 1986 Vivienne kehrt nach England zurück
Juli 1986 Wiedereröffnung von »World's End«
März 1987 Firma Westwood verklagt Armani wegen Vertragsbruch
Herbst 1988 Eröffnung des Ladens in der Davies Street
1989–1991 Vivienne arbeitet als Professorin für Mode an der Wiener Hochschule für angewandte Kunst; Bekanntschaft mit Andreas Kronthaler
März 1990 Vivienne wird als erste Modeschöpferin auf »The South Bank Show« vorgestellt
Juli 1990 Vivienne wird als erste Designerin zu einer Schau bei Pitti Imagine in Florenz eingeladen
September 1990 Ausstrahlung der BBC-Sendung »Opinions«
Dezember 1990 Einladung zur Schau beim Modegipfel in Tokio, mit Christian Lacroix, Franco Moschino und Isaac Mizrahi
Oktober 1991 Vivienne wird mit dem Preis »British Designer of the Year« ausgezeichnet
1992 Vivienne wird zur Professorin für Mode an der Berliner Hochschule der Künste ernannt
14. Mai 1992 Heirat mit Andreas Kronthaler
Mai 1992 Verleihung des Order of the Britisch Empire (OBE)
Juli 1992 Vivienne entwirft als erste Modeschöpferin eine Uhr für Swatch; Ernennung zum Honorary Senior Fellow am Royal College of Art
Oktober 1992 Vivienne bekommt zum zweitenmal den Preis als »British Designer of the Year«
November 1992 Vivienne-Westwood-Retrospektive im Museum für Gegenwartskunst in Bordeaux
1993 Gründung des »Red Label«
1994 Vivienne erhält Auftrag für eine eigene Linie vom Versandhaus Littlewoods

Mai 1994 Vivienne gewinnt den ersten Preis des Institute of Contemporary Arts für »Outstanding Contribution to Contemporary Culture«

1995 Umzug der Geschäftsstelle von Vivienne Westwood in die Elcho Street, Battersea

Januar 1996 Gründung des Labels »MAN« (Herrenbekleidung)

Frühjahr 1996 Ausstrahlung von Viviennes dreiteiliger Serie »Painted Ladies« auf Channel 4

1997 Vivienne gewinnt den Preis für hervorragende Exportleistungen der »Export Times«

Februar 1998 Gründung des Labels »Anglomania«

Juni 1998 Abkommen über Viviennes erstes Parfüm »Boudoir« mit der deutschen Kosmetikfirma Lancaster

ANHANG B

Vivienne Westwoods Kollektionen

März 1981	»Pirates« (Herbst/Winter 1981/82)
Oktober 1981	»Savage« (Frühjahr/Sommer 1982)
März 1982	»Buffalo« (Herbst/Winter 1982/83)
Oktober 1982	»Hobo-Punkature« (Frühjahr/Sommer 1983)
März 1983	»Witches« (Herbst/Winter 1983/84)
Oktober 1983	»Hypnos« (Frühjahr/Sommer 1984)
März 1984	»Clint Eastwood« (Herbst/Winter 1984/85)
Oktober 1985	»Mini Crini« (Frühjahr/Sommer 1986)
März 1987	»Harris Tweed« (Herbst/Winter 1987/88)
Oktober 1987	»Britain Must Go Pagan« (»Pagan I«) (Frühjahr/Sommer 1988)
März 1988	»Time Machine« (Herbst/Winter 1988/89)
Oktober 1988	»Civilizade« (Frühjahr/Sommer 1989)
März 1889	»Voyage to Cythera« (Herbst/Winter 1989/90)
Oktober 1989	»Pagan V« (Frühjahr/Sommer 1990)
März 1990	»Portrait« (Herbst/Winter 1990/91)
Juli 1990	»Cut & Slash« (Herrenbekleidung, Frühjahr/Sommer 1991)
Oktober 1990	»Cut, Slash & Pull« (Frühjahr/Sommer 1991)
März 1991	»Dressing Up« (Herbst/Winter 1991/92)
Oktober 1991	»Salon« (Frühjahr/Sommer 1992)
März 1992	»Always on Camera« (Herbst/Winter 1992/93)
Oktober 1992	»Grand Hotel« (Frühjahr/Sommer 1993)
März 1993	»Anglomania« (Herbst/Winter 1993/94)
Oktober 1993	»Café Society« (Frühjahr/Sommer 1994)
März 1994	»On Liberty« (Herbst/Winter 1994/95)
Oktober 1994	»Erotic Zones« (Frühjahr/Sommer 1994/95)
März 1995	»Vive la Cocotte« (Herbst/Winter 1995/96)
Oktober 1995	»Les Femmes« (Frühjahr/Sommer 1996)

Januar 1996	»MAN« (Herbst/Winter 1996/97)
März 1996	»Storm in a Teacup« (Herbst/Winter 1996/97)
Juli 1996	»MAN« (Frühjahr/Sommer 1997)
Oktober 1996	»Vive la Bagatelle« (Frühjahr/Sommer 1997)
Januar 1997	»MAN« (Herbst/Winter 1997/98)
September 1997	»To Rosie« (Red Label, Herbst/Winter 1997/98)
März 1997	»Five Centuries Ago« (Herbst/Winter 1997/98)
Juli 1997	»MAN« (Frühjahr/Sommer 1998)
September 1997	»The English Girl Abroad« (Red Label, Frühjahr/Sommer 1998)
Oktober 1997	»Tied to the Mast« (Frühjahr/Sommer 1998)
Januar 1998	»MAN« (Herbst/Winter 1998/99)
Februar 1998	Red Label (Herbst/Winter 1998/99)
März 1998	»Dressed to Scale« (Herbst/Winter 1998/99)

Anmerkungen

1. Kapitel: Das Mädchen vom Snake Pass

Interviews der Autorin mit VW, 1991, 1994; Simon Barker, 1994; Reginald Barnsley, 1995; John Walford, 1996; Joyce Noton, 1995; Bob Noton, 1995; Malcolm McLaren, 1995; Eileen Mellish, 1995; Dora Swire, 1989, 1997; Jack Holden, 1995. Interviews von Marion Hume mit Ethel Mitchell, 1994; Dora Swire, 1994; Gordon Swire, 1994.

VW im Gespräch mit Jim Shelley, *Blitz*, März 1988; mit *Derbyshire Now!*, Mai 1994; mit *Elle* November 1995; mit Yvonne Roberts, *Harpers & Queen*, Oktober 1993; mit Lynn Barber, *Independent on Sunday*, 18. Februar 1990; mit *Observer*, 22. Februar 1995; mit *Today*, 18. Oktober 1994; mit Sarah Mower Februar 1990; mit *Mirabella*, September, 1987; mit der britischen *Vogue*, 1986.

Craig Bromberg, *The Wicked Ways of Malcolm McLaren*, Omnibus Press, London 1991

Jack Holden, *A Very Special School: Glossop Grammer School, 1901–1965*

Aileen Ribeiro, *The Art of Dress: Fashion in England and France 1750–1820*, Yale University Press, 1995

David Thompson, *England in the Twentieth Century*, Penguin, Harmondsworth, 1965

2. Kapitel: Malcolm

Interviews der Autorin mit Caroline Baker, 1995; Simon Barker, 1994; Derek Dunbar, 1996; Jordan (Pamela Rooke), 1995; Malcolm McLaren, 1994, 1995, 1996; Helen Wellington-Lloyd, 1998. Interview mit Ben Westwood, 1994

VW im Gespräch mit *Derbyshire Now!*, Mai 1994; mit Lynn Barber, *Independent on Sunday*, 18. Februar 1990; mit *Sunday Times Magazine*, 6. September 1987

Craig Bromberg, *The Wicked Ways of Malcolm McLaren*, Omnibus Press, London, 1991
Branda Maddox, *A Married Man: A Life of D. H. Lawrence*, Sinclair-Stevenson, London, 1994
Jon Savage, *English's Dreaming*, Faber & Faber, London, 1991
Peter Silverton, *Observer*, 23. Juni 1996

3. Kapitel: Der Spassvogel als Händler

Interviews der Autorin mit VW, 1983; Simon Barker, 1994, 1997; Jean Charles de Castelbajac, 1995; Derek Dunbar, 1995, 1996; William English, 1997; Bella Freud, 1997; Jonathan Gems, 1996; Lottie Hughes, 1995; Alan Jones, 1997; Jordan, 1995; Ben Kelly, 1995; Michael Kostiff, 1995; Gene Krell, 1995; Malcolm McLaren, 1995, 1996; Marco Pirroni, 1998; Tommy Roberts, 1995; John Rowley, 1997; Shirley Russell, 1998; Nils Stevenson, 1997; Helen Wellington-Lloyd, 1998; Peter York, 1995. Interviews von Marion Hume mit Joseph Corré, 1994; Ben Westwood, 1993
Ash, 1980
VW im Gespräch mit *Forum*, 1974; mit *Women's Wear Daily*, 18. November 1992; Video für Wiener Modestudenten, 1990
Clinton Heylin, *From the Velvets to the Voidoids: A Pre-Punk History for a Post-Punk World*, Penguin, New York, 1933
London Magazine, 1990
Legs McNeil und Gillian McCain, *Please Kill Me: The Uncensored Oral History of Punk, Grove Press,* New York, 1996
Jon Savage, *England's Dreaming*, Faber & Faber, London, 1991

4. Kapitel: Die Radschlägerin

Interviews der Autorin mit VW, 1983, 1994; Sir Hardy Amies, 1993; Caroline Baker, 1995; Jeff Banks, 1996; Simon Barker, 1995, 1997; Robyn Beeche, 1997; James Birch, 1993; David Connors, 1995; Sebastian Conran, 1996; Paul Cook, 1997; Terry Doktor, 1995; Derek Dunbar, 1996; Duggie Fields, 1995; Bella Freud, 1997; David Huggins, 1995; David Ireland, 1995; Allan Jones, 1997; Stephen Jones, 1995; Jordan, 1995; Ben Kelly, 1995; Michael Kostiff, 1995; Gene Krell 1996; Andrew Logan, 1995; Malcolm McLaren, 1994, 1996; Suzy Menkes, 1996; Paul Mulvagh, 1994; Tony Parsons, 1997; Lorraine Piggott, 1995; Marco Pirroni, 1998; Dario

Poloni, 1995; Philip Sallon, 1995; Jon Savage, geb. Sage, 1995; Jean-Luis Scherrer, 1983; George Slattery, 1995; Nils Stenson, 1997; Keith Wainwright, 1995; Helen Wellington-Lloyd, 1998; Peter York, 1995. Interviews von Marion Hume mit VW, 1994; Ben Westwood, 1994

VW im Gespräch mit Catherine McDermott, *Blitz*, Februar 1986; mit *Blitz*, 1987; mit Catherine Bennett, *Guardian*, 27. Juni 1992; mit Brenda Polan, ICA, 18. Juni 1993; mit Sarah Mower, britische *Vogue*, 1986; *A Passion for Fashion*, Carlton TV, 1997

Pierre Bourdieu, in Eric Hobsbawm, *The Ages of Extremes: 1914 bis 1991*, Michael Joseph, London, 1994

Caroline Coon, *Melody Maker*, 1975

Boy George, *Kaleidoscope*, BBC Radio 4, 1994

John Lydon, *No Irish, No Blacks, No Dogs*, Hoder & Stoughton, London, 1994

Colin MacInness, *England, Half English*, McGibbon & Kee, London, 1961

Malcolm McLaren, »Elements of Anti-Style, *New Yorker*, 22. September 1997

Malcolm McLaren im Gespräch mit *The Times*, 23. August 1983; *Vanity Fair*, Juli 1996

Legs McNeil und Gillian McCain, *Please Kill Me: The Uncensored Oral History of Punk*, Grove Press, New York, 1996

Jon Savage, *England's Dreaming*, Faber & Faber, London, 1991

Search and Destroy, Bd. 3, 1978

Time Out, Dezember 1977

Peter York, »The Post-Punk Mortem«, *Harper's & Queen*, September 1977

5. Kapitel: World's End

Interviews der Autorin mit VW, 1983; Caroline Baker, 1995; Simon Barker, 1994, 1995, 1996; Suzanne Bartsch, 1997; Patrick Cox, 1996; Jean-Charles de Castelbajac, 1995; Joseph Ettedgui, 1997; John Galliano, 1998; Tony Glenville, 1995; David Ireland, 1995; Jordan, 1995, 1996, 1998; Michael Kostiff, 1995; Gene Krell, 1995, 1996; Christian Lacroix, 1995; Malcolm McLaren, 1995, 1996; Valerie Mendes, 1995; Lorraine Piggott, 1995; Philip Sallon, 1994; Mark Tarbard, 1997; Richard Torry, 1995; John Walford, 1996; Marysia Woroniecki, 1996. Interview von Marion Hume mit Ben Westwood, 1994

VW im Gespräch mit *Blitz*, Mai 1986; mit *Evening Standard*, Mai 1983; mit Jon Savage, *The Face*, Januar 1981; mit Yvonne Roberts, *Harper's & Queen*, Oktober 1993; mit Brenda Polan, ICA, 18. Juni 1993; mit Carolyn Franklin, *i-D*, 1986; mit *Les Inrockuptibles*, 4.–10. September 1996; mit Georgina Howell, *The Times*, 23. August 1983; mit *Sun*, 12. August 1981; mit Liz Jobey, britische *Vogue*, August 1987, mit Carolin Evans und Minna Thornton, *Women and Fashion: A New Look*, Quartet, London, 1989; mit *Die Zeit*, 12. September 1997

Boy George, *Take it Like a Man*, Sidgwick & Jackson, London 1995

Sunday Times Magazine, 3. Mai 1981

Joseph Corré im Gespräch mit *Sunday Times Magazine*, 6. September 1987

Women's Wear Daily, 1. April 1980

6. KAPITEL: »OHNE ITALIEN GÄB'S MICH NICHT«

Interviews der Autorin mit Simon Barker, 1997; Suzanne Bartsch, 1997; David Connors, 1995; Patrick Cox, 1996; James Fallon, 1997; Bella Freud, 1997; Dometilla Getty, 1997; Paola Igloiri, 1997; David Ireland, 1995; Gene Krell, 1996; Malcolm McLaren, 1995, 1996; Lorraine Piggott, 1995; Philip Sallon, 1995; Nils Stevenson, 1997; Keith Wainwright, 1995; Peter York, 1996

VW im Gespräch mit Catherine McDermott, *Blitz* 1986; mit Jim Shelley, *Blitz,* März 1988; mit *i-D,* 1987; mit der britischen *Vogue*, August 1987 u. Mai 1992; mit Valerie Steele, *Women of Fashion*, Mai 1989; mit *Women's Wear Daily*, 17. November 1983 und 18. November 1986

Malcolm McLaren im Geprräch mit *Evening Standard*, 4. November 1983

Carlo D'Amario im Gespräch mit *Independent on Sunday*, 2. November 1997

New York Times, 29. Juni 1986

Time, 9. Mai 1983

Giorgio Armani im Gespräch *mit Women's Wear Daily,* 15. November 1984

7. Kapitel: Rule Britannia!

Interview der Autorin mit Craig Alexander, 1995; Jeff Banks, 1996; Simon Barker, 1995, 1997; Robyn Beeche, 1997; Terry Doktor, 1995; Derek Dunbar, 1996; Bella Freud, 1997; John Gustaffson, 1995; Robin Huggan, 1995; Stephen Jones, 1995; Gene Krell, 1996; Tony Langford, 1995; Harris MacKenzie, 1995; Ian McKenzie, 1995; Malcolm McLaren, 1995; Philip Sallon, 1995; Simon Smith, 1995; Keith Wainwright, 1995; John Walford, 1996. Interviews von Marion Hume mit VW, 1987; Karl Lagerfeld, 1994

VW im Gespräch mit *Blitz*, Februar 1986; mit Jim Shelley, *Blitz*, März 1988; mit Sally Brampton, *Elle*, September 1988; mit Yvonne Roberts, *Harper's & Queen*, Oktober 1993; mit Carolyn Franklin, *i-D*, 1986; mit *i-D*, August 1987; mit Lynn Barber, *Independent on Sunday*, 18. Februar 1990; mit Val Hennessy, *Mail on Sunday*, 1990; mit *Mirabella*, November 1990; mit *Sunday Times Magazine*, 6. September 1987; mit James Fallon, *Women's Wear Daily*, Januar 1985; mit *Die Zeit*, 12. September 1997

Holly Johnson, *A Bone in my Flute*, Century, London, 1994

8. Kapitel: Zeig offen, was du denkst

Interviews der Autorin mit VW, 1990; Simon Barker, 1994, 1996, 1997; Ann Barr, 1996; Sally Brampton, 1997; Patrick Cox, 1995; Jean-Charles de Castelbajac, 1995; Bella Freud, 1997; Gene Krell, 1996; Lady Romilly McAlpine, 1995; Malcolm McLaren, 1995, 1996; Valerie Mendes, 1995; Suzy Menkes, 1995; Dawn Robson-Bell, 1995; Françoise Rust-Fourteau, 1994; Rupert Scott, 1994; Richard Torry, 1995; Keith Wainwright, 1995; John Walford, 1996

VW im Gespräch mit *Blitz*, 1987; mit Brenda Polan, ICA, 18. Juni 1993; mit Duncan Fallowell, *Mirabella*, November 1990; mit Ruby Wax; Video für Wiener Modestudenten

Sarah Stockbridge im Gespräch mit *Blitz*, März 1988

9. Kapitel: Die Frau aus Bath

Interviews der Autorin mit VW, 1990, 1993; Simon Barker, 1994, 1995, 1996, 1997, 1998; Jibby Beane, 1995; Pierre Bergé, 1998; Joan Juliet Buck, 1998; Ginanni de Michelis, 1990; Cathy Dingwall gegenüber Marion Hume, 1994; Derek Dunbar, 1996; Leonie Edwards-Jones, 1995; Richard Gray, 1997; Gillian Greenwood,

1995; Mike Hardiman, 1995; Christine Harrison, 1995; Stephen Jones, 1995; Bunty King, 1995; Michael Kostiff, 1995; Gene Krell, 1995; Christian Lacroix, 1996; Lady Romilly McAlpine, 1995; Malcolm McLaren, 1996; Peter Marangoni, 1994; Valerie Mendes, 1995, 1996; Bernadine Morris, 1990; Daniel Piette, 1997; Anna Robinson, 1995; Dawn Robson-Bell, 1995; John Rowley, 1997, 1998; Françoise Rust-Fourteau, 1995; Manny Silverman, 1997; André Leon Talley, 1998; Keith Wainwright, 1995; John Walford, 1996. Interviews von Marion Hume mit Dora Swire, 1994; Ben Westwood, 1994

VW im Gespräch mit *Daily Mail*, 13. Juni 1992; mit Jon Savage, *The Face*, 1981; mit Sally Brampton, *Elle*, September 1988; mit Catherine Bennett, *Guardian*, 27. Juni 1992; mit Yvonne Roberts, *Harper's & Queen*, Oktober 1993; mit Tom O'Dwer, *Helines*, 1991; mit Brenda Polan, ICA, 18. Juni 1993; mit Lynn Barber, *Independent on Sunday*, 18. Februar 1990; mit *Independent on Sunday*, 5. Januar 1992; mit *Mail on Sunday*, Dezember 1993; mit *Mirabella*, Dezember 1990; mit *Sky TV*, September 1995; mit Megan Tressider, *Sunday Telegraph*, 21. Juni 1992; mit *Women's Wear Daily*, 18. November 1992

David Cannadine, »Brideshead Revered«, *London Review of Books*, 31. März 1983

Karl Plewka im Gespräch mit *Guardian*, 27. Juni 1992

Jasper Conran gegenüber Brenda Polan, *Independent*, Oktober 1991

Suzy Menkes, *International Herald Tribune*, November 1992

Melvyn Bragg, *South Bank Show*, ITV, März 1990

10. Kapitel: Ständige Ablenkungen

Interviews der Autorin mit VW, 1994; Jeff Banks, 1996; Simon Barker, 1994, 1996, 1997; Marc Bohan, 1984; Murray Blewitt, 1997; Lucinda Chambers, 1996; Ossie Clark, 1996; Patrick Cox, 1995; Anthony Daley, 1995; Herzogin Jehanne de Biolley, 1995; Jean-Charles de Castelbajac, 1995; Amy de la Haye, 1998; Derek Dunbar, 1996; Leonie Edwards-Jones, 1994, 1995; James Fallon, 1997; Mike Figgis, 1997; John Galliano, 1998; Georgina Godley, 1997; Richard Gray, 1998; Anna Harvey, 1996; Gene Krell, 1996; Malcolm McLaren, 1995, 1996; Charlotte More-Gordon, 1995; Daniel Piette, 1997; Lorraine Piggott, 1994; Tommy Roberts, 1995; John Rowley, 1997; Françoise Rust-Forteau, 1994, 1995; Manny Silverman, 1997; Paul Smith, 1998; Keith Wainwright, 1994; John Walford, 1996

VW im Gespräch mit *Attitude*, März 1995; mit *Derbyshire Now!*, Mai 1994; mit *Financial Times*, 17. August 1996; mit *Guardian*, 22. Februar 1997; mit Yvonne Roberts, *Harper's & Queen*, Oktober 1993; mit Brenda Polan, ICA, 18. Juni 1993; mit Selina Scott, NBC *Superchannel*, September 1995; mit *New York Times*, 14. März 1998; mit *OK Magazine*, January 1995
Arena, Frühjahr/Sommer 1995
Daily Mail, März 1994
Elle, November 1995
Richard E. Grant, *With Nails*, Picador, London, 1996
Holly Johnson im Gespräch mit Simon Barker, 1996
Alice Rawsthorn, Yves Saint Laurent, HarperCollins, London, 1996
Aileen Ribeiro, *The Art of Dress: Fashion in England and France 1750–1820*, Yale University Press, 1995
Nicci Gerrard, *Observer*, 22. Januar 1995
Sunday Times Magazine, 22. September 1996
The Times, 11. September 1993 und 15. Oktober 1995
Today, 20. Oktober 1995
Dawn Mello gegenüber *Women's Wear Daily*, 16. September 1994

Fazit

Interviews der Autorin mit Jeff Banks, 1996; Pierre Bergé, 1998; Marc Bohan, 1984; Jean-Charles de Castelbajac, 1995; Gene Krell, 1996; Manny Silverman, 1997
VW im Gespräch mit Brenda Polan, ICA, 18. Juni 1993

Danksagung

Da es nur sehr wenige Tagebücher, Briefe oder Memoiren gab, die ich für meine Recherchen für die vorliegende Biographie zu Rate ziehen konnte, war ich sehr abhängig vom guten Willen und von der Zusammennarbeit mit vielen Personen, die in Viviennes Leben eine Rolle spielen und spielten: Familienangehörige, Freunde, Kollegen, Konkurrenten, Kunden, Models, Helfer, Anhänger und Kritiker. Die Gespräche und Interviews mit diesen Personen ergaben eine reiche und vielschichtige mündliche Geschichte. Dies war der faszinierendste Aspekt bei den Recherchen zu diesem Buch; ich danke jedem einzelnen aus diesem Personenkreis.

Einige der Interviewpartner wollen verständlicherweise anonym bleiben, doch von den übrigen möchte ich die folgenden erwähnen:

Craig Alexander, Caroline Baker, Jeff Banks, Reginald Barnsley, Ann Barr, Suzanne Bartsch, Jibby Beane, Robyn Beeche, Pierre Bergé, James Birch, Murray Blewitt, Pam Boland, Katie Braine, Sally Brampton, Michael Brinton, Craig Brown, Joan Juliet Buck, Roger Burton, Joan Bustein, Lucinda Chambers, Ossie Clark, Polly Clayden, John Connor, David Connors, Sebastian Conran, Paul Cook, Paul Cowan, Patrick Cox, Scott Crolla, Anthony Daley, Jehanne de Biolley, Jean-Charles de Castelbajac, Sibilla della Gherardesca, Terry Doktor, Allegra Donn, Simon Doonan, Tom Duggan, Derek Dunbar, Leonie Edward-Jones, John Egan, William English, Joseph Ettedgui, James Fallon, Victoria Fernandez, Duggie Fields, Mike Figgis, Dan Franklin, Bella Freud, Pat Frost, John Galliano, Jonathan Gems, Dometilla Getty, Tony Glenville, Georgina Godley, Richard Gray, John Gustaffson, Ben Hanly, Christine Harrison, Avril Hart, Anna Harvey, Michael Hardiman, Amy de la Haye, Jack Holden, David Huggins, Lottie Hughes, Marion Hume, Paola Igliori, David Ireland, Alan Jones, Stephen Jones, Jordan, Ben Kelly, Bunty King, Michael Kostiff, Gene Krell, Christian Lacroix, Tony Langford, Jimmin Lee, Andrew Logan, Celia Lyttelton, Lady Romilly McAlpine, Stella McCartney, Harris McKenzie, Ian McKenzie, Malcolm McLaren, Peter Marangoni, Eileen Mellish, Valerie Mendes, Suzy Menkes, Rossita Missoni, Charlotte More-Gordon, Paul Mulvagh, Joyce Noton, Robert Noton, Anna Parkinson, Tony Parsons, Jeremy Paxman, Anna Piaggi, Daniel Piette, Lorraine Piggot, Marco Pirroni, Dario Poloni, Alice Rawsthorn, Tommy Roberts, Dawn Robson-Bell, John Rowley, Ken Russell, Shirly Russell, Françoise Rust-Fourteau, Philip Sallon, Robert Sandal, Jon Savage, Manny Silverman, Peter Silverton, George Slattery, Paul Smith, Simon Smith, Nils Stevenson, André Leon Talley, Mark Tarbard, Dawn Telford, David Thomas, Richard Torry, Emanual Ungaro, Berni Vinyl, Keith Wainwright, John Walford, Helen Wellington-Lloyd, Andrew Wilson, Marysia Woroniecki, Peter York.

Besonderer Dank gebührt Simon Barker, der seit der ersten Zeit dem »Bromley Contingent« des Punks angehörte. Er hat zwanzig Jahre lang neben Vivienne gearbeitet und gespielt; seine unmittelbare Vertrautheit mit den Geschehnissen und den Personen, seine für einen aktiv Beteiligten typische Kraft, sich die Dinge ins Gedächtnis zurückzurufen, und seine fairen Urteile waren von unschätzbarem Wert. Zwei erfahrene Autoren von Biographien, Branda Maddox und Meredith Etherington-Smith, waren so großzügig, mir ihre Techniken des Schreibens zu erklären, sie brachten einen angemessenen Realismus ins Buch und machten mir Mut. Dank gebührt auch Derren Gilhooley, der die Fakten auftrieb und prüfte, Robin Muir, die bei der Beschaffung der Fotografien half, sowie Amanda Sykes, die die Interviews transkribierte.

Valerie Mendes vom Victoria-und-Albert-Museum, Suzy Menkes von der *International Herald Tribune*, Profesor David Cannadine, Direktor des »Institute of Historical Research« und Peter Norall waren so freundlich, das Manuskript zu lesen und konstruktive Ratschläge zu geben.

Besonderer Dank gebührt auch meinen vorzüglichen Lektoren bei HarperCollins, Richard Johnson und Robert Laces, für ihre freigebige Geduld, ihr Verständnis und ihre professionelle Einstellung. Juliet Davis war eine ausgezeichnete Bildredakteurin.

Mein Agent, Mike Shaw von Curtis Brown, der mich in einem so guten Team unterbrachte, half mir, wie immer, mit Ermunterung und klugem Rat.

Schließlich habe ich meinem Ehemann für seine kritische Lektüre und seinen rigorosen Skeptizismus zu danken. Seine Liebe und seine Ermutigung haben meine Arbeit ganz außerodentlich erleichtert und waren eine ständige Unterstützung.

Bildnachweis

Viviennes Elternhaus von 1954 bis 1957, das Postamt in der Manchester Road 36, Tintwistle. *Foto*: © *Jane Mulvagh*

Vivienne in der Grundschule in Hollingworth. *Foto*: © *Eileen Mellish*

Vivienne in ihrer abgewandelten Schuluniform des Gymnasiums von Glossop. *Foto*: © *Eileen Mellish*

Vivienne mit Schulfreundinnen, 1957. *Foto*: © *Eileen Mellish*

Viviennes erstes Erscheinen in der Presse als eine der »Londoner Schönen« in der Zeitschrift *West One*, Dezember 1973. *Fotoreproduktion mit freundlicher Genehmigung von John Bishop.*

»Titten«-T-Shirt von »SEX«. *Foto*: © *Christie's, South Kensington*

Fassade der »SEX«-Boutique 1976. *Foto*: © *Bob Gruen/Star File*

Johnny Rotten in Paris, 1976. *Foto*: © *Rex Features*

Johnny Rotten mit Paul Cook, Sue Catwoman, Siouxsie Sioux und Little Debs. *Foto*: © *Bob Gruen/Star File*

»Destroy«-T-Shirt von »Seditionaries«. *Foto*: © *Christie's, South Kensington*

Springerhemd aus blauer Baumwolle von »Seditionaries« *Foto*: © *Christie's, South Kensington*

Simon Barker und Jordan

Vivienne, Johnny Rotten und Jordan, 1976. *Foto:* © *Ray Stevenson/Retna*

Viviennes Verhaftung in der Nacht des 7. Juni 1977, dem fünfundzwanzigjährigen Jubiläum der Thronbesteigung von Königin Elisabeth II. *Foto*: © *Topham Picturepoint*

McLaren und Vivienne beim Verlassen des Gerichtsgebäudes in der Bow Street nach der Freilassung. *Foto*: © *Mirror Syndication International*

Viviennes fleischfarbener Slip mit aufgemaltem Penis. »Pagan V«, Frühjahr/Sommer 1990. *Foto*: © *Robyn Beeche*

Vivienne mit Tweedkrone, Tonnenkleid und Schaukelpferd-Schuhen. »Harris Tweed«, Herbst/Winter 1987/88. *Foto*: © *Anthony Crickmay*

Der italienische Außenminister Gianni di Michelis, der bald darauf in Ungnade fiel, lernt Vivienne im Juli 1991 in London kennen. *Foto*: © *Paul Massey/Frank Spooner Pictures*

Viviennes Guru Gary Ness. *Foto*: © *Nic Barlow*

Vivienne als Margaret Thatcher für das Titelblatt des *Tatler*, April 1989. *Foto*: © *Michael Roberts/Maconochie Photography*

Malcolm McLaren. Porträt von Jean-Charles de Castelbajac. *Reproduziert mit freundlicher Genehmigung von Jean-Charles de Castelbajac*

Alan Jones, Chrissie Hynde, Vivienne und Jordan werben für »SEX«, 1975. *Foto*: © *Rex Features*

McLaren im »SEX«-T-Shirt »Zwei nackte Cowboys«. *Foto*: © *G. Wood/Getty Images*

Das Personal vor »Nostalgia of Mud«. *Foto*: © *Robyn Beeche*

Vivienne posiert 1975 in »SEX« in einem rosa »Gummi-Johnny«-Body. *Foto*: © *William English*

»Buffalo«-Girls, Herbst/Winter 1982/83. *Foto*: © *Niall McInerney*

Der Sony-Walkman begegnet dem Seeräuber des siebzehnten Jahrhunderts. »Pirates«, Herbst/Winter 1981/82. *Foto*: © *Robyn Beeche*

Die Tänzerinnen von Matisse, gedruckt auf Empirekleider aus Baumwolle. »Savage«, Frühjahr/Sommer 1982. *Foto*: © *Robyn Beeche*

»The Elephant Man«, inspiriert von McLarens Fremdenlegionärsskäppi. »Savage«. *Foto*: © *Robyn Beeche*

»Burroughs«-Anzug, getragen zu einem Kapuzen-Sweatshirt. »Buffalo«. *Foto*: © *Robyn Beeche*

Viviennes letzte Gemeinschaftsarbeit mit McLaren. »Witches«, Herbst/Winter 1983/84. *Foto*: © *Chris Moore*

Die Verulkung des Establishments mit »Harris Tweed«. *Foto*: © *Snowdon*

Vivienne führt ihre »Liebesjacke« vor. »Harris Tweed«. *Foto*: © *Chris Moore*

Argyll-Strickmoden. »Voyage to Cythera« (inspiriert von Watteaus »Aufbruch nach Kythera«), Herbst/Winter 1989/90. *Foto*: © *Niall McInerney*

Smarte Parodie – Melone eines Gentleman in der Londoner City, mit Punk-Bondage-Hose kombiniert. »Time Machine«, Herbst/Winter 1988/89. *Foto*: © *Robyn Beeche*

»Mini Crini«, Frühjahr/Sommer 1986 – inspiriert von der Kaiserin Eugénie und Minniemaus. *Foto*: © *Chris Moore*

Susie Bick und Sarah Stockbridge im Harlekin-Anzug und in der Minikrinoline der Kolombine, inspiriert von der Commedia dell'arte. »Voyage to Cythera«. *Foto*: © *Robyn Beeche*

Tweed-Hosenanzug mit »Super D. B.«-Sakko (»Super-Zweireiher«) und Fedora, aus »Always on Camera« (»vor laufender Kamera«), Herbst/Winter 1992/93. *Foto*: © *Robyn Beeche*

Harris-Tweed-Panzerkostüm mit »verbeultem« Röckchen für »Time Machine« *Foto*: © *Niall McInerney*

Sarah Stockbridge wiegt ihr Neugeborenes auf dem Laufsteg. Kollektion »Cut, Slash & Pull«, Frühjahr/Sommer 1991 *Foto*: © *Robyn Beeche*

Susie Bick mit rotem Jagdjackett, »Freiheitsstatuen«-Mieder, Punk-Halsband und ledernem Hosenlatz. »Dressing Up«, Herbst/Winter 1991/92. *Foto*: © *Niall McInerney*

Vivienne, im transparenten Spitzenkleid mit Boulle-Intarsiendruck, wird von der Prinzessin von Kent im Kensington-Palast empfangen, Juni 1992. *Foto*: © *Rex Features*

Sarah Stockbridge im Rollkragenpullover, der über dem Busen geschlitzt ist. »Dressing Up«. *Foto*: © *Niall McInerney*

Lady McAlpine im Vivienne-Westwood-Modell anläßlich der feierlichen Parlamentseröffnung. *Fotoreproduktion mit freundlicher Genehmigung von Lady McAlpine*

Vivienne wird zum zweitenmal von der Hanae-Mori-Mode-Stiftung geehrt. Tokio, Januar 1991.

Geschlitztes Seidenoberteil aus dem siebzehnten Jahrhundert. Victoria-und-Albert-Museum. *Foto*: © *The Board of Trustees of the Victoria and Albert Museum*

Vivienne protestiert vor dem Natural History Museum in Feigenblatt-Leggings, 1990. *Foto*: © *Solo Syndication Ltd.*

Vivienne im Hochzeitskleid aus spinnwebenartigem Tüll. »Dressing Up«. *Foto*: © *Snowdon*

Vivienne und Andreas im Mailänder Flughafen, 1994. *Foto*: © *Mirror Syndication International*

Vivienne mit ihrer Mutter 1991. *Foto*: © *Jeremy Young/Times Newspapers Limited*

Ben und Joseph gratulieren Vivienne zu ihrem Orden, 15. Oktober 1992. *Foto*: © *Topham Picturepoint*

Vivienne und McLaren am Vorabend der »Vive-le-Punk!«-Ausstellung, Februar 1993. *Fotoreproduktion mit freundlicher Genehmigung von Roger Burton*

Carlo D'Amario im Atelier in der Elcho Street, 1997. *Foto*: © *Andrew Buurman/The Independent*

Viviennes Lieblingsporträt, aufgenommen 1994 im Battersea Park. *Foto*: © *Juergen Teller*

Alba Clemente in einem von Winterhalter-Porträts inspirierten Ballkleid, das Barbra Streisand veranlaßte, mehrere Westwoodmodelle zu bestellen, mit katastrophalem Ausgang. *Foto*: © *David Seidner*

Linda Evangelista in grauem Flanellkostüm, mit Turnüre als hervorstechendem Merkmal. »On Liberty«, Herbst/Winter 1994/95. *Foto*: © *Steven Meisel/A & C Anthology*

Linda Evangelista in Schottenkaros auf Seide, Mohair und Tweed. »Anglomania«, Herbst/Winter 1993/94. *Foto*: © *Niall McInerney*

Georgina Godleys Turnüre aus ihrer »Lump & Bump«-Kollektion, Frühjahr/Sommer 1986. *Foto*: © *Cindy Palmano*

Simonetta Gianfelici mit Brintons-Teppichkrone, Korsage und »Criniscule« (Reifröckchen). *Foto*: © *David Bailey/Brintons*

Andreas, Vivienne und David Bailey arbeiten an der Kampagne für Brintons-Teppiche. *Foto*: © *Brintons*

Oben: Andreas in der zweiten Brintons-Kampagne, Januar 1995. *Foto*: © *Brintons*

Vivienne mit ihrer treuen Fürsprecherin Anna Piaggi von *Vogue* Italien. *Foto*: © *Niall McInerney*

Jibby Beane in der Boutique in der Davies Street. *Foto*: © *Jocelyn Bain-Hogg/Special Photographers Library*

Vivienne führt gemeinsam mit ihren Mitarbeiterinnen Korsagen vor und wirbt für Gitanes. *Foto*: © *Jocelyn Bain-Hogg/Special Photographers Library*

Vivienne im Gespräch mit Gore Vidal für *Vogue* Deutschland. *Foto*: © *Albert Watson*

»MAN«-Kollektion, Frühjahr/Sommer 1997. *Foto*: © *Niall McInerney*

Naomi stürzt von ihren 25 cm hohen Plateauschuhen. *Foto*: © *Niall McInerney*

Fransenwollkostüm aus »Vive la Bagatelle«, Frühjahr/Sommer 1997. *Foto*: © *Niall McInerney*

Register